U0218830

The Oncology Volume

Interpretation
of Clinical Pathway

2018年 版

临床路径释义
INTERPRETATION OF CLINICAL PATHWAY

肿瘤疾病分册(上) 石远凯 顾 晋 主编

中国协和医科大学出版社

图书在版编目（CIP）数据

临床路径释义·肿瘤疾病分册（上）/石远凯主编. —北京：中国协和医科大学出版社，2018.8
ISBN 978-7-5679-1124-6

Ⅰ.①临… Ⅱ.①石… Ⅲ.①临床医学-技术操作规程 ②肿瘤-诊疗-技术操作规程
Ⅳ.①R4-65

中国版本图书馆 CIP 数据核字（2018）第 139338 号

临床路径释义·肿瘤疾病分册（上）

主　　　编：	石远凯　顾　晋
责 任 编 辑：	许进力　王朝霞
丛书总策划：	林丽开
本 书 策 划：	宋少华　许进力

出 版 发 行：**中国协和医科大学出版社**
　　　　　　（北京东单三条九号　邮编 100730　电话 65260431）
网　　　址：www.pumcp.com
经　　　销：新华书店总店北京发行所
印　　　刷：北京文昌阁彩色印刷有限责任公司

开　　　本：787×1092　1/16 开
印　　　张：45.25
字　　　数：890 千字
版　　　次：2018 年 8 月第 1 版
版　　　次：2018 年 8 月第 1 次印刷
定　　　价：226.00 元

ISBN 978-7-5679-1124-6

《临床路径释义》丛书指导委员会名单

主 任 委 员　王贺胜

副主任委员（按姓氏笔画排序）

王 辰	刘志红	孙颖浩	吴孟超	邱贵兴	陈香美	陈赛娟	郎景和
赵玉沛	赵继宗	郝希山	胡盛寿	钟南山	高润霖	曹雪涛	葛均波
韩德民	曾益新	詹启敏	樊代明				

委 员（按姓氏笔画排序）

丁燕生	于 波	马 丁	马芙蓉	马晓伟	王 兴	王 杉	王 群
王大勇	王天有	王宁利	王伊龙	王行环	王拥军	王宝玺	王建祥
王春生	支修益	牛晓辉	文卫平	方贻儒	方唯一涛	巴 一光	石远凯
申昆玲	田 伟	田光磊	代华平	冯 华	冯 涛	宁 光	母义明
邢小平	吕传真	吕朝晖	朱 兰	朱 军	向 阳	庄 建	刘 波
刘又宁	刘玉兰	刘宏伟	刘俊涛	刘洪生	刘惠亮	刘婷婷	刘潮中
闫永建	那彦群	孙 琳	杜立中	李 明	李立明	李仲智	李单青
李树强	李晓明	李陵江	李景南	杨爱明	杨慧霞	励建安	肖 毅
吴新宝	吴德沛	邹和建	沈 铿	沈 颖	宋宏程	张 伟	张力伟
张为远	张在强	张学军	张宗久	张星虎	张振忠	陆 林	岳 林
岳寿伟	金 力	金润铭	周 兵	周一新	周利群	周宗玫	郑 捷
郑忠伟	单忠艳	房居高	房静远	赵 平	赵 岩	赵金垣	赵性泉
胡 豫	胡大一	侯晓华	俞光岩	施慎逊	姜可伟	姜保国	洪天配
晋红中	夏丽华	夏维波	顾 晋	钱家鸣	倪 鑫	徐一峰	徐建明
徐保平	殷善开	黄晓军	葛立宏	董念国	曾小峰	蔡广研	黎晓新
霍 勇							

指导委员会办公室

主 任　王海涛

秘 书　张 萌

《临床路径释义》丛书编辑委员会名单

主任委员

赵玉沛　中国医学科学院北京协和医院

副主任委员

于晓初　中国医学科学院北京协和医院
郑忠伟　中国医学科学院
袁　钟　中国医学科学院
高文华　中国医学科学院北京协和医院
王海涛　中国医学科学院
刘爱民　中国医学科学院北京协和医院

委　员

俞桑丽　中国医学科学院
韩　丁　中国医学科学院北京协和医院
王　怡　中国医学科学院北京协和医院
吴欣娟　中国医学科学院北京协和医院
孙　红　中国医学科学院北京协和医院
李志远　中国医学科学院阜外医院
李　琳　中国医学科学院阜外医院
李庆印　中国医学科学院阜外医院
郝云霞　中国医学科学院阜外医院
王　艾　国家癌症中心/国家肿瘤临床医学研究中心/中国医学科学院北京协和医学院肿瘤医院
何铁强　国家癌症中心/国家肿瘤临床医学研究中心/中国医学科学院北京协和医学院肿瘤医院
徐　波　国家癌症中心/国家肿瘤临床医学研究中心/中国医学科学院北京协和医学院肿瘤医院
李　睿　中国医学科学院血液病医院
马新娟　中国医学科学院血液病医院
吴信峰　中国医学科学院皮肤病医院
曹春燕　中国医学科学院皮肤病医院

《临床路径释义·肿瘤疾病分册（上）》编审专家名单

编写指导专家委员会（按姓氏笔画排序）

石远凯　国家癌症中心/国家肿瘤临床医学研究中心/中国医学科学院北京协和医学院肿瘤医院
孙　燕　国家癌症中心/国家肿瘤临床医学研究中心/中国医学科学院北京协和医学院肿瘤医院
赵　平　国家癌症中心/国家肿瘤临床医学研究中心/中国医学科学院北京协和医学院肿瘤医院
姜文奇　中山大学附属肿瘤医院
顾　晋　北京大学肿瘤医院
　　　　北京大学首钢医院
唐平章　国家癌症中心/国家肿瘤临床医学研究中心/中国医学科学院北京协和医学院肿瘤医院
董恒磊　天津医科大学附属肿瘤医院
蒋国梁　复旦大学附属肿瘤医院
赫　捷　国家癌症中心/国家肿瘤临床医学研究中心/中国医学科学院北京协和医学院肿瘤医院
樊　嘉　复旦大学附属中山医院

主　编

石远凯　顾　晋

副主编

巴　一　周宗玫　李　明　徐建明

编　委（按姓氏笔画排序）

于　昕　中国医学科学院北京协和医院
于　磊　首都医科大学附属北京同仁医院
于会明　北京大学肿瘤医院
马　兰　国家癌症中心/国家肿瘤临床医学研究中心/中国医学科学院北京协和医学院肿瘤医院
马建民　首都医科大学附属北京同仁医院
王　杉　北京大学人民医院
王　昱　北京大学人民医院
王　俊　北京大学人民医院
王　洋　北京大学口腔医学院
王　殊　北京大学人民医院
王　翔　国家癌症中心/国家肿瘤临床医学研究中心/中国医学科学院北京协和医学院肿瘤医院
王　镇　国家癌症中心/国家肿瘤临床医学研究中心/中国医学科学院北京协和医学院肿瘤医院
王　鑫　国家癌症中心/国家肿瘤临床医学研究中心/中国医学科学院北京协和医学院肿瘤医院
王一澎　国家癌症中心/国家肿瘤临床医学研究中心/中国医学科学院北京协和医学院肿瘤医院
王宁利　首都医科大学附属北京同仁医院
王行环　武汉大学中南医院

王建祥　中国医学科学院血液学研究所血液病医院
王淑莲　国家癌症中心/国家肿瘤临床医学研究中心/中国医学科学院北京协和医学院肿瘤医院
王雅棣　中国人民解放军陆军总医院
车卫国　四川大学华西医院
毛丽丽　北京大学肿瘤医院
介建政　中日友好医院
孔垂泽　中国医科大学附属第一医院
巴　一　天津医科大学肿瘤医院
邓志平　北京积水潭医院
厉红元　重庆医科大学附属第一医院
石远凯　国家癌症中心/国家肿瘤临床医学研究中心/中国医学科学院北京协和医学院肿瘤医院
卢介珍　厦门大学附属第一医院
叶盛威　湖北省肿瘤医院
田　文　中国人民解放军总医院
田　文　北京积水潭医院
田　伟　北京积水潭医院
田　野　首都医科大学附属北京友谊医院
邢金春　厦门大学附属第一医院
成宁海　中国医学科学院北京协和医院
朱　军　北京大学肿瘤医院
朱彦君　中国人民解放军空军总医院
乔学英　河北医科大学第四医院
任国胜　重庆医科大学附属第一医院
刘　鹏　国家癌症中心/国家肿瘤临床医学研究中心/中国医学科学院北京协和医学院肿瘤医院
刘文胜　国家癌症中心/国家肿瘤临床医学研究中心/中国医学科学院北京协和医学院肿瘤医院
刘玉兰　北京大学人民医院
刘志东　首都医科大学附属北京胸科医院
刘连新　哈尔滨医科大学附属第一医院
刘春晓　南方医科大学珠江医院
刘彦国　北京大学人民医院
刘爱民　中国医学科学院北京协和医院
刘海元　中国医学科学院北京协和医院
刘跃平　国家癌症中心/国家肿瘤临床医学研究中心/中国医学科学院北京协和医学院肿瘤医院
刘颖斌　上海交通大学医学院附属新华医院
刘德若　中日友好医院
许传亮　第二军医大学附属长海医院
孙　扬　北京积水潭医院
孙　辉　吉林大学中日联谊医院
孙　燕　国家癌症中心/国家肿瘤临床医学研究中心/中国医学科学院北京协和医学院肿瘤医院
孙永琨　国家癌症中心/国家肿瘤临床医学研究中心/中国医学科学院北京协和医学院肿瘤医院
孙军辉　浙江大学医学院附属第一医院
杜向慧　浙江省肿瘤医院

杜晓辉　中国人民解放军总医院
李　远　北京积水潭医院
李　肖　国家癌症中心/国家肿瘤临床医学研究中心/中国医学科学院北京协和医学院肿瘤医院
李　青　国家癌症中心/国家肿瘤临床医学研究中心/中国医学科学院北京协和医学院肿瘤医院
李　明　北京大学肿瘤医院
李　辉　首都医科大学附属北京朝阳医院
李书梅　河北医科大学第四医院
李正江　国家癌症中心/国家肿瘤临床医学研究中心/中国医学科学院北京协和医学院肿瘤医院
李汉忠　中国医学科学院北京协和医院
李单青　中国医学科学院北京协和医院
李学松　北京大学第一医院
李建勇　江苏省人民医院
李高峰　北京医院
杨　林　国家癌症中心/国家肿瘤临床医学研究中心/中国医学科学院北京协和医学院肿瘤医院
杨　晟　国家癌症中心/国家肿瘤临床医学研究中心/中国医学科学院北京协和医学院肿瘤医院
杨　跃　北京大学肿瘤医院
杨佳欣　中国医学科学院北京协和医院
杨建良　国家癌症中心/国家肿瘤临床医学研究中心/中国医学科学院北京协和医学院肿瘤医院
杨爱明　中国医学科学院北京协和医院
杨新吉　武警总医院
肖　刚　北京医院/国家老年医学中心
肖文彪　福建医科大学附属协和医院
肖泽芬　国家癌症中心/国家肿瘤临床医学研究中心/中国医学科学院北京协和医学院肿瘤医院
吴　晰　中国医学科学院北京协和医院
吴德沛　苏州大学附属第一医院
冷金花　中国医学科学院北京协和医院
沈　琳　北京大学肿瘤医院
沈　铿　中国医学科学院北京协和医院
沈靖南　广州中山大学附属第一医院
宋　岩　国家癌症中心/国家肿瘤临床医学研究中心/中国医学科学院北京协和医学院肿瘤医院
宋永文　国家癌症中心/国家肿瘤临床医学研究中心/中国医学科学院北京协和医学院肿瘤医院
张　俊　上海交通大学医学院附属瑞金医院
张　益　北京大学口腔医学院
张　彬　北京大学肿瘤医院
张　雯　国家癌症中心/国家肿瘤临床医学研究中心/中国医学科学院北京协和医学院肿瘤医院
张　毅　首都医科大学宣武医院
张艳君　中国人民解放军总医院
张福泉　中国医学科学院北京协和医院
陈晓巍　中国医学科学院北京协和医院
陈舒兰　国家癌症中心/国家肿瘤临床医学研究中心/中国医学科学院北京协和医学院肿瘤医院
武爱文　北京大学肿瘤医院
林岩松　中国医学科学院北京协和医院

易传军　北京积水潭医院
易俊林　国家癌症中心/国家肿瘤临床医学研究中心/中国医学科学院北京协和医学院肿瘤医院
岳　林　中华口腔医学会
金　洁　浙江大学医学院附属第一医院
周　兵　首都医科大学附属北京同仁医院
周　俭　复旦大学附属中山医院
周永建　福建医科大学附属协和医院
周丽雅　北京大学第三医院
周利群　北京大学第一医院
周宗玫　国家癌症中心/国家肿瘤临床医学研究中心/中国医学科学院北京协和医学院肿瘤医院
周爱萍　国家癌症中心/国家肿瘤临床医学研究中心/中国医学科学院北京协和医学院肿瘤医院
周道斌　中国医学科学院北京协和医院
周福祥　武汉大学中南医院
鱼　锋　北京积水潭医院
郑　捷　上海交通大学医学院附属瑞金医院
房居高　首都医科大学附属北京同仁医院
赵　珩　上海交通大学附属胸科医院
赵　琳　首都医科大学宣武医院
胡　豫　华中科技大学同济医学院附属协和医院
侯　健　上海交通大学医学院附属仁济医院
律　方　国家癌症中心/国家肿瘤临床医学研究中心/中国医学科学院北京协和医学院肿瘤医院
姜志超　国家癌症中心/国家肿瘤临床医学研究中心/中国医学科学院北京协和医学院肿瘤医院
宫可同　天津市天津医院
姚　力　中日友好医院
姚宏伟　首都医科大学附属北京友谊医院
秦安京　首都医科大学附属复兴医院
秦应之　中国医学科学院北京协和医院
晋红中　中国医学科学院北京协和医院
钱家鸣　中国医学科学院北京协和医院
高　黎　国家癌症中心/国家肿瘤临床医学研究中心/中国医学科学院北京协和医学院肿瘤医院
高树庚　国家癌症中心/国家肿瘤临床医学研究中心/中国医学科学院北京协和医学院肿瘤医院
高禹舜　国家癌症中心/国家肿瘤临床医学研究中心/中国医学科学院北京协和医学院肿瘤医院
郭　军　北京大学肿瘤医院
郭　阳　北京积水潭医院
郎景和　中国医学科学院北京协和医院
陶　娟　华中科技大学同济医学院附属协和医院
黄　真　北京积水潭医院
黄　健　中山大学附属第二医院
黄晓军　北京大学人民医院
黄鼎智　天津医科大学肿瘤医院
曹冬焱　中国医学科学院北京协和医院
龚　珉　首都医科大学附属北京友谊医院

梁炳生　山西医科大学附属第二医院
彭　歆　北京大学口腔医学院
彭亦凡　北京肿瘤医院
葛立宏　北京大学口腔医学院
董　扬　上海市第六人民医院
蒋宁一　中山大学附属第七医院
蒋宏传　首都医科大学附属北京朝阳医院
韩德民　首都医科大学附属北京同仁医院
喻风雷　中南大学湘雅二医院
谢丛华　武汉大学中南医院
蔡红兵　武汉大学中南医院
谭　建　天津医科大学总医院
谭先杰　中国医学科学院北京协和医院
熊　斌　武汉大学中南医院
樊　英　国家癌症中心/国家肿瘤临床医学研究中心/中国医学科学院北京协和医学院肿瘤医院
樊　嘉　复旦大学附属中山医院
樊庆泊　中国医学科学院北京协和医院
潘凌亚　中国医学科学院北京协和医院
魏　强　四川大学华西医院

总 序

作为公立医院改革试点工作的重要任务之一，实施临床路径管理对于促进医疗服务管理向科学化、规范化、专业化、精细化发展，落实国家基本药物制度，降低不合理医药费用，和谐医患关系，保障医疗质量和医疗安全等都具有十分重要的意义，是继医院评审、"以患者为中心"医院改革之后第三次医院管理的新发展。

临床路径是应用循证医学证据，综合多学科、多专业主要临床干预措施所形成的"疾病医疗服务计划标准"，是医院管理深入到病种管理的体现，主要功能是规范医疗行为、增强治疗行为和时间计划、提高医疗质量和控制不合理治疗费用，具有很强的技术指导性。它既包含了循证医学和"以患者为中心"等现代医疗质量管理概念，也具有重要的卫生经济学意义。临床路径管理起源于西方发达国家，至今已有30余年的发展历史。美国、德国等发达国家以及我国台湾、香港地区都已经应用了大量常见病、多发病的临床路径，并取得了一些成功的经验。20世纪90年代中期以来，我国北京、江苏、浙江和山东等部分医院也进行了很多有益的尝试和探索。截至目前，全国8400余家公立医院开展了临床路径管理工作，临床路径管理范围进一步扩大；临床路径累计印发数量达到1212个，涵盖30余个临床专业，基本实现临床常见、多发疾病全覆盖，基本满足临床诊疗需要。国内外的实践证明，实施临床路径管理，对于规范医疗服务行为，促进医疗质量管理从粗放式的质量管理，进一步向专业化、精细化的全程质量管理转变具有十分重要的作用。

经过一段时间临床路径试点与推广工作，对适合我国国情的临床路径管理制度、工作模式、运行机制以及质量评估和持续改进体系进行了探索。希望通过《临床路径释义》一书，对临床路径相关内容进行答疑解惑及补充说明，帮助医护人员和管理人员准确地理解、把握和正确运用临床路径，起到一定的作用。

马晓伟

中华医学会 会长

序　言

　　李克强总理提出，"十二五"期间，我国地市级城市要开展建立肿瘤防治机构，全面开展普查肿瘤早期诊断是未来的发展方向。我坚信，经过社会各界和肿瘤学专家付出极大的努力和积极治理，我国在 2020 年后将能"让肿瘤低头"，实现肿瘤发病率、死亡率双下降的目标，因为统计资料表明我国癌症死亡率在 2000~2011 年已经持平，发病率的上升已经趋缓。现在我国十几个肿瘤综合防治医疗机构的治愈率高于全国水平，肿瘤治愈率已与国际水平接近或一致。"不少早期患肺癌、乳腺癌的医护人员都治愈了，一是相关知识较多，二是注重定期查体，早期肿瘤发现率高，治愈率也就会相应提高。"

　　然而，我国恶性肿瘤发病形势依旧严峻，恶性肿瘤在消耗了大量的医疗、社会资源，给社会经济带来巨大压力的同时，也给患者本人和家庭带来沉重的经济负担。对于广大肿瘤患者来说，规范医疗行为、提高医疗质量、保障医疗安全和降低医疗费用等问题至关重要。而当前公认的途径是：根据所了解的病因开展有效的预防；早期发现早期治疗和提供最新、最好诊疗选择的规范。

　　国家卫生和计划生育委员会（原卫生部）于 2013 年 9 月 16 日公布的《国家卫生计生委办公厅　关于切实做好临床路径管理工作的通知》中对临床路径管理工作提出以下要求："一、加大工作力度，扩大临床路径管理覆盖面；二、完善相关制度规范，提高临床路径管理水平和工作质量；三、做好数据上报、分析工作，加强临床路径管理信息化建设。"所谓临床路径即为"同病同治"，临床路径管理能够通过循证医学研究建立医学共识，以共识规范医疗行为，从而达到整合资源、节省成本、避免不必要检查与药物应用、建立较好医疗组合、减少文书作业、减少人为疏失、提高医疗服务质量等诸多方面的目标。因此，实施临床路径管理既是医疗质量管理的重要工作，也在医药卫生体制改革中扮演着重要角色。

　　因此，受国家卫生和计划生育委员会委托，由中国医学科学院、中国协和医科大学出版社及石远凯、顾晋教授等多位国内权威肿瘤疾病专家精心策划并编著的《临床路径释义肿瘤疾病分册》具有重要的意义。这样有可能使我们的诊疗更规范化，从而使医疗水平一下子提高到接近国际高水平。

　　真诚希望各位医护人员和卫生管理人员依据此书，能更准确地理解把握和运用临床路径，从而结合本院实际情况合理配置医疗资源，规范医疗行为，提高医疗质量，保证医疗安全。对于本书存在的不足之处，也深望指出，以便下一版修订时参考。

2018 年 1 月

前言

　　开展临床路径工作是我国医药卫生改革的重要举措。临床路径在医疗机构中的实施为医院管理提供标准和依据，是医院管理的抓手，是实实在在的医院内涵建设的基础，是一场重要的医院管理革命。

　　为更好地贯彻国务院办公厅医疗卫生体制改革的有关精神，帮助各级医疗机构开展临床路径管理，保证临床路径试点工作顺利进行，自 2011 年起，受国家卫生和计划生育委员会委托，中国医学科学院承担了组织编写《临床路径释义》的工作。

　　在医院管理实践中，提高医疗质量、降低医疗费用、防止过度医疗是世界各国都在努力解决的问题。重点在于规范医疗行为，抑制成本增长与有效利用资源。研究与实践证实，临床路径管理是解决上述问题的有效途径，尤其在整合优化资源、节省成本、避免不必要检查与药物应用、建立较好医疗组合、提高患者满意度、减少文书作业、减少人为疏失等诸多方面优势明显。因此，临床路径管理在医改中扮演着重要角色。2016 年 11 月，中共中央办公厅、国务院办公厅转发《国务院深化医药卫生体制改革领导小组关于进一步推广深化医药卫生体制改革经验的若干意见》，提出加强公立医院精细化管理，将推进临床路径管理作为一项重要的经验和任务予以强调。国家卫生和计划生育委员会也提出了临床路径管理"四个结合"的要求，即：临床路径管理与医疗质量控制和绩效考核相结合、与医疗服务费用调整相结合、与支付方式改革相结合、与医疗机构信息化建设相结合。

　　到目前为止，临床路径管理工作对绝大多数医院而言，是一项有挑战性的工作，不可避免地会遇到若干问题，既有临床方面的问题，也有管理方面的问题，最主要是对临床路径的理解一致性问题。这就需要统一思想，在实践中探索解决问题的最佳方案。《临床路径释义》是对临床路径的答疑解惑及补充说明，通过解读每一个具体操作流程，提高医疗机构和医务人员对临床路径管理工作的认识，帮助相关人员准确地理解、把握和正确运用临床路径，合理配置医疗资源，规范医疗行为，提高医疗质量，保证医疗安全。

　　本书由石远凯、顾晋教授等数位知名专家亲自编写审定。编写前，各位专家认真研讨了临床路径在试行过程中各级医院所遇到的有普遍性的问题，在专业与管理两个层面，从医师、药师、护士、患者多个角度进行了释义和补充，供临床路径管理者和实践者参考。

　　对于每个病种，我们补充了"疾病编码"和"检索方法"两个项目，将临床路径表单细化为"医师表单""护士表单"和"患者表单"，并对临床路径及释义中涉及的"给药方案"进行了详细地解读，细化为"给药流程图""用药选择""药学提示""注意事项"，并附以参考文献。同时，为帮助实现临床路径病案质量的全程监控，我们在附录中增设

"病案质量监控表单"，作为医务人员书写病案时的参考，同时作为病案质控人员在监控及评估时评定标准的指导。

疾病编码可以看作适用对象的释义，兼具标准化意义，使全国各医疗机构能够有统一标准，明确进入临床路径的范围。对于临床路径公布时个别不准确的编码我们也给予了修正和补充。增加"检索方法"是为了使医院运用信息化工具管理临床路径时，可以全面考虑所有因素，避免漏检、误检数据。这样医院检索获取的数据能更完整，也有助于卫生行政部门的统计和考核。

依国际惯例，临床路径表单细化为"医师表单""护士表单"和"患者表单"，责权分明，便于使用。这些仅为专家的建议方案，具体施行起来，各医疗单位还需根据实际情况修改。

根据最新公布的《医疗机构抗菌药物管理办法》，2009 年路径中涉及的抗菌药物均应按照要求进行调整。

实施临床路径管理意义重大，但也艰巨而复杂。在组织编写这套释义的过程中，我们对此深有体会，本书附录对制定/修订《临床路径释义》的基本方法与程序进行了详细的描述。因时间和条件限制，书中不足之处难免，欢迎同行诸君批评指正。

编　者
2018 年 1 月

目 录

第一章
眼眶肿瘤临床路径释义

一、眼眶肿瘤编码

疾病名称及编码：眶内肿瘤（ICD-10：C69.6/C79.4/D09.2/D31.6/D48.7）

二、临床路径检索方法

C69.6/C79.4/D09.2/D31.6/D48.7

三、眼眶肿瘤临床路径标准住院流程

（一）适用对象

1. 第一诊断为眼眶肿瘤。
2. 眼眶原发肿瘤，非眶尖部、不涉及颅脑和眶周。

> **释义**
>
> ■ 本临床路径的适应对象为单纯发生于眼眶内的肿瘤，就肿瘤性质而言包括良性肿瘤和恶性肿瘤；就肿瘤发生部位而言，包括眶前部和眶深部肿瘤。
>
> ■ 本临床路径不包括发生在眶尖部的肿瘤。
>
> ■ 如果眶部肿瘤累及眶周、鼻窦及颅脑等眶外组织结构，均不归为本临床路径的适用对象。
>
> ■ 对于转移性眶内肿瘤，不适用本路径。

（二）诊断依据

根据《临床诊疗指南·眼科学分册》（中华医学会编著，人民卫生出版社，2006）：
1. 病史：眼球突出时间。
2. 体格检查：眼突度、眼球位置改变；有无斜视、复视和眼球运动受限。
3. 影像学检查：眼眶 CT、B 超及 MRI 可显示眼眶肿瘤病变。
4. 鉴别诊断：甲状腺相关眼病，炎性假瘤，全身恶性肿瘤眼眶转移。

> **释义**
>
> ■ 对于体积较大的眼眶肿瘤，一般会有眼球突出、眼球位置异常、有时伴有眼球运动障碍等。
>
> ■ 如果眼眶肿瘤发展较快，患者视功能较好者，可以出现复视现象；如果肿瘤发展较慢，此时患者一般不会有明显的复视发生。

■影像学检查在诊断眼眶肿瘤中具有重要作用。目前常用的影像学技术包括 B 超、CT 和 MRI。采用 B 超可以对眼眶肿瘤进行大致了解，但对眶内肿瘤与周围组织关系的直接显示欠佳。目前在诊断眶内肿瘤时，一般都采用 CT 和 MRI 对眶内肿瘤进行扫描；为了明确肿瘤与周围组织的确切关系，一般需要进行水平位、冠状位及矢状位的扫描。对于骨性或钙化性肿瘤而言，首选 CT 为妥；对于软组织肿瘤而言，首选 MRI 为妥。怀疑肿瘤有恶变时，为了观察肿瘤对眶壁骨质影响，此时需要 MRI 联合 CT 扫描为妥。

■在眶内肿瘤鉴别诊断时，主要需与甲状腺相关眼病、炎性假瘤及全身恶性肿瘤眼眶转移等进行鉴别。甲状腺相关眼病患者多数伴有甲状腺功能异常，主要表现为眼睑肿胀、眼睑退缩、眼部充血、眼球突出、眼球位置异常及运动障碍等，影像学检查可见眶内脂肪水肿、眼外肌肥厚等。炎性假瘤表现多种多样，累及范围广泛，必要时需要行病理组织学检查才可确诊。全身恶性肿瘤眼眶转移，往往伴有全身其他组织器官原发性恶性肿瘤。

（三）治疗方案的选择依据

根据《临床技术操作规范·眼科学分册》（中华医学会编著，人民军医出版社，2007）：

1. 诊断明确。
2. 手术治疗。
3. 征得患者及家属的同意。

释义

■一般情况下眶内肿瘤需要考虑手术治疗，通过手术不仅可以切除肿瘤，重要的是对切除病变组织进行病理组织学检查才可以明确诊断。

■手术前依据眶内肿瘤的病变性质、病变大小、病变位置、病变累及范围等因素，进行手术方案的设计。

■对于发生在眶内重要部位、性质为良性、发展缓慢，手术风险极高且患者手术愿望不强者，可以密切观察治疗。必要时再手术介入。

■原则上眶内肿瘤的手术，术前需要征得患者及其家属或者患者监护人的同意。

（四）标准住院日 10~12 天

释义

■标准住院日是所推荐的最少住院天数。

■由于眼眶肿瘤手术一般多需要全身麻醉，故在住院的前 1~2 天时间内，需要完善术前常规检查及内科会诊（儿童患者需要儿科会诊）和麻醉科会诊，并给予眼部术前常规抗菌药物点眼，以减少和避免感染的发生。

■ 手术一般在入院后3~4日完成。如果手术后，眼部恢复良好，一般在手术后6~8天即可办理出院；如果恢复好，病情较轻者，也可以提前至手术后4天出院；如果病情复杂，需要手术后密切观察，可以适当延长住院时间。

（五）进入路径标准

1. 第一诊断必须符合眼眶肿瘤疾病编码；眼眶原发肿瘤，非眶尖部、不涉及颅脑和眶周。
2. 当患者同时具有其他疾病诊断，如住院期间不需特殊处理也不影响第一诊断临床路径流程的实施时，可以进入路径。

> **释义**
>
> ■ 本路径适用对象为第一诊断为眼眶原发肿瘤，对于累及眶尖部眶内肿瘤、涉及颅脑和眶周的眶内肿瘤，以及转移性眶内肿瘤均不适合本路径。
> ■ 对于适合本路径的眶内原发性肿瘤的患者，如果同时罹患其他疾病，所罹患疾病不影响此次手术的进行，无需特殊处置者，也适用本路径；如果所罹患疾病需要特殊处理，且影响到此次眼眶部手术的进行，则不适用本路径。

（六）术前准备（术前评估）2~3天

必需的检查项目包括：
1. 眼科常规检查。
2. 眼眶常规检查。
3. 血常规、尿常规、凝血功能、血生化（包括肝肾功能、电解质、血糖、血脂）。
4. 感染性疾病筛查（包括乙型肝炎、丙型肝炎、艾滋病、梅毒等）。
5. 心电图、胸透或胸部X线片。
6. 影像学检查：眼眶CT水平、矢状及冠状位检查；眼眶MRI水平、矢状及冠状位检查；B超和（或）CDFI检查。
7. 排除继发与转移病变的相关检查。
8. 心脑血管疾病排查与评估、肝肾疾病评估、糖尿病评估等。
9. 其他根据病情需要而定。

> **释义**
>
> ■ 手术前必查项目是确保手术治疗安全，以及减少和避免手术相关并发症的基础，术前应予完成。相关人员应认真分析检查结果，以便及时发现异常情况并采取相应处理措施。
> ■ 为缩短患者术前等待时间，检查项目可以在患者入院前于门诊完成。
> ■ 眼科检查包括视力、眼压、眼前节、眼后节、眼睑、眼球位置、眼球运动、眶缘等检查。

■ 为了客观了解眼眶肿瘤的情况，需要进行眼眶的影像学检查，主要包括 MRI、CT、B 超、CDFI 等。做 MRI 和 CT 扫描时，需要进行眼眶的水平位、矢状及冠状位的检查，这种扫描可以为术者提供肿瘤在眼眶中的立体影像，可以明确肿瘤与周围组织之间的关系，有利于制订手术方案，确定手术入路。根据病变的性质，决定选择影像学检查方法。

■ 眼眶手术的手术量一般较大，绝大多数需要全身麻醉，才可以将手术顺利进行。为此，手术前应该完成与全身麻醉要求相关的各项检查，包括血常规、尿常规、凝血功能、血生化（包括肝肾功能、电解质、血糖、血脂）；心电图；胸透或胸部 X 线片等检查。

■ 为了保证全身麻醉和手术的顺利实施，减少或避免手术并发症的发生以及促进手术后患者的良好恢复，一般情况下手术前需要请内科会诊，进行心脑血管疾病排查与评估、肝肾疾病评估、糖尿病评估等项内容。

■ 为了避免手术中、手术后交叉感染的发生，手术前需要进行感染性疾病筛查，包括乙型肝炎、丙型肝炎、艾滋病、梅毒；如果存在上述疾病，应该进行相关处置。

（七）术前用药

术前抗菌药物眼液点眼，3 次/日，用药 2~3 天。

术前根据麻醉师要求用药。

释义

■ 术前 2~3 天应选用广谱的抗菌滴眼剂，每日 3 次。同时应冲洗泪道，除外泪囊炎。对于合并有急性结膜炎的患者，使用局部抗菌药物的时间应延长，直到炎症完全消退后 1 周方可手术，以预防术后感染的发生。

■ 由于眼眶手术一般需要全身麻醉下完成手术，手术前根据麻醉师要求，停用或更换一些影响麻醉过程中患者血压的药物，以及一些影响手术中和手术后眶内切口出血的药物。

（八）手术日

入院第 3~4 天。

1. 麻醉方式：局部或全身麻醉。

2. 手术方式：前路或外侧开眶及内外联合开眶和经鼻内镜肿瘤切除术。

3. 手术设备：开眶手术包、眼科 15 件。

4. 术中用耗品：6-0 可吸收缝线；如肿瘤较大术后眼球凹陷可备硅胶海绵或其他眶填充剂；如外侧开眶可用耳脑胶或钛钉、钛板等固定。

5. 手术用设备：头灯和开眶设备，有条件的医院可配备长焦手术显微镜。

6. 输血：根据肿瘤位置、性质和大小备血，术中根据出血情况输血。

■ 本路径推荐的麻醉方式为全身麻醉。对于个别疼痛耐受力好、心理承受力强、有迫切局部麻醉愿望的成年患者，可以考虑局部麻醉。

■ 眶部肿瘤的手术方式主要包括眶前部手术入路、外侧开眶手术入路和内侧手术入路。根据肿瘤的性质、位置、大小及与周围组织的比邻关系，选择具体手术入路，一般以眶前部手术入路为多见。

■ 眼眶肿瘤的手术包一般包括开睑器、眼睑拉钩、斜视钩、镊子、剪刀、针持、缝合线、脑压板、骨膜剥离子、血管钳、组织钳等。

■ 眼眶手术中的耗材，一般包括缝合线、注射器、手术刀片、标记笔、电烧器头、吸引器头等，缝合线以 6-0 可吸收缝线为常用。另外，如果眶内肿瘤摘除后出血较多时，需要应用明胶海绵等止血材料；手术结束时，创腔内留置引流条，以便引流潜在的出血；如果手术涉及外侧开眶，有时需要使用耳脑胶或钛钉、钛板等对骨瓣进行固定。

■ 必要的手术设备是保障眼眶肿瘤手术顺利完成的基础。在进行眼眶手术时，最好佩戴头灯，可以起到照明和放大作用，有利于手术操作的进行。在进行外侧开眶时，需要开眶设备，最好准备适合于眼眶手术的动力系统，如电锯等。

■ 一般情况下，眼眶肿瘤摘除不需要输血。对于一些手术前评估术中出血较多者，如易出血的血管性病变、婴幼儿等患者，手术前需要进行血型检查和备血，以防止出血性意外的发生。

（九）术后住院恢复6~8天

必须复查的检查项目：

1. 创口情况：对合与愈合情况；有无感染征象（红肿热痛）。
2. 视力，眼底情况；眼球运动和有无复视；眼睑运动；眼突度、眼压、眶压、球后阻力。
3. 第 1 天换药，检查以上项目；以后每日或隔日换药；一般 6~8 天拆线。
4. 术后用药：抗菌药物眼液+类固醇激素眼药点眼；预防性全身抗菌药物使用不超过术后72小时，如有感染或植入性材料例外。必要时可以全身类固醇激素治疗。

■ 手术后第 1 天可以换药，对于眼眶手术后的患者，为了防止手术后眶内出血，手术后 3 天内，建议适当加压包扎患眼。

■ 手术后换药时，观察患者的视力、眼睑肿胀程度及抬举功能、眼球位置及运动等。如果检查发现患者视力严重受损，建议进行眼底检查。如果手术后发现患者眼部肿胀严重，视力严重受损，且怀疑眶内发生出血等情况，可以检眼压、眶压、球后阻力、眼突度，必要时行影像学检查。

■ 手术后需要密切观察眼部是否有红肿热痛等感染征象，争取早期发现，及时处理。

■ 一般非感染性眶内病变手术后，常规给予抗菌药物眼液+类固醇激素眼药点眼；对于怀疑感染性眶内病变以及手术中发现病变累及鼻窦附近的骨壁，可以预防性全身使用抗菌药物，一般不超过术后3天。如果眶内病变确诊为感染性因素或手术中使用了人工植入性材料，手术后抗菌药物使用时间可以适当延长。

■ 为了减轻手术后非组织水肿及反应，可以静脉滴注或口服类固醇糖皮质激素。

（十）出院标准（围绕一般情况、切口情况、第一诊断转归）

1. 病情稳定，一般情况好。
2. 创口对合或愈合良好。
3. 伤口和眶内没有感染。
4. 必要时影像学复查达到临床治愈标准。

释义

■ 手术后，如果患者创口愈合良好，无感染征象，无明显眶内出血征象，以及无明显眶压升高征象等，可以考虑出院。

■ 手术后，如果眶内病情超出预计的范围，且不能进行合理解释时，可以进行眶部的影像学检查，在评估病情达到出院标准时，也可以出院。

（十一）变异原因及分析

1. 入院后发现合并其他疾病需及时治疗。
2. 手术前出现特殊不适影响手术正常进行。
3. 全身检查结果异常需延迟手术。
4. 患者不能配合手术或其他治疗。
5. 出现药物不良反应或过敏。
6. 术后诊断非肿瘤。
7. 术后出现感染和感染征象者。
8. 术后出现较明显并发症（如视力损害、眼睑及眼球运动障碍、复视等）。
9. 术后病检结果不能及时报告，根据病检结果需再次手术或转科治疗者。
10. 其他因素导致的需中途退出路径的。

释义

■ 变异是指入选临床路径的患者未能按路径流程完成医疗行为或未达到预期的医疗质量控制目标。

■ 患者入院后，如果身体出现其他问题，不适合全身麻醉或不适合手术等特殊情况，需要暂停实施手术，如药物过敏、血糖、血压明显升高、精神障碍等。必要时转入相应科室进行治疗。

■ 眶内肿瘤一般手术前根据病史、体征及眼眶影像学检查，可以做出初步诊断；但要明确诊断，需要手术后对切除病变组织进行病理组织学检查才能够完成。个别情况下，可以发生术后诊断为非肿瘤的情况，如眶内血肿、眶内脓肿等。

■ 眶内肿瘤手术后，可能发生感染。为此，在换药时要仔细观察切口情况，及时发现，及时处理。对于术后发生感染可能性较高的患者，在手术后建议预防性应用广谱抗菌药物。

■ 眼眶肿瘤的手术操作风险高，手术后并发症较多且较为严重，为此，手术前根据患者的病情及影像学检查结果，确定合理科学的手术方案，手术中尽可能在直视下完成肿瘤的切除，手术后防止眶内出血和感染等情况，都有助于手术并发症的降低或避免。对于累及视神经、眼外肌、上睑提肌等组织结构的眶内肿瘤，在肿瘤切除过程中，势必会导致相应结构的受损，手术后势必出现诸如视力损害、眼睑及眼球运动障碍、复视等情况，这在手术前务必告知患者及其家人。对于手术操作导致的眼外肌、上睑提肌等功能障碍，手术后给予营养神经、改善微循环的药物，有助于其功能恢复；保守治疗无效后，必要时需要手术介入。

■ 眼眶肿瘤病种繁多、情况复杂，有时手术后病变标本需要进行免疫组织化学等其他检查，才能给出病理诊断，这势必导致病理结果的滞后；另外，部分疾病需手术后进行病理组织学检查才能够明确诊断。对于一些恶性肿瘤，有时需要再次手术切除，甚至进行眶内容剜除术。根据病理结果，有些患者需要进行全身化疗或局部放射治疗，这时需要转科进一步进行治疗。

四、推荐表单

（一）医师表单

眼眶肿瘤临床路径医师表单

适用对象：第一诊断为眼眶肿瘤

行眼眶肿瘤摘除手术

患者姓名：	性别： 年龄： 门诊号：	住院号：
住院日期： 年 月 日	出院日期： 年 月 日	标准住院日：10~12 天

时间	住院第 1 天	住院第 2~3 天	住院第 3~4 天 （手术日）
主要诊疗工作	□ 询问病史 □ 体格检查 □ 交代病情 □ 完成首次病程记录和住院病历 □ 开立各种检查单	□ 核实各项检查结果正常 □ 上级医师查房与术前评估 □ 向患者及家属交代术前、术中和术后注意事项 □ 术前讨论确定术式 □ 签署手术知情同意书	□ 术前再次确认患者姓名、性别、年龄和手术眼别 □ 实施手术 □ 完成手术记录 □ 向患者及其家属交代手术后注意事项
重点医嘱	**长期医嘱** □ 眼科二/三级护理 □ 抗菌药物眼液点术眼（4次/日） **临时医嘱** □ 血、尿常规 □ 感染性疾病筛查（包括乙型肝炎、丙型肝炎、艾滋病、梅毒） □ 凝血功能检查 □ 心电图、胸透，腹部彩超 □ 血生化（肝肾功能、电解质、血糖、血脂）检查 □ 完善影像学检查	**长期医嘱** □ 眼科二/三级护理 □ 抗菌药物眼液点术眼（4次/日） **临时医嘱** □ 明日在全身麻醉或局部麻醉行眼眶肿瘤摘除术 □ 术前局部备皮 □ 术前备血 □ 备血凝酶 □ 术前镇静剂	**长期医嘱** □ 眼科一/二级护理 □ 口服或静脉抗菌药物 □ 抗菌药物 + 类固醇激素眼药 **临时医嘱** □ 根据病情需要制订 □ 可在术前 30 分钟适当给予抗菌药物
病情变异记录	□ 无 □ 有，原因： 1. 2.	□ 无 □ 有，原因： 1. 2.	□ 无 □ 有，原因： 1. 2.
医师签名			

时间	住院第 4~5 天 （术后第 1 日）	住院第 5~9 天 （术后第 2~6 日）	住院第 10~12 天 （出院日）
主要诊疗工作	□ 检查患者术眼 □ 上级医师查房，确定有无手术并发症 □ 更换敷料 □ 完成病程记录 □ 向患者及家属交代术后恢复情况	□ 检查患者术眼 □ 上级医师查房，确定有无手术并发症 □ 更换敷料 □ 完成病程记录 □ 评估患者是否可以出院	□ 上级医师查房，确定是否可以出院，若患者可以出院，则需完成出院记录 □ 通知出院处 □ 通知患者及其家属出院 □ 向患者交代出院后注意事项 □ 预约复诊日期 □ 出具诊断证明书 □ 可拆缝线
重点医嘱	**长期医嘱** □ 眼科一/二级护理 □ 抗菌药物+类固醇激素+促进上皮恢复眼液 □ 抗菌药物和糖皮质激素全身应用 □ 促神经肌肉恢复药物应用 **临时医嘱** □ 根据病情需要制订	**长期医嘱** □ 眼科二/三级护理 □ 抗菌药物+类固醇激素+促进上皮恢复眼液 □ 抗菌药物应用不超过 72 小时，如有感染或植入性材料例外 □ 促神经肌肉恢复药物应用 **临时医嘱** □ 根据病情需要制订	**出院医嘱** □ 今日出院 □ 抗菌药物+类固醇激素眼药 □ 口服促神经肌肉恢复药物 □ 眼球运动训练 □ 1 周复诊
病情变异记录	□ 无　□ 有，原因： 1. 2.	□ 无　□ 有，原因： 1. 2.	□ 无　□ 有，原因： 1. 2.
医师签名			

（二）护士表单

眼眶肿瘤临床路径护士表单

适用对象：第一诊断为眼眶肿瘤

行眼眶肿瘤摘除手术

患者姓名：	性别： 年龄： 门诊号：	住院号：
住院日期：　年　月　日	出院日期：　年　月　日	标准住院日 10~12 天

时间	住院第 1 天	住院第 2~3 天	住院第 3~4 天（手术日）
健康宣教	□ 入院宣教 　介绍主管医师、护士 　介绍环境、设施 　介绍住院注意事项	□ 术前宣教 　宣教疾病知识、术前准备及手术过程 　告知准备物品、沐浴 　告知术后饮食、活动及探视注意事项 　告知术后可能出现的情况及应对方式 　主管护士与患者沟通，了解并指导心理应对 　告知家属等候区位置	□ 术后当日宣教 　告知术后注意事项 　告知饮食、体位要求 　告知术后可能出现情况的应对方式 □ 给予患者及家属心理支持 □ 再次明确探视陪护须知
护理处置	□ 核对患者姓名，佩戴腕带 □ 建立入院护理病历 □ 卫生处置：剪指（趾）甲、沐浴，更换病号服 □ 年龄<12 岁或>80 岁、双眼视力低于 0.05 需陪护 1 人	□ 协助医师完成术前检查，协助完成相关专科检查 □ 卫生处置：洗头沐浴 □ 剪眉毛、睫毛、冲洗结膜囊	□ 送手术 　摘除患者各种活动物品 　核对患者资料及术中带药 　填写手术交接单，签字确认 □ 接手术 　核对患者及资料，签字确认
基础护理	□ 三级护理 □ 晨晚间护理 □ 患者安全管理	□ 三级护理 □ 晨晚间护理 □ 患者安全管理	□ 二级护理 □ 晨晚间护理 □ 患者安全管理
专科护理	□ 护理查体 □ 需要时，填写跌倒及压疮防范表 □ 需要时，请家属陪护 □ 遵嘱抗菌药物滴眼液点术眼（4 次/日） □ 心理护理	□ 遵嘱抗菌药物滴眼液点术眼（4 次/日） □ 心理护理	□ 病情观察，观察术眼情况变化 □ 测量患者 TPR 变化 □ 术前遵医嘱给药 □ 心理护理
重点医嘱	□ 详见医嘱执行单	□ 详见医嘱执行单	□ 详见医嘱执行单
护士签名			

时间	住院第 4~5 天 （术后第 1 日）	住院第 5~9 天 （术后第 2~6 日）	住院第 10~12 天 （出院日）
健康宣教	□ 术后宣教 　眼药作用及频率 　饮食、活动指导 　复查患者对术前宣教内容的 　掌握程度	□ 术后宣教 　眼药作用及频率 　饮食、活动指导	□ 出院宣教 　复查时间 　眼药使用方法与频率 　活动休息 　指导饮食 　指导办理出院手续
护理处置	□ 协助完成眼部相关检查	□ 协助完成眼部相关检查	□ 办理出院手续
基础护理	□ 一级护理 □ 晨晚间护理 □ 患者安全管理	□ 二级护理 □ 晨晚间护理 □ 患者安全管理	□ 二级护理 □ 晨晚间护理 □ 患者安全管理
专科护理	□ 病情观察，询问患者有无恶 　心、呕吐等情况；观察术眼 　情况变化，注意绷带有无脱 　落、渗出物，眼部有无胀痛、 　眼部光感等情况 □ 遵医嘱眼药治疗 □ 心理护理	□ 病情观察，观察术眼情况变 　化，注意绷带有无脱落、渗 　出物，眼部有无胀痛、眼部 　光感等情况 □ 遵医嘱眼药治疗 □ 心理护理	□ 病情观察，观察术眼情况 　变化 □ 遵医嘱眼药治疗 □ 心理护理
重点医嘱	□ 详见医嘱执行单	□ 详见医嘱执行单	□ 详见医嘱执行单
病情变异记录	□ 无　□ 有，原因： 1. 2.	□ 无　□ 有，原因： 1. 2.	□ 无　□ 有，原因： 1. 2.
护士签名			

（三）患者表单

眼眶肿瘤临床路径患者表单

适用对象：第一诊断为眼眶肿瘤

行眼眶肿瘤摘除手术

患者姓名：	性别： 年龄： 门诊号：	住院号：
住院日期： 年 月 日	出院日期： 年 月 日	标准住院日：10~12 天

时间	入　院	手术前	手术当天
医患配合	□ 配合询问病史、收集资料，请务必详细告知既往史、用药史、过敏史 □ 如服用抗凝剂，请明确告知 □ 配合进行体格检查 □ 有任何不适请告知医师	□ 配合完善术前相关检查，如采血、留尿、心电图、X 线胸片、眼部特殊检查（CT、MRI、B 超等） □ 麻醉师与患者进行术前访视	□ 配合评估手术效果 □ 有任何不适请告知医师
护患配合	□ 配合测量体温、脉搏、呼吸、血压、体重 1 次 □ 配合完成入院护理评估（简单询问病史、过敏史、用药史） □ 接受入院宣教（环境介绍、病室规定、订餐制度、贵重物品保管等） □ 有任何不适请告知护士	□ 配合测量体温、脉搏、呼吸、询问大便 1 次 □ 接受术前宣教 □ 自行沐浴，加强头部清洁，剪指甲，男患者剃须 □ 准备好必要用物，吸水管 □ 取下义齿、饰品等，贵重物品交家属保管	□ 清晨测量体温、脉搏、呼吸 □ 送手术室前，协助完成核对，带齐影像资料和术中带药 □ 返回病房后，协助完成核对，配合过病床，配合血压测量 □ 遵医嘱采取正确体位 □ 配合缓解疼痛 □ 有任何不适请告知护士
饮食	□ 普通饮食	□ 普通饮食	□ 普通饮食
排泄	□ 正常排尿便	□ 正常排尿便	□ 正常排尿便
活动	□ 正常活动	□ 正常活动	□ 全身麻醉清醒后，平卧休息约 6 小时后正常活动

时间	手术后	出　院
医患配合	□ 配合检查眼部情况：眼睑、皮肤及结膜切口、眶压、眼压、眼球运动、眼睑抬举等情况 □ 配合眼部伤口换药	□ 接受出院前指导 □ 知道复查程序 □ 获取出院诊断书 □ 预约复诊日期
护患配合	□ 配合定时测量体温、脉搏、呼吸、每日询问排便 □ 注意活动安全，避免坠床或跌倒 □ 配合执行探视及陪护	□ 接受出院宣教 □ 办理出院手续 □ 获取出院带药 □ 知道眼药使用频率、方法和眼药保存注意事项 □ 知道复印病历方法
饮食	□ 普通饮食	□ 普通饮食
排泄	□ 正常排尿便 □ 避免便秘	□ 正常排尿便 □ 避免便秘
活动	□ 正常活动，避免疲劳	□ 正常活动，避免疲劳

附：原表单（2016 年版）

眼眶肿瘤临床路径表单

适用对象：第一诊断为眼眶肿瘤
　　　　　行眼眶肿瘤摘除手术

患者姓名：			性别：　　年龄：　　门诊号：			住院号：		
住院日期：　　年　月　日			出院日期：　　年　月　日			标准住院日 10~12 天		

时间	住院第 1 天	住院第 2~3 天	住院第 3~4 天 （手术日）
主要诊疗工作	□ 询问病史 □ 体格检查 □ 交代病情 □ 完成首次病程记录和住院病历 □ 开立各种检查单	□ 核实各项检查结果正常 □ 上级医师查房与术前评估 □ 向患者及家属交代术前、术中和术后注意事项 □ 术前讨论确定术式 □ 签署手术知情同意书	□ 术前再次确认患者姓名、性别、年龄和手术眼别 □ 实施手术 □ 完成手术记录 □ 向患者及其家属交代手术后注意事项
重点医嘱	**长期医嘱** □ 眼科二/三级护理 □ 抗菌药物眼液点术眼（4 次/日） **临时医嘱** □ 血、尿常规 □ 感染性疾病筛查（包括乙型肝炎、丙型肝炎、艾滋病、梅毒） □ 凝血功能检查 □ 心电图、胸透，腹部彩超 □ 血生化（肝肾功、电解质、血糖、血脂）检查 □ 完善影像学检查	**长期医嘱** □ 眼科二/三级护理 □ 抗菌药物眼液点术眼（4 次/日） **临时医嘱** □ 明日在局部麻醉或全身麻醉行眼眶肿瘤摘除术 □ 术前局部备皮 □ 术前备血 □ 备血凝酶 □ 术前镇静剂	**长期医嘱** □ 眼科一/二级护理 □ 口服或静脉抗菌药物 □ 抗菌药物+类固醇激素眼药 **临时医嘱** □ 根据病情需要制订 □ 可在术前 30 分钟适当给予抗菌药物
主要护理工作	□ 入院护理评估 □ 健康教育 □ 执行医嘱	□ 手术前物品准备 □ 手术前心理护理 □ 手术前患者准备 □ 执行医嘱	□ 随时观察患者情况 □ 术前冲洗结膜囊 □ 术后心理与基础护理 □ 执行医嘱 □ 术后健康教育
病情变异记录	□ 无　□ 有，原因： 1. 2.	□ 无　□ 有，原因： 1. 2.	□ 无　□ 有，原因： 1. 2.
护士签名	白班　　小夜班　　大夜班	白班　　小夜班　　大夜班	白班　　小夜班　　大夜班
医师签名			

时间	住院第 4~5 天 （术后第 1 日）	住院第 5~9 天 （术后第 2~6 日）	住院第 10~12 天 （出院日）
主要诊疗工作	□ 检查患者术眼 □ 上级医师查房，确定有无手术并发症 □ 更换敷料 □ 完成病程记录 □ 向患者及家属交代术后恢复情况	□ 检查患者术眼 □ 上级医师查房，确定有无手术并发症 □ 更换敷料 □ 完成病程记录 □ 评估患者是否可以出院	□ 上级医师查房，确定是否可以出院，若患者可以出院，则需完成出院记录 □ 通知出院处 □ 通知患者及其家属出院 □ 向患者交代出院后注意事项 □ 预约复诊日期 □ 出具诊断证明书 □ 可拆缝线
重点医嘱	**长期医嘱** □ 眼科一／二级护理 □ 抗菌药物+类固醇激素+促进上皮恢复眼液 □ 抗菌药物和糖皮质激素全身应用 □ 促神经肌肉恢复药物应用 **临时医嘱** □ 根据病情需要制订	**长期医嘱** □ 眼科二／三级护理 □ 抗菌药物+类固醇激素+促进上皮恢复眼液 □ 抗菌药物应用不超过 72 小时，如有感染或植入性材料例外 □ 促神经肌肉恢复药物应用 **临时医嘱** □ 根据病情需要制订	**出院医嘱** □ 今日出院 □ 抗菌药物 + 类固醇激素眼药 □ 口服促神经肌肉恢复药物 □ 眼球运动训练 □ 1 周复诊
主要护理工作	□ 随时观察患者病情 □ 执行医嘱	□ 随时观察患者病情 □ 执行医嘱	□ 出院宣教 □ 如果患者可以出院，协助患者办理出院手续、交费等事项
病情变异记录	□ 无　□ 有，原因： 1. 2.	□ 无　□ 有，原因： 1. 2.	□ 无　□ 有，原因： 1. 2.
护士签名	白班 ｜ 小夜班 ｜ 大夜班	白班 ｜ 小夜班 ｜ 大夜班	白班 ｜ 小夜班 ｜ 大夜班
医师签名			

第二章

鼻腔鼻窦恶性肿瘤临床路径释义

一、鼻腔鼻窦恶性肿瘤编码

1. 卫计委原编码：

疾病名称及编码：鼻腔恶性肿瘤（ICD-10：C30.0）

　　　　　　　　鼻窦恶性肿瘤（ICD-10：C31）

手术操作名称及编码：鼻侧切开术或上颌骨全切除（ICD-9-CM-3：21.31/22.6/76.39/76.44）

2. 修改编码：

疾病名称及编码：鼻腔恶性肿瘤（ICD-10：C30.0）

　　　　　　　　鼻窦恶性肿瘤（ICD-10：C31）

手术操作名称及编码：经鼻外上颌窦切开术（ICD-9-CM-3：22.3）

　　　　　　　　　　额窦切开术和切除术（ICD-9-CM-3：22.4）

　　　　　　　　　　其他鼻窦切开术（ICD-9-CM-3：22.5）

　　　　　　　　　　鼻窦切除术（ICD-9-CM-3：22.6）

　　　　　　　　　　上颌骨部分切除伴植骨术（ICD-9-CM-3：76.3901）

　　　　　　　　　　上颌骨部分切除术（ICD-9-CM-3：76.3902）

　　　　　　　　　　上颌骨部分切除伴假体置入术（ICD-9-CM-3：76.3904）

　　　　　　　　　　上颌骨全切除术（ICD-9-CM-3：76.4502）

二、临床路径检索方法

（C30.0/C31）伴（22.3/22.4/22.5/22.6/76.3901/76.3902/76.3904/76.4502）

三、鼻腔鼻窦恶性肿瘤临床路径标准住院流程

（一）适用对象

第一诊断为鼻腔鼻窦恶性肿瘤（ICD-10：C30.0/C31）。

行鼻侧切开术或上颌骨全切除术（ICD-9-CM-3：21.31/22.6/76.39/76.44）。

> **释义**
>
> ■ 适用对象包括起源于鼻腔、鼻窦的各种实体恶性肿瘤，如鳞状细胞癌、腺癌、恶性黑色素瘤、腺样囊性癌、乳头状瘤恶变及各种起源于小涎腺的恶性肿瘤等，具有采用外科手术切除的条件。

（二）诊断依据

根据《临床诊疗指南·耳鼻咽喉头颈外科分册》（中华医学会编著，人民卫生出版社，2009）。

1. 症状：鼻塞、涕中带血及头痛等肿瘤累及相邻结构引起的症状。

2. 体征：鼻腔鼻窦部有新生物。
3. 辅助检查：内镜和增强 CT 或 MRI 提示占位病变。
4. 病理组织学活检明确诊断。

> **释义**
>
> ■ 鼻腔鼻窦肿瘤起源部位多，病理类型复杂。如果是鼻腔中可以看到的肿瘤，可以在鼻内镜下取病理；在设计治疗方案以前，应有病理学检查结果，同时，应该有详细的鼻腔检查及影像学检查，如果肿瘤累及前颅底，在增强 CT 检查的同时，还应该进行 MRI 检查，来确定硬脑膜及颅内受累的范围，要注意肿瘤周围的重要结构如眶内容、视神经、大脑额叶等与肿瘤的关系。治疗前应检查视力、视野、眼球的运动、嗅觉等。

（三）治疗方案的选择

根据《临床诊疗指南·耳鼻咽喉头颈外科分册》（中华医学会编著，人民卫生出版社）、《临床技术操作规范·耳鼻咽喉-头颈外科分册》（中华医学会编著，人民军医出版社，2009）。

1. 鼻侧切开术适应证：原发于鼻腔、上颌窦、筛窦和蝶窦恶性肿瘤，已经病理诊断，临床认为需要行鼻侧切开术。
2. 上颌骨切除术适应证：原发于上颌窦或鼻腔、鼻窦的恶性肿瘤，已经病理诊断，临床认为需要行上颌骨部分或全切除术。
3. 眶内容物切除术：根据肿瘤侵犯眶内情况而定。
4. 颈淋巴结清扫术：根据颈淋巴结转移情况而定。
5. 酌情一期缺损修复术。

> **释义**
>
> ■ 鼻内镜下肿瘤切除：适合肿瘤局限于鼻腔筛窦的患者，预计鼻内镜下可以将肿瘤完全切除。
>
> ■ 眶内容物切除术：根据肿瘤侵犯眶内情况而定。如果眼肌受累，一般需要眶内容切除，但应慎重行眶内容切除，如果眶内容受累，可以先诱导化疗或术前放疗。
>
> ■ 一般不做预防性颈淋巴结清扫，术前经 CT 或 PET-CT 评估，怀疑有颈淋巴结转移者，可以先清除同侧 1、2、3 区淋巴结，并送冷冻病理，根据颈淋巴结转移情况决定是否扩大清扫范围。
>
> ■ 酌情一期缺损修复术：如果切除上颌骨导致硬腭缺损或眶底壁的缺损，应一期做眶底或硬腭的修复，以避免术后眼功能、吞咽语言功能的障碍。
>
> ■ 鼻腔鼻窦恶性肿瘤，除了非常早期的 T1 病变选择单纯手术治疗以外，一般都选择手术、放疗或加化疗的综合治疗方案。在进行外科治疗以前，应进行包括放疗、化疗、病理、影像等学科在内的多学科讨论，共同制订治疗方案，切勿盲目首先选择手术。一般认为，腺癌、腺样囊性癌、恶性黑色素瘤对于放疗和化疗不敏感，如果能手术彻底切除，首选手术，术后辅助放疗和化疗；鳞状细胞癌、乳头状瘤恶变、高中分化的嗅神经母细胞瘤、高中分化的神经内分泌癌等，恶性程度中等，如果影像学评估可以手术彻底切除，则选择先手术，后放疗，如果估计手术不能完全切除，

则可以选择先放疗，待肿瘤缩小后再手术。对于恶性程度较高的肿瘤如肉瘤、低分化嗅神经母细胞瘤、低分化神经内分泌癌等，可以先化疗3~4周期，肿瘤缩小后手术，手术后放疗。对于评估可以在鼻内镜下完全切除的肿瘤，也可以选择内镜下手术，但应该根据患者的意愿、手术者的技能、医院的设备条件综合考虑。

　　■ 先放疗后手术的病例，一般在放疗结束后4~5周手术。先化疗，后手术的患者，一般在化疗结束后2~3周手术。手术后放疗，如果切口愈合良好，则手术后3~4周开始放疗。

（四）标准住院日≤12天

释义

　　■ 一般术前准备2~3天，术后1周左右拆线出院。如果单纯鼻侧切开，术后3~4天抽出鼻腔填塞物后即可出院。如患者有高血压、糖尿病等合并症，需要术前调理治疗的，可以退出本路径。如肿瘤累及前颅底，则住院时间相应延长2~3天。

（五）进入路径标准

1. 第一诊断必须符合 ICD-10：C30.0/C31 鼻腔鼻窦恶性肿瘤疾病编码。
2. 当患者同时具有其他疾病诊断，但住院期间不需要特殊处理也不影响第一诊断的临床路径流程实施时，可以进入临床路径。

释义

　　■ 进入临床路径的条件：①鼻腔鼻窦的恶性实体性肿瘤，需要外科手术治疗者；②患者整体状况 KPS 评分大于90分；③患者的心理状态可以接受手术；④有其他合并症，但不影响手术者。
　　■ 不能进入临床路径的情况：①患者肿瘤较大，不适合单纯手术切除，需要手术前的辅助治疗者；②患者合并有较严重的内科疾病，需要先进行内科治疗者；③患者的身体及心理状况不适合马上手术需要调整者。

（六）术前准备≤3天

1. 必需的检查项目：
（1）血常规、尿常规。
（2）肝肾功能、电解质、血糖、凝血功能。
（3）感染性疾病筛查（乙型肝炎、丙型肝炎、梅毒、艾滋病等）。
（4）X线胸片、心电图。
（5）内镜。
（6）增强 CT 或 MRI。
（7）病理学检查。

2. 根据患者情况可选择的检查项目：

（1）输血准备。

（2）其他相关检查。

（3）如行上颌骨切除术可应用腭护板式牙托（赝复体）。

释义

　　■必须进行的检查不仅仅是术前明确诊断，同时也是明确手术指征，排除手术禁忌证的关键，术前必须完成，不可或缺。临床主管人员需要认真分析结果，对疑难者或出现指标明显异常者必要时可复查明确，且应采取相应处置措施直至指标符合手术要求。

　　■手术前要确定有无明显的全身远处转移病灶。术前应精确评估病变范围，设计好切除范围。术前要有病理诊断，以便设计综合治疗方案。术前应设计好切除后缺损的修复重建方法。如是非实体肿瘤，如淋巴瘤等，应退出临床路径。

（七）预防性抗菌药物选择与使用时机

按照《抗菌药物临床应用指导原则》（卫医发〔2004〕285 号）合理选用抗菌药物。

释义

　　■鼻腔鼻窦手术是二级切口，应适当应用抗菌药物预防感染，特别是颅面联合手术的患者，应加大抗菌药物应用的力度，防治颅内感染的发生。

（八）手术日为入院后 4 天内

1. 麻醉方式：全身麻醉。

2. 手术：见治疗方案的选择。

3. 手术内固定物：可选择。

4. 术中用药：止血药、抗菌药物。

5. 输血：视术中情况而定。

6. 标本送病理检查。

释义

　　■治疗方案应根据病理结果和多学科讨论（和放疗、化疗等学科一起，MDT）的结果在手术前制订。

　　■对于切除的任何手术标本，都应该送病理检查。

（九）术后住院恢复 7~10 天（非一期修复者），一期修复者术后 10~12 天出院

1. 按照《抗菌药物临床应用指导原则》（卫医发〔2004〕285 号）合理选用抗菌药物。

2. 伤口换药。

3. 根据患者情况确定需要的后续治疗。

> **释义**
>
> ■ 鼻腔填塞物一般术后 3~4 天取出，面部切口缝线术后 6~7 天拆线。
> ■ 非一期修复者，术后抽出填塞物后即可出院，一期修复者，观察组织瓣 1 周，如无异常，则可以出院。
> ■ 一期修复者，如术后移植组织瓣异常，需要二次手术者，则可以退出路径。

（十）出院标准

1. 一般情况良好，切口无感染。
2. 没有需要住院处理的并发症。

> **释义**
>
> ■ 鼻腔鼻窦没有需要住院处理的情况。
> ■ 手术鼻腔鼻窦的清理和冲洗，可门诊进行。
> ■ 放疗后手术的患者，如果切口愈合不良，可门诊换药二期处理。

（十一）变异及原因分析

1. 术中、术后出现并发症（如咽瘘等），需要特殊诊断治疗措施，延长住院时间。
2. 伴有影响本病治疗效果的合并症，需要采取进一步检查和诊断，延长住院时间。

> **释义**
>
> ■ 如术后出现脑脊液鼻漏，应嘱咐患者卧床，必要时进行腰椎穿刺放脑脊液检查，排除有无颅内感染，这样则会延长住院时间。
> ■ 对于进行一期修复的患者，如果有糖尿病、低蛋白血症等合并症，则应相应延长住院时间。

四、鼻腔鼻窦恶性肿瘤临床路径给药方案

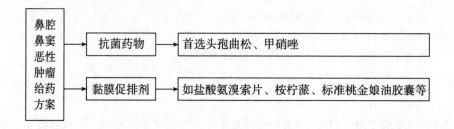

【用药选择】

1. 单纯鼻侧切开的患者，一般术后给予头孢类抗菌药物，单药，如头孢曲松钠 1g 静脉 bid，用 2~3 天。

2. 上颌骨切除和（或）1 期修复的患者，可以手术开始前半小时，给予头孢类抗菌药物如头孢曲松钠 1g 静脉 bid，加硝基咪唑类抗厌氧菌抗菌药物，如替硝唑 800mg 静脉点滴 bid，二联用药，用 3~5 天。

3. 如果包括前颅底或硬脑膜切除，应该选择可以透过血-脑脊液屏障的敏感抗菌药物，如头孢曲松和甲硝唑，可以术前鼻腔分泌物细菌培养加药敏。再加上硝基咪唑类抗菌药物二联用药，头孢曲松钠 1g 静脉 bid，加硝基咪唑类抗厌氧菌抗菌药物，如替硝唑 800mg 静脉点滴 bid，二联用药，应在手术开始前 1 小时开始第 1 次给药，共用 5~6 天。

4. 患者拔除鼻腔填塞物后，可能有鼻窦炎的情况，可给予黏膜促排剂如桉柠蒎、鼻喷激素如布地奈德鼻喷雾剂、鼻黏膜收缩剂如麻黄碱等，并给予鼻腔冲洗。

【药学提示】

1. 头孢曲松静脉注射后即刻达到血药峰浓度，血消除半衰期为 7.89 小时。

2. 替硝唑对抑制病原体 DNA 合成，对革兰阴性菌有效。血液半衰期为 12~14 小时。

【注意事项】

1. 头孢曲松可以有静脉炎、发热、支气管痉挛和血清病等变态反应。

2. 替硝唑用药期间避免饮酒，否则会引起腹痛。

五、推荐表单

（一）医师表单

鼻腔鼻窦恶性肿瘤临床路径医师表单

适用对象：第一诊断为鼻腔鼻窦恶性肿瘤（ICD-10：C30.0/C31）

行鼻侧切开手术或上颌骨全切除术（ICD-9-CM-3：21.31/22.6/76.39/76.45/16.5）

患者姓名：		性别： 年龄： 门诊号：	住院号：
住院日期： 年 月 日		出院日期： 年 月 日	标准住院日：≤12 天

时间	住院第 1 天	住院第 2 天	住院第 3~4 天 （手术日）
主要诊疗工作	□ 询问病史及体格检查 □ 完成病历书写 □ 上级医师查房与术前评估 □ 初步确定手术方式和日期	□ 上级医师查房 □ 完成术前准备与术前评估 □ 根据检查结果等，进行术前讨论，确定手术方案 □ 完成必要的相关科室会诊 □ 签署手术知情同意书、自费用品协议书、输血同意书等 □ 向患者及家属交代围术期注意事项	□ 手术 □ 术者完成手术记录 □ 住院医师完成术后病程 □ 上级医师查房 □ 向患者及家属交代病情及术后注意事项
重要医嘱	**长期医嘱：** □ 耳鼻喉科护理常规 □ 二级护理 □ 普通饮食 **临时医嘱：** □ 血常规、尿常规 □ 肝肾功能、血糖、电解质、凝血功能、感染性疾病筛查（乙型肝炎、丙型肝炎、梅毒、艾滋病等） □ X 线胸片、心电图 □ 鼻内镜检查 □ 增强 CT 或 MRI □ 病理学检查 □ 输血准备（根据手术情况） □ 手术必需的相关检查	**长期医嘱：** □ 耳鼻咽喉科护理常规 □ 二级护理 □ 普通饮食 □ 患者既往基础用药 **临时医嘱：** □ 术前医嘱：明日全身麻醉下行鼻侧切开手术或上颌骨全切除术（眶内容物切除术）* □ 术前禁食、禁水 □ 术前抗菌药物 □ 术前准备 □ 口腔科会诊制作腭护板式牙托（赝复体）（上颌骨切除术） □ 其他特殊医嘱	**长期医嘱：** □ 全身麻醉术后常规护理 □ 鼻侧切开手术或上颌骨全切除术（眶内容物切除术）*术后常规护理 □ 一级护理 □ 流质饮食 □ 抗菌药物 □ 其他特殊医嘱 **临时医嘱：** □ 标本送病理检查 □ 酌情心电监护 □ 酌情吸氧 □ 其他特殊医嘱
病情变异记录	□ 无 □ 有，原因： 1. 2.	□ 无 □ 有，原因： 1. 2.	□ 无 □ 有，原因： 1. 2.
医师签名			

时间	住院第4~9天 （术后第1~6日）	住院第10~12天 （出院日）
主 要 诊 疗 工 作	□ 上级医师查房 □ 住院医师完成常规病历书写 □ 注意病情变化 □ 注意观察生命体征 □ 注意鼻腔填塞、牙托固定情况 □ 术后3~4日拔除鼻腔填塞物 □ 大手术者注意患者整体状况，水电解质平衡	□ 上级医师查房，进行手术及伤口评估 □ 完成出院记录、出院证明书 □ 向患者交代出院后的注意事项 □ 根据鼻腔情况酌情清理鼻腔，或抽出剩余的 　 鼻腔填塞物，拆除鼻面部缝线
重 要 医 嘱	长期医嘱： □ 一/二级护理 □ 流质饮食 □ 抗菌药物 □ 其他特殊医嘱 临时医嘱： □ 换药 □ 其他特殊医嘱	出院医嘱： □ 出院带药 □ 酌情安排肿瘤综合治疗 □ 门诊随诊
病情 变异 记录	□ 无　□ 有，原因： 1. 2.	□ 无　□ 有，原因： 1. 2.
医师 签名		

注：* 实际操作时需明确写出具体的术式

（二）护士表单

鼻腔鼻窦恶性肿瘤临床路径护士表单

适用对象：第一诊断为鼻腔鼻窦恶性肿瘤（ICD-10：C30.0/C31）

行鼻侧切开手术或上颌骨全切除术（ICD-9-CM-3：21.31/22.6/76.39/76.45/16.5）

患者姓名：	性别： 年龄： 门诊号：	住院号：
住院日期： 年 月 日	出院日期： 年 月 日	标准住院日：≤12 天

时间	住院第 1~2 天	住院第 3~9 天	住院第 10~12 天
健康宣教	□ 介绍病房环境、设施和设备 □ 介绍主管医师、护士 □ 介绍住院注意事项 □ 手术前物品准备 □ 手术前心理护理 □ 入院护理评估	□ 主管护士与患者沟通，了解并指导心理应对 □ 宣教疾病知识、用药知识及基本的手术过程 □ 告知手术前饮食、活动及探视注意事项、应对方式	□ 手术 □ 术者完成手术记录 □ 住院医师完成术后病程 □ 上级医师查房 □ 向患者及家属交代病情及术后注意事项
护理处置	□ 核对患者，佩戴腕带 □ 建立入院护理病历 □ 卫生处置：剪指甲、洗澡 □ 更换病号服	□ 随时观察患者病情变化 □ 术后心理与生活护理	□ 指导患者办理出院手续 □ 指导术后牙托护理 □ 指导术后随访时间
基础护理	□ 二级护理 □ 晨晚间护理 □ 患者安全管理	□ 二级护理 □ 晨晚间护理 □ 患者安全管理	□ 三级护理 □ 晨晚间护理 □ 患者安全管理
专科护理	□ 剪鼻毛 □ 鼻腔清洁	□ 鼻腔吸引 □ 观察鼻腔填塞物有无脱出 □ 观察鼻腔通气管位置是否正常 □ 观察鼻腔口腔有无出血及量 □ 观察视力及眼球运动是否正常 □ 颅面联合手术患者还应注意意识、头痛	□ 鼻腔清洁 □ 术后鼻腔复查 □ 术后用药指导
重点医嘱	□ 详见医嘱执行单	□ 详见医嘱执行单	□ 详见医嘱执行单
病情变异记录	□ 无 □ 有，原因： 1. 2.	□ 无 □ 有，原因： 1. 2.	□ 无 □ 有，原因： 1. 2.
护士签名			

注：* 实际操作时需明确写出具体的术式

（三）患者表单

鼻腔鼻窦恶性肿瘤临床路径患者表单

适用对象：第一诊断为鼻腔鼻窦恶性肿瘤（ICD-10：C30.0/C31）

行鼻侧切开手术或上颌骨全切除术（ICD-9-CM-3：21.31/22.6/76.39/76.45/16.5）

患者姓名：		性别：　　年龄：　　门诊号：		住院号：
住院日期：　　年　月　日		出院日期：　　年　月　日		标准住院日 ≤12 天

时间	住院第 1 天	住院第 2~11 天	住院第 12 天（出院日）
医患配合	□ 配合询问病史、收集资料，请务必详细告知既往史、用药史、过敏史 □ 配合进行体格检查 □ 有任何不适告知医师	□ 配合完善相关检查、化验，如采血、留尿、心电图、X线胸片等 □ 医师向患者及家属介绍病情，如有异常检查结果需进一步检查 □ 配合用药及治疗 □ 配合医师调整用药 □ 有任何不适告知医师	□ 接受出院前指导 □ 询问出院后进一步治疗措施及注意事项 □ 知道复查程序 □ 获取出院诊断书
护患配合	□ 配合测量体温、脉搏、呼吸、血压、血氧饱和度、体重 □ 配合完成入院护理评估单（简单询问病史、过敏史、用药史） □ 接受入院宣教（环境介绍、病室规定、订餐制度、贵重物品保管等） □ 有任何不适告知护士	□ 配合测量体温、脉搏、呼吸，询问每日排便情况 □ 接受相关化验检查宣教，正确留取标本，配合检查 □ 有任何不适告知护士 □ 接受输液、服药治疗 □ 注意活动安全，避免坠床或跌倒 □ 配合执行探视及陪伴 □ 接受疾病及用药等相关知识指导	□ 接受出院宣教 □ 办理出院手续 □ 获取出院带药 □ 知道服药方法、作用、注意事项 □ 知道复印病历方法
饮食	□ 普通饮食	□ 普通饮食，或流质饮食，或鼻饲	□ 普通饮食
排泄	□ 正常排尿便	□ 正常排尿便	□ 正常排尿便
活动	□ 适量活动	□ 手术当日卧床 □ 手术后第 2 日下床活动	□ 适量活动

注：* 实际操作时需明确写出具体的术式

附：原表单（2011 年版）

鼻腔鼻窦恶性肿瘤临床路径表单

适用对象：第一诊断为鼻腔鼻窦恶性肿瘤（ICD-10：C30.0/C31）

行鼻侧切开手术或上颌骨全切除术（ICD-9-CM-3：21.31/22.6/76.39/76.44）

患者姓名：	性别： 年龄： 门诊号：	住院号：
住院日期： 年 月 日	出院日期： 年 月 日	标准住院日：≤12 天

时间	住院第 1 天	住院第 2 天	住院第 3~4 天（手术日）
主要诊疗工作	□ 询问病史及体格检查 □ 完成病历书写 □ 上级医师查房与术前评估 □ 初步确定手术方式和日期	□ 上级医师查房 □ 完成术前准备与术前评估 □ 根据检查结果等，进行术前讨论，确定手术方案 □ 完成必要的相关科室会诊 □ 签署手术知情同意书、自费用品协议书、输血同意书 □ 向患者及家属交代围术期注意事项	□ 手术 □ 术者完成手术记录 □ 住院医师完成术后病程 □ 上级医师查房 □ 向患者及家属交代病情及术后注意事项
重要医嘱	**长期医嘱：** □ 耳鼻喉科护理常规 □ 二级护理 □ 普通饮食 **临时医嘱：** □ 血常规、尿常规 □ 肝肾功能、血糖、电解质、凝血功能、感染性疾病筛查（乙型肝炎、丙型肝炎、梅毒、艾滋病等） □ X 线胸片、心电图 □ 鼻内镜检查 □ 增强 CT 或 MRI □ 病理学检查 □ 输血准备（根据手术情况） □ 手术必需的相关检查	**长期医嘱：** □ 耳鼻咽喉科护理常规 □ 二级护理 □ 普通饮食 □ 患者既往基础用药 **临时医嘱：** □ 术前医嘱：明日全身麻醉下行鼻侧切开手术或上颌骨全切除术（眶内容物切除术）* □ 术前禁食、禁水 □ 术前抗菌药物 □ 术前准备 □ 口腔科会诊制作腭护板式牙托（腭复体）（上颌骨切除术） □ 其他特殊医嘱	**长期医嘱：** □ 全身麻醉术后常规护理 □ 鼻侧切开手术或上颌骨全切除术（眶内容物切除术）* 术后常规护理 □ 一级护理 □ 流质饮食 □ 抗菌药物 □ 其他特殊医嘱 **临时医嘱：** □ 标本送病理检查 □ 酌情心电监护 □ 酌情吸氧 □ 其他特殊医嘱
主要护理工作	□ 介绍病房环境、设施和设备 □ 入院护理评估	□ 宣教、备皮等术前准备 □ 手术前物品准备 □ 手术前心理护理	□ 随时观察患者病情变化 □ 术后心理与生活护理
病情变异记录	□ 无 □ 有，原因： 1. 2.	□ 无 □ 有，原因： 1. 2.	□ 无 □ 有，原因： 1. 2.
护士签名			
医师签名			

时间	住院第 4~9 天 （术后第 1~6 日）	住院第 10~12 天 （出院日）
主要 诊疗 工作	□ 上级医师查房 □ 住院医师完成常规病历书写 □ 注意病情变化 □ 注意观察生命体征 □ 注意鼻腔填塞、牙托固定情况	□ 上级医师查房，进行手术及伤口评估 □ 完成出院记录、出院证明书 □ 向患者交代出院后的注意事项 □ 根据鼻腔情况酌情抽出鼻腔填塞物 □ 拆除鼻面部缝线
重 要 医 嘱	长期医嘱： □ 一/二级护理 □ 流质饮食 □ 抗菌药物 □ 其他特殊医嘱 临时医嘱： □ 换药 □ 其他特殊医嘱	出院医嘱： □ 出院带药 □ 酌情肿瘤综合治疗 □ 门诊随诊
主要 护理 工作	□ 随时观察患者情况 □ 术后心理与生活护理	□ 指导患者办理出院手续 □ 指导术后牙托护理 □ 指导术后随访时间
病情 变异 记录	□ 无　□ 有，原因： 1. 2.	□ 无　□ 有，原因： 1. 2.
护士 签名		
医师 签名		

注：* 实际操作时需明确写出具体的术式

第三章

鼻咽癌临床路径释义

一、鼻咽癌编码

疾病名称及编码：鼻咽癌（ICD-10：C11）

二、临床路径检索方法

C11

三、鼻咽癌临床路径标准住院流程

（一）适用对象

第一诊断为鼻咽癌（ICD-10：C11）。

> **释义**
>
> ■ 适用对象编码参见第一部分。
>
> ■ 本路径适用对象为临床新诊断为非转移性鼻咽癌（M0）的患者，如晚期患者姑息对症支持治疗，常规采用非放化疗、非手术的治疗手段，不适用于本路径。

（二）诊断依据

根据《临床诊疗指南·耳鼻咽喉头颈外科分册》（中华医学会编著，人民卫生出版社，2009年）。

1. 症状：涕血、鼻出血、鼻塞、耳鸣、听力减退、头痛、颈部淋巴结肿大、脑神经损害或远端转移症状。

2. 体征：鼻咽部新生物、颈部肿大淋巴结。

3. 辅助检查：间接鼻咽镜、纤维或电子鼻咽镜、鼻咽部增强 CT 和 MRI、血清 VCA-IgA，EBV-DNA 全身骨扫描或 PET 检查。

4. 病理学［鼻咽部和（或）颈部转移灶］明确诊断。

> **释义**
>
> ■ 本路径的制订主要参考国内权威诊疗指南。
>
> ■ 病史和典型的临床症状是诊断鼻咽癌的初步依据，鼻咽肿物侵犯鼻咽周围组织会导致涕血、鼻出血、鼻塞、耳鸣、听力减退、头痛以及面部麻木、复视等脑神经损害症状，鼻咽癌容易出现颈部淋巴结转移。体格检查和鼻咽镜检查可见鼻咽占位和（或）颈部淋巴结肿大，合并有脑神经损害时有相应的临床体征。鼻咽活检病理和（或）颈部淋巴结穿刺细胞学可明确诊断，需尽可能获取鼻咽原发灶病理诊断。骨扫描等分期检查是确保患者后续接受正规治疗的必需检查。其他分期相关检查还需要增加胸部 CT（推荐）或 X 线胸片，腹部超声或 CT（推荐）除外远端转移。

> ■ 还需要增加血常规、血生化检查，以便判断是否能够接受同期放化疗以及营养状态好坏。
>
> ■ 治疗前需要检查甲状腺功能，垂体功能等以了解基线水平。

（三）治疗方案的选择

根据《临床治疗指南·耳鼻咽喉头颈外科分册》（中华医学会编著，人民卫生出版社，2009年）、《头颈肿瘤综合治疗专家共识》（中国抗癌协会头颈肿瘤专业委员会，中国抗癌协会放射肿瘤专业委员会，中华耳鼻咽喉头颈外科杂志，2010年）、《中国鼻咽癌诊疗指南》（中国抗癌协会鼻咽癌专业委员会，2007年）、《2010鼻咽癌调强放疗靶区及剂量设计指引专家共识》（中国鼻咽癌临床分期工作委员会，中华放射肿瘤学杂志，2011年）、《2012ESMO临床实践指南：鼻咽癌的诊断、治疗与随访》（欧洲肿瘤内科学会）。

鼻咽癌分期对预后意义重大，也是影响治疗方案选择的主要因素。目前主要采用2008中国鼻咽癌分期和2010第七版世界抗癌联盟/美国癌症联合委员会标准，以MRI检查作为分期依据。根据分期选择不同治疗方案，其原则是：放射治疗为主，辅以化学治疗和手术治疗。

1. 早期：对应鼻咽癌Ⅰ期，单用放射治疗。
2. 中期：对应鼻咽癌Ⅱ期，无淋巴结转移者可考虑单纯放疗；伴淋巴结转移者同步放化疗。
3. 晚期：对应鼻咽癌Ⅲ、ⅣA、ⅣB期。多采用同步放化疗，联合辅助化疗；放疗效果欠佳者可新辅助诱导化疗+同步放化疗。
4. 出现远端转移者，采用化疗为主，辅以放疗。
5. 放疗后残留或复发局限者可考虑手术切除。
6. 复发者再次放疗或放化疗。
7. 放疗技术包括：调强放疗、适形放疗、近距离放疗及立体定向放疗；外照射放射源采用直线加速器或^{60}Co；近距离采用^{192}Ir。每周5天，1次/天，1.8~2Gy/次，总剂量60~75Gy。
8. 化疗药物：同步放化疗，化疗药物多选择顺铂（P）；辅助及新辅助化疗方案为顺铂+5-FU（PF）、顺铂+紫杉醇（TP）、顺铂+紫杉醇+5-FU（TPF）或吉西他滨+顺铂（GP），每21天重复1次，4~6个疗程。

> **释义**
>
> ■ 本病确诊后，应根据临床分期和治疗原则，给予合适的治疗，鼻咽癌首选放射治疗，以根治性放疗或以放疗为主的综合性治疗为主要治疗选择，早期一般采用单纯放射治疗；晚期采用同步放化疗±辅助化疗；远端转移高危患者（N3或T4N2）等可以考虑诱导化疗+同期放化疗；治疗后残存或早期复发病例可行手术挽救治疗。
>
> ■ 放疗一般推荐采用适形或调强放疗技术，以最大程度保护正常组织，保证患者远期生活质量。腔内近距离放疗及立体定向放疗多用于外照射后残存灶的补量照射。鼻咽癌靶区中大体肿瘤区（GTV）包括鼻咽原发肿瘤（GTVnx）及咽旁/颈部转移淋巴结（GTVnd）；临床靶区（CTV）根据受累的危险程度分为：CTV1（高危区）和CTV2（低危区，预防照射区）；计划靶区（PTV）应根据系统误差和摆位误差实测和计算获得，调强放疗技术建议在GTV/CTV基础上外放3~5mm形成PTV。同期放化疗条件下，建议采用常规分割模式。调强放疗技术建议采用同期补量技术（SIB-

IMRT）。系统评价显示，联合使用放疗增敏剂注射用甘氨双唑钠可有效改善患者的近期疗效和生存率，且不增加药物不良反应的发生率。

■ 鼻咽癌计划性的化疗、放疗综合治疗包括新辅助化疗、同步放疗和辅助化疗。临床研究数据表明同步放化疗时以铂类单药获得好的疗效同时不良反应可以耐受。新辅助化疗可以降低局部和区域的肿瘤负荷和消除微小转移灶，从而提高局部控制率、降低远端转移率，常用的新辅助化疗放疗为 TPF 或 PF。同步放化疗不仅可以提高局部控制，还可以降低远端转移的发生。单纯的辅助化疗未能提高鼻咽癌的疗效。同步放化疗±辅助化疗可以作为局部晚期鼻咽癌的治疗手段之一，常用的辅助化疗方案为 TPF/PF/GP。抗肿瘤植物化学药榄香烯乳单药应用有较好的抑制肿瘤生长增殖作用，能够提高机体免疫力，与常规放化疗联合可协同增敏增效，减轻不良反应。

■ 挽救性手术对于放疗后鼻咽部或颈部未控或复发的早期病例有效，患者全身状况较好，鼻咽肿物无咽旁或颅底骨质侵犯，颈部淋巴结未固定并未累及颈部血管鞘。挽救手术后是否需要再行放化疗，应视手术术式和病理结果而定。

（四）标准住院日

1. 单纯放疗和同步放化疗者≤42 天。
2. 非首次化疗者≤7 天。
3. 原发部位或颈部残留或复发采用手术切除者≤21 天。

> 释义
>
> ■ 鼻咽癌行放射治疗/化疗/挽救手术入院前完成临床所需各项检查及治疗前准备，治疗定位和治疗计划设计需要 1~2 周时间。放射治疗时间为 6.5~7.5 周（根据肿瘤分期不同而异），治疗结束需要约 1 周时间完成疗效评价相关检查，总住院时间为 8.5~10.5 周。
>
> ■ 如患者先行诱导化疗，根据化疗方案，每化疗周期住院天数可以≤7 天。
>
> ■ 如果患者为原发部位或颈部残存淋巴结，或者早期复发病例，选择手术治疗时，包括术前准备、手术后恢复时间，需要观察手术恢复及术后并发症，总住院时间为 21 天符合本路径要求。

（五）进入路径标准

1. 第一诊断必须符合鼻咽癌疾病编码（ICD-10：C11）。
2. 当患者同时具有其他疾病诊断，但在住院期间不需要特殊处理也不影响第一诊断的临床路径流程实施时，可以进入路径。

> 释义
>
> ■ 进入本路径的患者第一诊断为非转移性鼻咽癌，需除外鼻咽大出血、严重感染和恶病质等肿瘤相关并发症。

> ■入院后常规检查发现有基础疾病，如高血压、冠状动脉粥样硬化性心脏病、糖尿病、肝肾功能不全等，经系统评估后对肿瘤诊断治疗无特殊影响者，可进入路径。但可能增加医疗费用，延长住院时间。

（六）住院期间检查项目

1. 必需的检查项目：

（1）血、尿常规。

（2）肝功能、肾功能、电解质、血糖、凝血功能。

（3）感染性疾病筛查（乙型肝炎、丙型肝炎、梅毒、艾滋病等）。

（4）胸部 X 线片、心电图、腹部超声。

（5）间接鼻咽镜、纤维或电子鼻咽镜、鼻咽部增强 MRI 和（或）CT。

（6）标本送病理学检查。

2. 根据患者病情，可选择检查项目：颅脑、胸部、腹部 CT 或 MRI，血清 VCA-IgA，EB-DNA，肺功能，输血准备，全身骨扫描或 PET 检查等。

> 释义

> ■血常规、尿常规、便常规是最基本的三大常规检查，感染性疾病筛查、肝肾功能、电解质、血糖、凝血功能、心电图、X 线胸片或者胸部 CT 可评估有无基础疾病及肺部转移灶，是否影响住院时间、费用及其治疗预后；鼻咽镜可明确鼻咽肿物腔内及黏膜下浸润范围，通过鼻咽镜或直视下活检可获得病理确诊，并可通过免疫组化协助判断患者预后及指导下一步生物靶向治疗的实施。鼻咽 CT 或 MRI 可协助判断鼻咽及邻近结构受侵情况，明确分期及判断预后，胸腹影像、骨扫描等检查可排除是否存在远端转移，胸腹影像学、骨扫描等分期检查应该在入院前完成，以便明确诊断和制订治疗方案。

> ■本病需与其他引起鼻咽肿块和颈部淋巴结肿大的疾病相鉴别，如恶性淋巴瘤、纤维血管瘤、脊索瘤、鼻咽结核或慢性炎症增殖性疾病以及腺样体肥大等，鼻咽镜活检病理组织学检查是最为直接的鉴别手段。

（七）预防性抗菌药物选择与使用时机

按照《抗菌药物临床应用管理办法》（卫生部令〔2012〕84 号）和《抗菌药物临床应用指导原则（2015 年版）》（国卫办医发〔2015〕43 号）合理选用抗菌药物。

> 释义

> ■应严格按照国内相关原则把握预防性抗菌药物使用，选用的抗菌药物必须是疗效肯定、安全、使用方便及价格相对较低的品种，总的用药时间不超过 24 小时，个别情况可延长至 48 小时。对于手术前已形成感染者，抗菌药物使用时间应按照治疗性应用而定。

（八）需要采取手术者手术日为入院后 5 天内

1. 麻醉方式：全身麻醉。
2. 手术：见"（三）治疗方案的选择"。
3. 术中用药：止血药、抗菌药物。
4. 输血：视术中情况而定。
5. 标本送病理检查。

> **释义**
> ■ 应依据手术术式及拟切除范围决定抗菌药物、止血药物以及是否需要进行输血。
> ■ 手术标本必须送病理检查，证实是否有癌，残存患者同时可以了解肿瘤对治疗的反应。

（九）术后住院治疗 7~16 天

1. 抗菌药物：按照《抗菌药物临床应用管理办法》（卫生部令〔2012〕84 号）和《抗菌药物临床应用指导原则（2015 年版）》（国卫办医发〔2015〕43 号）合理选用抗菌药物。
2. 鼻腔冲洗。
3. 伤口换药。

> **释义**
> ■ 应严格按照国家标准合理应用抗菌药物。鼻腔冲洗对于促进黏膜早日恢复，有利于防止分泌物和坏死物局部附着引发感染，如无禁忌，应鼓励患者长期保持，并应对其进行相应指导。

（十）出院标准

1. 一般情况良好。
2. 没有需要住院处理的并发症。

> **释义**
> ■ 患者出院前应完成所有治疗后评估，一般情况良好，无明确的药物相关或治疗相关不良反应，如存在可门诊处理的并发症可予以口服药物对症处理。

（十一）变异及原因分析

1. 治疗过程中出现并发症，需要特殊诊断治疗措施，延长住院时间。
2. 伴有影响本病治疗效果的合并症，需要采取进一步检查和诊断，延长住院时间。

> **释义**
> ■ 按标准治疗方案出现需要住院特殊处理的并发症，则需要延长总的治疗时间，观察直至临床医师评估可安全出院，治疗中出现病情变化，如新出现远端转移等，

则需要终止目前路径，转入相应路径继续治疗。

■ 认可的变异原因主要是指患者入选路径后，在检查及治疗过程中发现患者合并存在事前未预知的、对本路径治疗可能产生影响的情况，需要终止执行路径或延长治疗时间、增加治疗费用。医师需在表单中明确说明。

■ 因患者方面的主观原因导致执行路径出现变异，需医师在表单中予以说明。

四、鼻咽癌常用化疗方案

【用药选择】

根据近期指南推荐，常用的鼻咽癌化疗方案如下。

1. 顺铂+5-FU（PF）：5-FU 1000mg/m^2 civ 96 小时，第 1~4 天；顺铂 100mg/m^2 ivgtt，第 1 天（正规水化利尿 3 天），21 天为 1 周期。

2. 顺铂+紫杉醇（TP）：紫杉醇 135mg/m^2 ivgtt，第 1 天；顺铂 75mg/m^2 ivgtt，第 1 天（正规水化利尿），21 天为 1 周期。

3. 顺铂+紫杉醇+5-FU（TPF）：紫杉醇 135mg/m^2 ivgtt，第 1 天；顺铂 20mg/m^2 ivgtt，第 1~4 天，5-FU 500mg/m^2 civ 120 小时，第 1~5 天。

【药学提示】

1. 顺铂不良反应包括：①消化道反应：严重的恶心、呕吐为主要的限制性毒性；②肾毒性：累积性及剂量相关性肾功能不良是顺铂的主要限制性毒性，一般剂量每日超过 90mg/m^2 即为肾毒性的危险因素。主要为肾小管损伤。急性损害一般见于用药后 10~15 天，血尿素氮（BUN）及肌酐（Cr）增高，肌酐清除率降低，多为可逆性，反复高剂量治疗可致持久性轻至中度肾损害。目前除水化外尚无有效预防本品所致的肾毒性的手段；③神经毒性：神经损害如听神经损害所致耳鸣、听力下降较常见。末梢神经毒性与累积剂量增加有关，表现为不同程度的手、脚套样感觉减弱或丧失，有时出现肢端麻痹、躯干肌力下降等，一般难以恢复。癫痫及视神经乳头水肿或球后视神经炎则较少见；④骨髓抑制：骨髓抑制［白细胞和（或）血小板下降］一般较轻，发生概率与每疗程剂量有关，若 ≤100mg/m^2，发生概率约 10%~20%，若剂量 ≥120mg/m^2，则约 40%，但亦与联合化疗中其他抗癌药骨髓毒性的重叠有关；⑤过敏反应：可出现脸肿、气喘、心动过速、低血压、非特异斑丘疹类皮疹；⑥其他：心脏功能异常、肝功能改变少见。

2. 紫杉醇不良反应：①可有白细胞、血小板减少、贫血（血红蛋白减少）、感染、黏膜炎、出血、过敏反应、低血压、心动过缓、心电图异常、关节痛、肌肉痛、转氨酶和胆红素升高、脱发、恶心及呕吐；②对紫杉醇有过敏者及骨髓抑制患者忌用。

3. 5-FU 不良反应：①骨髓抑制：主要为白细胞减少、血小板下降；②食欲缺乏、恶心、呕吐、口腔炎、胃炎、腹痛及腹泻等胃肠道反应；③注射局部有疼痛、静脉炎或动脉内膜炎；④其他：常有脱发、红斑性皮炎、皮肤色素沉着手足综合征及暂时性小脑运动失调，偶有影响心脏功能。

【注意事项】

1. 顺铂用药时，为了减轻毒性反应，用药期间应多饮水或输液，强迫利尿；药前先给甲氧氯普胺和氯丙嗪等减轻消化道反应。

2. 紫杉醇使用前先用地塞米松、苯海拉明及 H$_2$ 受体拮抗剂。

3. 鼻咽癌的化疗分为诱导化疗、辅助化疗和同步放化疗，目前常用的诱导和辅助化疗方案为 TPF 或 TP/GP；同步放化疗推荐方案为单药顺铂 100mg/m^2，21 天/周期，共 2~3 周期。

五、推荐表单

（一）医师表单

鼻咽癌手术临床路径医师表单

适用对象：第一诊断为鼻咽癌（ICD-10：C11）

拟行原发灶或颈部残留或复发灶切除术

患者姓名：	性别： 年龄： 门诊号：	住院号：
住院日期： 年 月 日	出院日期： 年 月 日	标准住院日：≤21 天

时间	住院第 1 天	住院第 1~3 天 （手术准备日）	住院第 2~5 天 （手术日）
主要诊疗工作	□ 询问病史及体格检查 □ 完成病历书写 □ 上级医师查房与治疗前评估 □ 初步确定治疗方式和日期 □ 完善检查	□ 上级医师查房 □ 完成术前准备与术前评估 □ 进行术前讨论，确定手术方案 □ 完成必要的相关科室会诊 □ 签署手术知情同意书、自费用品协议书、输血同意书 □ 向患者及家属交代围术期注意事项 □ 麻醉前评估，签署麻醉同意书	□ 手术 □ 术者完成手术记录 □ 住院医师完成术后病程 □ 上级医师查房 □ 向患者及家属交代病情及术后注意事项
重点医嘱	**长期医嘱：** □ 耳鼻咽喉科护理常规 □ 二级护理 □ 饮食：根据患者情况 □ 患者既往疾病基础用药 **临时医嘱：** □ 血常规、尿常规 □ 肝功能、肾功能、血糖、电解质、凝血功能、感染性疾病筛查（乙型肝炎、丙型肝炎、梅毒、艾滋病等） □ 胸片、心电图、腹部超声 □ 电子鼻咽镜检查 □ 病理学检查 □ 酌情增强 CT 和（或）MRI 或超声，肺功能和输血准备	**长期医嘱：** □ 耳鼻咽喉科护理常规 □ 二级护理 □ 普通饮食 □ 患者既往基础用药 **临时医嘱：** □ 术前医嘱：明日全身麻醉下行鼻咽部肿物切除和（或）颈部淋巴结清扫术 * □ 术前禁食、禁水 □ 术前抗菌药物 □ 术前准备 □ 留置鼻饲管（术前或术中，激光手术除外） □ 其他特殊医嘱	**长期医嘱：** □ 全身麻醉术后常规护理 □ 鼻咽部肿物切除和（或）颈部淋巴结清扫术 * 术后常规护理 □ 气管切开术后常规护理 □ 一级护理 □ 鼻饲饮食 □ 抗菌药物 □ 其他特殊医嘱 **临时医嘱：** □ 标本送病理检查 □ 酌情心电监护 □ 酌情吸氧 □ 其他特殊医嘱
病情变异记录	□ 无 □ 有，原因： 1. 2.	□ 无 □ 有，原因： 1. 2.	□ 无 □ 有，原因： 1. 2.
医师签名			

* ：实际操作时需明确写出具体的术式

时间	住院第 3~19 天 （术后 1~18 天）	住院第 7~21 天 （术后 5~19 天，出院日）
主要诊疗工作	□ 上级医师查房 □ 住院医师完成常规病历书写 □ 注意病情变化 □ 注意观察生命体征 □ 注意引流量，根据引流情况明确是否拔除引流管	□ 上级医师查房，进行手术及伤口评估 □ 完成出院记录、出院证明书 □ 向患者交代出院后的注意事项
重点医嘱	长期医嘱： □ 一/二级护理 □ 酌情停用鼻饲饮食 □ 酌情停用抗菌药物 □ 其他特殊医嘱 临时医嘱： □ 换药 □ 其他特殊医嘱	出院医嘱： □ 出院带药 □ 酌情肿瘤综合治疗 □ 门诊随诊
病情变异记录	□ 无　□ 有，原因： 1. 2.	□ 无　□ 有，原因： 1. 2.
医师签名		

（二）护士表单

鼻咽癌手术临床路径护士表单

适用对象：第一诊断为鼻咽癌（ICD-10：C11）

　　　　　拟行原发灶或颈部残留或复发灶切除术

| 患者姓名： | 性别： | 年龄： | 门诊号： | 住院号： |

| 住院日期： 年 月 日 | 出院日期： 年 月 日 | 标准住院日：≤21 天 |

时间	住院第 1 天	住院第 1~3 天 （手术准备日）	住院第 2~5 天 （手术日）
主要护理工作	□ 入院宣教 □ 介绍主管医师、护士 □ 介绍病室环境、设施 □ 介绍常规制度及注意事项 □ 介绍疾病相关注意事项 □ 核对患者，佩戴腕带 □ 建立住院病历 □ 评估患者并书写护理评估单 □ 卫生处置：剪指（趾）甲、 　 沐浴，更换病号服 □ 一/二/三级护理 □ 晨晚间护理 □ 患者安全管理 □ 遵医嘱通知实验室检查	□ 宣教、备皮等术前准备 □ 手术前物品准备 □ 手术前心理护理	□ 一级护理 □ 酌情心电监护 □ 酌情吸氧生命体征记录 □ 24 小时出入量记录 □ 全身麻醉术后常规护理 □ 鼻咽部肿物切除和（或）颈 　 部淋巴结清扫术*术后常规 　 护理 □ 气管切开术后常规护理 □ 鼻饲管护理 □ 术后心理与生活护理
重点医嘱	□ 详见医嘱单	□ 详见医嘱单	□ 详见医嘱单
病情变异记录	□ 无 □ 有，原因： 1. 2.	□ 无 □ 有，原因： 1. 2.	□ 无 □ 有，原因： 1. 2.
护士签名			

　　*：实际操作时需明确写出具体的术式

时间	住院第 3~19 天 （术后 1~18 天）	住院第 7~21 天 （术后 5~19 天，出院日）
主要护理工作	□ 观察日常护理 □ 术后常规护理 □ 气管切口护理 □ 鼻饲管护理 □ 饮食指导 □ 执行医嘱 □ 术后心理与生活护理	□ 指导患者办理出院手续 □ 指导术后随访时间
重点医嘱	□ 详见医嘱	□ 详见医嘱
病情变异记录	□ 无　□ 有，原因： 1. 2.	□ 无　□ 有，原因： 1. 2.
护士签名		

（三）患者表单

鼻咽癌手术临床路径患者表单

适用对象：第一诊断为鼻咽癌（ICD-10：C11）

患者姓名：		性别：　　年龄：　　门诊号：	住院号：
住院日期：　　年　月　日		出院日期：　　年　月　日	标准住院日：≤21 天

时间	住院第 1 天	住院第 1~3 天 （手术准备日）	住院第 2~5 天 （手术日）
医患配合	□ 配合询问病史 □ 请务必详细告知既往史、用药史、过敏史 □ 配合测量生命体征，进行体格检查 □ 接受入院宣教 □ 遵守医院的相关规定和家属探视制度 □ 有不适症状及时告知医师和护士	□ 配合医师完成术前评估 □ 签署手术知情同意书、自费用品协议书、输血同意书 □ 向患者及家属交代围术期注意事项 □ 麻醉前评估，签署麻醉同意书	□ 手术 □ 术者完成手术记录 □ 住院医师完成术后病程 □ 上级医师查房 □ 向患者及家属交代病情及术后注意事项
重点诊疗及检查	□ 准备好既往相关医学资料 □ 熟悉病房情况 □ 熟悉消防应急通道 □ 熟悉医院相关规定 □ 知晓管床医师和主治医师 □ 配合医师完成病史采集、体格检查和专科检查 □ 了解治疗大致方案	□ 配合医师完成术前准备 □ 详细了解手术方案 □ 了解自费项目 □ 了解手术风险，麻醉风险 □ 确定手术日 □ 术前备皮 □ 了解手术前夜准备 □ 了解手术当天准备 □ 签署手术知情同意书、自费用品协议书、输血同意书 □ 麻醉前评估，签署麻醉同意书	□ 手术 □ 手术后的护理 □ 知晓饮食要求和方法 □ 支持治疗 □ 了解伤口自我护理
完成情况	□ 完成　□ 未完成，原因： 1. 2.	□ 完成　□ 未完成，原因： 1. 2.	□ 完成　□ 未完成，原因： 1. 2.
患者签名			

时间	住院第 3~19 天 （术后 1~18 天）	住院第 7~21 天 （术后 5~19 天，出院日）
医患配合	□ 等待伤口愈合 □ 等待鼻饲管拔除 □ 营养支持治疗 □ 了解手术病理情况	□ 配合进行手术及伤口评估 □ 确定能否出院 □ 了解出院后相关事宜 □ 了解随访要求
重点诊疗及检查	□ 检查伤口 □ 定期伤口换药 □ 监测体温，生命体征 □ 保证足够营养支持 □ 知晓手术病理结果 □ 鼻饲管是否能拔除 □ 气管套管能否拔除	□ 了解出院后随访要求 □ 办理出院相关手续 □ 了解出院后饮食要求 □ 如带鼻饲管出院，了解鼻饲管拔除条件 □ 如带气管套管出院，了解拔除气管套管条件
完成情况记录	□ 完成　□ 未完成，原因： 1. 2.	□ 完成　□ 未完成，原因： 1. 2.
患者签名		

（四）医师表单

鼻咽癌放疗/放化疗临床路径医师表单

适用对象：第一诊断为鼻咽癌（ICD-10：C11）

患者姓名：	性别： 年龄： 门诊号：	住院号：
住院日期： 年 月 日	出院日期： 年 月 日	标准住院日：≤54 天

时间	住院第 1 天	住院第 2~3 天	住院第 4~10 天
主要诊疗工作	□ 询问病史及体格检查 □ 完成病历书写 □ 补充疗前检查 □ 上级医师查房	□ 上级医师查房，完善疗前检查 □ 根据体检、检查等确定临床分期、初步确定治疗方案 □ 完成放疗前口腔处理 □ 完成颅神经检查 □ 完成间接鼻咽镜及纤维鼻咽镜检查 □ 制作体位固定装置及预约模拟定位 CT 扫描 □ 签署放疗知情同意书、自费用品协议书（酌情）、向患者及家属交代放疗注意事项	□ 完成模拟定位 CT（增强）扫描 □ 完成相关靶区及危及器官的勾画 □ 上级医师确认及修改靶区、提交 IMRT 计划 □ 物理师完成计划制订 □ 评估、确认计划 □ 完成靶区、计划必要病程记录 □ 向患者及家属交代病情及放疗注意事项
重点医嘱	长期医嘱： □ 鼻咽癌护理常规 □ 一/二/三护理 □ 饮食：普通饮食/糖尿病饮食/其他 临时医嘱： □ 血常规、尿常规、大便常规 □ 肝肾功能、电解质、血糖、血型、凝血功能、垂体、甲状腺功能、EBV □ 颈部、腹部彩超、心电图 □ 鼻咽和颈部 MRI 或 CT，胸部 CT（N3 病变者），肺功能，超声心动图等（必要时）	长期医嘱： □ 同前 临时医嘱： □ 鼻咽活检、或会诊病理（包括免疫组化）、生物标志物检测、或必要时颈部淋巴结超声引导下针吸细胞学检查 □ 骨扫描或 PET-CT 检查 □ 其他特殊医嘱	长期医嘱： □ 同前 临时医嘱： □ 其他特殊医嘱
病情变异记录	□ 无 □ 有，原因： 1. 2.	□ 无 □ 有，原因： 1. 2.	□ 无 □ 有，原因： 1. 2.
医师签名			

时间	住院第 11~52 天 （放疗过程）	住院第 53~54 天 （出院日）
主要诊疗工作	□ 放疗开始（同步化疗、靶向、增敏等治疗） □ 定期观察病情、并发症变化 □ 上级医师查房，相关病历书写 □ 记录放疗开始后不良反应的评估和准确记录 □ 完成疗中疗效复查，评估肿瘤消退情况，决定是否修改治疗计划 □ 修改靶区（必要时） □ 提交第二计划（必要时） □ 上级医师确认第二计划 □ 执行第二计划	□ 上级医师查房 □ 根据疗终检查结果、肿瘤消退情况决定是否加量 □ 如需加量可提请科查房讨论（必要时） □ 根据患者肿瘤情况和不良反应的程度，制订出院后处理意见及下一步治疗计划疗效评估及不良反应的处理 □ 完成出院记录、病案首页、出院证明书等 □ 向患者及家属告知出院后的注意事项
重点医嘱	长期医嘱： □ 输液治疗（包括化疗、靶向、增敏）、放疗中出现 2 度以上黏膜反应、2 度以上骨髓不良反应时改为二级护理 临时医嘱： □ 鼻饲（必要时） □ 支持疗法（必要时） □ 雾化（必要时） □ 抗菌药物（必要时） □ 每周复查 1 次血常规、1 个月复查 1 次肝肾功能（合并化疗、靶向、增敏治疗者） □ 疗中复查鼻咽、颈部 MRI 或 CT、颈部 B 超、纤维鼻咽镜检等 □ 疗终复查肝肾功能、EBV □ 疗终复查鼻咽、颈部 MRI 或 CT、颈部、腹部 B 超、胸部正侧位 X 线片、纤维鼻咽镜检	长期医嘱： □ 同前 临时医嘱： □ 同前 出院医嘱： □ 出院带药 □ 门诊随诊或下一步处理
病情变异记录	□ 无 □ 有，原因： 1. 2.	□ 无 □ 有，原因： 1. 2.
医师签名		

（五）护士表单

鼻咽癌放疗/放化疗临床路径护士表单

适用对象：第一诊断为鼻咽癌（ICD-10：C11）

患者姓名：	性别：　年龄：　门诊号：	住院号：
住院日期：　　年　月　日	出院日期：　　年　月　日	标准住院日：≤54 天

时间	住院第 1 天	住院第 2~3 天	住院第 4~10 天
主要诊疗工作	□ 入院宣教 □ 介绍主管医师、护士 □ 介绍病室环境、设施 □ 介绍常规制度及注意事项 □ 介绍疾病相关注意事项 □ 核对患者，佩戴腕带 □ 建立住院病历 □ 评估患者并书写护理评估单 □ 卫生处置：剪指（趾）甲、沐浴，更换病号服 □ 一/二/三护理 □ 晨晚间护理 □ 患者安全管理 □ 遵医嘱通知实验室检查	□ 放疗前宣教 □ 宣教疾病知识、放疗前准备及放疗过程 □ 告知准备物品 □ 告知放疗过程中饮食、活动及探视注意事项 □ 告知放疗后可能出现的不良反应及应对方式、正常组织保护等 □ 告知家属探视须知 □ 一/二/三护理 □ 晨晚间护理 □ 患者安全管理 □ 遵医嘱完成相关检查 □ 给予患者及家属心理支持	□ 观察患者病情变化情况 □ 定时巡视病房 □ 再次明确探视陪伴须知 □ 一/二/三护理 □ 晨晚间护理 □ 患者安全管理 □ 给予患者及家属心理支持
重点医嘱	□ 详见医嘱执行单	□ 详见医嘱执行单	□ 详见医嘱执行单
病情变异记录	□ 无　□ 有，原因： 1. 2.	□ 无　□ 有，原因： 1. 2.	□ 无　□ 有，原因： 1. 2.
护士签名			

时间	住院第 11~52 天 （放疗过程）	住院第 53~54 天 （出院日）
主要诊疗工作	□ 观察患者病情变化 □ 定期巡视病房 □ 患者放疗期间宣教：观察放疗后可能出现的不良反应及应对方式、正常组织保护等 □ 按照医师要求行同步治疗及相关并发症处理	□ 指导患者放疗结束后注意事项 □ 出院指导 □ 协助办理出院手续
重点医嘱	□ 详见医嘱执行单	□ 详见医嘱执行单
病情变异记录	□ 无　□ 有，原因： 1. 2.	□ 无　□ 有，原因： 1. 2.
护士签名		

（六）患者表单

鼻咽癌放疗/放化疗临床路径患者表单

适用对象：第一诊断为鼻咽癌（ICD-10：C11）

患者姓名：	性别： 年龄： 门诊号：	住院号：
住院日期： 年 月 日	出院日期： 年 月 日	标准住院日：≤54 天

时间	住院第 1 天	住院第 2~3 天	住院第 4~10 天
医患配合	□ 配合询问病史，收集资料，务必详细告知既往史、用药史、过敏史 □ 配合测量生命体征，进行体格检查 □ 接受入院宣教 □ 遵守医院的相关规定和家属探视制度 □ 有不适症状及时告知医师和护士	□ 配合完善放疗前相关实验室检查，如采血、留尿、心电图、鼻咽镜、MRI 和活检等 □ 医师向患者及家属介绍病情及治疗计划，告知放疗方案及风险，并签字 □ 有不适症状及时告知医师和护士	□ 晨起配合测量生命体征 □ 遵医嘱配合定位及面罩制作 □ 有不适症状及时告知医师和护士
重点诊疗及检查	诊疗重点： □ 协助医师记录病史 □ 和医师探讨病情初步确定鼻咽癌治疗方案 □ 告知医师既往的基础疾病并继续治疗 重要检查： □ 测量生命体征，身高体重 □ 进行全身体格检查	诊疗重点： □ 按照预约时间完成必要的实验室检查 □ 了解病情和可选择的治疗方案 □ 根据病情和医师建议选择适合自己的治疗方案 重要检查： □ 完成血尿常规、血型、血凝常规、生化全项、EBV、垂体、甲状腺功能等实验室检查 □ 完成口腔处理、MRI、CT、超声等检查 □ 根据专科情况完成必要的检查，如 ECT /PET-CT 等	诊疗重点： □ 配合医师和护士完成定位 □ 等待放疗计划的完成

时间	住院第 11~52 天 （放疗过程）	住院第 53~54 天 （出院日）
主要诊疗工作	□ 配合定时测量生命体征等 □ 配合标记划线 □ 出现不适症状及时告知医师和护士，如口干、咽痛、鼻堵、进食疼痛、皮肤破溃等，并配合进行相应实验室检查 □ 张口及颈部功能锻炼，鼻腔冲洗 □ 注意活动安全，避免坠床或跌倒 □ 配合执行探视及陪伴制度	□ 接受出院前指导 □ 获取出院诊断书 □ 获取出院带药 □ 知晓服药方法、作用、注意事项 □ 遵医嘱进行适度张口、颈部功能锻炼，注意动作禁忌 □ 知晓复查的时间及程序 □ 知晓在院外出现不适症状时应及时就诊 □ 接受出院宣教 □ 办理出院手续
重点诊疗及检查	□ 配合医师完成疗中、疗末复查 □ 配合医师完成二程计划的更改 □ 如出现新发症状及并发症等需及时告知医师及护士并接受相应诊疗措施 □ 按照医师要求进行功能锻炼、鼻腔冲洗等	

附：原表单（2016年版）

鼻咽癌临床路径表单1（单纯手术）

适用对象：第一诊断为鼻咽癌（ICD-10：C11）
拟行原发灶或颈部残留或复发灶切除术

患者姓名：	性别： 年龄： 门诊号：	住院号：
住院日期： 年 月 日	出院日期： 年 月 日	标准住院日：≤21天

时间	住院第1天	住院第1~3天 （手术准备日）	住院第2~5天 （手术日）
主要诊疗工作	□ 询问病史及体格检查 □ 完成病历书写 □ 上级医师查房与治疗前评估 □ 初步确定治疗方式和日期 □ 完善检查	□ 上级医师查房 □ 完成术前准备与术前评估 □ 进行术前讨论，确定手术方案 □ 完成必要的相关科室会诊 □ 签署手术知情同意书、自费用品协议书、输血同意书 □ 向患者及家属交代围术期注意事项 □ 麻醉前评估，签署麻醉同意书	□ 手术 □ 术者完成手术记录 □ 住院医师完成术后病程 □ 上级医师查房 □ 向患者及家属交代病情及术后注意事项
重点医嘱	**长期医嘱：** □ 耳鼻咽喉科护理常规 □ 二级护理 □ 饮食：根据患者情况 □ 患者既往疾病基础用药 **临时医嘱：** □ 血常规、尿常规 □ 肝功能、肾功能、血糖、电解质、凝血功能、感染性疾病筛查（乙型肝炎、丙型肝炎、梅毒、艾滋病等） □ X线胸片、心电图、腹部超声 □ 电子鼻咽镜检查 □ 病理学检查 □ 酌情增强CT和（或）MRI或超声，肺功能和输血准备	**长期医嘱：** □ 耳鼻咽喉科护理常规 □ 二级护理 □ 普通饮食 □ 患者既往基础用药 **临时医嘱：** □ 术前医嘱：明日全身麻醉下行鼻咽部肿物切除和（或）颈部淋巴结清扫术 * □ 术前禁食、禁水 □ 术前抗菌药物 □ 术前准备 □ 留置鼻饲管（术前或术中，激光手术除外） □ 其他特殊医嘱	**长期医嘱：** □ 全身麻醉术后常规护理 □ 鼻咽部肿物切除和（或）颈部淋巴结清扫术 * 术后常规护理 □ 气管切开术后常规护理 □ 一级护理 □ 鼻饲饮食 □ 抗菌药物 □ 其他特殊医嘱 **临时医嘱：** □ 标本送病理检查 □ 酌情心电监护 □ 酌情吸氧 □ 其他特殊医嘱
主要护理工作	□ 介绍病房环境、设施和设备 □ 入院护理评估	□ 宣教、备皮等术前准备 □ 手术前物品准备 □ 手术前心理护理	□ 观察患者病情变化 □ 术后心理与生活护理
病情变异记录	□ 无 □ 有，原因： 1. 2.	□ 无 □ 有，原因： 1. 2.	□ 无 □ 有，原因： 1. 2.

时间	住院第1天	住院第1~3天 （手术准备日）	住院第2~5天 （手术日）
护士 签名			
医师 签名			

＊：实际操作时需明确写出具体的术式

鼻咽癌临床路径表单2（非手术）

适用对象：第一诊断为鼻咽癌（ICD-10：C11）

患者姓名：	性别：	年龄：	门诊号：	住院号：
住院日期：　年　月　日	出院日期：　年　月　日			标准住院日：≤42天

时间	住院第1天	住院第2天
主要诊疗工作	□ 询问病史及体格检查 □ 完成病历书写 □ 开实验室检查单 □ 病情告知，必要时向患者家属告病重或病危通知，并签署病重或病危通知书 □ 患者家属签署输血同意书、骨髓穿刺同意书、腰椎穿刺同意书、静脉插管同意书	□ 上级医师查房 □ 完成入院检查 □ 淋巴组织活检 □ 完成必要的相关科室会诊 □ 完成上级医师查房记录等病历书写 □ 确定放疗或放化疗方案和日期
重点医嘱	**长期医嘱：** □ 耳鼻咽喉科护理常规 □ 二级护理 □ 饮食：根据患者情况 □ 患者既往疾病基础用药 **临时医嘱：** □ 血常规、尿常规 □ 病毒学检测：EB病毒抗体 □ 肝功能、肾功能、血糖、电解质、凝血功能、感染性疾病筛查（乙型肝炎、丙型肝炎、梅毒、艾滋病等）、VCA-IgA □ 影像学检查：酌情增强 CT 和（或）MRI 或超声、肺功能检查、输血准备（根据临床表现增加其他部位）、全身 PET 检查 □ 胸部 X 线片、心电图、腹部超声 □ 电子鼻咽镜检查 □ 病理学检查 □ 静脉插管术 □ 输血医嘱 □ 其他医嘱	**长期医嘱：** □ 患者既往基础用药 □ 二级护理 □ 抗菌药物（必要时） **临时医嘱：** □ 骨髓穿刺 □ 骨髓形态学、骨髓活检、免疫分型、染色体检测 □ 淋巴组织活检 □ 淋巴组织常规病理、免疫病理 □ 输血医嘱（必要时） □ 其他医嘱
主要护理工作	□ 介绍病房环境、设施和设备 □ 入院护理评估	□ 宣教（鼻咽癌知识）
病情变异记录	□ 无　□ 有，原因： 1. 2.	□ 无　□ 有，原因： 1. 2.

时间	住院第 1 天	住院第 2 天
护士 签名		
医师 签名		

时间	住院第 3~41 天
主要诊疗工作	□ 患者家属签署放疗或放化疗知情同意书 □ 上级医师查房，制订化疗方案 □ 住院医师完成病程记录 □ 放疗±化疗 □ 重要脏器功能保护 □ 止吐
重点医嘱	**长期医嘱：** □ 放疗医嘱（总剂量 60~76Gy，时间 7 周左右） □ 放疗 CT 定位 □ 常规分割：1.9~2.0Gy/次，每天 1 次，每周 5 天照射。总剂量：鼻咽原发灶：66~76Gy/6~7.5 周； 　　颈淋巴结转移灶：60~70Gy/6~7 周；颈淋巴结阴性及预防照射区域：50~56Gy/5~5.5 周。 □ 化疗医嘱（每 21 天 1 个疗程，耐受性好的患者可每 14 天 1 个疗程；通常用 6~8 个疗程） □ P 方案 □ PF 方案 □ TP 方案 □ TPF 方案 □ GP 方案 □ 补液治疗 □ 止吐、保肝、抗感染等医嘱 □ 其他医嘱 **临时医嘱：** □ 输血医嘱（必要时） □ 心电监护（必要时） □ 血常规 □ 血培养（高热时） □ 静脉插管维护、换药 □ 鼻腔冲洗 □ 其他医嘱
主要护理工作	□ 观察患者病情变化 □ 心理与生活护理 □ 化疗期间嘱患者多饮水
病情变异记录	□ 无　□ 有，原因： 1. 2.
护士签名	
医师签名	

时间	住院第 11~41 天	住院第 42 天 （出院日）
主要诊疗工作	□ 上级医师查房，注意病情变化 □ 住院医师完成常规病历书写 □ 复查血常规 □ 注意观察体温、血压、体重等 □ 成分输血、抗感染等支持治疗（必要时） □ 造血生长因子（必要时）	□ 上级医师查房，确定有无并发症情况，明确是否出院 □ 完成出院记录、病案首页、出院证明书等 □ 向患者交代出院后的注意事项
重点医嘱	**长期医嘱：** □ 洁净饮食 □ 抗感染等支持治疗 □ 其他医嘱 **临时医嘱：** □ 血常规、尿常规、便常规 □ 肝功能、肾功能、电解质 □ 输血医嘱（必要时） □ 影像学检查（必要时） □ 血培养（高热时） □ 病原微生物培养（必要时） □ 静脉插管维护、换药 □ 其他医嘱	**出院医嘱：** □ 出院带药 □ 定期门诊随访 □ 监测血常规、肝功能、肾功能、电解质
主要护理工作	□ 观察患者情况 □ 心理与生活护理 □ 化疗期间嘱患者多饮水	□ 指导患者办理出院手续
病情变异记录	□ 无　□ 有，原因： 1. 2.	□ 无　□ 有，原因： 1. 2.
护士签名		
医师签名		

第四章

舌癌临床路径释义

一、舌癌编码

1. 卫计委原编码：

疾病名称及编码：舌癌编码（ICD-10：C01-C02）

手术操作名称及编码：舌癌扩大切除术（ICD-9-CM-3：25.2/25.3/25.4）

颈淋巴清扫术（ICD-9-CM-3：40.4）

2. 修改编码：

疾病名称及编码：舌鳞状细胞癌编码（ICD-10：C02M8070/3）

手术操作名称及编码：舌癌扩大切除术（ICD-9-CM-3：25.3/25.4）

颈淋巴清扫术（ICD-9-CM-3：40.4）

二、临床路径检索方法

（C02M8070/3）伴（25.3/25.4）

三、舌癌临床路径标准住院流程

（一）适用对象

第一诊断为舌癌（ICD-10：C01-C02）。

行舌癌扩大切除术或舌癌扩大切除术+颈淋巴清扫术：

1. 舌癌扩大切除术（ICD-9-CM-3：25.3/25.4）。

2. 颈淋巴清扫术（ICD-9-CM-3：40.4）。

> **释义**
>
> ■ 本路径仅适用于舌体（舌前 2/3）的原发性鳞状细胞癌患者，TNM 分期为 $T_{1\sim2}$，$N_{0\sim1}$，M_0。
>
> ■ 本路径仅适用于首选手术治疗的舌癌患者，舌体切除范围为部分舌，缺损不需要行复杂的皮瓣修复术，颈部可不行或行同侧颈淋巴清扫术。
>
> ■ 颈淋巴清扫术式应根据肿瘤部位、分化程度、临床分期、肿瘤生长方式和浸润深度等进行选择。对于 cN_1 的患者，应行治疗性颈淋巴清扫术，术式可以选择改良根治颈淋巴清扫术/肩胛舌骨上颈淋巴清扫术。对于 cN_0 的患者，根据原发灶情况，估计转移可能性较大者，可行选择性颈淋巴清扫术，术式可选择肩胛舌骨上颈淋巴清扫术。

（二）诊断依据

根据《临床诊疗指南·口腔医学分册》（中华医学会编著，人民卫生出版社，2005）。

1. 病史：局部常有慢性刺激因素（如锐利牙尖或残根）；也可有白斑等癌前病损；或无明显

诱发因素，病变发展较快。

2. 体征：舌体局部溃疡或浸润块，也可外突呈菜花状，常有明显自发痛或触痛。

3. 实验室检查：活组织检查病理明确为癌瘤。

> **释义**
>
> ■舌癌可发生于舌背、舌腹、舌缘和舌尖等部位，以舌缘最为常见。溃疡和疼痛是舌癌的典型症状和体征，常表现为深大溃疡，经久不愈，呈进展性加重，伴有较剧烈的疼痛。病变进一步发展，侵及舌外肌，出现舌运动受限，可表现为言语和吞咽障碍。
>
> ■影像学检查包括B超、CT或MRI，可以辅助确定肿瘤的解剖范围，包括原发灶的侵袭范围和颈部淋巴结转移情况。
>
> ■确诊主要依据活检病理学诊断。
>
> ■明确病理学诊断后，依据临床和影像学检查结果进行正确的治疗前分期对于是否选择进入临床路径和制定个体化治疗方案具有重要的指导意义。

（三）治疗方案的选择

根据《临床技术操作规范·口腔医学分册》（中华医学会编著，人民卫生军医出版社，2004），选择舌癌扩大切除术或舌癌扩大切除术+颈淋巴清扫术，其适应证为：

1. 在肿瘤边界外1.5~2cm正常组织内扩大切除肿瘤。

2. 根据不同情况，颈部淋巴结可予以观察，或行选择性或治疗性颈淋巴结清扫术。

3. 病理明确颈部淋巴结转移的患者，建议行术后放疗。

> **释义**
>
> ■舌癌的治疗方案与分期密切相关，因此进入路径前明确分期至关重要。
>
> ■手术是舌癌的主要有效治疗方法，对于早期、中期病例可单纯手术治疗，对于晚期病例应采取以手术为主的综合治疗方案。
>
> ■首次治疗，手术是否规范是治愈的关键，复发后再次手术往往不易获得满意疗效。手术操作时应严格遵守"无瘤"原则，并保证原发病灶四周及基底有足够的安全周界，术中快速病理报告切缘为阴性。
>
> ■舌癌的颈淋巴结转移率较高，转移较早，隐匿性转移也较常见。因此，对舌癌患者颈淋巴结的处理应采取积极态度。除部分T_1病例外，即使临床颈淋巴结阴性，也应作选择性颈淋巴清扫术，清扫范围至少包括Ⅰ、Ⅱ、Ⅲ区。
>
> ■对于术后明确颈淋巴结转移1个以上或淋巴结转移并包膜外浸润的患者，可考虑行术后辅助放疗，以提高肿瘤局部-区域控制率和生存率。

（四）标准住院日≤14天

> **释义**
>
> ■ 患者收治入院后，术前评估和准备需要 1~3 天，手术日为住院后第 2~4 天，术后住院恢复需要 7~10 天，总住院时间应不超过 14 天。各医疗机构根据临床科室不同的运行情况在此时间范围内完成诊治均符合路径要求。包括确诊性质的部分检查（如活检术）和确定肿瘤解剖范围的影像学检查（如 B 超、CT 或 MRI）应尽量在入院前完成。需要术前诊疗的伴随疾病（如未控制的糖尿病、未控制的高血压或心脑血管疾病等）及调整的用药方案（如抗凝药）尽量安排在入院前进行。

（五）进入路径标准

1. 第一诊断符合 ICD-10：C01-C02 舌癌疾病编码。
2. 患者同时具有其他疾病诊断，如在住院期间不需要特殊处理也不影响第一诊断的临床路径流程实施时，可以进入路径。
3. TNM 分类：原发灶 T_1 或 T_2，淋巴结 N_0 或 N_1，远处转移 M_0。

> **释义**
>
> ■ 进入路径前，必须完成活检术和病理诊断，病理类型为鳞状细胞癌，分化程度不限。
>
> ■ 通过临床和影像学检查初步判定：肿瘤局限于舌体，TNM 分期为 $T_{1\sim2}$，$N_{0\sim1}$，M_0，舌缺损通过直接拉拢缝合或简单皮片移植即可修复，不需要行复杂的皮瓣移植术者可进入本路径。
>
> ■ 入院检查发现其他疾病或存在伴随疾病时，如该疾病必需于术前治疗或调整，否则会增大手术风险，增加并发症出现概率，延长术前准备时间及住院时间，影响患者预后，则不宜进入路径，如三级高血压、严重的未控制的糖尿病、心肺功能不全、肝肾功能不全、严重感染和严重出血倾向等。

（六）术前准备（术前评估）1~3 天

1. 术前必须检查的项目：
（1）血常规、尿常规、便常规、血型。
（2）凝血功能。
（3）肝肾功能。
（4）感染性疾病筛查（乙型肝炎、丙型肝炎、艾滋病、梅毒等）。
（5）X 线胸片、心电图。
2. 根据病情可选择：
（1）超声心动图和肺功能检查（老年人或既往有相关病史者）。
（2）必要时行曲面断层、CT、MRI 检查。

> **释义**
>
> ■ 必须进行的检查，不仅是为了术前明确诊断，同时也是明确手术指征，排除手术禁忌证的关键，术前必须完成，不可或缺。为缩短患者住院时间，某些耗时较

长的检查项目也可以在患者入院前完成。术前，临床主管医师需及时收集并认真分析检查结果，对疑难者或指标明显异常者必要时可复查明确，且应采取相应处置措施直至指标符合手术要求。

■ CT 或 MRI 对术前评估肿瘤临床分期和制定手术方案不可或缺，对需要下颌骨劈开入路者可拍摄曲面体层片。

■ 对于老年患者，或常规心电图异常，或既往存在心脏疾病的患者可行超声心动图检查；对于长期吸烟者，或既往存在肺部疾病的患者应行肺功能检查。

■ 胸片检查除了可以筛查心肺和胸部疾病外，还可除外肺转移可能。

（七）预防性抗菌药物选择与使用时机

1. 按照《抗菌药物临床应用指导原则》（卫医发〔2004〕285 号）执行。
2. 青霉素类或其他抗菌药物，预防性用药时间为术前 30 分钟。

> **释义**
>
> ■ 舌癌手术切口为 Ⅱ 类切口，术后有发生感染的风险，按照规定于围术期可预防性使用抗菌药物治疗。
>
> ■ 首选的预防药物为 β-内酰胺类抗菌药物，同时联合抗厌氧菌药物。
>
> ■ 首剂给药时机应在手术前 0.5~2 小时，静脉给药。

（八）手术日为入院第 3~4 天

1. 麻醉方式：全麻或局麻。
2. 术中用药：麻醉常规用药，术后镇痛泵的应用。
3. 输血：视术中情况而定。
4. 术后标本冷冻加石蜡切片送病理。

> **释义**
>
> ■ 舌癌手术通常需在全身麻醉下进行，如患者全身麻醉风险较高且只需行肿瘤局部扩大切除时，可选择局部麻醉。
>
> ■ 术中用药主要为麻醉药品，也包括静脉给予的抗菌药物；根据患者意愿，术后可安装镇痛装置。
>
> ■ 为明确肿瘤切除范围（切缘）或怀疑有淋巴结转移等需术中获得病理证据时，应进行术中冷冻病理检查，以指导手术方式和切除范围。
>
> ■ 严重贫血影响手术治疗者应术前输注血液制品纠正，除非出现急性失血状况或预计出现手术失血较多的情况下，否则不建议术中常规输血。

（九）术后住院恢复 7~10 天

1. 术后根据当时患者情况复查相关检查项目。

2. 术后使用青霉素类或其他类抗菌药物，用药时间 3~5 天。

释义

■ 舌癌手术术后患者进食、进水会受到影响，需注意营养补充及均衡，可行鼻饲。

■ 术后应注意口腔清洁，尽量减少舌体运动（进食、说话等），以利于伤口愈合。

■ 术后继续预防性使用抗菌药物治疗，总用药时间不宜超过 5 天。

■ 术后注意保持颈部负压引流通畅，并注意观察引流液情况（引流量、引流液性质等），24 小时引流量≤20ml 时可考虑撤除负压引流装置。

■ 术后应根据患者的恢复情况按时复查相关检查项目，包括血常规、肝肾功能、电解质、血糖等，及时掌握患者的状态并完成相关处置。

■ 舌部及颈部伤口缝线应在术后 7~10 天内分次拆除。

■ 及时收集病理报告，根据结果评估临床分期、判断预后和指导后续治疗。

（十）出院标准

1. 患者一般情况良好，伤口愈合好，引流管拔出，伤口无感染，无皮下积液（或门诊可处理的少量积液），无组织坏死。

2. 没有需要住院处理的并发症和（或）合并症。

释义

■ 在伤口基本愈合，无感染等情况下，如患者同意且条件允许，可出院后拆线。

■ 如果出现术后伤口感染等需要继续留院治疗的情况，超出了路径所规定的时间，应先处理并发症，符合出院条件后再准许患者出院。

■ 术后病理报告转移淋巴结 1 个以上或转移淋巴结并包膜外浸润存在，应建议患者术后放疗及进一步诊治。

■ 出院证明材料中，应包括肿瘤分期，详细病理诊断，手术时间及方式，进一步治疗建议和定期复查等内容。

（十一）变异及原因分析

1. 有影响手术的全身疾病或合并症，需要进行相关的诊断和治疗。

2. 必要时需要进行 CT、MRI 等检查以明确肿瘤范围。

3. 越过中线的舌癌，根据情况可以行双侧颈淋巴结清扫术。

4. 侵及口底接近下颌骨的舌癌，扩大切除肿瘤时可能需要切除部分下颌骨。

5. 舌体局部切除后需要皮瓣修复者不进入该路径。

释义

■ 围术期伴随疾病，住院期间必须给予治疗或调整改善，否则增加手术风险或并发症发生率，影响恢复，如未控制的高血压、未控制的糖尿病、呼吸道感染、心脑血管疾病、营养不良、严重贫血等，造成延长术前准备时间及住院时间，应视为变异情况。

■ TNM 分期为 $T_{3\sim4}$ 和（或）$N_{2\sim3}$ 和（或）M_1 的晚期患者，手术方案和术后治疗

更为复杂和多变时，应视为变异情况。

■ 肿瘤浸润范围较大，局部扩大切除后舌缺损较大，需要同期行皮瓣修复者，或需要同时切除部分下颌骨，以及需要行双侧颈淋巴清扫术者，均应视为变异情况。

■ 术后出现并发症，包括感染、出血、伤口延迟愈合等情况，部分并发症需要进行再次手术治疗，部分并发症需经过相应的非手术治疗，造成住院时间延长，应视为变异情况。

■ 患者或家属于术前准备期间因自身原因提出放弃手术或终止治疗出院，患者或家属术后恢复期间在尚未达到出院标准时因自身原因提出终止治疗，自动出院，应视为变异情况。

四、舌癌给药方案

【用药选择】

舌癌手术部位感染主要为需氧菌和厌氧菌的混合感染。常用的预防药物为β-内酰胺类抗菌药物（如阿莫西林/克拉维酸、头孢唑啉、头孢呋辛等）和抗厌氧菌药物（如甲硝唑、克林霉素、头孢西丁等）。对β-内酰胺类抗菌药物过敏不宜使用时，针对葡萄球菌和链球菌可选用克林霉素，针对革兰阴性杆菌可选用氨曲南、氨基苷类抗菌药物或喹诺酮类抗菌药物。万古霉素一般不作预防用药，除非有特殊适应证，如已有耐甲氧西林金黄色葡萄球菌（MRSA）所致的手术部位感染流行或已有MRSA寄殖者宜用万古霉素作预防用药。

【药学提示】

1. 过敏反应是β-内酰胺类抗菌药物最常见的不良反应，用药前必须进行皮试。

2. 消化道反应是甲硝唑最常见的不良反应，有消化道疾病的患者应慎用。

3. 首剂给药时，β-内酰胺类抗菌药物应在20~30分钟内滴完，不宜放在大瓶液体中慢慢滴入，否则达不到有效浓度，而且β-内酰胺类药物在水中不稳定，易分解失效。万古霉素、氨基苷类或喹诺酮类等抗菌药物，为减少快速滴注给药可能发生的不良反应，应在术前2小时给药，其他可在麻醉诱导时给药。

【注意事项】

1. 外科手术预防性使用抗菌药物的目的很明确，通过有效的血药浓度阻止致病微生物通过伤口繁殖和扩展，从而达到预防手术后可能发生的手术切口、手术部位及全身性感染。预防性使用抗菌药物时，需要综合考虑手术、局部和全身三方面因素。手术因素中重点要考虑手术类型和持续时间；局部因素中重点要考虑切口类型；全身因素中重点要考虑一些增加手术风险的伴随疾病，如糖尿病、肾病、肝病、心脏病、免疫抑制病等。

2. 预防性抗菌药物治疗应严格掌握用药指征、用药时机、用药剂量和疗程，并注意防治不良反应。

3. 首剂给药时机应在手术前0.5~2小时，静脉给药。

4. 通常经静脉途径给单剂抗菌药物已足以预防术后感染，但下列情况可能有必要在术中重复给药：手术时间延长（超过2个半衰期应增加1倍剂量）；失血量大（>1500ml）；手术开始时间推迟。

五、推荐表单

（一）医师表单

舌癌临床路径医师表单

适用对象：第一诊断为舌癌（ICD-10：C01-C02）

行舌癌扩大切除术+颈淋巴清扫术（ICD-9-CM-3：25.3/25.4+40.4）

患者姓名：	性别：　　年龄：　　门诊号：	住院号：
住院日期：　　年　月　日	出院日期：　　年　月　日	标准住院日：≤14 天

时间	住院第 1 天	住院第 2~3 天	住院第 3~4 天（手术日）
主要诊疗工作	□ 询问病史及体格检查 □ 完成病历书写 □ 开实验室检查单 □ 术前评估 □ 初步确定手术方式和日期	□ 上级医师查房 □ 完成术前准备与术前评估 □ 根据体检、病理结果、影像学检查等，进行术前讨论，确定手术方案 □ 完成必要的相关科室会诊 □ 住院医师完成术前小结、上级医师查房记录等病历书写 □ 向患者及家属交代交代围术期注意事项，签署手术知情同意书 □ 签署自费用品协议书、输血同意书（必要时）	□ 手术 □ 术者或第一助手完成手术记录 □ 住院医师完成术后病程 □ 上级医师查房 □ 向患者及家属交代病情及术后注意事项
重点医嘱	**长期医嘱：** □ 外科三/二级护理常规 □ 饮食：普通饮食、糖尿病饮食、其他 □ 患者既往基础用药 **临时医嘱：** □ 血、尿、便常规检查，血型，凝血功能，肝肾功能，感染性疾病筛查 □ X 线胸片、心电图 □ 肺功能、超声心动图（视情况而定），必要时行曲面断层、B 超、CT、MRI 检查	**长期医嘱：** □ 患者既往基础用药 **临时医嘱：** □ 根据需要牙齿洁治 **术前医嘱：** □ 拟明日：在局部麻醉＋监测/局部麻醉+强化/全身麻醉下行舌癌扩大切除术/舌癌扩大切除＋颈淋巴清扫术/舌癌扩大切除术+颈淋巴清扫术+下颌骨方块切除术 □ 口腔清洁 □ 术前 6 小时禁食禁水 □ 术前 30 分钟使用抗菌药物 □ 术前插胃管 □ 其他特殊医嘱	**长期医嘱：** □ 术后 6 小时流食 □ 保留胃管，禁食禁水 1 天 □ 间断胃肠减压 □ 保留颈部负压引流管 **临时医嘱：** □ 心电监护、吸氧 □ 补液 □ β-内酰胺类或其他抗菌药物 □ 其他特殊医嘱
病情变异记录	□ 无　□ 有，原因： 1. 2.	□ 无　□ 有，原因： 1. 2.	□ 无　□ 有，原因： 1. 2.
医师签名			

时间	住院第 4~6 天 （术后第 1~2 天）	住院第 6~10 天 （术后第 3~6 天）	住院第 10~14 天 （术后第 7~10 天，出院日）
主要诊疗工作	□ 上级医师查房，注意病情变化 □ 住院医师完成常规病历书写 □ 注意引流量和引流液性状 □ 注意观察体温、血压等 □ 根据需要复查血常规、电解质等	□ 上级医师查房 □ 住院医师完成常规病历书写 □ 记录病理结果 □ 更换颈部伤口敷料，观察伤口愈合情况 □ 根据引流情况决定是否拔除引流管 □ 根据患者进食情况调整补液量	□ 上级医师查房，进行手术及伤口评估，确定有无手术并发症和切口愈合不良情况，明确是否出院 □ 根据伤口愈合情况，逐步拆除缝线（外伤口 5~7 天，内伤口 7~10 天） □ 完成出院记录、病案首页、出院证明书等，向患者交代出院后的注意事项，如返院复诊的时间、地点，发生紧急情况时的处理，是否需要配合术后放疗等
重点医嘱	**长期医嘱：** □ 一/二级护理 □ 饮食：流质饮食、鼻饲流食 □ 雾化吸入 □ 口腔冲洗 □ β-内酰胺类或其他抗菌药物 **临时医嘱：** □ 镇痛 □ 补液（视情况而定）	**长期医嘱：** □ 二/三级护理 □ 饮食：流质饮食、鼻饲流食 □ 抗菌药物（根据病情停用） **临时医嘱：** □ 换药 □ 拔除负压引流管（24 小时引流量≤20ml）	**出院医嘱：** □ 拆线 □ 出院（带药）
病情变异记录	□ 无 □ 有，原因： 1. 2.	□ 无 □ 有，原因： 1. 2.	□ 无 □ 有，原因： 1. 2. .
医师签名			

（二）护士表单

舌癌临床路径护士表单

适用对象：第一诊断为舌癌（ICD-10：C01-C02）

行舌癌扩大切除术+颈淋巴清扫术（ICD-9-CM-3：25.3/25.4+40.4）

患者姓名：	性别： 年龄： 门诊号：	住院号：
住院日期： 年 月 日	出院日期： 年 月 日	标准住院日：≤14 天

时间	住院第1天	住院第2~3天	住院第3~4天（手术日）
健康宣教	□ 入院宣教：介绍主管医师、护士，介绍环境、设施，介绍住院注意事项	□ 术前宣教：疾病知识、术前准备及手术过程，告知准备物品、沐浴，告知术后饮食、活动及探视注意事项 □ 主管护士与患者沟通，了解并指导心理应对	□ 告知家属等候区位置 □ 术后当日宣教：饮食、体位要求，术后可能出现情况的应对方式 □ 如保留引流管，宣教注意事项 □ 如保留胃管，宣教注意事项 □ 给予患者及家属心理支持 □ 再次明确探视陪伴须知
护理处理	□ 核对患者，佩戴腕带 □ 建立入院护理病历 □ 卫生处置：剪指（趾）甲、沐浴、更换病号服	□ 协助医师完成术前检查 □ 术前准备：禁食、禁水，需要时备皮（剃头发）	□ 术晨测体温、漱口 □ 送手术：摘除患者各种活动物品，核对患者资料及带药，填写手术交接单，签字确认 □ 接手术：核对患者及资料，签字确认
基础护理	□ 三级护理 □ 晨晚间护理 □ 患者安全管理	□ 三级护理 □ 晨晚间护理 □ 患者安全管理	□ 一级护理 □ 晨晚间护理 □ 患者安全管理 □ 遵医嘱吸氧及监护治疗 □ 协助及指导进食
专科护理	□ 护理查体 □ 需要时，填写跌倒及压疮防范表 □ 需要时，请家属陪伴 □ 指导饮食 □ 心理护理	□ 遵医嘱完成相关检查 □ 心理护理	□ 病情观察，观察伤口情况 □ 如保留引流管，固定并观察引流管情况 □ 如保留胃管，观察胃管长度并固定 □ 书写护理记录 □ 遵医嘱予抗感染治疗 □ 口腔清洁 □ 心理护理
重点医嘱	□ 详见医嘱执行单	□ 详见医嘱执行单	□ 详见医嘱执行单
病情变异记录	□ 无 □ 有，原因： 1. 2.	□ 无 □ 有，原因： 1. 2.	□ 无 □ 有，原因： 1. 2..
护士签名			

时间	住院第 4~6 天 （术后第 1~2 天）	住院第 6~10 天 （术后第 3~6 天）	住院第 10~14 天 （术后第 7~10 天，出院日）
健康宣教	□ 术后宣教：药物作用及频率，饮食、活动指导 □ 复查患者对宣教内容的掌握程度 □ 告知疾病恢复期注意事项	□ 术后宣教 □ 饮食指导 □ 告知疾病恢复期注意事项	□ 出院宣教：复查时间，服药方法，活动休息，指导饮食 □ 指导办理出院手续
护理处置	□ 遵医嘱完成相关治疗	□ 遵医嘱完成相关治疗	□ 遵医嘱完成相关治疗
基础护理	□ 二级护理 □ 晨晚间护理 □ 协助或指导进食 □ 患者安全管理	□ 二级护理 □ 晨晚间护理 □ 协助或指导进食 □ 患者安全管理	□ 二级护理 □ 晨晚间护理 □ 协助及指导进食 □ 患者安全管理
专科护理	□ 病情观察，写护理记录 □ 如保留引流管，观察并记录引流量 □ 如保留胃管，遵医嘱定期鼻饲 □ 遵医嘱抗感染治疗 □ 需要时，联系主管医师给予相关治疗及用药 □ 口腔清洁 □ 心理护理	□ 病情观察，写护理记录 □ 如保留引流管，观察并记录引流量 □ 如保留胃管，遵医嘱定期鼻饲 □ 遵医嘱抗感染治疗 □ 需要时，联系主管医师给予相关治疗及用药 □ 口腔清洁 □ 心理护理	□ 病情观察，写出院记录 □ 心理护理 □ 指导口腔清洁
重点医嘱	□ 详见医嘱执行单	□ 详见医嘱执行单	□ 详见医嘱执行单
病情变异记录	□ 无 □ 有，原因： 1. 2.	□ 无 □ 有，原因： 1. 2.	□ 无 □ 有，原因： 1. 2.
护士签名			

（三）患者表单

舌癌临床路径患者表单

适用对象：第一诊断为舌癌（ICD-10：C01-C02）

行舌癌扩大切除术+颈淋巴清扫术（ICD-9-CM-3：25.3/25.4+40.4）

患者姓名：	性别： 年龄： 门诊号：	住院号：
住院日期： 年 月 日	出院日期： 年 月 日	标准住院日：≤14 天

时间	住院第 1 天	住院第 2~3 天	住院第 3~4 天（手术日）
医患配合	□ 配合询问病史、收集资料，请务必详细告知既往史、用药史、过敏史 □ 如服用抗凝剂，请明确告知 □ 配合进行体格检查 □ 有任何不适请告知医师	□ 配合完善术前相关检查，如采血、留尿、心电图、X 线胸片等 □ 医师与患者及家属介绍病情及手术谈话、书前签字 □ 麻醉师与患者进行术前访视	□ 接受手术治疗 □ 如术后需要，配合监护及检查治疗 □ 与医护人员交流手术情况及术后注意事项 □ 有任何不适请告知医师
护患配合	□ 配合测量体温、脉搏、呼吸、血压、体重 □ 配合完成入院护理评估（简单询问病史、过敏史、用药史） □ 接受入院宣教（环境介绍、病室规定、订餐制度、贵重物品保管等） □ 有任何不适请告知护士	□ 配合测量体温、脉搏、呼吸 □ 接受术前宣教 □ 接受术前准备 □ 需要时配合备皮（剃头发） □ 准备好必要用物	□ 配合清晨测量体温、脉搏、呼吸 □ 术晨剃须、漱口 □ 取下义齿、饰品等，贵重物品交家属保管 □ 送手术室前，协助完成核对，带齐影像资料，脱去衣物，上手术车 □ 返回病房后，协助完成核对，配合过病床 □ 配合输液治疗 □ 需要时配合术后吸氧，监护仪监测 □ 如保留引流管或胃管，配合固定，保持有效性 □ 如术后需要，配合监护及检查、治疗 □ 有任何不适请告知护士
饮食	□ 普通饮食	□ 术前 12 小时禁食、禁水	□ 术前禁食、禁水 □ 术后 4 小时进白开水 □ 术后 6 小时，无恶心不适，可进冷流食 □ 如保留胃管，不能经口进食水，配合鼻饲
排泄	□ 正常排尿便	□ 正常排尿便	□ 正常排尿便
活动	□ 正常活动	□ 正常活动	□ 术后 4 小时内去枕平卧，可床上翻身 □ 术后 5 小时可垫枕，可半坐位，床上活动 □ 术后当日禁止下床活动
患者签名			

时间	手术后	出院日
医患配合	□ 配合术后检查 □ 配合术后治疗 □ 配合术后换药 □ 如保留引流管，需要时配合拔出引流管 □ 如保留胃管，需要时配合拔出胃管	□ 接受出院前指导 □ 指导复查程序 □ 获取出院诊断书
重点医嘱	□ 配合定时测量生命体征、每日询问排便 □ 接受输液、服药等治疗 □ 接受饮食宣教 □ 接受用药及治疗宣教 □ 如保留引流管，配合固定及计量 □ 如保留胃管，配合定期鼻饲 □ 注意活动安全，避免坠床或跌倒 □ 配合执行探视及陪伴制度 □ 配合口腔清洁	□ 接受出院宣教 □ 办理出院手续 □ 获取出院携带药品 □ 知道药品的服用方法、作用、注意事项 □ 术后禁烟酒 □ 知道复印病历的方法
饮食	□ 由冷流食逐渐过渡到普通饮食，禁辛辣刺激性饮食 □ 如保留胃管，配合定期鼻饲	□ 软食，禁辛辣刺激性饮食
排泄	□ 正常排尿便 □ 避免便秘	□ 正常排尿便 □ 避免便秘
活动	□ 病房内活动，避免剧烈活动	□ 病房内活动，避免剧烈活动
患者签名		

附：原表单（2009 年版）

舌癌临床路径表单

适用对象：第一诊断为舌癌（ICD-10：C01-C02）

行舌癌扩大切除术+颈淋巴清扫术（ICD-9-CM-3：25.3/25.4+40.4）

患者姓名：	性别： 年龄： 门诊号：	住院号：
住院日期： 年 月 日	出院日期： 年 月 日	标准住院日：≤14 天

时间	住院第 1 天	住院第 2~3 天	住院第 3~4 天（手术日）
主要诊疗工作	□ 询问病史及体格检查 □ 完成病历书写 □ 开实验室检查单 □ 上级医师查房与术前评估 □ 初步确定手术方式和日期	□ 上级医师查房 □ 完成术前准备与术前评估 □ 活检（即入前未行活检者） □ 根据体检、活检病理结果、影像学检查等，进行术前讨论，确定手术方案 □ 完成必要的相关科室会诊 □ 住院医师完成术前小结、上级医师查房记录等病历书写 □ 向患者及家属交代围术期注意事项，签署手术知情同意书 □ 签署自费用品协议书、输血同意书（必要时）	□ 手术 □ 术者完成手术记录 □ 住院医师完成术后病程 □ 上级医师查房 □ 向患者及家属交代病情及术后注意事项
重点医嘱	**长期医嘱：** □ 外科三/二级护理常规 □ 饮食：普通饮食、糖尿病饮食、其他 □ 患者既往基础用药 **临时医嘱：** □ 血尿便常规检查、血型、凝血功能、肝肾功能、感染性疾病筛查 □ 胸片、心电图 □ 肺功能、超声心动图（视情况而定）必要时行曲面断层、CT、MRI 检查	**长期医嘱：** □ 患者既往基础用药 **临时医嘱：** □ 牙齿洁治 **术前医嘱：** □ 拟明日：局麻+监测、局麻+强化、全麻下行、舌癌扩大切除术、舌癌扩大切除+颈淋巴清扫术、舌癌扩大切除术+颈淋巴结清扫术+下颌骨方块切除术 □ 口腔清洁 □ 术前 6 小时禁食禁水 □ 术前 30 分肌注抗菌药物 □ 术前插胃管 □ 其他特殊医嘱	**长期医嘱：** □ 术后 6 小时流食 □ 保留胃管、禁食禁水 1 天 □ 间断胃肠减压 □ 保留颈部负压引流管 **临时医嘱：** □ 心电监护、吸氧 □ 补液 □ 青霉素类或其他类抗菌药物 □ 其他特殊医嘱
主要护理工作	□ 介绍病房环境、设施及设备 □ 入院护理评估 □ 执行入院后医嘱 □ 指导进行心电图、影像学检查等	□ 晨起静脉取血 □ 卫生知识及手术知识宣教 □ 口腔清洁 □ 嘱患者禁食、禁水时间 □ 药敏试验	□ 术前更衣、遵医嘱插胃管、给药 □ 观察术后病情变化 □ 观察创口出血及引流情况 □ 保持各种管路通畅 □ 给予术后饮食指导 □ 指导并协助术后活动

续　表

时间	住院第 1 天	住院第 2~3 天	住院第 3~4 天（手术日）
病情 变异 记录	□无　□有，原因： 1. 2.	□无　□有，原因： 1. 2.	□无　□有，原因： 1. 2.
护士 签名			
医师 签名			

时间	住院第4~6天 （术后第1~2天）	住院第6~10天 （术后第3~6天）	住院第10~14天 （术后第7~10天，出院日）
主要诊疗工作	□ 上级医师查房，注意病情变化 □ 住院医师完成常规病历书写 □ 注意引流量和引流液性状 □ 注意观察体温、血压等 □ 根据需要复查血常规、电解质等	□ 上级医师查房 □ 住院医师完成常规病历书写 □ 更换颈部伤口敷料，观察伤口愈合情况 □ 根据引流情况决定是否拔除引流管 □ 根据患者进食情况调整补液量	□ 上级医师查房，进行手术及伤口评估，确定有无手术并发症和切口愈合不良情况，明确是否出院 □ 根据伤口愈合情况，逐步拆除缝线（外伤口5~7天，内伤口7~10天） □ 完成出院记录、病案首页、出院证明书等，向患者交代出院后的注意事项，如：返院复诊的时间、地点，发生紧急情况时的处理，是否需要配合术后放疗等
重点医嘱	长期医嘱： □ 一/二级护理 □ 饮食：◎流质饮食◎鼻饲流食 □ 雾化吸入 □ 口腔冲洗 □ 青霉素类或其他类抗菌药物 临时医嘱： □ 镇痛 □ 补液（视情况而定）	长期医嘱： □ 二/三级护理 □ 饮食：◎流质饮食◎鼻饲流食 □ 抗菌药物（根据病情停用） 临时医嘱： □ 换药 □ 拔除负压引流管（引流量<30ml/24h）	出院医嘱： □ 拆线 □ 出院（带药）
主要护理工作	□ 观察病情变化 □ 观察创口出血情况 □ 遵医嘱口腔冲洗，保持口腔清洁 □ 观察进食情况并给予指导 □ 心理与生活护理	□ 观察病情变化及饮食情况 □ 心理与生活护理 □ 指导功能锻炼	□ 指导办理出院手续 □ 指导复查时间和注意事项
病情变异记录	□ 无 □ 有，原因： 1. 2.	□ 无 □ 有，原因： 1. 2.	□ 无 □ 有，原因： 1. 2..
护士签名			
医师签名			

第五章

颊癌临床路径释义

一、颊癌编码

1. 卫计委原编码：

疾病名称及编码：颊癌（ICD-10：C06.002）

手术操作名称及编码：颊癌扩大切除术（ICD-9-CM-3：27.99）

颈淋巴清扫术（ICD-9-CM-3：40.4）

颊脂垫修复术（ICD-9-CM-3：86.8）

植皮术（ICD-9-CM-3：86.66）

2. 修改编码：

疾病名称及编码：颊鳞状细胞癌（ICD-10：C76.003 M8070/3）

手术操作名称及编码：口和面的其他手术（ICD-9-CM-3：27.9）

颈淋巴清扫术（ICD-9-CM-3：40.4）

口全层皮肤移植（ICD-9-CM-3：27.55）

颊脂垫修复术（ICD-9-CM-3：27.9903）

二、临床路径检索方法

（C76.003 M8070/3）伴 27.9+40.4+27.57+27.9903

三、颊癌临床路径标准住院流程

（一）适用对象

第一诊断为颊癌（ICD-10：C06.002）。

行颊癌扩大切除术+颈淋巴清扫术+皮片植入术/颊脂垫修复术：

1. 颊癌扩大切除术（ICD-9-CM-3：27.99）

2. 颈淋巴清扫术（ICD-9-CM-3：40.4）

3. 颊脂垫修复术（ICD-9-CM-3：86.8）

4. 植皮术（ICD-9-CM-3：86.66）

释义

■ 本路径适用于颊部原发鳞状细胞癌患者，TNM 分期为 T_1，$N_{0\sim1}$，M_0。

■ 本路径适用于颊部肿瘤切除后直径不超过 4cm、未超过肌层的缺损，缺损不需行复杂的皮瓣修复术，颈部可不行或行同侧颈淋巴清扫术。

■ 黏膜缺损可选择自体游离皮片或人工皮片移植修复术，如位于后颊部，可选择颊脂垫修复术。

■ 颈淋巴清扫术式应根据肿瘤部位、分化程度、临床分期、肿瘤生长方式和浸润深度等进行选择。对于 cN_1 的患者，应行治疗性颈淋巴清扫术，术式可以选择改良根治颈淋巴清扫术/肩胛舌骨上颈淋巴清扫术。对于 cN_0 患者，根据原发灶情况，可行选择性颈淋巴清扫术，术式可选择肩胛舌骨上颈淋巴清扫术。

（二）诊断依据

根据《临床诊疗指南・口腔医学分册》（中华医学会编著，人民卫生出版社）。

1. 病史：局部常有慢性刺激因素（如锐利牙尖或残根）；也可有白斑等癌前病损；或无明显诱发因素，病变发展较快。
2. 体征：颊部局部溃疡或浸润块，也可外突呈菜花状，常有明显自发痛或触痛。
3. 实验室检查：活体组织检查病理明确为癌。

释义

■ 颊癌好发于咬合平面相对的颊黏膜，以后颊部多见。肿瘤以外突型和溃疡型多见，侵犯颊肌后可出现张口受限，肿瘤也可以侵及皮下组织和皮肤，出现皮下浸润硬块甚至皮肤破溃。

■ 影像学检查包括 X 线片、CT 或 MRI，可以辅助确定肿瘤的解剖范围，包括原发灶的侵袭范围和颈部淋巴结转移情况。

■ 确诊主要根据活检病理学诊断。

■ 明确病理学诊断后，根据临床和影像学检查结果进行正确的治疗前分期对于是否选择进入临床路径和制订个体化治疗方案具有重要指导意义。

（三）治疗方案的选择

根据《临床技术操作规范・口腔医学分册》（中华医学会编著，人民军医出版社），选择行颊癌扩大切除术+颈淋巴清扫术+皮片植入术/颊脂垫修复术，其适应证为：

1. 颊部肿物经活组织病理检查明确诊断为鳞状细胞癌。
2. 颊癌扩大切除后，缺损直径小于 4cm。
3. 患者全身状况可耐受手术。
4. 患者无手术禁忌证。

释义

■ 颊癌的治疗以手术治疗为主，术前根据肿瘤的范围和浸润深度确定手术方案。

■ 肿瘤累及磨牙后区和（或）翼下颌韧带区时，切除范围需包括下颌升支前份、上颌结节、咽侧前份及翼区受累组织。邻近龈颊沟者，需切除相邻牙槽突。

■ 手术操作时应严格遵守"无瘤"原则，保证原发灶四周及基底有足够的安全边界，术中快速病理报告切缘为阴性。

■ 颊癌切除时需注意腮腺导管的处理，如邻近肿瘤切除边缘应注意保护避免损伤，如需牺牲导管应将其残端结扎避免形成导管瘘。

■ 颊癌的颈淋巴结转移率较高，因此除部分 T_1 病变外，即使 CN_0 的患者也应考虑行选择性颈淋巴结清扫术，术式可采用肩胛舌骨上颈淋巴清扫术。

■ 术后病理证实颈部淋巴结 1 个以上转移或淋巴结转移并包膜外浸润的患者，可考虑行术后辅助放疗，以提高肿瘤局部-区域控制率和生存率。

（四）标准住院日≤12 天

> **释义**
>
> ■ 患者收治入院后，术前评估和准备需要 1~3 天，手术日为住院后 3~4 天，术后住院恢复需要 6~8 天，总住院时间应不超过 12 天。各医疗机构根据临床科室不同的运行情况在此时间范围内完成诊治均符合路径要求。包括确诊性质的部分检查（如活检术）和确定肿瘤解剖范围的影像学检查（如 X 线片、CT 或 MRI）应安排在入院前完成。需要术前诊疗的伴随疾病（如未控制的糖尿病、未控制的高血压或心脑血管疾病等）及调整的用药方案（如抗凝药）应安排在入院前完成。

（五）进入路径标准

1. 第一诊断符合 ICD-10：C06.002 颊癌疾病编码。
2. 患者同时具有其他疾病诊断，如在住院期间不需要特殊处理也不影响第一诊断的临床路径流程实施时，可以进入路径。
3. TNM 分类：原发灶 T_1，淋巴结 N_0 或 N_1，远处转移 M_0。

> **释义**
>
> ■ 进入路径前，必须完成活检术和病理诊断，病理类型为鳞状细胞癌，分化程度不限。
>
> ■ 通过临床和影像学检查初步判定：肿瘤未侵及颊肌，TNM 分期为 T_1，$N_{0~1}$，M_0，切除后缺损直径小于 4cm，不涉及颌骨缺损，通过简单皮片移植或颊脂垫转移即可修复，不需要行复杂的皮瓣移植修复者可以进入本路径。
>
> ■ 入院检查发现其他疾病或存在伴随疾病时，如该疾病必须于术前治疗或调整，否则会增加手术风险，增加并发症出现概率，延长术前准备时间及住院时间，影响患者预后，则不宜进入路径，如三级高血压、严重的未控制的糖尿病、心肺功能不全、肝肾功能不全、严重感染和严重出血倾向等。

（六）术前准备（术前评估）1~3 天

1. 术前必须检查的项目：
（1）血常规、尿常规、大便常规、血型。
（2）凝血功能。
（3）肝肾功能。
（4）感染性疾病筛查（乙肝、丙肝、艾滋病、梅毒等）。
（5）X 线胸片、心电图。

2. 根据病情可选择：

（1）超声心动图和肺功能检查（老年人或既往有相关病史者）。

（2）必要时行曲面断层片、CT、MRI 检查。

> **释义**
>
> ■ 必须进行的检查，不仅是为了术前明确诊断，同时也是明确手术指征，排除手术禁忌证的关键，术前必须完成，不可或缺。为缩短患者住院时间，某些耗时较长的检查项目也可以在患者入院前完成。术前临床主管医师需及时收集并认真分析检查结果，对疑难者或指标明显异常者必要时可复查明确，且应采取相应处置措施直至指标符合手术要求。
>
> ■ 曲面断层片、CT 或 MRI 对判断肿瘤是否侵犯颌骨、术前评估肿瘤临床分期和制订手术方案不可或缺。
>
> ■ 对于老年患者，或常规心电图异常，或既往存在心脏疾病的患者可行超声心动图检查；对长期吸烟者，或既往存在肺部疾病的患者应行肺功能检查。
>
> ■ X 线胸片检查出可以筛查心肺和胸部疾病外，还可除外肺转移可能；如胸片可疑肺部转移患者，必要时可行肺部 CT 检查。

（七）预防性抗菌药物选择与使用时机

1. 按照《抗菌药物临床应用指导原则（2015 年版）》（国卫办医发〔2015〕43 号）执行。

2. 青霉素类或其他类抗菌药物，预防性用药时间为术前 30 分钟。

> **释义**
>
> ■ 颊癌手术切口为 Ⅱ 类切口，术后有发生感染的风险，按照规定于围术期可预防性使用抗菌药物治疗。
>
> ■ 首选的预防药物为 β-内酰胺类抗菌药物，同时联合抗厌氧菌药物。
>
> ■ 首剂给药时机应在手术前 0.5~1 个小时，静脉给药。

（八）手术日为入院第 3~4 天

1. 麻醉方式：全麻。

2. 术中用药：麻醉常规用药、术后镇痛泵的应用。

3. 输血：视术中情况而定。

4. 术后标本冷冻加石蜡切片送病理。

> **释义**
>
> ■ 颊癌手术通常需在全身麻醉下进行，如患者全身麻醉风险较高且只需行肿瘤局部扩大切除时，可选择局部麻醉。
>
> ■ 术中用药主要为麻醉药品，也包括静脉给予的抗菌药物；根据患者意愿，术后可安装镇痛装置。
>
> ■ 为明确肿瘤切除范围（切缘）或怀疑有淋巴结转移等需术中获得病理证据时，应进行术中冷冻病理检查，以指导手术方式和切除范围。

　　■严重贫血影响手术治疗者应术前输注血液制品纠正，除非出现急性失血状况或预计出现手术失血较多的情况下，否则不建议术中常规输血。

（九）术后住院恢复 6~8 天

1. 术后根据当时患者情况复查相关检查项目。
2. 术后使用头孢类或其他类抗菌药物，用药时间 5~7 天。

释义

　　■颊癌患者术后进食、进水均受影响，需注意营养补充及均衡，可行鼻饲。
　　■术后应注意口腔清洁，适当减少口腔运动（说话、进食等），以利于伤口愈合。
　　■术后继续预防性应用抗菌药物治疗，首选二代头孢类抗菌药物，总用药时间不超过 5 天。
　　■术后注意保持颈部负压引流通畅，并注意观察引流液情况（引流量、引流液性质等），24 小时引流量≤20ml 时可考虑撤除负压引流装置。
　　■术后应根据患者的恢复情况按时复查相关检查项目，包括血常规、肝肾功能、电解质、血糖等，及时掌握患者的状态并完成相应处置。
　　■颈部及口外皮肤缝线应在术后 7~10 天分次拆除；采用皮片移植修复缺损的患者，通常需要采用反包扎固定皮片，术后 2 周拆除反包扎缝线。
　　■及时收集病理报告，根据结果评估临床分期，判断预后和指导后续治疗。

（十）出院标准

1. 患者一般情况良好，伤口愈合好，引流管拔除，伤口无感染，无皮下积液（或门诊可处理的少量积液），无组织坏死。
2. 没有需要住院处理的并发症和（或）合并症。

释义

　　■在伤口基本愈合，无感染等情况下，如患者同意且条件允许，可出院后拆线。
　　■如出现术后感染等需要继续留院治疗的情况，超出了路径所规定的时间，应先处理并发症，符合出院条件后再准许患者出院。
　　■术后病理报告转移淋巴结 1 个以上或转移淋巴结并包膜外浸润存在，建议患者术后进行辅助性放疗。
　　■出院证明材料中，应包括肿瘤分期、详细病理诊断、手术时间及方式、进一步治疗建议和定期复查等内容。

（十一）变异及原因分析

1. 有影响手术的全身疾病或合并症，需要进行相关的诊断和治疗。

2. 必要时需要进行 CT、MRI 等检查以明确肿瘤范围。

3. 肿物接近或侵犯颊侧移行沟者，根据情况可以行上颌骨或下颌骨方块切除术。

> **释义**
>
> ■ 围术期伴随疾病，住院期间必须给予治疗或调整改善，否则增加手术风险或并发症发生率，影响恢复，如未控制的高血压，未控制的糖尿病，呼吸道感染，心脑血管疾病，营养不良、严重贫血等，造成延长术前准备时间及住院时间，应视为变异情况。
>
> ■ 住院检查或术后发现 TNM 分期为 $T_{2\sim4}$ 和（或）$N_{2\sim3}$ 和（或）M_1 的晚期患者，手术方案和术后治疗更为复杂和多变时，应视为变异情况。
>
> ■ 肿瘤范围较大，切除后缺损面积较大，采用皮片移植易造成张口受限，或肿瘤浸润深度较深，切除后造成肌层甚至皮肤缺损，而需采用皮瓣修复者；或肿瘤邻近磨牙后牙区及翼下颌韧带区、龈颊沟而需扩大切除部分上下颌骨者，均应视为变异情况。
>
> ■ 术后出现并发症，包括感染、出血、移植皮片坏死、伤口延迟愈合等情况，部分并发症需要进行再次手术治疗，部分并发症需要经过相应的非手术治疗，造成住院时间延长，应视为变异情况。
>
> ■ 患者或家属于术前准备期间因自身原因提出放弃手术或终止治疗出院，患者或家属术后恢复期间在尚未达到出院标准时间因自身原因提出终止治疗，自动出院，应视为变异情况。

四、推荐表单

颊癌临床路径医师表单

适用对象：第一诊断为颊癌（ICD-10：C06.002）

行颊癌扩大切除术（ICD-9-CM-3：27.99）+颈淋巴清扫术（ICD-9-CM-3：40.4）+颊脂垫修复术（ICD-9-CM-3：86.8）+植皮术（ICD-9-CM-3：86.66）

患者姓名：	性别：　年龄：　门诊号：	住院号：
住院日期：　　年　月　日	出院日期：　　年　月　日	标准住院日：≤12天

时间	住院第1天	住院第2~3天	住院第3~4天（手术日）
主要诊疗工作	□ 询问病史及体格检查 □ 完成病历书写 □ 开实验室检查单 □ 上级医师查房与术前评估 □ 初步确定手术方式和日期	□ 上级医师查房 □ 完成术前准备与术前评估 □ 活检（即入院前未行活检者） □ 根据体检、活检病理结果、影像学检查等，进行术前讨论，确定手术方案 □ 完成必要的相关科室会诊 □ 住院医师完成术前小结、上级医师查房记录等病历书写 □ 向患者及家属交代围术期注意事项，签署手术知情同意书 □ 签署自费用品协议书、输血同意书（必要时）	□ 手术 □ 术者完成手术记录 □ 住院医师完成术后病程 □ 上级医师查房 □ 向患者及家属交代病情及术后注意事项
重点医嘱	**长期医嘱：** □ 外科三/二级护理常规 □ 饮食：◎普通饮食◎糖尿病饮食◎其他 □ 患者既往基础用药 **临时医嘱：** □ 血尿便常规检查、血型、凝血功能、肝肾功能、感染性疾病筛查 □ X线胸片、心电图 □ 肺功能、超声心动图（视情况而定）必要时行曲面断层、CT、MRI检查	**长期医嘱：** □ 患者既往基础用药 **临时医嘱：** □ 牙齿洁治 **术前医嘱：** □ 拟明日◎局麻+监测◎局麻+强化◎全麻下行◎颊癌扩大切除术+颈淋巴清扫术+皮片植入术◎颊癌扩大切除术+颈淋巴结清扫术+颊脂垫修复术 □ 口腔清洁 □ 术前6小时禁食禁水 □ 术前30分肌注抗菌药物 □ 术前插胃管 □ 其他特殊医嘱	**长期医嘱：** □ 术后6小时流食 □ 保留胃管、禁食禁水1日 □ 间断胃肠减压 □ 保留颈部负压引流管 **临时医嘱：** □ 心电监护、吸氧 □ 补液 □ 青霉素类或其他类抗菌药物 □ 其他特殊医嘱
主要护理工作	□ 介绍病房环境、设施及设备 □ 入院护理评估 □ 执行入院后医嘱 □ 指导进行心电图、影像学检查等 □ 心理及生活护理	□ 晨起静脉取血 □ 留取尿标本 □ 留取便标本 □ 卫生知识及手术知识宣教 □ 口腔清洁及备皮 □ 胃肠道准备 □ 药敏试验 □ 心理及生活护理	□ 术晨更衣、遵医嘱插胃管、给药 □ 观察术后病情变化 □ 观察创口出血及引流情况 □ 保持各种管路通畅 □ 给予术后饮食指导 □ 指导并协助术后活动

时间	住院第 1 天	住院第 2~3 天	住院第 3~4 天（手术日）
病情 变异 记录	□无 □有，原因： 1. 2.	□无 □有，原因： 1. 2.	□无 □有，原因： 1. 2.
护士 签名			
医师 签名			

时间	住院第 4~7 天 （术后第 1~3 天）	住院第 7~10 天 （术后第 4~6 天）	住院第 10~12 天 （术后第 7~8 天，出院日）
主要诊疗工作	□ 上级医师查房，注意病情变化 □ 住院医师完成常规病历书写 □ 注意引流量和引流液性状 □ 注意观察体温、血压等 □ 更换颈部伤口敷料，观察伤口愈合情况 □ 根据需要复查血常规、电解质等	□ 上级医师查房 □ 住院医师完成常规病历书写 □ 更换颈部伤口敷料，观察伤口愈合情况 □ 根据引流情况决定是否拔除引流管 □ 根据患者进食情况调整补液量	□ 上级医师查房，进行手术及伤口评估，确定有无手术并发症和切口愈合不良情况，明确是否出院 □ 根据伤口愈合情况，逐步拆除缝线（◎外伤口 5~7 天，◎内伤口 7~10 天） □ 完成出院记录、病案首页、出院证明书等，向患者交代出院后的注意事项，如：返院复诊的时间、地点，发生紧急情况时的处理，是否需要配合术后放疗等
重点医嘱	长期医嘱： □ 一/二级护理 □ 保留胃管 □ 鼻饲流食 □ 雾化吸入 □ 口腔冲洗 □ 头孢类或其他类抗菌药物 临时医嘱： □ 镇痛 □ 换药 □ 补液（视情况而定）	长期医嘱： □ 二/三级护理 □ 保留胃管 □ 鼻饲流食 □ 口腔冲洗 □ 抗菌药物 临时医嘱： □ 换药 □ 拔除负压引流管（引流量<20ml/24h）	出院医嘱： □ 拆线 □ 拔除胃管 □ 出院（带药）
主要护理工作	□ 观察病情变化 □ 观察创口出血及引流情况 □ 保持管路通畅 □ 保持口腔清洁 □ 观察进食情况并给予指导 □ 心理与生活护理	□ 观察病情变化 □ 观察饮食情况并保持管路通畅 □ 保持口腔清洁 □ 心理与生活护理 □ 指导功能锻炼	□ 指导办理出院手续 □ 出院健康指导 □ 指导复查时间
病情变异记录	□ 无　□ 有，原因： 1. 2.	□ 无　□ 有，原因： 1. 2.	□ 无　□ 有，原因： 1. 2..
护士签名			
医师签名			

附：原表单（2016 年版）

颊癌临床路径表单

适用对象：第一诊断为颊癌（ICD-10：C06.002）

行颊癌扩大切除术（ICD-9-CM-3：27.99）+颈淋巴清扫术（ICD-9-CM-3：40.4）+颊脂垫修复术（ICD-9-CM-3：86.8）+植皮术（ICD-9-CM-3：86.66）

患者姓名：	性别：　　年龄：　　门诊号：	住院号：
住院日期：　　年　月　日	出院日期：　　年　月　日	标准住院日：≤12 天

时间	住院第 1 天	住院第 2~3 天	住院第 3~4 天（手术日）
主要诊疗工作	□ 询问病史及体格检查 □ 完成病历书写 □ 开实验室检查单 □ 上级医师查房与术前评估 □ 初步确定手术方式和日期	□ 上级医师查房 □ 完成术前准备与术前评估 □ 活检（即入院前未行活检者） □ 根据体检、活检病理结果、影像学检查等，进行术前讨论，确定手术方案 □ 完成必要的相关科室会诊 □ 住院医师完成术前小结、上级医师查房记录等病历书写 □ 向患者及家属交代围术期注意事项，签署手术知情同意书 □ 签署自费用品协议书、输血同意书（必要时）	□ 手术 □ 术者完成手术记录 □ 住院医师完成术后病程 □ 上级医师查房 □ 向患者及家属交代病情及术后注意事项
重点医嘱	**长期医嘱：** □ 外科三/二级护理常规 □ 饮食：◎普通饮食◎糖尿病饮食◎其他 □ 患者既往基础用药 **临时医嘱：** □ 血尿便常规检查、血型、凝血功能、肝肾功能、感染性疾病筛查 □ X 线胸片、心电图 □ 肺功能、超声心动图（视情况而定）必要时行曲面断层、CT、MRI 检查	**长期医嘱：** □ 患者既往基础用药 **临时医嘱：** □ 牙齿洁治 **术前医嘱：** □ 拟明日◎局麻+监测◎局麻+强化◎全麻下行◎颊癌扩大切除术+颈淋巴清扫术+皮片植入术◎颊癌扩大切除术+颈淋巴结清扫术+颊脂垫修复术 □ 口腔清洁 □ 术前 6 小时禁食禁水 □ 术前 30 分肌注抗菌药物 □ 术前插胃管 □ 其他特殊医嘱	**长期医嘱：** □ 术后 6 小时流食 □ 保留胃管、禁食禁水 1 天 □ 间断胃肠减压 □ 保留颈部负压引流管 **临时医嘱：** □ 心电监护、吸氧 □ 补液 □ 青霉素类或其他类抗菌药物 □ 其他特殊医嘱

续　表

时间	住院第 1 天	住院第 2~3 天	住院第 3~4 天（手术日）
主要护理工作	□ 介绍病房环境、设施及设备 □ 入院护理评估 □ 执行入院后医嘱 □ 指导进行心电图、影像学检查等 □ 心理及生活护理	□ 晨起静脉取血 □ 留取尿标本 □ 留取便标本 □ 卫生知识及手术知识宣教 □ 口腔清洁及备皮 □ 胃肠道准备 □ 药敏试验 □ 心理及生活护理	□ 术晨更衣、遵医嘱插胃管、给药 □ 观察术后病情变化 □ 观察创口出血及引流情况 □ 保持各种管路通畅 □ 给予术后饮食指导 □ 指导并协助术后活动
病情变异记录	□ 无　□ 有，原因： 1. 2.	□ 无　□ 有，原因： 1. 2.	□ 无　□ 有，原因： 1. 2.
护士签名			
医师签名			

时间	住院第 4~7 天 （术后第 1~3 天）	住院第 7~10 天 （术后第 4~6 天）	住院第 10~12 天 （术后第 7~8 天，出院日）
主要诊疗工作	□ 上级医师查房，注意病情变化 □ 住院医师完成常规病历书写 □ 注意引流量和引流液性状 □ 注意观察体温、血压等 □ 更换颈部伤口敷料，观察伤口愈合情况 □ 根据需要复查血常规、电解质等	□ 上级医师查房 □ 住院医师完成常规病历书写 □ 更换颈部伤口敷料，观察伤口愈合情况 □ 根据引流情况决定是否拔除引流管 □ 根据患者进食情况调整补液量	□ 上级医师查房，进行手术及伤口评估，确定有无手术并发症和切口愈合不良情况，明确是否出院 □ 根据伤口愈合情况，逐步拆除缝线（◎外伤口 5~7 天，◎内伤口 7~10 天） □ 完成出院记录、病案首页、出院证明书等，向患者交代出院后的注意事项，如：返院复诊的时间、地点，发生紧急情况时的处理，是否需要配合术后放疗等
重点医嘱	**长期医嘱：** □ 一/二级护理 □ 保留胃管 □ 鼻饲流食 □ 雾化吸入 □ 口腔冲洗 □ 头孢类或其他类抗菌药物 **临时医嘱：** □ 镇痛 □ 换药 □ 补液（视情况而定）	**长期医嘱：** □ 二/三级护理 □ 保留胃管 □ 鼻饲流食 □ 口腔冲洗 □ 抗菌药物 **临时医嘱：** □ 换药 □ 拔除负压引流管（引流量<20ml/24h）	**出院医嘱：** □ 拆线 □ 拔除胃管 □ 出院（带药）
主要护理工作	□ 观察病情变化 □ 观察创口出血及引流情况 □ 保持管路通畅 □ 保持口腔清洁 □ 观察进食情况并给予指导 □ 心理与生活护理	□ 观察病情变化 □ 观察饮食情况并保持管路通畅 □ 保持口腔清洁 □ 心理与生活护理 □ 指导功能锻炼	□ 指导办理出院手续 □ 出院健康指导 □ 指导复查时间
病情变异记录	□ 无 □ 有，原因： 1. 2.	□ 无 □ 有，原因： 1. 2.	□ 无 □ 有，原因： 1. 2..
护士签名			
医师签名			

第六章

颊癌（前臂皮瓣修复）临床路径释义

一、颊癌（前臂皮瓣修复）编码

1. 卫计委原编码：

疾病名称及编码：颊黏膜恶性肿瘤（ICD-10：C06.002）

手术操作名称及编码：颊癌扩大切除术（ICD-9-CM-3：27.99）

颈淋巴清扫术（ICD-9-CM-3：40.4）

上颌骨方块切除术（ICD-9-CM-3：76.39）

下颌骨方块切除术（ICD-9-CM-3：76.31）

前臂皮瓣修复术（ICD-9-CM-3：86.75）

2. 修改编码：

疾病名称及编码：颊鳞状细胞癌（ICD-10：C76.003 M8070/3）

手术操作名称及编码：口和面的其他手术（ICD-9-CM-3：27.9）

颈淋巴清扫术（ICD-9-CM-3：40.4）

上颌骨方块切除术（ICD-9-CM-3：76.39）

下颌骨方块切除术（ICD-9-CM-3：76.31）

口皮瓣移植术（ICD-9-CM-3：27.57）

二、临床路径检索方法

（C76.003+ M8070/3）伴 27.9+40.4+27.57+（76.39/76.31）

三、颊癌（前臂皮瓣修复）临床路径标准住院流程

（一）适用对象

第一诊断为颊癌（ICD-10：C06.002）。

行颊癌扩大切除术+颈淋巴清扫术+上/下颌骨方块切除术+前臂皮瓣修复术：

1. 颊癌扩大切除术（ICD-9-CM-3：27.99）。

2. 颈淋巴清扫术（ICD-9-CM-3：40.4）。

3. 上颌骨方块切除术（ICD-9-CM-3：76.39）。

4. 下颌骨方块切除术（ICD-9-CM-3：76.31）。

5. 前臂皮瓣修复术（ICD-9-CM-3：86.75）。

释义

■ 本路径适用于颊部原发鳞状细胞癌患者，TNM 分期为 T_{2-3}，N_0、N_1、N_{2a} 或 N_{2b}，M_0。

■ 本路径适用于颊部肿瘤切除后直径超过 4cm，同时伴有部分上/下颌骨缺损的病例，缺损需行游离前臂皮瓣修复术，同时行同侧颈淋巴清扫术。

■ 颈淋巴清扫术式应根据肿瘤部位、分化程度、临床分期、肿瘤生长方式和浸

润深度等进行选择。对于 cN_0 患者，根据原发灶情况，应行选择性颈淋巴清扫术，术式可选择肩胛舌骨上颈淋巴清扫术。对于 cN_{1-2} 的患者，应行治疗性颈淋巴清扫术，术式可以选择改良根治颈淋巴清扫术/根治性颈淋巴清扫术。

（二）诊断依据

根据《临床诊疗指南·口腔医学分册》（中华医学会编著，人民卫生出版社）。

1. 病史：局部常有慢性刺激因素（如锐利牙尖或残根）；也可有白斑等癌前病损；或无明显诱发因素，病变发展较快。
2. 体征：颊部局部溃疡或浸润块，也可外突呈菜花状，常有明显自发痛或触痛。
3. 实验室检查：活体组织检查病理明确为癌。

> **释义**
>
> ■ 颊癌好发于咬合平面相对的颊黏膜，以后颊部多见。肿瘤以外突型和溃疡型多见，侵犯颊肌后可出现张口受限，肿瘤也可以侵及皮下组织和皮肤，出现皮下浸润硬块甚至皮肤破溃。
> ■ 影像学检查包括 X 线片、CT 或 MRI，可以辅助确定肿瘤的解剖范围，包括原发灶的侵袭范围和颈部淋巴结转移情况。
> ■ 确诊主要根据活检病理学诊断。
> ■ 明确病理学诊断后，根据临床和影像学检查结果进行正确的治疗前分期对于是否选择进入临床路径和制订个体化治疗方案具有重要指导意义。

（三）治疗方案的选择

根据《临床技术操作规范·口腔医学分册》（中华医学会编著，人民军医出版社）。

选择行颊癌扩大切除术+颈淋巴清扫术+上/下颌骨方块切除术+前臂皮瓣修复术。其适应证为：

1. 颊部肿物经活组织病理检查明确诊断为鳞状细胞癌。
2. 颊癌扩大切除后软组织缺损直径超过 4cm。
3. 患者全身状况可耐受手术。
4. 患者无手术禁忌证。

> **释义**
>
> ■ 颊癌的治疗以手术治疗为主，术前根据肿瘤的范围和浸润深度确定手术方案。
> ■ 肿瘤累及磨牙后区和（或）翼下颌韧带区时，切除范围需包括下颌升支前分、上颌结节、咽侧前份及翼区受累组织。邻近龈颊沟者，需切除相邻的上/下颌牙槽突。肿瘤浸润侵犯皮下组织，甚至造成颊部皮肤破溃者，需扩大切除相应颊部皮肤，形成洞穿性缺损。
> ■ 肿瘤切除后缺损范围较大，选用血管化前臂皮瓣移植术进行修复，以避免术后张口受限。对于颊部洞穿性缺损的病例，可采用折叠前臂皮瓣方式进行修复。

■为保证移植皮瓣成活，需采用显微外科技术将前臂皮瓣的供血动脉和回流静脉与颈部的动、静脉进行血管吻合。

■手术操作时应严格遵守"无瘤"原则，保证原发灶四周及基底有足够的安全边界，术中快速病理报告切缘为阴性。

■颊癌切除时需注意腮腺导管的处理，如邻近肿瘤切除边缘应注意保护避免损伤，如需牺牲导管应将其残端结扎避免形成导管瘘。

■颊癌的颈淋巴结转移率较高，对于 T_2、T_3 的患者，即使 cN_0 的患者也应行选择性颈淋巴结清扫术，术式可采用肩胛舌骨上颈淋巴清扫术。

■术后病理证实颈部淋巴结 1 个以上转移或淋巴结转移并包膜外浸润的患者，应考虑行术后辅助放疗，以提高肿瘤局部控制率和生存率。

（四）标准住院日 ≤16 天

释义

■患者收治入院后，术前评估和准备需要 1~3 天，手术日为住院后 3~4 天，术后住院恢复需要 10~12 天，总住院时间应不超过 16 天。各医疗机构根据临床科室不同的运行情况在此时间范围内完成诊治均符合路径要求。包括确诊性质的部分检查（如活检术）和确定肿瘤解剖范围的影像学检查（如 X 线片、CT 或 MRI）应安排在入院前完成。需要术前诊疗的伴随疾病（如未控制的糖尿病、未控制的高血压或心脑血管疾病等）及调整的用药方案（如抗凝药）应安排在入院前完成。

（五）进入路径标准

1. 第一诊断符合 ICD-10：C06.002 颊癌疾病编码。
2. 患者同时具有其他疾病诊断，如在住院期间不需要特殊处理也不影响第一诊断的临床路径流程实施时，可以进入路径。
3. TNM 分类：原发灶 T_2 或 T_3，淋巴结 N_0、N_1、N_{2a} 或 N_{2b}，远处转移 M_0。

释义

■进入路径前，必须完成活检术和病理诊断，病理类型为鳞状细胞癌，分化程度不限。

■通过临床和影像学检查初步判定：肿瘤 TNM 分期为 $T_{2~3}$，N_0、N_1、N_{2a} 或 N_{2b}，M_0，切除后缺损直径大于 4cm，且合并有部分上/下颌骨缺损，需要行游离前臂皮瓣移植修复术的患者可以进入本路径。

■入院检查发现其他疾病或存在伴随疾病时，如该疾病必须于术前治疗或调整，否则会增加手术风险，增加并发症出现概率，延长术前准备时间及住院时间，影响患者预后，则不宜进入路径，如三级高血压、严重的未控制的糖尿病、心肺功能不全、肝肾功能不全、严重感染和严重出血倾向等。

（六）术前准备（术前评估）1~3 天

1. 术前必须检查的项目：

（1）血常规、尿常规、大便常规、血型。

（2）凝血功能。

（3）肝肾功能。

（4）感染性疾病筛查（乙型肝炎、丙型肝炎、艾滋病、梅毒等）。

（5）X 线胸片、心电图。

（6）曲面断层片。

2. 根据病情可选择：

（1）超声心动图和肺功能检查（老年人或既往有相关病史者）。

（2）必要时行 CT、MRI 检查。

> 释义
>
> ■ 必须进行的检查，不仅是为了术前明确诊断，同时也是明确手术指征、排除手术禁忌证的关键，术前必须完成，不可或缺。为缩短患者住院时间，某些耗时较长的检查项目也可以在患者入院前完成。术前临床主管医师需及时收集并认真分析检查结果，对疑难者或指标明显异常者必要时可复查明确，且应采取相应处置措施直至指标符合手术要求。
>
> ■ 曲面断层片、CT 或 MRI 对判断肿瘤是否侵犯颌骨、术前评估肿瘤临床分期和制订手术方案不可或缺。
>
> ■ 对于老年患者，或常规心电图异常，或既往存在心脏疾病的患者可行超声心动图检查；对长期吸烟者，或既往存在肺部疾病的患者应行肺功能检查。
>
> ■ X 线胸片检查出可以筛查心肺和胸部疾病外，还可除外肺转移可能；如胸片可疑肺部转移患者，必要时可行肺部 CT 检查。

（七）预防性抗菌药物选择与使用时机

1. 按照《抗菌药物临床应用指导原则（2015 年版）》（国卫办医发〔2015〕43 号）执行。

2. 青霉素类或其他类抗菌药物，预防性用药时间为术前 30 分钟。

> 释义
>
> ■ 颊癌手术切口为 Ⅱ 类切口，术后有发生感染的风险，按照规定于围术期可预防性使用抗菌药物治疗。
>
> ■ 首选的预防药物为二代头孢类抗菌药物，同时联合抗厌氧菌药物。
>
> ■ 首剂给药时机应在手术前 0.5~1 个小时，静脉给药。

（八）手术日为入院第 3~4 天

1. 麻醉方式：全麻。

2. 术中用药：麻醉常规用药、术后镇痛泵的应用。

3. 输血：视术中情况而定。

4. 术中冷冻切片加术后常规石蜡切片送病理。

> **释义**
>
> ■ 本路径手术创伤较大，手术时间长，必须在全身麻醉下进行。
> ■ 术中用药主要为麻醉药品，也包括静脉给予的抗菌药物；术中尽量避免给予止血药物，根据情况可以给予抗凝药物，以预防血管吻合处血栓形成；根据患者意愿，术后可安装镇痛装置。
> ■ 为明确肿瘤切除范围（切缘）或怀疑有淋巴结转移等需术中获得病理证据时，应进行术中冷冻病理检查，以指导手术方式和切除范围。

（九）术后住院恢复 10~12 天

1. 术后根据当时患者情况复查相关检查项目。
2. 术后使用头孢类或其他类抗菌药物，用药时间 5~7 天。

> **释义**
>
> ■ 颊癌前臂皮瓣修复患者术后进食、进水均受影响较大，需注意营养补充及均衡，需行鼻饲，并注意出入量。
> ■ 术后应注意口腔清洁，适当减少口腔运动（说话、进食等），以利于伤口愈合。
> ■ 术后继续预防性应用抗菌药物治疗，首选二代头孢类抗菌药物，联合应用抗厌氧菌药物，根据病情需要决定抗菌药物使用时间。
> ■ 为保护吻合血管通畅，预防血栓形成，术后可给予抗凝药物（如低分子右旋糖酐、低分子肝素等）；术后 3 天内患者需进行头部制动，避免压迫吻合血管，术后 3 周内避免向吻合血管处侧卧。
> ■ 术后应严密观察移植前臂皮瓣的颜色、质地、皮温等状态，如判断可能出现吻合血管危象时应及时手术探查，必要时需重新进行血管吻合。
> ■ 术后注意保持颈部负压引流通畅，并注意观察引流液情况（引流量、引流液性质等），24 小时引流量≤20ml 时可考虑撤除负压引流装置。
> ■ 术后应根据患者的恢复情况按时复查相关检查项目，包括血常规、肝肾功能、电解质、血糖等，及时掌握患者的状态并完成相应处置。
> ■ 颈部及口外皮肤缝线应在术后 7~10 天分次拆除；采用皮片移植修复缺损的患者，通常需要采用反包扎固定皮片，术后 2 周拆除反包扎缝线。上臂取皮区如果张力过大，可延迟至术后 3~4 周拆线。
> ■ 及时收集病理报告，根据结果评估临床分期，判断预后和指导后续治疗。

（十）出院标准

1. 患者一般情况良好，伤口愈合好，引流管拔除，伤口无感染，无皮下积液（或门诊可处理的少量积液），无组织坏死。
2. 移植皮瓣成活，愈合良好。
3. 没有需要住院处理的并发症和（或）合并症。

　释义

■ 伤口基本愈合，无感染等情况下，如患者同意且条件允许，可出院后拆线。
■ 移植皮瓣颜色、质地均正常，无血管危象发生。
■ 如出现术后感染等需要继续留院治疗的情况，超出了路径所规定的时间，应先处理并发症，符合出院条件后再准许患者出院。
■ 术后病理报告转移淋巴结 1 个以上或转移淋巴结并包膜外浸润存在，建议患者术后进行辅助性放疗。
■ 出院证明材料中，应包括肿瘤分期、详细病理诊断、手术时间及方式、进一步治疗建议和定期复查等内容。

（十一）变异及原因分析

1. 有影响手术的全身疾病或合并症，需要进行相关诊断和治疗。
2. 必要时需要进行 CT、MRI 等检查以明确肿瘤范围。
3. 肿物位于后颊部，因皮瓣移植术后肿胀可能阻碍呼吸，需行预防性气管切开。
4. 移植皮瓣术后发生血管危象，需再次手术探查；皮瓣不能成活，口内伤口需长期换药，二期愈合。

　释义

■ 围术期伴随疾病，住院期间必须给予治疗或调整改善，否则增加手术风险或并发症发生率，影响恢复，如未控制的高血压、未控制的糖尿病、呼吸道感染、心脑血管疾病、营养不良、严重贫血等，造成延长术前准备时间及住院时间，应视为变异情况。
■ 入院检查或术后病理证实 TNM 分期为 T_4 和（或）N_{2c}、N_3 和（或）M_1 的晚期患者，手术方案和术后治疗更为复杂和多变时，应视为变异情况。
■ 肿瘤向下越过下颌龈颊沟，需行下颌骨区段截骨者，均应视为变异情况。
■ 肿瘤向后侵犯磨牙后区、翼下颌韧带、咽旁等解剖区域，肿瘤扩大切除并行前臂皮瓣移植修复后，术后局部软组织及移植皮瓣可能发生组织肿胀，造成上呼吸道阻塞影响呼吸，需行预防性气管切开的患者，术后护理和治疗更为复杂，术后恢复时间及住院时间均会相应延长，应视为变异情况。
■ 术后移植的前臂皮瓣出现血管危象，需行手术探查并重新行血管吻合的患者，皮瓣观察时间需顺延；如血管栓塞严重不能再通，皮瓣不能成活，需要改用其他方式修复缺损，或口内伤口需长期换药，二期愈合。以上情况患者术后恢复时间及住院时间均会相应延长，应视为变异情况。
■ 术后出现并发症，包括感染、出血、前臂移植皮片不能成活、伤口延迟愈合等情况，部分并发症需要进行再次手术治疗，部分并发症需要经过相应的非手术治疗，造成住院时间延长，应视为变异情况。
■ 患者或家属于术前准备期间因自身原因提出放弃手术或终止治疗出院，患者或家属术后恢复期间在尚未达到出院标准时间因自身原因提出终止治疗，自动出院，应视为变异情况。

四、推荐表单

颊癌（前臂皮瓣修复）临床路径医师表单

适用对象：第一诊断为颊癌（ICD-10：C06.002）

行颊癌扩大切除术（ICD-9-CM-3：27.99）+颈淋巴清扫术（ICD-9-CM-3：40.4）+上颌骨方块切除术（ICD-9-CM-3：76.39）+下颌骨方块切除术（ICD-9-CM-3：76.31）+前臂皮瓣修复术（ICD-9-CM-3：86.75）

患者姓名：	性别：　年龄：　门诊号：	住院号：
住院日期：　　年　月　日	出院日期：　　年　月　日	标准住院日：≤16 天

时间	住院第 1 天	住院第 2~3 天	住院第 3~4 天（手术日）
主要诊疗工作	□ 询问病史及体格检查 □ 完成病历书写 □ 开实验室检查单 □ 上级医师查房与术前评估 □ 初步确定手术方式和日期	□ 上级医师查房 □ 完成术前准备与术前评估 □ 活检（即入院前未行活检者） □ 根据体检、活检病理结果、影像学检查等，进行术前讨论，确定手术方案 □ 完成必要的相关科室会诊 □ 住院医师完成术前小结、上级医师查房记录等病历书写 □ 向患者及家属交代围术期注意事项，签署手术知情同意书 □ 签署自费用品协议书、输血同意书（必要时）	□ 手术 □ 术者完成手术记录 □ 住院医师完成术后病程 □ 上级医师查房 □ 向患者及家属交代病情及术后注意事项
重点医嘱	**长期医嘱：** □ 外科三/二级护理常规 □ 饮食：◎普通饮食◎糖尿病饮食◎其他 □ 患者既往基础用药 **临时医嘱：** □ 血尿便常规检查、血型、凝血功能、肝肾功能、感染性疾病筛查 □ X 线胸片、心电图 □ 曲面断层片 □ 肺功能、超声心动图（视情况而定）必要时行 CT、MRI 检查	**长期医嘱：** □ 患者既往基础用药 **临时医嘱：** □ 牙齿洁治 **术前医嘱：** □ 拟明日全麻下行颊癌扩大切除术+颈淋巴清扫术+上/下颌骨方块切除术+前臂皮瓣修复术 □ 口腔清洁 □ 术前 6 小时禁食禁水 □ 术前 30 分钟肌注抗菌药物 □ 术前插胃管 □ 术中插尿管 □ 其他特殊医嘱	**长期医嘱：** □ 术后 6 小时流食 □ 保留胃管、禁食禁水 1 日 □ 间断胃肠减压 □ 保留尿管 □ 头部制动 □ 观察皮瓣 30 分钟 1 次 □ 保留颈部负压引流管 **临时医嘱：** □ 心电监护、吸氧 □ 补液 □ 头孢类或其他类抗菌药物 □ 抗凝药物 □ 明晨复查血常规及电解质 □ 其他特殊医嘱

续　表

时间	住院第1天	住院第2~3天	住院第3~4天（手术日）
主要护理工作	□ 介绍病房环境、设施及设备 □ 入院护理评估 □ 执行入院后医嘱 □ 指导进行心电图、影像学检查等 □ 心理及生活护理	□ 晨起静脉取血 □ 留取尿标本 □ 留取便标本 □ 卫生知识及手术知识宣教 □ 口腔清洁及备皮 □ 胃肠道准备 □ 药敏试验 □ 心理及生活护理	□ 术晨更衣、遵医嘱插胃管、给药 □ 观察病情及皮瓣变化 □ 观察创口出血及引流情况 □ 保持各种管路通畅 □ 给予术后饮食指导 □ 指导并协助术后活动 □ 心理及生活护理
病情变异记录	□ 无　□ 有，原因： 1. 2.	□ 无　□ 有，原因： 1. 2.	□ 无　□ 有，原因： 1. 2.
护士签名			
医师签名			

时间	住院第 4~7 天 （术后第 1~3 天）	住院第 7~9 天 （术后第 4~5 天）	住院第 9~11 天 （术后第 6~7 天）
主要诊疗工作	□ 上级医师查房，注意病情变化 □ 住院医师完成常规病历书写 □ 注意引流量和引流液性状 □ 注意观察体温、血压等 □ 更换颈部伤口敷料，观察伤口愈合情况 □ 根据需要复查血常规、电解质等 □ 观察移植皮瓣情况	□ 上级医师查房 □ 住院医师完成常规病历书写 □ 更换颈部伤口敷料，观察伤口愈合情况 □ 根据引流情况决定是否拔除引流管或引流条 □ 根据患者进食情况调整补液量 □ 观察移植皮瓣情况	□ 上级医师查房，进行手术及伤口评估，确定有无手术并发症和切口愈合不良情况 □ 住院医师完成常规病历书写 □ 根据伤口愈合情况，逐步拆除颈部缝线 □ 撤除颈部负压引流管/引流条
重点医嘱	**长期医嘱：** □ 一级护理 □ 鼻饲流食 □ 雾化吸入 □ 口腔冲洗 □ 头部制动 □ 保留尿管 □ 观察皮瓣 1 小时 1 次 □ 补液 □ 头孢类或其他类抗菌药物 □ 抗凝药物 □ 胃黏膜保护剂 □ 激素 **临时医嘱：** □ 镇痛 □ 补充电解质	**长期医嘱：** □ 一/二级护理 □ 鼻饲流食 □ 口腔冲洗 □ 观察皮瓣 2 小时 1 次 □ 抗菌药物 □ 抗凝药物 □ 胃黏膜保护剂 □ 激素 **临时医嘱：** □ 换药 □ 复查血常规和电解质 □ 拔除尿管 □ 拔除负压引流管（引流量<20ml/24h）	**长期医嘱：** □ 二级护理 □ 鼻饲流食 □ 口腔冲洗 □ 抗菌药物（根据病情决定是否继续应用） □ 胃黏膜保护剂 **临时医嘱：** □ 换药 □ 拆线 □ 复查血常规和电解质 □ 拔除负压引流管（引流量<30ml/24h） □ 撤除引流条
主要护理工作	□ 观察病情变化 □ 观察创口出血及引流情况 □ 观察移植皮瓣情况 □ 保持口腔清洁 □ 保持管路通畅 □ 观察进食情况并给予指导 □ 预防压疮护理 □ 心理与生活护理	□ 观察病情变化及饮食情况 □ 观察移植皮瓣情况 □ 预防压疮护理 □ 观察进食情况及保持管路通畅 □ 心理与生活护理 □ 指导功能锻炼	□ 保持口腔清洁 □ 观察进食情况及保持管路通畅 □ 心理及生活护理 □ 指导功能锻炼
病情变异记录	□ 无 □ 有，原因： 1. 2.	□ 无 □ 有，原因： 1. 2.	□ 无 □ 有，原因： 1. 2. .
护士签名			
医师签名			

时间	住院第 11~12 天 （术后第 8~9 天）	住院第 12~14 天 （术后第 10~12 天，出院日）
主要诊疗工作	□ 上级医师查房，注意病情变化 □ 住院医师完成常规病历书写 □ 观察伤口愈合情况	□ 上级医师查房，进行手术及伤口评估，确定有无手术并发症和切口愈合不良情况，明确是否出院 □ 打开前臂植皮区敷料，观察移植皮片愈合情况 □ 根据伤口愈合情况，逐步拆除缝线（口外伤口 5~7 天，口内伤口 7~10 天） □ 完成出院记录、病案首页、出院证明书等，向患者交代出院后的注意事项，如：返院复诊的时间、地点，发生紧急情况时的处理，是否需要配合术后放疗等
重点医嘱	长期医嘱： □ 二/三级护理 □ ◎流食◎鼻饲流食 □ 临时医嘱： □ 换药 □ 拆线	出院医嘱： □ 换药 □ 拆线 □ 出院（带药）
主要护理工作	□ 保持口腔清洁 □ 观察进食情况及保持管路通畅 □ 心理及生活护理 □ 指导功能锻炼	□ 办理出院病历 □ 出院健康教育 □ 指导复诊时间
病情变异记录	□ 无　□ 有，原因： 1. 2.	□ 无　□ 有，原因： 1. 2. .
护士签名		
医师签名		

附：原表单（2016 年版）

颊癌（前臂皮瓣修复）临床路径表单

适用对象：第一诊断为颊癌（ICD-10：C06.002）

行颊癌扩大切除术（ICD-9-CM-3：27.99）+颈淋巴清扫术（ICD-9-CM-3：40.4）+
上颌骨方块切除术（ICD-9-CM-3：76.39）+下颌骨方块切除术（ICD-9-CM-3：
76.31）+前臂皮瓣修复术（ICD-9-CM-3：86.75）

患者姓名：	性别： 年龄： 门诊号：	住院号：
住院日期： 年 月 日	出院日期： 年 月 日	标准住院日：≤16 天

时间	住院第 1 天	住院第 2~3 天	住院第 3~4 天（手术日）
主要诊疗工作	□ 询问病史及体格检查 □ 完成病历书写 □ 开实验室检查单 □ 上级医师查房与术前评估 □ 初步确定手术方式和日期	□ 上级医师查房 □ 完成术前准备与术前评估 □ 活检（即入院前未行活检者） □ 根据体检、活检病理结果、影像学检查等，进行术前讨论，确定手术方案 □ 完成必要的相关科室会诊 □ 住院医师完成术前小结、上级医师查房记录等病历书写 □ 向患者及家属交代围术期注意事项，签署手术知情同意书 □ 签署自费用品协议书、输血同意书（必要时）	□ 手术 □ 术者完成手术记录 □ 住院医师完成术后病程 □ 上级医师查房 □ 向患者及家属交代病情及术后注意事项
重点医嘱	**长期医嘱：** □ 外科三/二级护理常规 □ 饮食：◎普通饮食◎糖尿病饮食◎其他 □ 患者既往基础用药 **临时医嘱：** □ 血尿便常规检查、血型、凝血功能、肝肾功能、感染性疾病筛查 □ X 线胸片、心电图 □ 曲面断层片 □ 肺功能、超声心动图（视情况而定）必要时行 CT、MRI 检查	**长期医嘱：** □ 患者既往基础用药 **临时医嘱：** □ 牙齿洁治 **术前医嘱：** □ 拟明日全麻下行颊癌扩大切除术+颈淋巴清扫术+上/下颌骨方块切除术+前臂皮瓣修复术 □ 口腔清洁 □ 术前 6 小时禁食禁水 □ 术前 30 分钟肌注抗菌药物 □ 术前插胃管 □ 术中插尿管 □ 其他特殊医嘱	**长期医嘱：** □ 术后 6 小时流食 □ 保留胃管、禁食禁水 1 日 □ 间断胃肠减压 □ 保留尿管 □ 头部制动 □ 观察皮瓣 30 分钟 1 次 □ 保留颈部负压引流管 **临时医嘱：** □ 心电监护、吸氧 □ 补液 □ 头孢类或其他类抗菌药物 □ 抗凝药物 □ 明晨复查血常规及电解质 □ 其他特殊医嘱

续　表

时间	住院第1天	住院第2~3天	住院第3~4天（手术日）
主要护理工作	□ 介绍病房环境、设施及设备 □ 入院护理评估 □ 执行入院后医嘱 □ 指导进行心电图、影像学检查等 □ 心理及生活护理	□ 晨起静脉取血 □ 留取尿标本 □ 留取便标本 □ 卫生知识及手术知识宣教 □ 口腔清洁及备皮 □ 胃肠道准备 □ 药敏试验 □ 心理及生活护理	□ 术晨更衣、遵医嘱插胃管、给药 □ 观察病情及皮瓣变化 □ 观察创口出血及引流情况 □ 保持各种管路通畅 □ 给予术后饮食指导 □ 指导并协助术后活动 □ 心理及生活护理
病情变异记录	□ 无　□ 有，原因： 1. 2.	□ 无　□ 有，原因： 1. 2.	□ 无　□ 有，原因： 1. 2.
护士签名			
医师签名			

时间	住院第4~7天 （术后第1~3天）	住院第7~9天 （术后第4~5天）	住院第9~11天 （术后第6~7天）
主要诊疗工作	□ 上级医师查房，注意病情变化 □ 住院医师完成常规病历书写 □ 注意引流量和引流液性状 □ 注意观察体温、血压等 □ 更换颈部伤口敷料，观察伤口愈合情况 □ 根据需要复查血常规、电解质等 □ 观察移植皮瓣情况	□ 上级医师查房 □ 住院医师完成常规病历书写 □ 更换颈部伤口敷料，观察伤口愈合情况 □ 根据引流情况决定是否拔除引流管或引流条 □ 根据患者进食情况调整补液量 □ 观察移植皮瓣情况	□ 上级医师查房，进行手术及伤口评估，确定有无手术并发症和切口愈合不良情况 □ 住院医师完成常规病历书写 □ 根据伤口愈合情况，逐步拆除颈部缝线 □ 撤除颈部负压引流管/引流条
重点医嘱	长期医嘱： □ 一级护理 □ 鼻饲流食 □ 雾化吸入 □ 口腔冲洗 □ 头部制动 □ 保留尿管 □ 观察皮瓣1小时1次 □ 补液 □ 头孢类或其他类抗菌药物 □ 抗凝药物 □ 胃黏膜保护剂 □ 激素 临时医嘱： □ 镇痛 □ 补充电解质	长期医嘱： □ 一/二级护理 □ 鼻饲流食 □ 口腔冲洗 □ 观察皮瓣2小时1次 □ 抗菌药物 □ 抗凝药物 □ 胃黏膜保护剂 □ 激素 临时医嘱： □ 换药 □ 复查血常规和电解质 □ 拔除尿管 □ 拔除负压引流管（引流量<30ml/24h）	长期医嘱： □ 二级护理 □ 鼻饲流食 □ 口腔冲洗 □ 抗菌药物（根据病情决定是否继续应用） □ 胃黏膜保护剂 临时医嘱： □ 换药 □ 拆线 □ 复查血常规和电解质 □ 拔除负压引流管（引流量<30ml/24h） □ 撤除引流条
主要护理工作	□ 观察病情变化 □ 观察创口出血及引流情况 □ 观察移植皮瓣情况 □ 保持口腔清洁 □ 保持管路通畅 □ 观察进食情况并给予指导 □ 预防压疮护理 □ 心理与生活护理	□ 观察病情变化及饮食情况 □ 观察移植皮瓣情况 □ 预防压疮护理 □ 观察进食情况及保持管路通畅 □ 心理与生活护理 □ 指导功能锻炼	□ 保持口腔清洁 □ 观察进食情况及保持管路通畅 □ 心理及生活护理 □ 指导功能锻炼
病情变异记录	□ 无 □ 有，原因： 1. 2.	□ 无 □ 有，原因： 1. 2.	□ 无 □ 有，原因： 1. 2. .
护士签名			
医师签名			

时间	住院第 11~12 天 （术后第 8~9 天）	住院第 12~14 天 （术后第 10~12 天，出院日）
主要诊疗工作	□ 上级医师查房，注意病情变化 □ 住院医师完成常规病历书写 □ 观察伤口愈合情况	□ 上级医师查房，进行手术及伤口评估，确定有无手术并发症和切口愈合不良情况，明确是否出院 □ 打开前臂植皮区敷料，观察移植皮片愈合情况 □ 根据伤口愈合情况，逐步拆除缝线（◎外伤口 5~7 天，◎内伤口 7~10 天） □ 完成出院记录、病案首页、出院证明书等，向患者交代出院后的注意事项，如：返院复诊的时间、地点，发生紧急情况时的处理，是否需要配合术后放疗等
重点医嘱	长期医嘱： □ 二/三级护理 □ ◎流食◎鼻饲流食 临时医嘱： □ 换药 □ 拆线	出院医嘱： □ 换药 □ 拆线 □ 出院（带药）
主要护理工作	□ 保持口腔清洁 □ 观察进食情况及保持管路通畅 □ 心理及生活护理 □ 指导功能锻炼	□ 办理出院病历 □ 出院健康教育 □ 指导复诊时间
病情变异记录	□ 无 □ 有，原因： 1. 2.	□ 无 □ 有，原因： 1. 2. .
护士签名		
医师签名		

第七章

腮腺多形性腺瘤临床路径释义

一、腮腺多形腺瘤编码

1. 卫计委原编码：

疾病名称及编码：腮腺多形性腺瘤 ICD-10：D11.001，M8940/0

手术操作名称及编码：腮腺肿物及浅叶切除+面神经解剖术（或部分腮腺切除术）

　　　　　　　　　　腮腺肿物及浅叶切除术（ICD-9-CM-3：26.29）

　　　　　　　　　　面神经解剖术（ICD-9-CM-3：04.07）

　　　　　　　　　　部分腮腺切除术（ICD-9-CM-3：26.31）

2. 修订编码：

疾病名称及编码：腮腺多形性腺瘤 ICD-10：D11.0，M8940/0

手术操作名称及编码：腮腺肿物及浅叶切除术（ICD-9-CM-3：26.2901）

　　　　　　　　　　面神经解剖术（ICD-9-CM-3：04.0401）

　　　　　　　　　　部分腮腺切除术（ICD-9-CM-3：26.3101）

二、临床路径检索方法

D11.0M8940/0 伴（26.2901+04.0401/26.3101+04.0401）

三、腮腺多形腺瘤临床路径标准住院流程

（一）适用对象

第一诊断为腮腺多形性腺瘤（ICD-10：D11.001，M8940/0）。

行腮腺肿物及浅叶切除+面神经解剖术（或部分腮腺切除术）。

1. 腮腺肿物及浅叶切除术（ICD-9-CM-3：26.29）。

2. 面神经解剖术（ICD-9-CM-3：04.07）。

3. 部分腮腺切除术（ICD-9-CM-3：26.31）。

> **释义**
>
> ■ 唾液腺肿瘤中，腮腺肿瘤的发生率最高（约占80%），而腮腺肿瘤中80%以上发生于腮腺浅叶，约85%为良性肿瘤。
>
> ■ 腮腺良性肿瘤中以多形性腺瘤最多见。多形性腺瘤，又名混合瘤，女性患者多于男性。
>
> ■ 本临床路径适用对象为位于腮腺浅叶或腮腺下极、后上极，且体积不是很大（直径≤8cm）的腮腺多形性腺瘤。

（二）诊断依据

根据《临床诊疗指南·口腔医学分册》（中华医学会编著，人民卫生出版社，2005）。

1. 腮腺区无痛性肿块，生长缓慢，无明显自觉症状。

2. 肿块质地中等，呈球状或分叶状，周界清楚，与周围组织无粘连，无面神经功能障碍。

3. B 超或 CT 显示腮腺内占位病变。

> **释义**
>
> ■腮腺良性肿瘤有其共同的临床特点，如肿块生长缓慢、活动、表面光滑或呈结节状，即使肿瘤较大，也无面瘫出现，患者多无明显症状。通过详细询问病史和临床检查，一般可初步判断肿瘤的性质。MRI 可显示肿瘤与重要血管间的关系，可酌情选用。
>
> ■影像学检查有助于术前诊断。通过 B 超检查可以判断有无占位性病变和病变大小，并可初步判断肿物性质；通过 CT 检查可明确肿瘤部位及其与周围组织（包括深部大血管）的关系，对于腮腺深叶肿瘤和范围广泛的肿瘤尤为适用。
>
> ■腮腺肿瘤无论良恶性，均禁忌活检，以避免发生肿瘤细胞种植。有条件可进行细针吸活检，辅助确诊。

（三）治疗方案的选择

根据《临床诊疗指南·口腔医学分册》（中华医学会编著，人民卫生出版社，2005），选择腮腺肿物及浅叶切除术+面神经解剖术或包括腮腺肿瘤及瘤周正常腮腺切除的部分腮腺切除术，其适应证为：

1. 腮腺浅叶多形性腺瘤。

2. 患者全身状况可耐受手术。

3. 患者无明显手术禁忌证。

> **释义**
>
> ■腮腺肿瘤的治疗以手术切除为主。手术原则是从肿瘤包膜外正常组织进行，同时切除瘤周部分腺体或整个腺体，不能作单纯沿包膜剥离的肿瘤摘除（即剜除术）。
>
> ■本治疗方案适用于位于腮腺浅叶及腮腺下极（或后下极）的良性肿瘤。对位于腮腺浅叶的肿瘤，行面神经解剖及连同肿瘤在内的腮腺浅叶切除；对位于腮腺下极或后下极的肿瘤，可行包括肿瘤及其周围 0.5cm 以上正常腮腺切除的部分腮腺切除术。

（四）标准住院日 7~10 天

> **释义**
>
> ■患者术前准备需要 1~2 天，一般在住院后第 2~3 天完成手术，术后恢复需要 5~6 天，总住院时间应不超过 10 天。

（五）进入路径标准

1. 第一诊断符合 ICD-10：D11. 001，M8940/0 腮腺多形腺瘤疾病编码。

2. 患者同时具有其他疾病诊断，如在住院期间不需要特殊处理，也不影响第一诊断的临床路径流程实施时，可以进入临床路径。

> **释义**
>
> ■ 当临床诊断为腮腺多形性腺瘤、位于腮腺浅叶或下（后下）极、直径不超过 8cm，即可进入路径。
>
> ■ 患者如果合并高血压、糖尿病、心脑血管疾病、血液病等其他慢性疾病，术前虽需对症治疗，但并不影响麻醉和手术，也不影响术前准备的时间时，可进入本路径；如果需要经治疗稳定后才能手术，则应先进入其他相应内科疾病的诊疗路径。

（六）术前准备（术前评估）2 天

1. 必须检查的项目：
（1）血常规、尿常规、便常规、血型。
（2）凝血功能。
（3）血生化。
（4）感染性疾病筛查（乙型肝炎、丙型肝炎、艾滋病、梅毒等）。
（5）B 超。
2. 根据患者病情可选择：怀疑位于腮腺深叶者可做 CT（必要时作增强 CT 或 MRI 检查）。

> **释义**
>
> ■ 术前必查项目是确保手术治疗安全、有效开展的基础，在术前必须完成，但为缩短患者住院等待时间，检查项目可以在患者入院前在门诊完成。相关人员应认真分析检查结果，以便及时发现异常情况并采取对应处置。
>
> ■ 高龄患者、有全身重大疾病史或可疑有心肺功能异常患者，应在门诊相关科室检查，除外手术禁忌。
>
> ■ CT 检查可确定肿瘤的部位及其与周围组织之间的关系，尤其是增强 CT 可清楚地显示肿瘤与颈内动脉之间的关系。MRI 则无需增强即可显示肿瘤与重要血管间的关系，可酌情选用。
>
> ■ 可考虑检查血压和心电图及 X 线胸片。60 岁以上高龄患者应增加肺功能及超声心动图等检查。

（七）预防性抗菌药物选择与使用时机

1. 抗菌药物：按照《抗菌药物临床应用指导原则》（卫医发〔2004〕285 号）执行。
2. 抗菌药物选用青霉素类或其他类抗菌药物，预防性用药时间为术前 30 分钟。

> **释义**
>
> ■ 腮腺手术切口属Ⅱ类切口，按照Ⅰ类切口管理，如遇特殊情况，酌情处理。一般术前、术后不应预防性应用抗菌药物。对手术时间长或合并糖尿病等情况者，应控制抗菌药物使用时间在 48 小时内。

> ■ 由于颌面部血管丰富，组织抗感染能力较强，一般选择使用第一代头孢菌素等抗菌药物即可。如有过敏，也可相应选择其他种类抗菌药物。

（八）手术日为入院第3天

1. 麻醉方式：全麻或局麻。
2. 手术内固定物：无。
3. 术中用药：除麻醉用药外无特殊用药。

释义

> ■ 腮腺浅叶切除术或腮腺部分切除术手术时间相对较短，局部麻醉或全身麻醉均可酌情选用。

（九）术后住院恢复2~7天

术后用药：选用青霉素类或其他抗菌药物，用药时间1~3天。

释义

> ■ 术后1~2天更换敷料，酌情撤除引流条；如采用负压引流，可于术后2~3天、24小时引流量≤30ml时撤除。

（十）出院标准

1. 生命体征平稳。
2. 手术切口无红、肿、热、痛等炎症表现，无新鲜渗血。
3. 伤口无明显唾液渗漏等需要住院治疗的并发症。

释义

> ■ 如果术中对腮腺断端的处理不完善或术后引流不充分，则局部可能会出现唾液积聚，患者出院前应注意检查，一旦发现问题，应及时处理。
>
> ■ 患者一般情况好，伤口局部无炎症、无感染、无积液的情况下，可以出院。

（十一）变异及原因分析

1. 位于腮腺深叶的肿瘤不进入该路径。
2. 如肿瘤生长时间长，特别巨大（直径>8cm），有生长迅速、疼痛或出现面瘫症状等恶变倾向时不进入该临床路径。
3. 复发性腮腺多形性腺瘤的手术方式根据具体情况酌定。

释义

■ 肿瘤位于腮腺深叶、体积巨大（直径>8cm）或怀疑恶变时，均不进入该路径。

■ 患者入院后发现有影响麻醉或手术的全身疾病，或术前检查发现手术禁忌证，属严重变异，应及时终止路径。

■ 术后患者恢复欠佳，出现创口感染、积液等并发症，可能需要增加药物治疗，延长住院时间，应属微小变异，临床路径可以继续进行。

■ 复发性腮腺良性肿瘤可能会增加手术的难度和复杂性，一般不应纳入本临床路径。

四、推荐表单

（一）医师表单

腮腺多形性腺瘤临床路径医师表单

适用对象：第一诊断为腮腺多形性腺瘤（ICD-10：D11.001，M8940/0）

行腮腺肿物及浅叶切除+面神经解剖术（或部分腮腺切除术）（ICD-9-CM-3：26.29 或 26.31 和 04.07）

患者姓名：		性别：	年龄：	门诊号：	住院号：
住院日期：	年 月 日	出院日期：	年 月 日		标准住院日：7 天

时间	住院第 1 天	住院第 2 天
主要诊疗工作	□ 询问病史、体格检查 □ 完成入院病历和首次病程记录 □ B 超或 CT □ X 线胸片 □ 心电图 □ 交代住院注意事项 □ 肺功能检查及超声心动图（60 岁以上高龄患者）	□ 上级医师查房，明确手术方案 □ 血、尿、便常规，血生化 □ 完成术前准备 □ 完成术前小结 □ 术前谈话，签署手术同意书、麻醉同意书、自费项目同意书 □ 向患者及家属交代围术期注意事项后下手术医嘱 □ 全身麻醉手术前胃肠道准备
重点医嘱	**长期医嘱：** □ 三级护理 □ 普通饮食 **临时医嘱：** □ 血、尿、便常规，血型，凝血功能，肝肾功能，感染性疾病筛查 □ X 线胸片、心电图 □ B 超或 CT	**长期医嘱：** □ 三级护理 □ 普通饮食 **临时医嘱：** □ 明日全身（局部）麻下行腮腺肿物及浅叶切除+面神经解剖术（或部分腮腺切除术） □ 术前 6 小时禁食禁水 □ 术前肠道准备 □ 备皮
病情变异记录	□ 无 □ 有，原因： 1. 2.	□ 无 □ 有，原因： 1. 2.
医师签名		

时间	住院第 3 天（手术日）	住院第 4 天 （术后第 1 天）	住院第 5~7 天 （术后第 2~4 天，出院日）
主要诊疗工作	□ 检查备皮情况 □ 术前 30 分钟给抗菌药物（酌情） □ 嘱患者术前 6 小时禁食禁水 □ 必要时准备术中冷冻活检 □ 手术 □ 完成手术记录及术后病程记录 □ 向患者家属交代手术情况及术后注意事项 □ 复苏室观察 2 小时	□ 观察并记录引流情况 □ 交代勿进食刺激性食物并减少说话和咀嚼 □ 完成病程记录	□ 撤除引流 □ 上级医师查房 □ 完成出院小结及出院记录 □ 完成所有病历并填写病历首页 □ 通知患者出院 □ 向患者及家属交代出院注意事项
重点医嘱	**长期医嘱：** □ 回病房后二级护理 □ 半流食或流食（术后 6 小时后，禁忌刺激性食物） **临时医嘱：** □ 全身麻醉术后护理常规 2 小时 □ 禁食禁水 6 小时 □ 持续低流量吸氧 2 小时 □ 持续心电监护 2 小时 □ 酌情补液，部分患者可预防性应用抗菌药物 □ 雾化吸入 1 次 □ 术后应注意术区有无术后继发出血	**长期医嘱：** □ 停二级护理 □ 三级护理 □ 半流食或流食（禁忌刺激性食物） **临时医嘱：** □ 雾化吸入，bid □ 局部更换敷料 □ 必要时实验室检查	**出院医嘱：** □ 今日出院 □ 撤除负压引流局部创口纱布覆盖 □ 5~7 天后拆线 □ 1 个月内勿食刺激性食物 □ 术后 1 年内每 3 个月复查 1 次 □ 出院后有任何不适及时就诊
病情变异记录	□ 无　□ 有，原因： 1. 2.	□ 无　□ 有，原因： 1. 2.	□ 无　□ 有，原因： 1. 2.
医师签名			

（二）护士表单

腮腺多形性腺瘤临床路径护士表单

适用对象：第一诊断为腮腺多形性腺瘤（ICD-10：D11.001，M8940/0）
行腮腺肿物及浅叶切除+面神经解剖术（或部分腮腺切除术）（ICD-9-CM-3：26.29 或 26.31 和 04.07）

患者姓名：		性别： 　年龄： 　门诊号：		住院号：
住院日期： 　年 　月 　日		出院日期： 　年 　月 　日		标准住院日：7天

时间	住院第1天 （入院日）	住院第2天 （手术准备日）	住院第3天 （手术日）
健康宣教	□ 入院宣教：介绍主管医师、护士，介绍环境、设施，介绍住院注意事项	□ 术前宣教：疾病知识、术前准备及手术过程 □ 告知准备物品、沐浴 □ 告知术后饮食、活动及探视注意事项 □ 主管护士与患者沟通，了解并指导心理应对	□ 告知家属等候区位置 □ 术后当日宣教：告知饮食、体位要求，告知术后可能出现情况的应对方式 □ 给予患者及家属心理支持 □ 再次明确探视陪伴须知
护理处理	□ 核对患者，佩戴腕带 □ 建立入院护理病历 □ 卫生处置：剪指（趾）甲、沐浴、更换病号服	□ 协助医师完成术前检查 □ 术前准备：禁食、禁水，备皮	□ 术晨剃须、漱口 □ 送手术：摘除患者各种活动物品，核对患者资料及携带药品，填写手术交接单，签字确认 □ 接手术：核对患者及资料，签字确认
基础护理	□ 三级护理 □ 晨晚间护理 □ 患者安全管理	□ 三级护理 □ 晨晚间护理 □ 患者安全管理	□ 一级护理 □ 晨晚间护理 □ 患者安全管理 □ 遵医嘱吸氧及监护治疗 □ 协助及指导进食
专科护理	□ 护理查体 □ 需要时，填写跌倒及压疮防范表 □ 需要时，请家属陪伴 □ 指导饮食方法 □ 心理护理	□ 遵医嘱完成相关检查 □ 心理护理	□ 病情观察，观察伤口情况 □ 观察伤口敷料加压包扎；如为负压引流则注意引流情况 □ 书写护理记录 □ 遵医嘱予抗感染治疗 □ 饮食、活动指导 □ 心理护理
重点医嘱	□ 详见医嘱执行单	□ 详见医嘱执行单	□ 详见医嘱执行单
病情变异记录	□ 无 □ 有，原因： 1. 2.	□ 无 □ 有，原因： 1. 2.	□ 无 □ 有，原因： 1. 2..
护士签名			

时间	住院第 4 天 （术后第 1 天）	住院第 5~7 天 （术后第 2~4 天，出院日）
健康 宣教	□ 术后宣教：药物作用及频率，饮食、活动 □ 复查患者对宣教内容的掌握程度 □ 告知疾病恢复期注意事项	□ 出院宣教：复查时间，服药方法，活动休息，指导饮食，指导拆线后洗头 □ 指导办理出院手续
护理 处置	□ 遵医嘱完成相关治疗	□ 遵医嘱完成相关治疗 □ 书写出院记录
基础 护理	□ 二级护理 □ 晨晚间护理 □ 协助或指导进食 □ 患者安全管理	□ 二级护理 □ 晨晚间护理 □ 协助或指导进食 □ 患者安全管理
专 科 护 理	□ 病情观察 □ 观察伤口敷料加压包扎；如为负压引流则注意引流情况 □ 遵医嘱抗感染治疗 □ 需要时，联系主管医师给予相关治疗及用药 □ 心理护理	□ 病情观察，书写出院记录 □ 心理护理
重点 医嘱	□ 详见医嘱执行单	□ 详见医嘱执行单
病情 变异 记录	□ 无　□ 有，原因： 1. 2.	□ 无　□ 有，原因： 1. 2.
护士 签名		

（三）患者表单

腮腺多形性腺瘤患者表单

适用对象：第一诊断为腮腺多形性腺瘤（ICD-10：D11.001，M8940/0）
行腮腺肿物及浅叶切除+面神经解剖术（或部分腮腺切除术）（ICD-9-CM-3：26.29 或 26.31 和 04.07）

患者姓名：	性别： 年龄： 门诊号：	住院号：
住院日期： 年 月 日	出院日期： 年 月 日	标准住院日：7 天

时间	入院日	手术前	手术当日
医患配合	□ 配合询问病史、收集资料，请务必详细告知既往史、用药史、过敏史 □ 如服用抗凝剂药请明确告知 □ 配合进行体格检查 □ 有任何不适请告知医师	□ 配合完善术前相关检查，如采血、留尿、心电图、X 线胸片等 □ 医师向患者及家属介绍病情并进行手术谈话、术前签字 □ 麻醉师对患者进行术前访视	□ 接受手术治疗 □ 如术后需要，配合监护及检查治疗 □ 交流手术情况及术后注意事项 □ 有任何不适请告知医师
护患配合	□ 配合测量体温、脉搏、呼吸、血压、体重 □ 配合完成入院护理评估（简单询问病史、过敏史、用药史） □ 接受入院宣教（环境介绍、病室规定、订餐制度、贵重物品保管等） □ 有任何不适请告知护士	□ 配合测量体温、脉搏、呼吸 □ 接受术前宣教 □ 接受术前准备 □ 准备好必要用物	□ 清晨测量体温、脉搏、呼吸 □ 术晨剃须、漱口 □ 取下义齿、饰品等，贵重物品交家属保管 □ 送手术室前，协助完成核对，带齐影像资料，脱去衣物，上手术车 □ 返回病房后，协助完成核对，配合过病床 □ 配合输液治疗 □ 需要时配合术后吸氧，监护仪监测 □ 有任何不适请告知护士
饮食	□ 普通饮食	□ 术前 12 小时禁食、禁水	□ 术前禁食、禁水 □ 术后 4 小时进白开水 □ 术后 6 小时，无恶心不适，可进温流食，避免咀嚼
排泄	□ 正常排尿便	□ 正常排尿便	□ 正常排尿便
活动	□ 正常活动	□ 正常活动	□ 术后 4 小时内去枕平卧，可床上翻身 □ 术后 4 小时可垫枕，可半坐位，床上活动 □ 术后 6 小时无不适，可下地活动，注意安全
患者签名			

时间	手术后	出院
医患配合	□ 配合术后检查 □ 配合术后治疗 □ 配合术后换药	□ 接受出院前指导 □ 知道复查程序 □ 获取出院诊断书
重点医嘱	□ 配合定时测量生命体征，回答每日排便情况 □ 接受输液、服药等治疗 □ 接受饮食宣教 □ 接受用药及治疗宣教 □ 注意活动安全，避免坠床或跌倒 □ 配合执行探视及陪伴制度	□ 接受出院宣教 □ 办理出院手续 □ 获取出院携带药品 □ 知道药品的服用方法、作用、注意事项 □ 术后禁烟酒 □ 知道复印病历的方法
饮食	□ 由流食或半流食逐渐过渡到普通饮食（术后 6小时后，禁忌刺激性食物）	□ 普通饮食，禁辛辣刺激性及酸味饮食
排泄	□ 正常排尿便 □ 避免便秘	□ 正常排尿便 □ 避免便秘
活动	□ 病房内活动，避免剧烈活动	□ 病房内活动，避免剧烈活动
患者签名		

附：原表单（2009 年版）

腮腺多形性腺瘤临床路径表单

适用对象：第一诊断为腮腺多形性腺瘤（ICD-10：D11.001，M8940/0）

行腮腺肿物及浅叶切除+面神经解剖术（或部分腮腺切除术）（ICD-9-CM-3：26.29 或 26.31 和 04.07）

| 患者姓名： | 性别： 年龄： 门诊号： | 住院号： |
| 住院日期： 年 月 日 | 出院日期： 年 月 日 | 标准住院日：7 天 |

时间	住院第 1 天	住院第 2 天	住院第 3 天（手术日）（术前）
主要诊疗工作	□ 询问病史、体格检查 □ 完成入院病历和首次病程记录 □ B 超或 CT □ X 线胸片 □ 心电图 □ 交代住院注意事项	□ 上级医师查房，明确手术方案 □ 血、尿、便常规 □ 生化常规 □ 完成术前准备 □ 完成术前小结 □ 术前谈话，签署手术同意书 □ 签署麻醉同意书 □ 签署自费项目同意书 □ 向患者及家属交代围术期注意事项后下手术医嘱 □ 全麻术前胃肠道准备	□ 检查备皮情况 □ 术前 30 分钟给抗菌药物 □ 嘱患者术前 6 小时禁食禁水 □ 必要时准备术中冷冻活检
重点医嘱	长期医嘱： □ 三级护理 □ 普通饮食 临时医嘱： □ 血尿便常规检查、血型、凝血功能、肝肾功能、感染性疾病筛查 □ X 线胸片、心电图 □ B 超或 CT	长期医嘱： □ 三级护理 □ 普通饮食 临时医嘱： □ 明日全（或局）麻下行"腮腺肿物及浅叶切除+面神经解剖术（或部分腮腺切除术）" □ 术前 6 小时禁食禁水 □ 术前肠道准备 □ 耳后、发际上 3 寸备皮 □ 抗菌药物术前 30 分钟	
主要护理工作	□ 介绍病房环境、设施及设备 □ 入院护理评估 □ 执行入院后医嘱 □ 指导进行心电图、影像学检查等	□ 晨起静脉取血 □ 卫生知识及手术知识宣教 □ 嘱禁食、禁水时间 □ 药敏试验 □ 术前肠道准备 □ 术前手术区域皮肤准备	□ 术前更衣、遵医嘱插胃管、给药 □ 观察术后病情变化 □ 观察创口出血情况 □ 给予术后饮食指导 □ 指导并协助术后活动
病情变异记录	□ 无 □ 有，原因： 1. 2.	□ 无 □ 有，原因： 1. 2.	□ 无 □ 有，原因： 1. 2.
护士签名			
医师签名			

时间	住院第3天（手术日） （术后）	住院第4天 （术后第1天）	住院第5~7天 （术后第2~4天，出院日）
主要诊疗工作	□ 手术 □ 完成手术记录及术后病程 □ 向患者家属交代手术情况及术后注意事项 □ 复苏室观察2小时	□ 观察并记录引流 □ 交代勿进食刺激性食物 □ 完成病程记录	□ 撤除引流 □ 上级医师查房 □ 完成出院小结及出院记录 □ 完成所有病历并填写首页 □ 通知患者出院 □ 向患者及家属交代出院注意事项
重点医嘱	**长期医嘱：** □ 回病房后二级护理 □ 普通饮食（术后6小时后，禁忌刺激性食物） **临时医嘱：** □ 全麻术后护理常规2小时 □ 禁食禁水6小时 □ 持续低流量吸氧2小时 □ 持续心电监护2小时 □ 酌情补液及预防性应用抗菌药物 □ 雾化吸入1次	**长期医嘱：** □ 停二级护理 □ 三级护理 □ 普通饮食（禁忌刺激性食物） **临时医嘱：** □ 雾化吸入bid □ 局部换药 □ 必要时实验室检查	**出院医嘱：** □ 今日出院 □ 撤除负压引流局部创口纱布覆盖 □ 5~7日后拆线 □ 1个月内勿食刺激性食物 □ 术后1年内每3个月复查1次 □ 出院后有任何不适及时就诊
主要护理工作	□ 观察术后病情变化 □ 观察创口出血情况 □ 观察术后进食情况并给予指导 □ 术后心理与生活护理	□ 观察病情变化及饮食情况 □ 心理与生活护理 □ 指导勿食刺激性食物	□ 指导办理出院手续 □ 指导复查时间及注意事项
病情变异记录	□ 无　□ 有，原因： 1. 2.	□ 无　□ 有，原因： 1. 2.	□ 无　□ 有，原因： 1. 2.
护士签名			
医师签名			

第八章

下颌下腺良性肿瘤临床路径释义

一、下颌下腺良性肿瘤编码

1. 卫计委原编码：

疾病名称及编码：下颌下腺多形性腺瘤（ICD-10：D10.307，M894000/0）

手术操作名称及编码：下颌下腺摘除术（ICD-9-CM-3：26.2）

2. 修改编码：

疾病名称及编码：颌下腺多形性腺瘤（ICD-10：D11.701 M8940/0）

手术操作名称及编码：下颌下腺摘除术（ICD-9-CM-3：26.3203，26.3104）

二、临床路径检索方法

（D11.701 M8940/0）伴（26.3104/26.3203）

三、下颌下腺良性肿瘤临床路径标准住院流程

（一）适用对象

第一诊断为下颌下腺多形性腺瘤（ICD-10：D10.307，M894000/0）；除多形性腺瘤外，还包括入院诊断为下颌下腺良性肿瘤者。

行下颌下腺摘除术（ICD-9-CM-3：26.2）。

> **释义**
> ■ 适用对象编码参见第一部分。
> ■ 本路径适用对象为临床诊断为下颌下腺良性肿瘤患者，如合并心脑血管疾病、呼吸系统疾病、肝肾功能不全和糖尿病等基础疾病，需进入其他相应路径。

（二）诊断依据

根据《临床诊疗指南·口腔医学分册》（中华口腔医学会编著，人民卫生出版社）。

1. 下颌下区无痛性肿块，生长缓慢，无明显自觉症状。

2. 肿块质地中等，呈球状或分叶状，周界清楚，与周围组织无粘连。

3. B超或CT显示下颌下腺内有占位性病变。

> **释义**
> ■ 本路径的制订主要参考国内权威参考书籍和诊疗指南。
> ■ 病史和临床症状是诊断下颌下腺良性肿瘤的初步依据，多数患者表现为下颌下区无痛性肿块，无明显自觉症状。临床检查为周界清楚肿块，与周围组织无粘连。B超或CT检查显示下颌下腺边界清楚的占位性病变，亦可进入路径。

（三）进入路径标准

1. 第一诊断符合 ICD-10：D10.307，M8940000/0 下颌下腺多形性腺瘤疾病编码。

2. 入院诊断为下颌下腺良性肿瘤者。

3. 患者同时具有其他疾病诊断，如在住院期间不需要特殊处理，不影响第一诊断的临床路径流程实施时，可以进入路径。

> **释义**
>
> ■ 进入本路径的患者第一诊断为下颌下腺良性肿瘤，需除外下颌下腺恶性肿瘤、慢性淋巴结炎、淋巴结核及慢性硬化性颌下腺炎等其他疾病。
>
> ■ 入院后常规检查发现有心脑血管疾病、呼吸系统疾病、肝肾功能不全和糖尿病等基础疾病，经系统评估后对下颌下腺良性肿瘤诊断治疗无特殊影响者，可进入路径。但可能增加医疗费用，延长住院时间。

（四）标准住院日 5~7 天

> **释义**
>
> ■ 怀疑下颌下腺良性肿瘤的患者入院后，手术前准备 1~2 天，第 3 天行下颌下腺摘除术，术后主要观察下颌下区的引流情况和伤口肿胀情况，总住院时间不超过 7 天符合本路径要求。

（五）住院期间的检查项目（2 天）

必须检查的项目：

（1）血常规、尿常规、便常规、血型。

（2）凝血功能。

（3）血生化。

（4）感染性疾病筛查（乙型肝炎、丙型肝炎、艾滋病、梅毒等）。

（5）X 线胸片、心电图。

（6）B 超或 CT。

> **释义**
>
> ■ 血常规、尿常规、便常规及血型是最基本的常规检查，进入路径的患者均需完成。凝血功能、血生化、X 线胸片、心电图可评估有无基础疾病，是否影响住院时间、费用及其治疗预后；感染性疾病筛查是手术前常规检查；B 超或 CT 是下颌下腺肿物最基本的影像学诊断方法，可基本判断肿物的良恶性质。
>
> ■ 本病需与其他下颌下腺肿块相鉴别，如怀疑恶性肿瘤，与周围组织粘连而不能活动，侵犯舌神经可出现舌麻木或疼痛，舌下神经受累时出现舌运动受限；如怀疑慢性淋巴结炎，肿块常有消长史，口腔颌面部可查到炎性病灶；淋巴结核常伴有结核病全身症状；慢性硬化性下颌下腺炎常伴有涎石病史，下颌下腺反复肿胀，并

逐渐变硬。B 超或 CT 检查能为肿瘤性质判断提供依据，也可进行细针吸活检辅助明确诊断。

（六）治疗方案的选择

根据《临床诊疗指南·口腔医学分册》（中华口腔医学会编著，人民卫生出版社）和《临床技术操作规范·口腔医学分册》（中华医学会编著，人民军医出版社），选择下颌下腺摘除术，其适应证为：

1. 下颌下腺多形性腺瘤或其他良性肿瘤。
2. 肿瘤未突破腺体被膜，仅摘除下颌下腺即可根治肿瘤。
3. 患者无手术禁忌证。

> **释义**
>
> ■ 本病临床诊断为下颌下腺良性肿瘤后，除外手术禁忌证，可行下颌下腺摘除术。
> ■ 最常见的下颌下腺良性肿瘤为多形性腺瘤，良性肿瘤一般未突破下颌下腺腺体被膜，完整摘除下颌下腺可达到根治。
> ■ 如肿瘤体积较小，可根据具体位置选择保留部分下颌下腺及导管的肿瘤及部分腺体切除术。

（七）预防性抗菌药物选择与使用时机

1. 抗菌药物：按照《抗菌药物临床应用指导原则（2015 年版）》（国卫办医发〔2015〕43 号）执行。
2. 可不应用抗菌药物，或优先选用非限制级药物，预防性用药时间为术前 0.5~1 个小时。

> **释义**
>
> ■ 下颌下腺摘除术按 I 类切口管理，可不应用抗菌药物。
> ■ 如患者合并有糖尿病等基础疾病，可预防性应用抗菌药物。抗菌药物优先选用非限制级药物，临床上常用二代头孢菌素类抗菌药物。应用抗菌药物应在术前 0.5~1 个小时。

（八）手术日为入院第 3 天

1. 麻醉方式：全麻或局麻。
2. 术中用药：除麻醉用药外无特殊用药。
3. 术中标本冷冻切片组织学检查。

> **释义**
>
> ■ 麻醉方式可选择全麻或局麻，目前更多选择全麻下手术。
> ■ 下颌下腺摘除术通常手术时间较短，术中不需要特殊用药。

■ 术中完成下颌下腺及肿物摘除术后，应常规行术中标本冷冻切片检查，以初步判断肿瘤的良恶性质，如冰冻切片检查结果为恶性肿瘤，需根据具体情况调整手术方式。

（九）术后住院恢复2~4天

术后用药：可不应用抗菌药物或优先选用非限制级药物，用药时间1~2天。

释义

■ 下颌下腺摘除术为Ⅰ类切口，可不应用抗菌药物。

■ 如患者合并有糖尿病等基础疾病，可预防性应用抗菌药物。抗菌药物优先选用非限制级药物，临床上常用二代头孢菌素类抗菌药物。应用抗菌药物时间为1~2天。

（十）出院标准

1. 生命体征平稳。
2. 手术切口无红、肿、热、痛等炎症表现，无新鲜渗血。
3. 无需要住院治疗的并发症发生。

释义

■ 患者出院前应撤除手术切口的引流物，生命体征平稳，未出现伤口感染等手术并发症。

（十一）变异及原因分析

1. 突破下颌下腺被膜的肿瘤不进入该路径。
2. 如肿瘤生长时间长，近期有生长加速、疼痛等恶变症状时不进入该临床路径。
3. 复发性下颌下腺多形性腺瘤或其他良性肿瘤的手术方式根据具体情况酌定。

释义

■ 如肿瘤有恶性变的临床表现，以及术中发现肿瘤突破下颌下腺被膜，手术方式和切除范围可能会出现改变，则不进入本路径。

■ 如患者为复发性下颌下腺多形性腺瘤或其他良性肿瘤，肿瘤位于腺体内，手术方式为单纯下颌下腺摘除术，可进入该路径；如肿瘤范围较大，手术切除范围不仅仅限于下颌下腺，则不进入该路径。

■ 认可的变异原因主要是指患者入选路径后，在检查及治疗过程中发现患者合并存在事前未预知的、对本路径治疗可能产生影响的情况，需要终止执行路径或延长治疗时间、增加治疗费用。医师需在表单中明确说明。

■ 因患者方面的主观原因导致执行路径出现变异，需医师在表单中予以说明。

四、推荐表单

下颌下腺良性肿瘤临床路径医师表单

适用对象：第一诊断为下颌下腺多形性腺瘤（ICD-10：D10.307，M894000/0）或入院诊断为下颌下腺良性肿瘤；

行下颌下腺摘除术（ICD-9-CM-3：26.2）

患者姓名：	性别：　　年龄：　　门诊号：		住院号：
住院日期：　　年　月　日	出院日期：　　年　月　日		标准住院日：7 天

时间	住院第 1 天	住院第 2 天	住院第 3 天（手术日）
诊疗工作	□ 询问病史及体格检查 □ 完成病历书写 □ 开术前实验室检查单、影像学检查单、心电图检查单 □ 向患者家属交代诊疗过程和住院事项	□ 上级医师查房，明确手术方案 □ 完成术前准备与术前评估 □ 完成必要的相关科室会诊 □ 完成术前小结、上级医师查房记录等病历书写 □ 向患者及家属交代围术期注意事项，签署手术知情同意书 □ 签署麻醉同意书 □ 签署自费项目协议书	□ 检查备术情况 □ 手术 □ 全麻患者术后复苏室复苏（必要时） □ 术后回病房观察治疗 □ 完成手术记录及术后病程记录 □ 向患者及家属交代病情及术后注意事项
重点医嘱	**长期医嘱：** □ 三级护理 □ 普通饮食 □ 既往基础用药（必要时调整用药） **临时医嘱：** □ 血、尿、便常规检查、血型、凝血功能、肝肾功能、感染性疾病筛查 □ X 线胸片、心电图 □ B 超或 CT	**术前医嘱：** □ 明日全麻或局麻下行下颌下腺摘除术 □ 术前 6 小时禁食禁水 □ 术前肠道准备 □ 下颌下区备皮 □ 抗菌药物术前 0.5~1 个小时； □ 准备术中冷冻活检。	**长期医嘱：** □ 一级护理 □ 术后 6 小时流食 **临时医嘱：** □ 心电监护、吸氧 □ 补液 □ 非限制级抗菌药物
护理工作	□ 介绍病房环境、设施及设备 □ 入院护理评估 □ 执行入院后医嘱 □ 指导进行心电图、影像学检查等	□ 晨起静脉取血 □ 卫生知识及手术知识宣教 □ 嘱禁食、水时间 □ 药敏试验 □ 术前肠道准备 □ 术前手术区域皮肤准备	□ 术前更衣、遵医嘱给药 □ 观察术后病情变化 □ 观察创口出血情况 □ 观察术后进食情况并给予指导 □ 术后心理与生活护理
病情变异记录	□ 无　□ 有，原因： 1. 2.	□ 无　□ 有，原因： 1. 2.	□ 无　□ 有，原因： 1. 2.
护士签名			
医师签名			

时间	住院第 4 天 （术后第 1 天）	住院第 5 天 （术后第 2 天）	住院第 6~7 天 （术后第 3~4 天，出院日）
诊疗工作	□ 上级医师查房，注意病情变化 □ 完成常规病历书写 □ 观察有无并发症发生并及时处理 □ 观察生命体征 □ 根据需要复查血常规、电解质等 □ 酌情补液及预防性使用抗菌药物	□ 继续观察病情变化 □ 完成常规病历书写 □ 继续观察观察有无并发症发生并及时处理 □ 继续观察生命体征 □ 酌情继续使用抗菌药物	□ 上级医师查房 □ 通知患者出院 □ 完成病历书写 □ 向患者及家属交代出院注意事项
重点医嘱	长期医嘱： □ 二级护理 □ 半流食 □ 雾化吸入 临时医嘱： □ 局部换药 □ 非限制级抗菌药物 □ 酌情补液	长期医嘱： □ 三级护理 □ 普通饮食 临时医嘱： □ 撤除引流 □ 酌情继续非限制级抗菌药物	出院医嘱： □ 今日出院 □ 加压包扎 2~3 天 □ 3~5 天后拆线 □ 追踪组织学检查结果 □ 定期复查 □ 随诊
护理工作	□ 观察病情变化及饮食情况 □ 心理与生活护理	□ 观察病情变化及饮食情况 □ 心理与生活护理	□ 指导办理出院手续 □ 指导复查时间及注意事项
病情变异记录	□ 无 □ 有，原因： 1. 2.	□ 无 □ 有，原因： 1. 2.	□ 无 □ 有，原因： 1. 2.
护士签名			
医师签名			

附：原表单（2016 年版）

下颌下腺良性肿瘤临床路径表单

适用对象：第一诊断为下颌下腺多形性腺瘤（ICD-10：D10.307，M894000/0）或入院诊断为下颌下腺良性肿瘤；

行下颌下腺摘除术（ICD-9-CM-3：26.2）

患者姓名：	性别： 年龄： 门诊号：	住院号：
住院日期： 年 月 日	出院日期： 年 月 日	标准住院日：7 天

时间	住院第 1 天	住院第 2 天	住院第 3 天（手术日）
诊疗工作	□ 询问病史及体格检查 □ 完成病历书写 □ 开术前实验室检查单、影像学检查单、心电图检查单 □ 向患者家属交代诊疗过程和住院事项	□ 上级医师查房，明确手术方案 □ 完成术前准备与术前评估 □ 完成必要的相关科室会诊 □ 完成术前小结、上级医师查房记录等病历书写 □ 向患者及家属交代围术期注意事项，签署手术知情同意书 □ 签署麻醉同意书 □ 签署自费项目协议书	□ 检查备术情况 □ 手术 □ 全麻患者术后复苏室复苏（必要时） □ 术后回病房观察治疗 □ 完成手术记录及术后病程记录 □ 向患者及家属交代病情及术后注意事项
重点医嘱	长期医嘱： □ 三级护理 □ 普通饮食 □ 既往基础用药（必要时调整用药） 临时医嘱： □ 血、尿、便常规检查、血型、凝血功能、肝肾功能、感染性疾病筛查 □ X 线胸片、心电图 □ B 超或 CT	术前医嘱： □ 明日全麻或局麻下行下颌下腺摘除术 □ 术前 6 小时禁食禁水 □ 术前肠道准备 □ 下颌下区备皮 □ 抗菌药物术前 0.5~1 小时； □ 准备术中冷冻活检。	长期医嘱： □ 一级护理 □ 术后 6 小时流食 临时医嘱： □ 心电监护、吸氧 □ 补液 □ 非限制级抗菌药物
护理工作	□ 介绍病房环境、设施及设备 □ 入院护理评估 □ 执行入院后医嘱 □ 指导进行心电图、影像学检查等	□ 晨起静脉取血 □ 卫生知识及手术知识宣教 □ 嘱禁食、禁水时间 □ 药敏试验 □ 术前肠道准备 □ 术前手术区域皮肤准备	□ 术前更衣、遵医嘱给药 □ 观察术后病情变化 □ 观察创口出血情况 □ 观察术后进食情况并给予指导 □ 术后心理与生活护理
病情变异记录	□ 无　□ 有，原因： 1. 2.	□ 无　□ 有，原因： 1. 2.	□ 无　□ 有，原因： 1. 2.
护士签名			
医师签名			

时间	住院第 4 天 （术后第 1 天）	住院第 5 天 （术后第 2 天）	住院第 6~7 天 （术后第 3~4 天，出院日）
诊疗工作	□ 上级医师查房，注意病情变化 □ 完成常规病历书写 □ 观察有无并发症发生并及时处理 □ 观察生命体征 □ 根据需要复查血常规、电解质等 □ 酌情补液及预防性使用抗菌药物	□ 继续观察病情变化 □ 完成常规病历书写 □ 继续观察观察有无发症发生并及时处理 □ 继续观察生命体征 □ 酌情继续使用抗菌药物	□ 上级医师查房 □ 通知患者出院 □ 完成病历书写 □ 向患者及家属交代出院注意事项
重点医嘱	长期医嘱： □ 二级护理 □ 半流食 □ 雾化吸入 临时医嘱： □ 局部换药 □ 青霉素类或其他类抗菌药物 □ 酌情补液	长期医嘱： □ 三级护理 □ 普通饮食 临时医嘱： □ 撤除引流 □ 酌情继续非限制级抗菌药物	出院医嘱： □ 今日出院 □ 加压包扎 2~3 天 □ 3~5 天后拆线 □ 追踪组织学检查结果 □ 定期复查 □ 随诊
护理工作	□ 观察病情变化及饮食情况 □ 心理与生活护理	□ 观察病情变化及饮食情况 □ 心理与生活护理	□ 指导办理出院手续 □ 指导复查时间及注意事项
病情变异记录	□ 无　□ 有，原因： 1. 2.	□ 无　□ 有，原因： 1. 2.	□ 无　□ 有，原因： 1. 2.
护士签名			
医师签名			

第九章

下咽癌临床路径释义

一、下咽癌编码

1. 卫计委原编码：

疾病名称及编码：下咽癌（ICD-10：C12/C13）

手术操作名称及编码：下咽切除术、下咽加喉部分或全喉切除术（ICD-9-CM-3：29.33/30.2-30.4）

2. 修改编码：

疾病名称及编码：下咽癌（ICD-10：C12/C13）

手术操作名称及编码：咽部分切除术（ICD-9-CM-3：29.33）

下咽及喉部分切除术（ICD-9-CM-3：30.29）

全喉切除术（ICD-9-CM-3：30.3）

根治性喉切除术（ICD-9-CM-3：30.4）

二、临床路径检索方法

（C12/C13）伴（29.33／30.29/30.3-30.4）

三、下咽癌临床路径标准住院流程

（一）适用对象

第一诊断为下咽癌（ICD-10：C12/C13）。

> **释义**
>
> ■ 适用对象编码参见第一部分。
> ■ 本路径适用对象为临床诊断为下咽癌的患者，下咽癌是发生于喉咽部的恶性肿瘤，病理类型多为鳞状细胞癌。临床根据原发部位分为梨状窝癌、咽后壁癌和环状软骨后癌3种。如合并食管癌，口咽癌等相邻其他肿瘤，需进入其他相应路径。

行下咽切除术、下咽加喉部分或全喉切除术（ICD-9-CM-3：29.33/30.2-30.4）。

> **释义**
>
> ■ 本临床路径适用对象为下咽癌需要行下咽切除、下咽加喉部分或喉全切除术的患者，包括需要行单侧或双侧颈淋巴结清扫手术者。
> ■ 手术方式包括：下咽切除术；下咽部分切除术；伴或不伴有喉部分或全喉切除术。颈部淋巴结清扫术包括：根治性淋巴结清扫术；功能性淋巴结清扫术；择区性淋巴结清扫术。

　　■ 本路径不适用于选择非手术治疗方式的下咽癌类型（极早期）及晚期下咽癌仅适合姑息治疗的患者。

　　■ 本路径不适用于复发患者的治疗。

（二）诊断依据

根据《临床诊疗指南·耳鼻咽喉头颈外科分册》（中华医学会编著，人民卫生出版社，2009 年）。

1. 症状：咽异物感、咽痛、吞咽困难、颈部包块等。
2. 体征：下咽部新生物。
3. 辅助检查：喉镜，梨状窝及食管钡剂造影，食管镜，增强 CT 或 MRI 检查提示下咽部占位病变。
4. 病理组织学活检：可明确诊断。

释义

　　■ 初起症状不明显，仅有咽喉部不适、异物感或吞咽困难。晚期可出现咽痛、咳嗽、血痰、吞咽痛或吞咽困难、声音嘶哑及呼吸困难等。

　　■ 下咽癌起病部位隐匿，临床症状不典型，早期病变间接喉镜检查易漏诊，电子喉镜检查更有利于发现病变。检查时应特别注意梨状窝尖、咽后壁和环状软骨后区。

　　■ 检查时应注意观察声带运动是否受限或固定，颈部有无肿大淋巴结，喉体有无增大和固定，颈部软组织和甲状腺有无肿块等。

　　■ 下咽癌患者易合并食管病变，食管镜和食管钡剂造影有利于发现食管病变。

　　■ 根据症状、体征、辅助检查可以明确下咽肿物，确诊依据病理切片。临床分期参照 2010 年 AJCC 第 7 版标准。

（三）治疗方案的选择

根据《临床诊疗指南·耳鼻咽喉头颈科分册》（中华医学会编著，人民卫生出版社，2009 年）、《临床技术操作规范·耳鼻咽喉-头颈外科分册》（中华医学会编著，人民军医出版社，2009 年）、《头颈肿瘤综合治疗专家共识》（中国抗癌协会头颈肿瘤专业委员会，中国抗癌协会放射肿瘤专业委员会，中华耳鼻咽喉头颈外科杂志，2010 年）。

1. 保留喉功能下咽癌切除术：T_1、T_2 下咽癌，有保喉意愿、肿瘤条件允许。
2. 下咽及全喉切除术：T_2、T_3、T_4 下咽癌，不能保留喉功能或患者无保喉意愿。
3. 下咽缺损修复：根据缺损情况，选择合理的修复材料和修复方法。
4. 颈淋巴结清扫术：根据颈淋巴结转移情况而定。

释义

　　■ 喉功能非常重要，下咽癌的治疗上，应在不降低生存率的前提下，尽量保留喉功能。

　　■ T_1、T_2 下咽癌，可选择放射治疗或手术，多数可以保留喉功能，包括下咽部分切除术、下咽部分+喉部分切除术等。

■ T_2、T_3、T_4 下咽癌，如手术不能保留喉功能，可采用术前放疗或诱导化疗。术前放疗和诱导化疗后如原发灶达到完全缓解，可行根治性放疗；如仍有肿瘤残留，需行手术治疗；诱导化疗后再行手术的患者，根据有无不良预后因素，决定是否行术后放疗。术前放疗或诱导化疗后的手术治疗，根据肿瘤的变化，仍应在不降低生存率的前提下，尽量保留喉功能。

■ T_2、T_3、T_4 下咽癌，如患者不保喉意愿强烈，可行下咽及喉全切除术。

■ 下咽癌肿瘤切除后，如缺损大，不能自身缝合，需进行修复。局部转移瓣：带状肌瓣、颏下岛状皮瓣、锁骨上皮瓣等；游离皮瓣：前臂皮瓣、股前外侧皮瓣等，带蒂肌皮瓣：胸大肌肌皮瓣等。

■ 下咽癌有较高的淋巴结转移率，需同期进行颈部治疗。N+患者需同期行颈淋巴结清扫术。N_0 患者应进行术中颈部淋巴结探查，如术中冷冻提示淋巴结转移，应进行颈淋巴结清扫术。

（四）标准住院日

标准住院日≤21 天。

释义

■ 下咽癌患者入院后，术前准备 1~4 天，在第 3~5 天实施手术，术后恢复 7~14 天，总体住院天数不超过 21 天，均符合本临床路径要求。

■ 不适用于术前放疗的患者：放疗会导致组织愈合能力下降。

■ 肿瘤侵犯范围大，手术需要转移组织瓣修复的患者，如为邻近组织瓣修复缺损者，仍适用本临床路径；如为带蒂组织瓣或游离组织瓣修复者，因组织瓣问题引起的住院时间延长者，不属于本路径要求。

（五）进入路径标准

1. 第一诊断符合下咽癌疾病编码（ICD-10：C12/C13）。

2. 当患者同时具有其他疾病诊断，但住院期间不需要特殊处理也不影响第一诊断的临床路径流程实施时，可以进入路径。

释义

■ 进入本路径的患者为第一诊断为下咽癌，如患者同时患有其他疾病影响第一诊断的临床路径流程实施时，如合并食管癌，不适合进入该临床路径。

■ 入院后常规检查发现有基础疾病，如高血压、冠状动脉粥样硬化性心脏病、糖尿病、肝肾功能不全等，经系统评估后对下咽癌诊断治疗无特殊影响者，可进入路径。需要相关科室诊治，病情稳定后才能手术者，术前准备过程应进入相应内科疾病的诊疗路径。

（六）术前准备

术前准备≤4天。

1. 必需的检查项目：

（1）血、尿常规。

（2）肝功能、肾功能、电解质、血糖、凝血功能。

（3）感染性疾病筛查（乙型肝炎、丙型肝炎、梅毒、艾滋病等）。

（4）胸部 X 线片、心电图。

（5）喉镜。

（6）增强 CT 或 MRI。

（7）标本送病理学检查。

2. 根据患者情况可选择下咽-食管胃造影、纤维食管-胃镜、输血准备等。

> 释义
>
> ■ 下咽癌患者的术前检查可分为四类：一类是明确肿物性质的检查；二类是明确侵犯范围的检查；三类是明确有无转移的检查；四类是明确患者全身情况的检查。这四类检查必须完善。其中具体项目可根据患者病情和经济情况酌情考虑。
>
> ■ 术前必须有病理组织学诊断。
>
> ■ 为缩短患者术前住院日，部分检查可以在门诊完成。
>
> ■ 术前必查项目是确保手术治疗安全有效开展的基础，必须及时完成，手术前应认真分析检查结果，排除手术禁忌，合理选择手术方式，及时处理异常情况。
>
> ■ 合并乙型肝炎和丙型肝炎的患者，需做腹部超声明确肝、脾情况；胸部 X 线可以被胸部 CT 代替。

（七）预防性抗菌药物选择与使用时机

按照《抗菌药物临床应用管理办法》（卫生部令〔2012〕84 号）和《抗菌药物临床应用指导原则》（卫医发〔2004〕285 号）执行，合理使用抗菌药物，术前预防性用药为 1 天。

> 释义
>
> ■ 下咽癌手术切口属于Ⅱ类切口，手术创伤较大，患者年龄多偏高，并可能合并基础疾病，一旦感染可能导致严重后果。可按照原则规定，适当给予预防性治疗，通常选择联合广谱用药，覆盖厌氧和需氧菌。

（八）手术日

手术日为入院 5 日内。

1. 麻醉方式：全身麻醉。

2. 手术：见"（三）治疗方案的选择"。

3. 术中用药：止血药、抗菌药物。

4. 输血：视术中情况而定。

5. 标本送病理检查。

释义

■ 本路径规定的手术均为在全身麻醉下进行。如下咽肿瘤不影响麻醉气道插管，则按常规全身麻醉程序进行；如肿瘤遮挡咽喉气道，须先于局部麻醉下气管切开，再置入麻醉插管实施全身麻醉。

■ 手术方案应在术前拟定，但因下咽部位较隐匿，术前检查有时难以准确定位，具体手术方案可以根据术中切除范围再行确定，但不应超出术前备选方案。

■ 围术期使用抗菌药物参考《抗菌药物临床应用指导原则》（卫医发〔2004〕285 号）执行。对于手术时间较长的患者，可以在术中加用一次抗菌药物。

■ 一般不需要输血，止血药物应根据术中伤口渗血状况确定，浅表创面的止血可选注射用尖吻蝮蛇血凝酶，仅在出血部位产生凝血作用，而不导致体内正常血管内凝血的问题。

■ 手术标本应保证其完整性；术中切缘应送冷冻病理检查，确保切缘阴性。

（九）术后

术后住院恢复 7~19 天。

1. 抗菌药物：按照《抗菌药物临床应用管理办法》（卫生部令〔2012〕84 号）和《抗菌药物临床应用指导原则（2015 年版）》（国卫办医发〔2015〕43 号）合理选用抗菌药物。

2. 漱口。

3. 鼻饲。

4. 伤口换药。

释义

■ 抗菌药物参考《抗菌药物临床应用指导原则》（卫医发〔2004〕285 号）执行。术后应注意及时对伤口分泌物做细菌培养和药敏检测，有针对性地使用抗菌药物。术前放疗的患者因放疗后组织的抗感染能力减弱，可适当提高抗菌药物的级别和用药时间。监测血常规的变化。

■ 患者术后 7~10 天不能经口进食、进水，应加强口腔卫生的护理。

■ 术后第 2 天开始鼻饲，应保证鼻饲营养液的营养平衡，监测血生化的变化；术后 7~10 天开始经口进食、进水，待恢复正常饮食后拔除鼻饲管。如因误吸或咽瘘需长时间鼻饲者，需做好鼻饲管的护理。

■ 下咽癌手术一般都需做气管切开或气管造瘘，术后应做好气切护理和气道护理。部分喉切除者需待恢复正常饮食，无误吸后，关闭气管切开。

■ 手术伤口按外科常规换药，气管切开伤口按气切护理常规换药。伤口感染或咽瘘，需伤口切开引流换药，换药每日 1~2 次。

（十）出院标准

1. 一般情况良好。

2. 没有需要住院处理的并发症。

释义

■ 生命体征稳定，血常规和血生化指标恢复到基本正常，伤口检查无感染体征。

■ 一般在术后7~10天经口进食、进水后观察2~3天，无咽瘘迹象后出院休养。如为加快床位周转，可以在术后7天，检查伤口无感染体征后出院，院外观察2~3天后开始经口进食水，如存在严重误吸和咽瘘，再住院治疗。

■ 出院时患者一般都带有鼻饲管和气管套管，应教会患者相应的护理知识和可能发生的意外情况的处理措施，并告知患者和家属拔除鼻饲管和气管套管的指征和就诊程序。

■ 伤口感染和咽瘘的患者，伤口稳定，无风险因素后，可出院门诊换药。

（十一）变异及原因分析

1. 术中、术后出现并发症（如咽瘘等），需要特殊诊断治疗措施，延长住院时间。
2. 伴有影响本病治疗效果的合并症，需要采取进一步检查和诊断，延长住院时间。

释义

■ 微小变异：因为医院检查及检验项目的时间性，不能按照要求完成检查；因为节假日不能按要求完成检查；患者不愿配合完成相应检查，短期不愿按照要求出院随诊。

■ 重大变异：因基础疾病需要进一步诊断和治疗；因各种原因需要其他治疗措施；医院与患者或家属发生医疗纠纷，患者要求离院或转院；不愿按照要求出院随诊而导致住院时间明显延长。

■ 下咽癌手术可能存在的延长住院时间并发症：术中术后大出血、误吸和吸入性肺炎、肺栓塞、术后复发或转移、术后感染、咽瘘、皮瓣坏死等。

■ 糖尿病、术前放疗等，组织愈合能力降低，存在延长住院时间的风险。

■ 食管、下咽和喉狭窄等术后并发症，会影响治疗效果。

■ 甲状腺切除者须终身服药。

四、推荐表单

（一）医师表单

下咽癌临床路径医师表单

适用对象：第一诊断为下咽癌（ICD-10：C12/C13）

行下咽或下咽加部分或全喉切除术（ICD-9-CM-3：29.33/30.2-30.4）

患者姓名：	性别：　　年龄：　　门诊号：	住院号：
住院日期：　　年　月　日	出院日期：　　年　月　日	标准住院日：≤21 天

时间	住院第 1 天	住院第 2~3 天 （手术准备日）
主要诊疗工作	□ 询问病史及体格检查 □ 完成病历书写 □ 上级医师查房与术前评估 □ 初步确定手术方式和日期 □ 完善检查	□ 上级医师查房 □ 完成术前准备与术前评估 □ 进行术前讨论，确定手术方案 □ 完成必要的相关科室会诊 □ 签署手术知情同意书、自费用品协议书、输血同意书 □ 向患者及家属交代围术期注意事项 □ 麻醉前评估，签署麻醉同意书
重要医嘱	**长期医嘱：** □ 耳鼻咽喉科护理常规 □ 二级护理 □ 普通饮食 □ 患者既往疾病基础用药 **临时医嘱：** □ 血常规、尿常规 □ 肝功能、肾功能、血糖、电解质、凝血功能、感染性疾病筛查（乙型肝炎、丙型肝炎、梅毒、艾滋病等） □ 胸部 X 线片、心电图 □ 喉镜检查 □ 增强 CT 或 MRI □ 病理学检查 □ 下咽-食管造影 □ 输血准备（根据手术情况） □ 手术必需的相关检查	**长期医嘱：** □ 耳鼻咽喉科护理常规 □ 二级护理 □ 普通饮食 □ 患者既往疾病基础用药 **临时医嘱：** □ 明日全身麻醉下行喉部分或全切除术 * □ 术前禁食、禁水 □ 术前抗菌药物 □ 术前准备 □ 留置鼻饲管 □ 其他特殊医嘱
病情变异记录	□ 无　□ 有，原因： 1. 2.	□ 无　□ 有，原因： 1. 2.
护士签名		
医师签名		

时间	住院第3~5天 （手术日）	住院第4~20天 （术后1~17天）	住院第7~21天 （出院日）
主要诊疗工作	□ 手术 □ 术者完成手术记录 □ 住院医师完成术后病程 □ 上级医师查房 □ 向患者及家属交代病情及术后注意事项	□ 上级医师查房 □ 住院医师完成常规病历书写 □ 注意病情变化 □ 注意观察生命体征 □ 注意引流量，根据引流情况 □ 明确是否拔除引流管	□ 上级医师查房，进行手术及伤口评估 □ 完成出院记录、出院证明书向患者交代出院后的注意事项
重点医嘱	**长期医嘱：** □ 全身麻醉术后常规护理 □ 下咽或下咽加部分或全喉切除术*术后常规护理 □ 气管切开术后常规护理 □ 一级护理 □ 鼻饲饮食 □ 抗菌药物 □ 酌情静脉营养 □ 其他特殊医嘱 **临时医嘱：** □ 标本送病理检查 □ 酌情心电监护 □ 酌情吸氧 □ 静脉补液 □ 其他特殊医嘱	**长期医嘱：** □ 一/二级护理 □ 酌情停用静脉营养 □ 酌情停用鼻饲饮食 □ 酌情停用抗菌药物 □ 其他特殊医嘱 **临时医嘱：** □ 换药 □ 其他特殊医嘱	**出院医嘱：** □ 出院带药 □ 酌情肿瘤综合治疗 □ 门诊随诊
病情变异记录	□ 无　□ 有，原因： 1. 2.	□ 无　□ 有，原因： 1. 2.	□ 无　□ 有，原因： 1. 2.
护士签名			
医师签名			

*：实际操作时需明确写出具体的术式

（二）护士表单

下咽癌临床路径护士表单

适用对象：第一诊断为下咽癌（ICD-10：C12/C13）

行下咽或下咽加部分或全喉切除术（ICD-9-CM-3：29.33/30.2-30.4）

患者姓名：		性别： 年龄： 门诊号：		住院号：
住院日期： 年 月 日		出院日期： 年 月 日		标准住院日：≤21天

时间	住院第1天	住院第2~3天 （手术准备日）
健康宣教	□ 入院宣教 □ 介绍主管医师、护士 □ 介绍环境、设施 □ 介绍住院注意事项 □ 介绍探视和陪伴制度 □ 介绍贵重物品制度 □ 提醒患者次日检查注意事项	□ 主管护士与患者沟通，了解并指导心理应对 □ 宣教疾病知识、用药知识及特殊检查操作的过程 □ 告知检查、操作及手术前后饮食、活动及探视等注意事项及应对方式 □ 术前宣教及术前准备 □ 提醒患者术晨禁食、禁水
护理处置	□ 核对患者，佩戴腕带 □ 建立入院护理病历 □ 卫生处置：剪指甲、沐浴、更换病号服 □ 协助医师完成各项检查及实验室检查	□ 随时观察患者病情变化 □ 遵医嘱正确用药和相关护理操作 □ 协助医师完成各项检查及实验室检查
基础护理	□ 二级护理 □ 晨晚间护理 □ 患者安全管理	□ 二级护理 □ 晨晚间护理 □ 患者安全管理
专科护理	□ 护理查体 □ 生命体征检测 □ 必要时留陪护人员 □ 心理护理	□ 遵医嘱完成相关检查和相关护理操作 □ 心理护理
重点医嘱	□ 详见医嘱执行单	□ 详见医嘱执行单
病情变异记录	□ 无 □ 有，原因： 1. 2.	□ 无 □ 有，原因： 1. 2.
护士签名		

时间	住院第3~5天 （手术日）	住院第4~20天 （术后1~17天）	住院第7~21天 （出院日）
健康宣教	□ 手术当日宣教 □ 告知饮食、体位要求 □ 告知手术后需禁食、禁水 □ 给予患者及家属心理支持 □ 再次明确探视陪伴须知	□ 手术后宣教 □ 药物作用及频率 □ 饮食、活动指导 □ 指导患者术后恢复锻炼方法	□ 指导患者术后恢复锻炼方法 □ 术后随访的时间和方法 □ 出院后服药方法 □ 饮食、休息等注意事项，肿瘤综合治疗方案介绍
护理处置	□ 与手术室人员交接 □ 摘除患者义齿 □ 核对患者资料及术中带药 □ 手术后接患者 □ 核对患者及资料，交接注意事项	□ 随时观察患者病情变化 □ 遵医嘱正确用药	□ 办理出院手续 □ 书写出院小结
基础护理	□ 一级护理 □ 晨晚间护理 □ 排泄管理 □ 患者安全管理	□ 一/二级护理 □ 晨晚间护理 □ 协助或指导进食、进水 □ 协助或指导活动 □ 患者安全管理	□ 二/三级护理 □ 晨晚间护理 □ 患者安全管理
专科护理	□ 遵医嘱予补液 □ 引流管护理 □ 胃管护理 □ 尿管护理 □ 气切护理 □ 病情观察 □ 伤口和生命体征监测 □ 心理护理	□ 遵医嘱予补液 □ 引流管护理 □ 胃管护理 □ 尿管护理 □ 气切护理 □ 病情观察 □ 伤口和生命体征监测 □ 心理护理	□ 病情观察 □ 评估患者生命体征 □ 心理护理
重点医嘱	□ 详见医嘱执行单	□ 详见医嘱执行单	□ 详见医嘱执行单
病情变异记录	□ 无　□ 有，原因： 1. 2.	□ 无　□ 有，原因： 1. 2.	□ 无　□ 有，原因： 1. 2.
护士签名			

（三）患者表单

下咽癌临床路径患者表单

适用对象：第一诊断为下咽癌（ICD-10：C12/C13）

行下咽或下咽加部分或全喉切除术（ICD-9-CM-3：29.33/30.2-30.4）

患者姓名：	性别： 年龄： 门诊号：	住院号：
住院日期： 年 月 日	出院日期： 年 月 日	标准住院日：≤21 天

时间	入院	手术前	手术当天
医患配合	□ 配合询问病史、收集资料，务必详细告知既往史、用药史、过敏史 □ 配合进行体格检查 □ 有任何不适告知医师	□ 配合完善相关检查，如采血、留尿、心电图、X 线胸片，超声，颈部 CT □ 了解手术方案及围术期注意事项 □ 签署手术知情同意书、自费用品协议书、授权书等医疗文书 □ 配合麻醉医师术前访视	□ 接受手术治疗 □ 配合监护及检查治疗 □ 与医师交流了解手术情况及术后注意事项 □ 有任何不适告知医师
护患配合	□ 配合测量体温、脉搏、呼吸、血压、体重 □ 配合完成入院护理评估（简单询问病史、过敏史、用药史） □ 接受入院宣教（环境介绍、病室规定、订餐制度、贵重物品保管等） □ 配合执行探视和陪伴制度 □ 有任何不适告知护士	□ 配合生命体征监测 □ 接受术前宣教 □ 接受术前准备 □ 准备好必要用物 □ 有任何不适告知护士	□ 术晨生命体征监测 □ 术晨剃须漱口更衣 □ 既往基础药物一口水送下 □ 取下活动义齿、饰品等，贵重物品交家属保管 □ 配合完成术前核对，带齐影像资料和自备药物，上手术车 □ 返回病房后，协助完成核对，配合过床 □ 配合输液吸氧监护 □ 有任何不适告知护士
饮食	□ 遵医嘱饮食	□ 术前 6~8 小时禁食、禁水	□ 术后当日禁食、禁水
排泄	□ 正常排尿便	□ 正常排尿便	□ 手术前正常排尿便 □ 手术超过 2 小时者置导尿管 □ 手术当日床上排尿便
活动	□ 正常活动	□ 正常活动	□ 术后当日平卧，床上翻身、四肢活动

时间	手术后	出院
医患配合	□ 配合完善术后检查：如采血、留尿、便等 □ 配合治疗和换药	□ 接受出院前指导 □ 知道复查程序 □ 获取出院诊断书
护患配合	□ 配合定时测量生命体征、每日询问大便 □ 接受输液、服药等治疗 □ 配合各项专科护理 □ 配合活动，预防皮肤压力伤 □ 注意活动安全，避免坠床或跌倒 □ 配合执行探视及陪伴	□ 接受出院宣教 □ 办理出院手续 □ 获取出院带药 □ 知道服药方法、作用、注意事项 □ 知道复印病历程序
饮食	□ 手术后 1~10 天遵医嘱进行鼻饲，禁经口进食、进水	□ 遵医嘱饮食
排泄	□ 正常排尿便	□ 正常排尿便
活动	□ 术后第 1 天起适当下地活动 □ 逐渐适度加强活动，避免疲劳	□ 正常适度活动，避免疲劳

附：原表单（2016 年版）

下咽癌临床路径表单

适用对象：第一诊断为下咽癌（ICD-10：C12/C13）

行下咽或下咽加部分或全喉切除术（ICD-9-CM-3：29.33/30.2-30.4）

患者姓名：	性别：	年龄：	门诊号：	住院号：
住院日期： 年 月 日	出院日期： 年 月 日		标准住院日：≤21 天	

时间	住院第 1 天	住院第 2 天（手术准备日）
主要诊疗工作	□ 询问病史及体格检查 □ 完成病历书写 □ 上级医师查房与术前评估 □ 初步确定手术方式和日期 □ 完善检查	□ 上级医师查房 □ 完成术前准备与术前评估 □ 进行术前讨论，确定手术方案 □ 完成必要的相关科室会诊 □ 签署手术知情同意书、自费用品协议书、输血同意书 □ 向患者及家属交代围术期注意事项 □ 麻醉前评估，签署麻醉同意书
重要医嘱	**长期医嘱：** □ 耳鼻咽喉科护理常规 □ 二级护理 □ 普通饮食 □ 患者既往疾病基础用药 **临时医嘱：** □ 血常规、尿常规 □ 肝功能、肾功能、血糖、电解质、凝血功能、感染性疾病筛查（乙型肝炎、丙型肝炎、梅毒、艾滋病等） □ 胸部 X 线片、心电图 □ 喉镜检查 □ 增强 CT 或 MRI □ 病理学检查 □ 下咽-食管造影 □ 病理学检查 □ 输血准备（根据手术情况） □ 手术必需的相关检查	**长期医嘱：** □ 耳鼻咽喉科护理常规 □ 二级护理 □ 普通饮食 □ 患者既往疾病基础用药 **临时医嘱：** □ 明日全身麻醉下行喉部分或全切除术 * □ 术前禁食、禁水 □ 术前抗菌药物 □ 术前准备 □ 留置鼻饲管 □ 其他特殊医嘱
主要护理工作	□ 入院宣教 □ 入院护理评估	□ 宣教、备皮等术前准备 □ 手术前物品准备 □ 手术前心理护理
病情变异记录	□ 无 □ 有，原因： 1. 2.	□ 无 □ 有，原因： 1. 2.

时间	住院第 1 天	住院第 2 天 （手术准备日）
护士 签名		
医师 签名		

时间	住院第 3~5 天 （手术日）	住院第 4~20 天 （术后 1~17 天）	住院第 7~21 天 （出院日）
主要诊疗工作	□ 手术 □ 术者完成手术记录 □ 住院医师完成术后病程 □ 上级医师查房 □ 向患者及家属交代病情及术后注意事项	□ 上级医师查房 □ 住院医师完成常规病历书写 □ 注意病情变化 □ 注意观察生命体征 □ 注意引流量，根据引流情况 □ 明确是否拔除引流管	□ 上级医师查房，进行手术及伤口评估 □ 完成出院记录、出院证明书 □ 向患者交代出院后的注意事项
重点医嘱	长期医嘱： □ 全麻术后常规护理 □ 下咽或下咽加部分或全喉切除术*术后常规护理 □ 气管切开术后常规护理 □ 一级护理 □ 鼻饲饮食 □ 抗菌药物 □ 其他特殊医嘱 临时医嘱： □ 标本送病理检查 □ 酌情心电监护 □ 酌情吸氧 □ 其他特殊医嘱	长期医嘱： □ 一/二级护理 □ 酌情停用鼻饲饮食 □ 酌情停用抗菌药物 □ 其他特殊医嘱 临时医嘱： □ 换药 □ 其他特殊医嘱	出院医嘱： □ 出院带药 □ 酌情肿瘤综合治疗 □ 门诊随诊
主要护理工作	□ 随时观察患者病情变化 □ 术后心理与生活护理	□ 观察患者情况 □ 术后心理与生活护理	□ 指导患者办理出院手续 □ 指导术后气管套管护理 □ 指导术后随访时间 □ 指导术后发音功能锻炼
病情变异记录	□ 无 □ 有，原因： 1. 2.	□ 无 □ 有，原因： 1. 2.	□ 无 □ 有，原因： 1. 2.
护士签名			
医师签名			

* ：实际操作时需明确写出具体的术

第十章

喉癌临床路径释义

一、喉癌编码

　　1. 卫计委原编码

　　疾病名称及编码：喉癌（ICD-10：C32，D02.0）

　　手术操作名称及编码：喉部分或全喉切除术（ICD-9-CM-3：30.1-30.4）

　　2. 修改编码：

　　疾病名称及编码：喉癌（ICD-10：C32）

　　手术操作名称及编码：喉部分切除术（ICD-9-CM-3：30.1-30.2）

　　　　　　　　　　　　全喉切除术（ICD-9-CM-3：30.3-30.4）

二、临床路径检索方法

　　C32 伴（30.1-30.4）

三、喉癌临床路径标准住院流程

（一）适用对象

第一诊断为喉癌（ICD-10：C32，D02.0）。

行喉部分或全喉切除术（ICD-9-CM-3：30.1-30.4）。

> **释义**
>
> ■ 适用对象编码参见第一部分。
>
> ■ 本临床路径适用对象为喉癌需要行喉部分或全喉切除术的患者，包括需要行单侧或双侧颈淋巴结清扫的患者。
>
> ■ 本路径不适用于不首选手术治疗的喉癌类型（如部分喉小细胞癌或淋巴瘤等患者）以及晚期喉癌需姑息治疗的患者。

（二）诊断依据

根据《临床诊疗指南·耳鼻咽喉头颈外科分册》（中华医学会编著，人民卫生出版社，2009 年）。

1. 症状：声嘶、呼吸不畅或其他喉部不适。

2. 体征：喉部有新生物。

3. 辅助检查：喉镜、CT 和（或）MRI 或 B 超等提示病变。

4. 病理学明确诊断。

> **释义**
>
> ■ 声门型喉癌早期症状通常为声音嘶哑；声门上型喉癌早期症状通常表现为咽部不适或咽部异物感等咽炎症状，相继可出现放射性耳痛；声门下型喉癌早期症状不明显。

> ■ 原发于会厌或喉室的肿瘤，由于位置隐蔽，间接喉镜检查常不易发现，纤维喉镜仔细检查可早期发现病变，喉镜检查时应特别注意会厌喉面、前联合、喉室及声门下区等比较隐蔽的部位。
>
> ■ 检查还应包括声带运动是否受限或固定，会厌前间隙是否饱满，声门旁间隙是否受侵，舌根是否侵犯，颈部有无肿大淋巴结，喉体是否增大，颈前软组织和甲状腺有无肿块等。

（三）治疗方案的选择

根据《临床治疗指南·耳鼻咽喉头颈外科分册》（中华医学会编著，人民卫生出版社，2009年）、《临床技术操作规范·耳鼻咽喉头颈外科分册》（中华医学会编著，人民军医出版社，2009年）、《头颈肿瘤综合治疗专家共识》（中国抗癌协会头颈肿瘤专业委员会，中国抗癌协会放射肿瘤专业委员会，中华耳鼻咽喉头颈外科杂志，2010年）、《喉癌外科手术及综合治疗专家共识》（中华耳鼻咽喉头颈外科杂志编辑委员会头颈外科组，中华医学会耳鼻咽喉头颈外科学分会头颈学组，中华耳鼻咽喉头颈外科杂志，2014年）。

手术：

1. 喉癌激光切除手术：T_1 和部分 T_2 喉癌。
2. 喉部分切除术：T_1、T_2、部分 T_3、少数 T_4，适合喉部分切除的喉癌患者。
3. 喉全切除术：不适合上述手术方式的喉癌患者。
4. 酌情行缺损修复。
5. 酌情行颈淋巴结清扫术。

> **释义**
>
> ■ 手术为喉癌的主要治疗手段，对于不同部位、不同范围的肿瘤，应采取不同的手术的方法，其原则是在彻底切除肿瘤的基础上，尽量保留喉内外正常组织，以利于喉功能的修复与重建，随着对解剖和病理学研究的深入和手术方法的改进，喉部分切除术成为首选的手术方法。
>
> ■ 根据肿瘤的生物学行为特点及喉部的解剖分区进行喉部分切除术，缺损利用附近的黏膜组织瓣修复。
>
> ■ 放疗亦为喉癌治疗的重要手段，对于不同类型的喉癌，可有单纯放疗以及与手术结合的综合治疗，在综合治疗中有术前放疗和术后放疗。
>
> ■ 化疗可作为一种姑息治疗或综合治疗中的辅助部分，应在肿瘤内科的指导下完成。

（四）标准住院日

1. 激光切除喉癌手术≤7 天。
2. 喉部分切除术和全喉切除术≤18 天。
3. 皮肤或气管或食管缺损修复术≤21 天。

> **释义**
>
> ■ 喉癌患者入院后，术前准备 1~4 天，在第 4~5 天实施手术，术后恢复 7~14 天，总住院天数不超过 18 天，均符合本临床路径要求。

（五）进入路径标准

1. 第一诊断必须符合喉癌疾病编码（ICD-10：C32，D02.0）。
2. 当患者同时具有其他疾病诊断，但在住院期间不需要特殊处理也不影响第一诊断的临床路径流程实施时，可以进入路径。

> **释义**
>
> ■ 随着微创外科技术的发展，显微切除、显微激光切除、显微等离子射频技术切除以及部分支撑喉镜暴露困难者在内镜辅助下切除等术式不断完善，有条件的单位可根据患者的具体情况选用，以利用现代微创技术手段暴露清楚、彻底清除病变、并能行必要的修复，以最小的代价为患者谋取最大治疗效果为原则。这一部分患者另立临床路径管理。
>
> ■ 晚期喉癌已侵犯食管、气管、皮肤，术后缺损较大，需要转移组织瓣修复的患者术前准备、术后恢复和预后与本路径所规定喉癌有较大区别，应另立路径管理；但是喉癌切除后，利用周围黏膜、会厌下拉、单蒂或双蒂带状肌筋膜瓣等修复缺损适用于本临床路径。
>
> ■ 患者入院后术前准备发现严重心律不齐、心肌梗死、糖尿病等以往没有发现的疾病，请相关科室会诊，上述慢性疾病如果需要治疗稳定后才能手术，术前准备过程先进入其他相应内科疾病的诊疗路径。

（六）术前准备

1. 必需的检查项目：
（1）血常规、尿常规。
（2）肝功能、肾功能、电解质、血糖、凝血功能。
（3）感染性疾病筛查（乙型肝炎、丙型肝炎、梅毒、艾滋病等）。
（4）胸部 X 线片、心电图。
（5）喉镜。
（6）标本送病理学检查。
2. 根据患者病情，可选择检查项目：CT 或 MRI 或 B 超，下咽-食管造影，肺功能，输血准备等。

> **释义**
>
> ■ 喉癌患者的术前准备可分为 4 类：第一类是明确肿瘤性质的术前准备，如病理学检查，必要时行免疫组化；第二类是明确肿瘤范围的检查，如喉镜、增强 CT 或 MR、下咽食管造影等；第三类是明确肿瘤是否有转移的检查，如颈部超声、肝胆胰脾肾超声、骨扫描、X 线胸片或胸部 CT，甚至 PET 等；第四类是明确患者的全身情

况，为全身麻醉手术准备的检查，如血尿常规、心电图、感染指标、肝肾功能、输血项目等，高龄患者或有心肺功能异常患者，术前根据病情增加超声心动、肺功能、血气分析等检查。术前4类检查必须完善，其中具体的项目根据患者病情和经济情况等多种因素综合考虑选择。

■ 必查项目是确保手术治疗安全、有效开展的基础，术前必须完成。相关人员认真分析检查结果，排除手术禁忌证，及时处理异常情况。

■ 为缩短患者的住院等待时间，检查项目可以在患者入院前于门诊完成。

（七）预防性抗菌药物选择与使用时机

按照《抗菌药物临床应用指导原则（2015年版）》（国卫办医发〔2015〕43号）合理选用抗菌药物。

> **释义**
>
> ■ 喉癌手术属Ⅱ类切口，手术创伤大，一旦感染科导致严重后果，因此可按规定适当预防性和术后应用抗菌药物，通常选用联合广谱用药，覆盖需氧和厌氧菌。

（八）手术日

手术日为入院后5天内。

1. 麻醉方式：全身麻醉。
2. 手术：见治疗方案的选择。
3. 术中用药：止血药、抗菌药物。
4. 输血：视术中情况而定。
5. 标本送病理检查。

> **释义**
>
> ■ 本路径规定的喉部分切除术和喉全切除术均是在全身麻醉下实施。
>
> ■ 手术前或术中可应用血凝酶，用来预防出血，避免或减少手术部位及手术后出血。现在高龄患者越来越多，止血药物临床应用选择成分单一、安全性较高的药物，如注射用尖吻蝮蛇血凝酶。应注意监测患者血凝状态，高度警惕深静脉血栓形成。
>
> ■ 围术期用抗菌药物参考《抗菌药物临床应用指导原则》执行。对手术时间较长的患者，术中可加用一次抗菌药物。
>
> ■ 术中切缘应送冷冻，切至切缘阴性，标本送病理应标明切缘。

（九）术后住院治疗

术后住院治疗5~19天。

1. 抗菌药物：按照《抗菌药物临床应用指导原则（2015年版）》（国卫办医发〔2015〕43

号）合理选用抗菌药物。

2. 漱口。

3. 鼻饲（激光手术除外）。

4. 气管切开和气道护理

5. 伤口换药。

6. 镇痛药（必要时）。

> **释义**
>
> ■ 术后住院治疗 5~18 天。
>
> ■ 术后可根据患者恢复情况做必须复查的检查项目：血、尿常规，肝、肾功能，电解质，白蛋白，D-二聚体（dimer），并根据病情变化增加检查的频次。复查项目并不局限于路径的项目，可根据需要增加，如血气分析、四肢超声等。根据情况行监护和吸氧，必要时转 ICU 病房。
>
> ■ 鼻饲患者术后可根据患者情况在第 7~14 天经口进食，拔除胃管。
>
> ■ 气管切开术患者可根据患者情况在住院期间关闭气切，或出院恢复，待条件允许后再关闭气管切开。

（十）出院标准

1. 一般情况良好。

2. 没有需要住院处理的并发症。

> **释义**
>
> ■ 患者出院前应完成复查项目，且复查项目无异常，若有异常，主管医师应仔细分析并作出相应的处理。

（十一）变异及原因分析

1. 术中、术后出现并发症（如咽瘘等），需要特殊诊断治疗措施，延长住院时间。

2. 伴有影响本病治疗效果的合并症，需要采取进一步检查和诊断，延长住院时间。

> **释义**
>
> ■ 伴有影响手术的合并症常见的有发现心律失调。心肌梗死、糖尿病等，需要进一步行超声心动、Holter、肺功能等检查，请相关科室会诊排除手术禁忌证，导致住院时间延长，治疗费用增加。
>
> ■ 喉癌手术可能存在的风险包括：术中术后大出血、空气栓塞、吸入性肺炎、肺栓塞及心肌梗死；全喉切除术后失去发音功能；术后复发和转移；术中切除或损伤重要神经：面神经分支损伤导致术后面瘫，舌咽和迷走神经损伤导致进食呛咳，心血管症状，副神经损伤导致肩部和上肢活动障碍，舌下神经损伤导致舌活动障碍，颈丛神经损伤颈部和耳部感觉麻木，颈交感神经损伤导致霍纳综合征（Horner syndrome）等；术后感染，导致咽瘘或喉瘘，伤口延期愈合；并发气胸、皮下气肿、乳

糜漏等，继发感染则引起脓胸或纵隔脓肿等，必要时行引流术；术后气管食管瘘、食管狭窄，可影响正常饮食；术后面部肿胀；术后气管套管拔管困难，甚至终身带管；甲状腺、甲状旁腺切除后甲状腺和甲状旁腺功能低下，须终身服药；皮瓣坏死等。

■ 出现变异的原因很多，除了包括路径中所描述的各种术后并发症，还包括医疗、护理、患者、环境等多方面的变异原因，主管医师均应如实记录。

四、喉癌给药方案

【用药选择】

喉癌的用药主要是预防性使用抗菌药物，选用的抗菌药物必须是疗效肯定、安全、使用方便及价格相对较低的品种。一般选择联合用药，可分为：①广谱青霉素类联合抗厌氧菌类；②头孢菌素类联合抗厌氧菌类；③如果患者为过敏体质或以上 2 种抗菌药物皮试阳性，可选择喹诺酮类联合抗厌氧菌类。

给药方法：在术前 0.5~2 小时内给药，或麻醉开始时给药，使手术切口暴露时局部组织中已达到足以杀灭手术过程中入侵切口细菌的药物浓度。如果手术时间超过 3 小时，或失血量大（>1500ml），可手术中给予第 2 剂。抗菌药物的有效覆盖时间应包括整个手术过程和手术结束后 4 小时，总的预防用药时间不超过 24 小时，个别情况可延长至 48 小时。手术时间较短（<2 小时）的手术，术前用药一次即可。

【药学提示】

1. 广谱青霉素抗菌药物：抗菌谱除革兰阳性菌外，还包括：①对部分肠杆菌科细菌有抗菌活性者，如氨苄西林、阿莫西林；②对多数革兰阴性杆菌包括铜绿假单胞菌具抗菌活性者，如哌拉西林、阿洛西林、美洛西林。

适应证：氨苄西林与阿莫西林的抗菌谱较青霉素为广，对部分革兰阴性杆菌（如流感嗜血杆菌、大肠埃希菌、奇异变形杆菌）亦具抗菌活性。对革兰阳性球菌作用与青霉素相仿。本类药物适用于敏感细菌所致的呼吸道感染、尿路感染、胃肠道感染、皮肤软组织感染、脑膜炎、败血症、心内膜炎等。氨苄西林为肠球菌感染的首选用药。

哌拉西林、阿洛西林和美洛西林对革兰阴性杆菌的抗菌谱较氨苄西林为广，抗菌作用也增强。除对部分肠杆菌科细菌外，对铜绿假单胞菌亦有良好抗菌作用；适用于肠杆菌科细菌及铜绿假单胞菌所致的呼吸道感染、尿路感染、胆道感染、腹腔感染、皮肤软组织感染等

2. 头孢菌素类抗菌药物：头孢菌素类根据其抗菌谱、抗菌活性、对 β-内酰胺酶的稳定性以及肾毒性的不同，目前分为四代，常用的为第三代或第四代。第三代头孢菌素对肠杆菌科细菌等革兰阴性杆菌具有强大抗菌作用，头孢他啶和头孢哌酮除肠杆菌科细菌外对铜绿假单胞菌亦具高度抗菌活性；注射品种有头孢噻肟、头孢曲松、头孢他啶、头孢哌酮等。第四代头孢菌素常用者为头孢吡肟，它对肠杆菌科细菌作用与第三代头孢菌素大致相仿，其中对阴沟肠杆菌、产气肠杆菌、柠檬酸菌属等的部分菌株作用优于第三代头孢菌素，对铜绿假单胞菌的作用与头孢他啶相仿，对金黄色葡萄球菌等的作用较第三代头孢菌素略强。

适应证：第三代头孢菌素：适用于敏感肠杆菌科细菌等革兰阴性杆菌所致严重感染，如下呼吸道感染、败血症、腹腔感染、肾盂肾炎和复杂性尿路感染、盆腔炎性疾病、骨关节感染、复杂性皮肤软组织感染、中枢神经系统感染等。治疗腹腔、盆腔感染时需与抗厌氧菌药如甲硝唑合用。本类药物对化脓性链球菌、肺炎链球菌、甲氧西林敏感葡萄球菌所致的各种感染

亦有效，但并非首选用药。头孢他啶、头孢哌酮尚可用于铜绿假单胞菌所致的各种感染。

第四代头孢菌素：目前国内应用者为头孢吡肟。本药的抗菌谱和适应证与第三代头孢菌素同，尚可用于对第三代头孢菌素耐药而对其敏感的产气肠杆菌、阴沟肠杆菌、沙雷菌属等细菌感染，亦可用于中性粒细胞缺乏伴发热患者的经验治疗。

3. 喹诺酮类抗菌药：临床上常用者为氟喹诺酮类，有诺氟沙星、依诺沙星、氧氟沙星、环丙沙星等。近年来研制的新品种对肺炎链球菌、化脓性链球菌等革兰阳性球菌的抗菌作用增强，对衣原体属、支原体属、军团菌等细胞内病原或厌氧菌的作用亦有增强，已用于临床者有左氧氟沙星、加替沙星、莫西沙星等。

适应证：①泌尿生殖系统感染：本类药物可用于肠杆菌科细菌和铜绿假单胞菌等所致的尿路感染；细菌性前列腺炎、淋菌性和非淋菌性尿道炎以及宫颈炎。诺氟沙星主要用于单纯性下尿路感染或肠道感染。但应注意，目前国内尿路感染的主要病原菌大肠埃希菌中，耐药株已达半数以上。②呼吸道感染：环丙沙星、氧氟沙星等主要适用于肺炎克雷伯菌、肠杆菌属、假单胞菌属等革兰阴性杆菌所致的下呼吸道感染。左氧氟沙星、加替沙星、莫西沙星等可用于肺炎链球菌和溶血性链球菌所致的急性咽炎和扁桃体炎、中耳炎等，及肺炎链球菌、支原体、衣原体等所致社区获得性肺炎，此外亦可用于革兰阴性杆菌所致下呼吸道感染。

4. 抗厌氧菌类：本类药物对厌氧菌、滴虫、阿米巴和蓝氏贾第鞭毛虫具强大抗微生物活性。

适应证：①可用于各种需氧菌与厌氧菌的混合感染，包括腹腔感染、盆腔感染、肺脓肿、脑脓肿等，但通常需与抗需氧菌抗菌药物联合应用；②口服可用于艰难梭菌所致的假膜性肠炎、幽门螺杆菌所致的胃窦炎、牙周感染及加德纳菌阴道炎等；③可用于肠道及肠外阿米巴病、阴道滴虫病、贾第虫病、结肠小袋纤毛虫等寄生虫病的治疗；④与其他抗菌药物联合，可用于某些盆腔、肠道及腹腔等手术的预防用药。

【注意事项】

1. 广谱青霉素抗菌药物：①无论采用何种给药途径，用青霉素类药物前必须详细询问患者有无青霉素类过敏史、其他药物过敏史及过敏性疾病史，并须先做青霉素皮肤试验；②过敏性休克一旦发生，必须就地抢救，并立即给患者注射肾上腺素，并给予吸氧、应用升压药、肾上腺皮质激素等抗休克治疗；③全身应用大剂量青霉素可引起腱反射增强、肌肉痉挛、抽搐、昏迷等中枢神经系统反应（青霉素脑病），此反应易出现于老年和肾功能减退患者；④青霉素不用于鞘内注射；⑤青霉素钾盐不可快速静脉注射；⑥本类药物在碱性溶液中易失活。

2. 头孢菌素类抗菌药物：①禁用于对任何一种头孢菌素类抗菌药物有过敏史及有青霉素过敏性休克史的患者；②用药前必须详细询问患者先前有否对头孢菌素类、青霉素类或其他药物的过敏史。有青霉素类、其他β-内酰胺类及其他药物过敏史的患者，有明确应用指征时应谨慎使用本类药物。在用药过程中一旦发生过敏反应，须立即停药。如发生过敏性休克，须立即就地抢救并予以肾上腺素等相关治疗；③本类药物多数主要经肾脏排泄，中度以上肾功能不全患者应根据肾功能适当调整剂量。中度以上肝功能减退时，头孢哌酮、头孢曲松可能需要调整剂量；④氨基苷类和第一代头孢菌素注射剂合用可能加重前者的肾毒性，应注意监测肾功能；⑤头孢哌酮可导致低凝血酶原血症或出血，合用维生素K可预防出血；本药亦可引起戒酒硫样反应。用药期间及治疗结束后72小时内应避免摄入含酒精饮料。

3. 喹诺酮类抗菌药：①对喹诺酮类药物过敏的患者禁用；②18岁以下未成年患者避免使用本类药物；③制酸剂和含钙、铝、镁等金属离子的药物可减少本类药物的吸收，应避免同用；④妊娠期及哺乳期患者避免应用本类药物；⑤本类药物偶可引起抽搐、癫痫、神志改变、视力损害等严重中枢神经系统不良反应，在肾功能减退或有中枢神经系统基础疾病的患者中易发生，因此本类药物不宜用于有癫痫或其他中枢神经系统基础疾病的患者。肾功能减退患者应用本类药物时，需根据肾功能减退程度减量用药，以防发生由于药物在体内蓄积而引起的抽搐等中枢神经系统严重不良反应；⑥本类药物可能引起皮肤光敏反应、关节病变、肌腱断裂等，并偶可引起心电图 QT 间期延长等，用药期间应注意观察。

4. 抗厌氧菌类：①禁用于对硝基咪唑类药物过敏的患者；②妊娠早期（3 个月内）患者应避免应用。哺乳期患者用药期间应停止哺乳；③本类药物可能引起粒细胞减少及周围神经炎等，神经系统基础疾患及血液病患者慎用；④用药期间禁止饮酒及含酒精饮料；⑤肝功能减退可使本类药物在肝脏代谢减慢而导致药物在体内蓄积，因此肝病患者应减量应用。

五、推荐表单

（一）医师表单

喉癌临床路径医师表单

适用对象：第一诊断为喉癌（ICD-10：C32，D02.0）
　　　　　行喉部分或全喉切除术（ICD-9-CM-3：30.1-30.4）

患者姓名：		性别：　　年龄：　　门诊号：		住院号：
住院日期：　　年　月　日		出院日期：　　年　月　日		标准住院日：≤21 天

时间	住院第 1 天	住院第 1~3 天 （术前日）	住院第 2~5 天 （手术日）
主要诊疗工作	□ 询问病史及体格检查 □ 完成病历书写 □ 上级医师查房与术前评估 □ 初步确定手术方式和日期	□ 上级医师查房 □ 完成术前准备与术前评估 □ 根据检查结果等，进行术前讨论，确定手术方案 □ 完成必要的相关科室会诊 □ 签署手术知情同意书、自费用品协议书、输血同意书 □ 向患者及家属交代围术期注意事项	□ 手术 □ 术者完成手术记录 □ 住院医师完成术后病程 □ 上级医师查房 □ 向患者及家属交代病情及术后注意事项
重点医嘱	**长期医嘱：** □ 耳鼻咽喉科护理常规 □ 二级护理 □ 普通饮食 **临时医嘱：** □ 血常规、尿常规 □ 肝功能、肾功能、血糖、电解质、凝血功能、感染性疾病筛查（乙型肝炎、丙型肝炎、梅毒、艾滋病等） □ 胸部 X 线片、心电图 □ 喉镜检查 □ 病理学检查 □ 酌情增强 CT 和（或）MRI 或 B 超，肺功能，输血准备	**长期医嘱：** □ 耳鼻咽喉科护理常规 □ 二级护理 □ 普通饮食 □ 患者既往基础用药 **临时医嘱：** □ 术前医嘱：明日全身麻醉下行喉部分或全切除术* □ 术前禁食、禁水 □ 术前抗菌药物 □ 术前准备 □ 留置鼻饲管（术前或术中，激光手术除外） □ 其他特殊医嘱	**长期医嘱：** □ 全身麻醉术后常规护理 □ 喉部分或全切除术 * 术后常规护理 □ 气管切开术后常规护理 □ 一级护理 □ 鼻饲饮食 □ 抗菌药物 □ 其他特殊医嘱 **临时医嘱：** □ 标本送病理检查 □ 酌情心电监护 □ 酌情吸氧 □ 其他特殊医嘱
病情变异记录	□ 无 □ 有，原因： 1. 2.	□ 无 □ 有，原因： 1. 2.	□ 无 □ 有，原因： 1. 2.
医师签名			

时间	住院第3~19日 （术后1~18天）	住院第7~21天 （术后5~19天，出院日）
主要诊疗工作	□ 上级医师查房 □ 住院医师完成常规病历书写 □ 注意病情变化 □ 注意观察生命体征 □ 注意引流量，根据引流情况明确是否拔除引流管	□ 上级医师查房，进行手术及伤口评估 □ 完成出院记录、出院证明书 □ 向患者交代出院后的注意事项
重点医嘱	**长期医嘱：** □ 一/二级护理 □ 酌情停用鼻饲饮食 □ 酌情停用抗菌药物 □ 其他特殊医嘱 **临时医嘱：** □ 换药 □ 其他特殊医嘱	**出院医嘱：** □ 出院带药 □ 酌情肿瘤综合治疗 □ 门诊随诊
病情变异记录	□ 无　□ 有，原因： 1. 2.	□ 无　□ 有，原因： 1. 2.
医师签名		

＊：实际操作时需明确写出具体的术式

（二）护士表单

喉癌临床路径护士表单

适用对象：第一诊断为喉癌（ICD-10：C32，D02.0）
行喉部分或全喉切除术（ICD-9-CM-3：30.1-30.4）

患者姓名：	性别： 年龄： 门诊号：	住院号：
住院日期： 年 月 日	出院日期： 年 月 日	标准住院日：≤21 天

时间	住院第 1 天	住院第 1~3 天	住院第 2~5 天
健康宣教	□ 入院宣教 □ 介绍主管医师、护士 □ 介绍环境、设施 □ 介绍住院注意事项 □ 介绍探视和陪伴制度 □ 介绍贵重物品制度	□ 药物宣教 □ 向患者及家属交代围术期注意事项 □ 术前宣教 □ 宣教术前准备及注意事项 □ 主管护士与患者沟通，消除患者紧张情绪 □ 告知术后可能出现的情况及应对方式	□ 向患者及家属交代病情及术后注意事项 □ 手术当日宣教 □ 告知饮食、体位要求 □ 告知术后需需平卧 6 小时 □ 给予患者及家属心理支持 □ 再次明确探视陪伴须知
护理处置	□ 核对患者，佩戴腕带 □ 建立入院护理病历 □ 协助患者留取各种标本 □ 测量体重	□ 协助医师完成术前的相关实验室检查 □ 术前准备 □ 禁食禁水	□ 摘除患者义齿，核对患者资料及带药，将患者交手术室 □ 接患者，核对患者及资料 □ 心电监护，测血压，密切观察生命体征
基础护理	□ 三级护理 □ 晨晚间护理 □ 患者安全管理	□ 三级护理 □ 晨晚间护理 □ 患者安全管理	□ 一级护理 □ 晨晚间护理 □ 患者安全管理
专科护理	□ 护理查体 □ 病情观察：是否有呼吸困难 □ 需要时，填写跌倒及压疮防范表 □ 需要时，请家属陪伴 □ 确定饮食种类 □ 心理护理	□ 病情观察：是否有呼吸困难 □ 遵医嘱完成相关检查 □ 心理护理	□ 遵医嘱予补液 □ 病情观察 □ 生命体征的变化 □ 引流的量和颜色 □ 气管套管是否通畅 □ 心理护理
重点医嘱	□ 详见医嘱执行单	□ 详见医嘱执行单	□ 详见医嘱执行单
病情变异记录	□ 无 □ 有，原因： 1. 2.	□ 无 □ 有，原因： 1. 2.	□ 无 □ 有，原因： 1. 2.
护士签名			

时间	住院第 3~19 天	住院第 7~21 天 （出院日）
健康宣教	□ 术后宣教 □ 药物作用及频率 □ 饮食、活动指导	□ 出院宣教 □ 复查时间 □ 服药方法 □ 活动休息 □ 指导饮食 □ 指导办理出院手续
护理处置	□ 遵医嘱完成相关检查	□ 协助医师办理出院手续
基础护理	□ 二级护理 □ 晨晚间护理 □ 患者安全管理	□ 三级护理 □ 晨晚间护理 □ 协助或指导进食、进水 □ 协助或指导活动 □ 患者安全管理
专科护理	□ 病情观察 □ 监测生命体征 □ 心理护理 □ 引流管和气管套管管理	□ 病情观察 □ 监测生命体征 □ 出院指导 □ 心理护理 □ 气管套管管理
重点医嘱	□ 详见医嘱执行单	□ 详见医嘱执行单
病情变异记录	□ 无　□ 有，原因： 1. 2.	□ 无　□ 有，原因： 1. 2.
护士签名		

（三）患者表单

喉癌临床路径患者表单

适用对象：第一诊断为喉癌（ICD-10：C32，D02.0)
行喉部分或全喉切除术（ICD-9-CM-3：30.1-30.4）

患者姓名：	性别： 年龄： 门诊号：	住院号：
住院日期： 年 月 日	出院日期： 年 月 日	标准住院日：≤21 天

时间	入院	手术前	手术当天
医患配合	□ 配合询问病史、收集资料，务必详细告知既往史、用药史、过敏史 □ 配合进行体格检查 □ 有任何不适告知医师	□ 配合完善术前相关检查，如采血、留尿、心电图、X 线胸片 □ 医师与患者及家属介绍病情及手术谈话、术前签字	□ 配合医师摆好手术体位 □ 配合麻醉医师完成麻醉
护患配合	□ 配合测量体温、脉搏、呼吸3 次、血压、体重 1 次 □ 配合完成入院护理评估（简单询问病史、过敏史、用药史） □ 接受入院宣教（环境介绍、病室规定、订餐制度、贵重物品保管等） □ 配合执行探视和陪伴制度 □ 有任何不适告知护士	□ 配合测量体温、脉搏、呼吸3 次、询问大便 1 次 □ 接受手术前宣教 □ 接受饮食宣教 □ 接受药物宣教	□ 送手术室前，协助完成核对，带齐影像资料及用药 □ 返回病房后，配合接受生命体征的测量 □ 配合检查意识 □ 配合缓解疼痛 □ 接受术后宣教 □ 接受饮食宣教：手术当天禁食 □ 接受药物宣教 □ 有任何不适告知护士
饮食	□ 遵医嘱饮食	□ 遵医嘱饮食	□ 手术前禁食、禁水 □ 术后，根据医嘱平卧 6 小时，次日经鼻饲管给予流质饮食
排泄	□ 正常排尿便	□ 正常排尿便	□ 正常排尿便
活动	□ 正常活动	□ 正常活动	□ 卧床

时间	手术后	出院
医患配合	□ 配合完善术后检查：如采血、留痰等	□ 接受出院前指导 □ 知道复查程序 □ 获取出院诊断书
护患配合	□ 配合定时测量生命体征、每日询问大便 □ 配合检查颈部 □ 接受输液、服药等治疗 □ 接受进食、进水、排便等生活护理 □ 配合活动，预防皮肤压力伤 □ 注意活动安全，避免坠床或跌倒 □ 配合执行探视及陪伴	□ 接受出院宣教 □ 办理出院手续 □ 获取出院带药 □ 知道服药方法、作用、注意事项 □ 知道复印病历程序
饮食	□ 遵医嘱饮食	□ 遵医嘱饮食
排泄	□ 正常排尿便	□ 正常排尿便
活动	□ 正常适度活动，避免疲劳	□ 正常适度活动，避免疲劳

附：原表单（2016 年版）

喉癌临床路径表单

适用对象：第一诊断为喉癌（ICD-10：C32，D02.0）

行喉部分或全喉切除术（ICD-9-CM-3：30.1-30.4）

患者姓名：	性别： 年龄： 门诊号：	住院号：
住院日期： 年 月 日	出院日期： 年 月 日	标准住院日：≤21 天

时间	住院第 1 天	住院第 1~3 天 （术前日）	住院第 2~5 天 （手术日）
主要诊疗工作	□ 询问病史及体格检查 □ 完成病历书写 □ 上级医师查房与术前评估 □ 初步确定手术方式和日期	□ 上级医师查房 □ 完成术前准备与术前评估 □ 根据检查结果等，进行术前讨论，确定手术方案 □ 完成必要的相关科室会诊 □ 签署手术知情同意书、自费用品协议书、输血同意书 □ 向患者及家属交代围术期注意事项	□ 手术 □ 术者完成手术记录 □ 住院医师完成术后病程 □ 上级医师查房 □ 向患者及家属交代病情及术后注意事项
重点医嘱	**长期医嘱：** □ 耳鼻咽喉科护理常规 □ 二级护理 □ 普通饮食 **临时医嘱：** □ 血常规、尿常规 □ 肝功能、肾功能、血糖、电解质、凝血功能、感染性疾病筛查（乙型肝炎、丙型肝炎、梅毒、艾滋病等） □ 胸部 X 线片、心电图 □ 喉镜检查 □ 病理学检查 □ 酌情增强 CT 和（或）MRI 或 B 超，肺功能，输血准备	**长期医嘱：** □ 耳鼻咽喉科护理常规 □ 二级护理 □ 普通饮食 □ 患者既往基础用药 **临时医嘱：** □ 术前医嘱：明日全身麻醉下行喉部分或全切除术 * □ 术前禁食、禁水 □ 术前抗菌药物 □ 术前准备 □ 留置鼻饲管（术前或术中，激光手术除外） □ 其他特殊医嘱	**长期医嘱：** □ 全身麻醉术后常规护理 □ 喉部分或全切除术 * 术后常规护理 □ 气管切开术后常规护理 □ 一级护理 □ 鼻饲饮食 □ 抗菌药物 □ 其他特殊医嘱 **临时医嘱：** □ 标本送病理检查 □ 酌情心电监护 □ 酌情吸氧 □ 其他特殊医嘱
主要护理工作	□ 介绍病房环境、设施和设备 □ 入院护理评估	□ 宣教、备皮等术前准备 □ 手术前物品准备 □ 手术前心理护理	□ 观察患者病情变化 □ 术后心理与生活护理
病情变异记录	□ 无 □ 有，原因： 1. 2.	□ 无 □ 有，原因： 1. 2.	□ 无 □ 有，原因： 1. 2.

续　表

时间	住院第1天	住院第1~3天 （术前日）	住院第2~5天 （手术日）
护士 签名			
医师 签名			

时间	住院第 3~19 天 （术后 1~18 天）	住院第 7~21 天 （术后 5~19 天，出院日）
主要诊疗工作	□ 上级医师查房 □ 住院医师完成常规病历书写 □ 注意病情变化 □ 注意观察生命体征 □ 注意引流量，根据引流情况明确是否拔除引流管	□ 上级医师查房，进行手术及伤口评估 □ 完成出院记录、出院证明书 □ 向患者交代出院后的注意事项
重点医嘱	**长期医嘱：** □ 一/二级护理 □ 酌情停用鼻饲饮食 □ 酌情停用抗菌药物 □ 其他特殊医嘱 **临时医嘱：** □ 换药 □ 其他特殊医嘱	**出院医嘱：** □ 出院带药 □ 酌情肿瘤综合治疗 □ 门诊随诊
主要护理工作	□ 观察患者情况 □ 术后心理与生活护理	□ 指导患者办理出院手续 □ 指导术后气管套管护理 □ 指导术后随访时间 □ 指导术后发音功能锻炼
病情变异记录	□ 无　□ 有，原因： 1. 2.	□ 无　□ 有，原因： 1. 2.
护士签名		
医师签名		

＊：实际操作时需明确写出具体的术式

第十一章

气管恶性肿瘤临床路径释义

一、气管恶性肿瘤编码

疾病名称及编码：气管恶性肿瘤（ICD-10：C33）

手术操作名称及编码：气管肿瘤切除术（ICD-9-CM-3：31.5）

二、临床路径检索方法

C33 伴 31.5

三、气管恶性肿瘤临床路径标准住院流程

（一）适用对象

第一诊断为气管恶性肿瘤（ICD-10：C33），行气管肿瘤切除术（ICD-9-CM-3：31.5）。

> **释义**
>
> ■ 适用对象编码参见第一部分。
>
> ■ 气管恶性肿瘤即气管的原发恶性肿瘤，大多是鳞状上皮细胞癌和腺样囊性癌（adenoid cystic carcinoma，ACC），好发于成年人。原发性气管恶性肿瘤大多生长于软骨环与膜部交界处。鳞状上皮细胞癌可呈现为突入气管腔的肿块或破溃形成溃疡，有时癌肿可浸润长段气管。晚期病例常有纵隔淋巴结转移或扩散入肺组织，并可直接侵犯食管、喉返神经和喉部。腺样囊性癌一般生长较为缓慢，较晚发生转移，有时呈现长段黏膜下浸润或向纵隔内生长。有的肿瘤呈哑铃状，小部分突入气管腔，大部分位于纵隔内，晚期病例可侵入纵隔和支气管。
>
> ■ 气管肿瘤根据肿瘤的部位、性质、大小和范围可采取不同术式的气管切除，包括气管纵行切开肿瘤切除术、气管窗型切除术和气管袖式切除术。

（二）诊断依据

根据《临床诊疗指南·胸外科分册》（中华医学会 编著，人民卫生出版社，2009）。

1. 临床症状：常见症状包括刺激性咳嗽，痰中带血或咯血，气短和呼吸困难，声音嘶哑，以及呼吸道感染症状等。其他症状包括气管肿瘤压迫食管引起吞咽困难、颈部肿块等。

2. 辅助检查：胸部 X 线平片、胸部增强 CT、纤维支气管镜检查及活检。

> **释义**
>
> ■ 气管肿瘤的临床症状按肿瘤的部位、大小和性质而异。常见的早期症状为刺激性咳嗽、痰少或无痰，有时可带有血丝。肿瘤长大逐渐阻塞气管腔 50% 以上时，则出现气短、呼吸困难、喘鸣等，常被误诊为支气管哮喘而延误治疗。气管恶性肿

瘤晚期病例可呈现声音嘶哑，吞咽困难，气管食管瘘，纵隔器官组织受压迫，颈部淋巴结转移和肺部化脓性感染等症状。

■胸部 X 线平片可显示肿瘤的位置、范围和气管腔狭窄的程度；胸部增强 CT 可进一步明确肿瘤的大小，侵及范围，以及与周围脏器食管、血管的毗邻关系等，是行气管肿瘤切除术之前的必要检查，必要时可加做气管的 CT 三维重建，对直观了解肿瘤的形态、部位、大小、制定手术方案有较大帮助；纤支镜检查可直接看到肿瘤，了解肿瘤的部位、大小、表面形态和活动度，并可采取组织做病理切片检查确定肿瘤的性质和类型。

（三）选择治疗方案的依据

根据《临床诊疗指南·胸外科分册》（中华医学会 编著，人民卫生出版社，2009），行气管肿瘤切除+气管重建术。

释义

■气管恶性肿瘤的治疗原则包括：①治疗气管肿瘤要求彻底切除肿瘤。防止复发和消除气管梗阻。晚期病例肿瘤已不可能彻底切除者，亦应减轻或解除气道梗阻，改善通气功能；②体积小的气管良性肿瘤，特别是根部有细蒂者，可在内镜下做电灼切除。或施行切开气管切除肿瘤，或切除肿瘤时连同切除一部分气管壁，再缝合气管缺损；③气管恶性肿瘤或较大的良性肿瘤，则需要切除病变段气管和行气管重建术；④晚期恶性气管肿瘤未能切除或切除不彻底者，可按病理类型进行局部放疗或化疗；⑤对合并感染者应抗感染治疗；⑥对症支持治疗。

■气管肿瘤切除+气管重建术最常用的术式就是气管袖式切除，是指将肿瘤所在的气管段切除，然后行对端吻合。此术式可以保留远侧端健康肺组织，特别适宜于老年、心肺功能较差的患者。一般认为气管切除的安全长度是 4cm，若术中并用气管游离，喉、肺门松解，以及术后保持颈屈曲位，气管切除的长度几乎可接近全长的一半（8~10 个软骨环）。

■高位气管肿瘤，可采用经颈部或半/全劈胸骨的手术入路。术式可有开窗成形、端-端袖式吻合术等。

■位于胸腔内的气管肿瘤，多采用经右胸腔手术入路。手术方式可有端-端袖式切除吻合、半隆突或全隆突切除隆突再造术等。

（四）标准住院日≤21 天

释义

■如果患者条件允许，住院时间可以低于上述住院天数。如果气管切除的长度过长，术后需要低头固定 10~14 天，3 个月后才可抬头。

（五）进入路径标准

1. 第一诊断必须符合 ICD-10：C33 气管恶性肿瘤疾病编码。

2. 当患者同时具有其他疾病诊断，但在门诊治疗期间不需要特殊处理也不影响第一诊断的临床路径流程实施时，可以进入路径。

> **释义**
>
> ■ 患者同时具有影响第一诊断的临床路径流程实施的其他疾病时均不适合进入临床路径。
>
> ■ 行内镜下气管肿瘤切除或气管局部切除的患者不适合进入临床路径。

（六）术前准备≤5 天

1. 必需的检查项目：

（1）血常规、尿常规、便常规+隐血试验。

（2）凝血功能、血型、肝功能测定、肾功能测定、电解质、感染性疾病筛查（乙型病毒性肝炎、丙型病毒性肝炎、艾滋病、梅毒等）、相关肿瘤标志物检查。

（3）动脉血气分析、心电图。

（4）纤维支气管镜+活检（视患者耐受情况）。

（5）影像学检查：胸部 X 线片、胸部 CT 增强扫描、腹部超声或 CT。

2. 根据患者病情，可选择的项目：超声心动图、CTPA、心肌核素扫描、Holter、24 小时动态血压监测、纤维喉镜、头颈部 CT 扫描、食管镜（钡餐）等。

3. 请麻醉科会诊：决定气管插管方式及是否需要行体外循环。

> **释义**
>
> ■ 部分检查可以在门诊完成。
>
> ■ 纤维支气管镜检查+活检是必须做的检查，只有确诊为气管恶性肿瘤，且准备行气管切除及重建术的患者才可进入临床路径。
>
> ■ 根据病情部分检查可以不进行。
>
> ■ 如果进行了胸部 CT 检查可以不进行胸部 X 线正侧位片。
>
> ■ 治疗前全身检查了解有无转移是必要的。

（七）预防性抗菌药物选择与使用时机

1. 按照《抗菌药物临床应用指导原则》（卫医发〔2004〕285 号）执行，并根据患者的病情决定抗菌药物的选择与使用时间。如可疑感染，需做相应的微生物学检查，必要时做药敏试验。

2. 建议使用第一、二代头孢菌素，头孢曲松。预防性用抗菌药物，时间为术前 30 分钟。

> **释义**
>
> ■手术部位感染（SSI）是一种常见的院内感染，SSI 的存在增加了院内的死亡率、延长了住院时间。术前预防性使用抗菌药物作为一项降低 SSI 发生率的治疗策略目前已得到了普遍的认可，但对于术前何时预防性使用抗菌药物，即预防性抗菌药物使用的最佳时机还没有确切的界定。目前的观点认为，预防性抗菌药物使用的时间应在切开皮肤之前即术前 2 小时以内，且越靠近皮肤切开的时间使用其预防 SSI 的效果越佳，故此目前多在术前 30 分钟内预防性给药。

（八）手术日为入院日期≤6 天

1. 麻醉方式：全身麻醉，行气管插管或行体外循环。
2. 术中用药：抗菌药物。
3. 手术置入物：人工修复材料、止血材料。
4. 输血：视手术出血情况决定。输血前需要行血型鉴定、抗体筛选和交叉合血。

> **释义**
>
> ■手术时麻醉为全身麻醉，多选择单腔气管插管，但需要备一套无菌的气管插管，常常需要在台上行二次插管。麻醉插管时，务必小心不要插破肿瘤或推落瘤体，否则容易引起患者窒息等并发症。为预防此点的发生，可考虑在支气管镜下行气管插管。
>
> ■体外循环多在插管困难时，或在肿瘤外侵及附近的心脏大血管时，或因肺功能差术中难以维持氧合时才考虑应用。
>
> ■气管手术为潜在污染性手术，属于Ⅱ类切口，术中预防性应用抗菌药物是必要的。
>
> ■目前世界上还没有成熟的气管替代物，人工气管的研究尚在进行中。
>
> ■一般情况下不需要输血。对于手术时间较长的患者，术中需使用抗菌药物；必要时可选用止血药，如注射用尖吻蝮蛇血凝酶。

（九）术后住院恢复应≤15 天

1. 必须复查的项目：
（1）血常规、肝功能测定、肾功能测定、电解质。
（2）纤维支气管镜、胸部 X 线片。
2. 根据病情可选择胸部 CT 扫描。
3. 术后用药：抗菌药物使用按照《抗菌药物临床应用指导原则》（卫医发〔2004〕285 号）执行，并根据患者的病情决定抗菌药物的选择与使用时间。建议使用第一、二代头孢菌素，头孢曲松。如可疑感染，需要做相应的微生物学检查，必要时做药敏试验。

> **释义**
>
> ■术后纤维支气管镜检查酌情使用，过早或不当检查可能对吻合处带来损伤，胸部增强 CT 检查可在术后 1 个月后进行。

■术后常规应用抗菌药物预防感染。

■因是气管手术，会对患者自主排痰造成困难，因此术后的稀释痰液的药物、气道的雾化非常重要。

■如果气管切除的长度过长，术后需要低头固定10~14天，3个月后才可抬头。

（十）出院标准

1. 患者病情稳定，体温正常，手术切口愈合良好，生命体征平稳。
2. 没有需要住院处理的并发症和（或）合并症。

> 释义
>
> ■患者术后X线胸片示肺复张良好、体温基本正常、血液检查指标基本正常。
>
> ■患者可待拆线出院。若有颌下固定线，术后14天后拆除。
>
> ■如果出现并发症，如吻合口漏气、吻合口狭窄、喉返神经麻痹和肺部感染等，是否需要继续住院处理，由主管医师具体决定。

（十一）变异及原因分析

1. 有影响手术的合并症，术前需要进行相关的诊断和治疗。
2. 术后出现肺部感染、呼吸衰竭、心力衰竭、肝肾衰竭、吻合口瘘等并发症，需要延长治疗时间。

> 释义
>
> ■微小变异：因为医院检验项目的及时性未保证，不能按照要求完成检查；因为节假日不能按照要求完成检查；患者不愿配合完成相应检查，短期不愿按照要求出院随诊。
>
> ■重大变异：因基础疾病需要进一步诊断和治疗；因各种原因需要其他治疗措施；患者要求离院或转院；不愿按照要求出院随诊而导致入院时间明显延长。
>
> ■气管切除术后的并发症主要包括：
>
> 1. 吻合口漏气：如不严重，仅表现为皮下气肿而不继续加重，可严密观察，多于数日后自愈。如果漏气量大，已形成明显的吻合口瘘，还在1周之内，可重新吻合。若时间较长，则先行胸腔引流，控制感染，以后根据情况再做瘘修补或肺切除术。
>
> 2. 吻合口狭窄：早期吻合口狭窄，如果由于吻合口水肿所致，可用皮质激素治疗，1周后会逐渐消退。若为吻合口对合不良、扭曲、成角或软骨断片突入管腔较多所致，则需要再次手术矫正。晚期多由于瘢痕狭窄、肿瘤复发或纵隔肿大的淋巴结压迫引起狭窄。
>
> 3. 喉返神经麻痹：多因肿瘤侵犯或手术损伤所致。大部分为单侧声带麻痹，术后出现声音嘶哑、饮水呛咳等症状。一般需半年左右呛咳可逐渐消失，声音可恢复至近于正常。

4. 气管吻合口血管瘘：多由于吻合口瘘后感染腐蚀邻近血管所致，也有报道因为吻合口缝线磨破邻近血管引起。无论什么原因，一旦发生，多数来不及救治。

四、气管恶性肿瘤临床路径给药方案

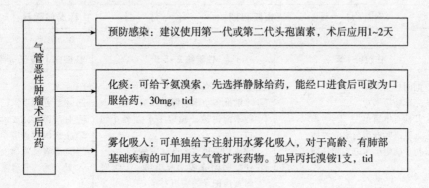

【用药选择】

气管手术为Ⅱ类切口手术，需要预防性应用抗菌药物，建议使用第一代或第二代头孢菌素，用药时限一般不超 24 小时。对于术中出现痰液较多的患者可适当延长用药时间，或升级抗菌药物。

【药学提示】

1. 应用头孢菌素类药物前应做皮试，对于有青霉素或头孢类过敏史的患者应慎用，警惕过敏。

2. 对于头孢类药物皮试阳性或过敏的患者，可选用喹诺酮类等药物作为治疗用药。

【注意事项】

建议围术期给予雾化吸入时要适量，尤其是气管切除长度较长的患者，过度的胸部物理治疗可使吻合口张力过大，影响愈合。

五、推荐表单

（一）医师表单

气管恶性肿瘤临床路径医师表单

适用对象：第一诊断为气管恶性肿瘤（ICD-10：C33）
行气管肿瘤切除术（ICD-9-CM-3：31.5）

患者姓名：	性别：　　年龄：　　门诊号：	住院号：
住院日期：　　年　月　日	出院日期：　　年　月　日	标准住院日：≤21 天

时间	住院第 1 天	住院第 2~5 天	住院第 1~6 天（手术日）
主要诊疗工作	□ 询问病史及体格检查 □ 完成病历书写 □ 开检查申请单 □ 上级医师查房与术前评估 □ 初步确定手术方式和日期	□ 上级医师查房 □ 术前准备与术前评估 □ 行术前讨论，确定手术方案（切口选择） □ 完成相关科室会诊（麻醉） □ 住院医师完成术前小结、上级医师查房记录等病历书写 □ 签署手术知情同意书、自费用品协议书、输血同意书、授权同意书 □ 向患者及家属交代围术期注意事项	□ 手术 □ 术者完成手术记录 □ 住院医师完成术后病程 □ 上级医师查房 □ 向患者及家属交代病情及术后注意事项
重点医嘱	**长期医嘱：** □ 胸外科一级护理 □ 普通饮食 □ 吸氧；血氧饱和度监测 □ 告病重 □ 其他医嘱 **临时医嘱：** □ 血常规、尿常规、便常规+隐血 □ 凝血功能、血型、肝肾功能、电解质、感染性疾病筛查 □ 动脉血气分析、心电图 □ 胸部正侧位 X 线平片、胸部 CT 扫描、腹部超声（肝、胆、脾、胰、肾上腺）或 CT、纤支镜检查+活检 □ 可选择：纤维喉镜、头颈部 CT 扫描和食管镜（钡餐） □ 其他医嘱	**长期医嘱：** □ 应用抗菌药物 □ 其他医嘱 **临时医嘱：** □ 拟明日全麻下行气管肿瘤切除术 □ 术前禁食、禁水 □ 术前晚普通灌肠 □ 术前备皮（胸、腹、腹股沟），留置尿管、胃管 □ 备血 □ 术前麻醉用药 □ 备术中抗菌药物 □ 其他医嘱	**长期医嘱：** □ 胸外科术后常规护理 □ 特级护理 □ 禁饮食 □ 半卧位，颈部屈曲位 □ 吸氧 □ 心电、血压、手指氧饱和度监护 □ 胸管或纵隔引流，记量 □ 持续导尿，记 24 小时出入量 □ 雾化 □ 静脉应用抗菌药物 □ 解痉、祛痰药物（酌情） □ 其他医嘱 **临时医嘱：** □ 其他医嘱
病情变异记录	□ 无　□ 有，原因： 1. 2.	□ 无　□ 有，原因： 1. 2.	□ 无　□ 有，原因： 1. 2.
医师签名			

时间	住院第 2~7 天术后第 1 天	住院第 3~20 天（术后第 2~14 天）	住院第 12~21 天（出院日）
主要诊疗工作	□ 上级医师查房，注意病情变化 □ 住院医师完成常规病历书写 □ 注意引流量及颜色，酌情处理 □ 注意生命体征及肺部呼吸音、皮下气肿 □ 协助患者咳痰 □ 必要时床边纤支镜吸痰 □ 视情况拔尿管	□ 上级医师查房 □ 住院医师完成常规病历书写 □ 注意生命体征及肺部呼吸音 □ 必要时床边纤支镜吸痰 □ 术后视病情复查血常规、肝肾功能、电解质、血糖及 X 线胸片 □ 视情况拔除引流管（胸腔、纵隔） □ 根据术后病理检查结果确定术后治疗方案	□ 根据切口愈合情况拆线 □ 上级医师查房，根据症状、体温、肺部呼吸音、血常规、血生化、X 线胸片等了解余肺复张情况 □ 复查胸部 CT，纤支镜检查，确定有无手术并发症，明确是否出院 □ 住院医师完成出院小结、病历首页等 □ 向患者及家属交代出院后的注意事项（近期避免颈部过度仰伸）
重点医嘱	**长期医嘱：** □ 胸外科一级护理 □ 普通饮食 □ 半卧位，颈部屈曲位 □ 视病情停记尿量、停吸氧、停心电监护 □ 静脉应用抗菌药物 □ 其他医嘱 **临时医嘱：** □ 拔尿管 □ 其他医嘱	**长期医嘱：** □ 半卧位，颈部屈曲位 □ 停胸腔（纵隔）闭式引流记量 □ 停雾化 □ 其他医嘱 □ 视病情抗菌药物减量 **临时医嘱：** □ 拔胸腔（纵隔）闭式引流管 □ 切口换药 □ X 线胸片、血常规、肝肾功能、电解质、血糖 □ 其他医嘱	**长期医嘱：** □ 其他医嘱 **临时医嘱：** □ 血常规 □ 血生化 □ X 线胸片 □ 切口拆线 □ 切口换药 □ 其他医嘱
病情变异记录	□ 无　□ 有，原因： 1. 2.	□ 无　□ 有，原因： 1. 2.	□ 无　□ 有，原因： 1. 2.
医师签名			

（二）护士表单

气管恶性肿瘤临床路径护士表单

适用对象：第一诊断为气管恶性肿瘤（ICD-10：C33）
行气管肿瘤切除术（ICD-9-CM-3：31.5）

患者姓名：	性别： 年龄： 门诊号：	住院号：
住院日期： 年 月 日	出院日期： 年 月 日	标准住院日：≤21 天

时间	住院第 1 天	住院第 2~5 天	住院第 1~6 天（手术日）
健康宣教	□ 介绍主管医师、护士 □ 介绍环境、设施 □ 介绍住院注意事项 □ 向患者宣教戒烟、戒酒的重要性，及减少二手烟的吸入	□ 监督患者完善术前检查 □ 主管护士与患者沟通，了解并指导心理应对 □ 宣教疾病知识、用药知识及特殊检查操作过程 □ 告知检查及操作前后饮食、活动及探视注意事项及应对方式	□ 手术护理 □ 给陪护人员交代注意事项
护理处置	□ 核对患者，佩戴腕带 □ 建立入院护理病历 □ 卫生处置：剪指甲、洗澡、更换病号服	□ 随时观察患者病情变化 □ 遵医嘱正确使用抗菌药物 □ 协助医师完成各项检查 □ 术前准备 □ 禁食、禁水	□ 监测生命体征 □ 监测患者意识恢复情况 □ 监测引流
基础护理	□ 二级护理 □ 晨晚间护理 □ 患者安全管理	□ 二级护理 □ 晨晚间护理 □ 患者安全管理	□ 一级护理 □ 晨晚间护理 □ 患者安全管理
专科护理	□ 护理查体 □ 呼吸频率、血氧饱和度监测 □ 需要时填写跌倒及压疮防范表 □ 需要时请家属陪护 □ 心理护理	□ 遵医嘱完成相关检查 □ 心理护理 □ 遵医嘱正确给药 □ 遵医嘱行术前准备	□ 手术护理 □ 病情观察：评估患者生命体征，特别是呼吸频率及血氧饱和度 □ 心理护理
重点医嘱	□ 详见医嘱执行单	□ 详见医嘱执行单	□ 详见医嘱执行单
病情变异记录	□ 无 □ 有，原因： 1. 2.	□ 无 □ 有，原因： 1. 2.	□ 无 □ 有，原因： 1. 2.
护士签名			

时间	住院第 2~7 天（术后第 1 天）	住院第 3~20 天（术后第 2~14 天）	住院第 12~21 天（出院日）
健康宣教	□ 手术护理 □ 给陪护人员交代注意事项 □ 指导术后下床活动 □ 指导术后饮食	□ 注意生命体征及肺部呼吸音 □ 讲述床边纤支镜吸痰的必要性 □ 协助回访 □ 指导患者配合伤口换药	□ 康复与锻炼，定时复查 □ 出院带药服用方法 □ 饮食休息等注意事项指导 □ 讲解增强体质的方法，减少感染的机会
护理处置	□ 监测生命体征 □ 监测患者意识恢复情况 □ 监测引流 □ 拔除尿管 □ 停心电监护 □ 普通饮食 □ 静脉输液	□ 半卧位，颈部屈曲位 □ 停胸腔（纵隔）闭式引流记量 □ 停雾化 □ 其他医嘱 □ 视病情抗菌药物减量 □ 拔胸腔（纵隔）闭式引流管 □ 切口换药 □ X 线胸片、血常规、肝肾功能、电解质、血糖	□ 办理出院手续 □ 书写出院小结
基础护理	□ 一级护理 □ 晨晚间护理 □ 患者安全管理	□ 二级护理 □ 晨晚间护理 □ 患者安全管理	□ 二级护理 □ 晨晚间护理 □ 患者安全管理
专科护理	□ 观察患者病情 □ 术后心理与生活护理 □ 雾化 □ 协助患者咳痰和肢体功能锻炼	□ 密切观察患者病情 □ 术后心理与生活护理 □ 协助患者咳痰和肢体功能	□ 指导患者办理出院手续
重点医嘱	□ 详见医嘱执行单	□ 详见医嘱执行单	□ 详见医嘱执行单
病情变异记录	□ 无　□ 有，原因： 1. 2.	□ 无　□ 有，原因： 1. 2.	□ 无　□ 有，原因： 1. 2.
护士签名			

（三）患者表单

气管恶性肿瘤临床路径患者表单

适用对象：第一诊断为气管恶性肿瘤（ICD-10：C33）

行气管肿瘤切除术（ICD-9-CM-3：31.5）

患者姓名：	性别： 年龄： 门诊号：	住院号：
住院日期： 年 月 日	出院日期： 年 月 日	标准住院日：≤21天

时间	入院当日	住院第2~5天	住院第1~6天（手术日）
医患配合	□ 配合询问病史、收集资料，请务必详细告知既往史、用药史、过敏史 □ 配合进行体格检查 □ 有任何不适告知医师	□ 配合完善相关检查，如采血、留尿、心电图、X线胸片等 □ 医师向患者及家属介绍病情，如有异常检查结果需进一步检查 □ 配合用药及治疗 □ 有任何不适告知医师	□ 配合麻醉 □ 配合手术
护患配合	□ 配合测量体温、脉搏、呼吸、血压、血氧饱和度、体重 □ 配合完成入院护理评估单（简单询问病史、过敏史、用药史） □ 接受入院宣教（环境介绍、病室规定、订餐制度、贵重物品保管等） □ 有任何不适告知护士	□ 配合测量体温、脉搏、呼吸，询问每日排便情况 □ 接受相关检查宣教，正确留取标本，配合检查 □ 有任何不适告知护士 □ 接受手术治疗 □ 注意活动安全，避免坠床或跌倒 □ 配合执行探视及陪护 □ 接受疾病及手术等相关知识指导	□ 配合手术当日禁饮食 □ 配合病房陪护制度 □ 配合手术
饮食	□ 普通饮食	□ 普通饮食	□ 手术当日禁饮食
排泄	□ 正常排尿便	□ 正常排尿便	□ 导尿，肠道排空
活动	□ 适量活动	□ 适量活动	□ 限制活动

时间	住院第 2~7 天（术后第 1 天）	住院第 3~20 天（术后第 2~14 天）	住院第 12~21 天（出院日）
医患配合	□ 配合咳痰 □ 必要时配合床边纤支镜吸痰 □ 练习憋尿，视情况拔尿管 □ 配合医师伤口换药	□ 必要时配合床边纤支镜吸痰 □ 术后视病情配合复查血常规、肝肾功能、电解质、血糖及 X 线胸片 □ 等待术后病检确定术后治疗方案 □ 配合伤口换药	□ 配合术后康复及锻炼 □ 接受出院前指导 □ 知道复查程序 □ 获取出院诊断书
护患配合	□ 半卧位，颈部屈曲位 □ 配合视病情停记尿量、停吸氧、停心电监护 □ 接受静脉应用抗菌药物 □ 配合护士协助伤口换药	□ 半卧位，颈部屈曲位 □ 停雾化 □ 配合拔除引流管 □ 配合换药	□ 接受出院宣教 □ 办理出院手续 □ 获取出院带药 □ 知道服药方法、作用、注意事项 □ 知道复印病历方法
饮食	□ 清淡饮食	□ 普通饮食	□ 普通饮食
排泄	□ 练习排尿，正常排便	□ 正常排尿便	□ 正常排尿便
活动	□ 床上活动	□ 适量活动	□ 适量活动

附：原表单（2011 年版）

气管恶性肿瘤临床路径表单

适用对象：第一诊断为气管恶性肿瘤（ICD-10：C33）

行气管肿瘤切除术（ICD-9-CM-3：31.5）

患者姓名：		性别：　　年龄：　　门诊号：	住院号：
住院日期：　　年　月　日		出院日期：　　年　月　日	标准住院日：≤21 天

时间	住院第 1 天	住院第 2~5 天	住院第 1~6 天（手术日）
主要诊疗工作	□ 询问病史及体格检查 □ 完成病历书写 □ 开化验单及检查申请单 □ 上级医师查房与术前评估 □ 初步确定手术方式和日期	□ 上级医师查房 □ 术前准备与术前评估 □ 行术前讨论，确定手术方案（切口选择） □ 完成相关科室会诊（麻醉） □ 住院医师完成术前小结、上级医师查房记录等病历书写 □ 签署手术知情同意书、自费用品协议书、输血同意书、授权同意书 □ 向患者及家属交代围术期注意事项	□ 手术 □ 术者完成手术记录 □ 住院医师完成术后病程 □ 上级医师查房 □ 向患者及家属交代病情及术后注意事项
重点医嘱	**长期医嘱：** □ 胸外科一级护理 □ 普通饮食 □ 吸氧：血氧饱和度监测 □ 告病重 □ 其他医嘱 **临时医嘱：** □ 血常规、尿常规、便常规＋潜血 □ 凝血功能、血型、肝肾功能、电解质、感染性疾病筛查 □ 动脉血气分析、心电图 □ 胸部正侧位 X 线平片、胸部 CT 扫描、腹部超声（肝、胆、脾、胰、肾上腺）或 CT □ 可选择：纤支镜检查＋活检（视患者情况判断能否耐受）、纤维喉镜、头颈部 CT 扫描、食管镜（钡餐） □ 其他医嘱	**长期医嘱：** □ 应用抗菌药物 □ 其他医嘱 **临时医嘱：** □ 拟明日全麻下行气管肿瘤切除术 □ 术前禁食、禁水 □ 术前晚普通灌肠 □ 术前备皮（胸、腹、腹股沟），留置尿管，胃管 □ 备血 □ 术前麻醉用药 □ 备术中抗菌药物 □ 其他医嘱	**长期医嘱：** □ 胸外科术后常规护理 □ 特级护理 □ 禁饮食 □ 半卧位，颈部屈曲位 □ 吸氧 □ 心电、血压、手指氧饱和度监护 □ 胸管或纵隔引流，记量 □ 持续导尿，记 24 小时出入量 □ 雾化 □ 静脉应用抗菌药物 □ 解痉、祛痰药物（酌情） □ 其他医嘱 **临时医嘱：** □ 其他医嘱
主要护理工作	□ 介绍病房环境、设施和设备 □ 入院护理评估 □ 辅助戒烟	□ 宣教、备皮等术前准备 □ 提醒患者术前禁食、禁水 □ 咳嗽训练	□ 观察病情变化 □ 术后心理和生活护理 □ 保持呼吸道通畅

续　表

时间	住院第 1 天	住院第 2~5 天	住院第 1~6 天（手术日）
病情 变异 记录	□无　□有，原因： 1. 2.	□无　□有，原因： 1. 2.	□无　□有，原因： 1. 2.
护士 签名			
医师 签名			

时间	住院第 2~7 天（术后第 1 天）	住院第 3~20 天（术后第 2~14 天）	住院第 12~21 天（出院日）
主要诊疗工作	□ 上级医师查房，注意病情变化 □ 住院医师完成常规病历书写 □ 注意引流量及颜色，酌情处理 □ 注意生命体征及肺部呼吸音、皮下气肿 □ 协助患者咳痰 □ 必要时床边纤支镜吸痰 □ 视情况拔尿管	□ 上级医师查房 □ 住院医师完成常规病历书写 □ 注意生命体征及肺部呼吸音 □ 必要时床边纤支镜吸痰 □ 术后视病情复查血常规、肝肾功能、电解质、血糖及 X 线胸片 □ 视情况拔除引流管（胸腔、纵隔） □ 根据术后病理检查结果确定术后治疗方案	□ 根据切口愈合情况拆线 □ 上级医师查房，根据症状、体温、肺部呼吸音、血常规、血生化、X 线胸片等了解余肺复张情况 □ 复查胸部 CT，纤支镜检查，确定有无手术并发症，明确是否出院 □ 住院医师完成出院小结、病历首页等 □ 向患者及家属交代出院后的注意事项（近期避免颈部过度仰伸）
重点医嘱	长期医嘱： □ 胸外科一级护理 □ 普通饮食 □ 半卧位，颈部屈曲位 □ 视病情停记尿量、停吸氧、停心电监护 □ 静脉应用抗菌药物 □ 其他医嘱 临时医嘱： □ 拔尿管 □ 其他医嘱	长期医嘱： □ 半卧位，颈部屈曲位 □ 停胸腔（纵隔）闭式引流记量 □ 停雾化 □ 其他医嘱 □ 视病情抗菌药物减量 临时医嘱： □ 拔胸腔（纵隔）闭式引流管 □ 切口换药 □ X 线胸片、血常规、肝肾功能、电解质、血糖 □ 其他医嘱	长期医嘱： □ 其他医嘱 临时医嘱： □ 血常规 □ 血生化 □ X 线胸片 □ 切口拆线 □ 切口换药 □ 其他医嘱
主要护理工作	□ 观察患者病情 □ 术后心理与生活护理 □ 雾化 □ 协助患者咳痰和肢体功能锻炼	□ 密切观察患者病情 □ 术后心理与生活护理 □ 协助患者咳痰和肢体功能锻炼	□ 指导患者办理出院手续
病情变异记录	□ 无 □ 有，原因： 1. 2.	□ 无 □ 有，原因： 1. 2.	□ 无 □ 有，原因： 1. 2.
护士签名			
医师签名			

第十二章

甲状腺肿瘤临床路径释义

一、甲状腺肿瘤编码

疾病名称及编码：甲状腺肿瘤（ICD-10：C73/D09.301/D34/D44.0）

手术操作名称及编码：甲状腺肿瘤切除术（ICD-9-CM-3：06.2-06.4）

二、临床路径检索方法

（C73/D09.301/D34/D44.0）伴（06.2-06.4）

三、甲状腺肿瘤临床路径标准住院流程

（一）适用对象

第一诊断为甲状腺肿瘤（ICD-10：C73/D09.302/D34/D44.0）。

行甲状腺肿瘤切除术（ICD-9-CM-3：06.2-06.4）。

> **释义**
>
> ■ 本临床路径适用对象是第一诊断为甲状腺肿瘤患者，包括良性甲状腺腺瘤和甲状腺癌（甲状腺乳头状腺癌、甲状腺滤泡状腺癌、甲状腺髓样癌及甲状腺未分化癌）。
>
> ■ 结节性甲状腺肿是常见良性增生性疾病，从严格意义讲不属于肿瘤，不包括在内。

（二）诊断依据

根据《临床诊疗指南·耳鼻咽喉头颈外科分册》（中华医学会编著，人民卫生出版社，2009）。

1. 症状：颈前包块、声音嘶哑等。

2. 体征：甲状腺区肿块。

3. 辅助检查：B超或CT或MRI、甲状腺功能测定、食管吞钡检查、喉镜检查、放射性核素检查。

4. 术前穿刺、术中冷冻、术后病理组织学检查明确诊断。

> **释义**
>
> ■ 应当与甲状腺其他疾病进行鉴别诊断，如甲状腺功能亢进、桥本甲状腺炎。
>
> ■ 最常见和重要诊断方法是B超和细针穿刺细胞学检查。放射性核素检查不列为常规。
>
> ■ 细胞学穿刺结果根据Bethesda系统细胞学诊断结果分为六级：无法诊断、良性、不典型细胞、滤泡样肿瘤、可疑恶性及恶性。

■ 目前多数患者就诊的甲状腺结节较小（<10mm），通常体检时 B 超发现，临床可能触诊不到甲状腺肿块。

（三）治疗方案的选择

根据《临床诊疗指南·耳鼻咽喉头颈外科分册》（中华医学会编著，人民卫生出版社，2009），《临床技术操作规范·耳鼻咽喉-头颈外科分册》（中华医学会编著，人民军医出版社，2009）。

1. 甲状腺腺瘤：根据腺瘤情况，行腺瘤切除术、患侧甲状腺大部切除或患侧甲状腺叶切除术。

2. 甲状腺癌：根据甲状腺癌类型及范围选择一侧腺叶切除或甲状腺全切除术。

3. 颈淋巴结清扫术：常规行Ⅵ区淋巴结清扫，颈侧淋巴结清扫视颈淋巴结转移情况而定。

> **释义**
>
> ■ 根据细胞学（FNA）穿刺结果选择治疗方案：①恶性及可疑恶性病例均应行手术治疗；②良性病例建议观察随诊；③无法诊断的病例建议再次行甲状腺 FNA；④滤泡样肿瘤病例占恶性肿瘤的 20%~60%，应行手术治疗；⑤不典型细胞一般可随诊观察，6~12 个月后再次行超声及甲状腺 FNA 评估。
>
> ■ 分化型甲状腺癌主要根据肿瘤复发的危险度选择一侧腺叶切除或甲状腺全切除术。高危患者建议做全甲状腺切除，高危因素包括：年龄>45 岁，肿瘤侵及甲状腺被膜外，颈部淋巴结转移，远地转移，甲状腺癌家族史和颈部放射性照射史等。
>
> ■ 甲状腺髓样癌建议做全甲状腺切除术。
>
> ■ 单发甲状腺微小癌并且未侵犯被膜患者，可以不做Ⅵ区淋巴结清扫；其他甲状腺乳头状癌建议常规Ⅵ区清扫手术。
>
> ■ 术前诊断颈部淋巴结转移阴性（cN_0），一般不必要做颈侧淋巴结清扫手术；但是术前诊断颈侧淋巴结转移（cN_{1b}），应行颈部择区性颈清扫术（Ⅱ~Ⅳ区，或Ⅱ~Ⅴ区）。

（四）标准住院日为 5~8 天

> **释义**
>
> ■ 建议入院前完成术前必要检查，包括 B 超、穿刺细胞学、CT 等检查。
>
> ■ 有全身合并疾病如高血压，糖尿病，心脏病等，也需要完成相关术前检查和评估。排除手术禁忌后住院。

（五）进入临床路径标准

1. 第一诊断必须符合 ICD-10：C73/D09.302/D34/D44.0 甲状腺肿瘤疾病编码。

2. 当患者同时具有其他疾病诊断，但住院期间不需要特殊处理也不影响第一诊断的临床路径流程实施时，可以进入临床路径。

> **释义**
>
> ■ 本临床路径适用对象是第一诊断为甲状腺肿瘤患者，包括良性甲状腺腺瘤和甲状腺癌（甲状腺乳头状腺癌、甲状腺滤泡状腺癌、甲状腺髓样癌及甲状腺未分化癌）。
>
> ■ 甲状腺良性腺瘤比较少见，病理容易将单发结节性甲状腺肿误诊为甲状腺腺瘤。
>
> ■ 结节性甲状腺肿是常见良性增生性疾病，从严格意义上讲不属于肿瘤。
>
> ■ 因此进入临床路径的绝大多数诊断应为甲状腺癌。

（六）术前准备（术前评估）≤2 天

1. 必需检查的项目：
(1) 血、尿、便常规。
(2) 肝肾功能、血糖、凝血功能。
(3) 感染性疾病筛查（乙型肝炎、丙型肝炎、梅毒、艾滋病等）。
(4) X 线胸片、心电图。
(5) 甲状腺 B 超。
(6) 喉镜检查。
(7) 甲状腺功能。

2. 根据患者情况可选择的检查项目：
(1) 甲状旁腺功能。
(2) CT 或 MRI。
(3) 放射性核素检查。
(4) 电解质。
(5) 其他相关检查。

> **释义**
>
> ■ 需要行全甲状腺切除的患者术前常规行甲状旁腺素（PTH）和血钙、磷检查，便于判断术后有无甲状旁腺功能低下发生。
>
> ■ 术前诊断有淋巴结转移患者建议做经胸部 CT，协助诊断纵隔淋巴结和肺转移。
>
> ■ 甲状腺髓样癌患者术前应检查肿瘤标志物降钙素（CT）和癌胚抗原（CEA）。
>
> ■ 高龄患者或有心肺功能异常患者，术前根据病情增加心脏彩超、肺功能、血气分析等检查。

（七）预防性抗菌药物选择与使用时机

按照《抗菌药物临床应用指导原则》（卫医发〔2004〕285 号）执行，合理选用抗菌药物。术前预防性用药 1 天。

释义

■甲状腺手术属Ⅰ类切口，多数患者不需要使用预防性抗菌药物。

■但是以下情况可以考虑术前预防性用药1天：高龄，合并糖尿病，二次手术，手术较大（预计手术时间超过4小时）。

（八）手术日为入院第3~5天

1. 麻醉方式：全麻或颈丛神经阻滞麻醉。
2. 手术内固定物：无。
3. 术中用药：麻醉常规用药。

释义

■入院后需要进行术前检查和准备，需要1~2天准备时间；但是如果患者同时有其他影响麻醉和手术的疾病，如糖尿病、高血压等，可能需要更多（超过5天）准备达到麻醉和手术安全的要求。

■如果患者在门诊已经完善全部或部分术前检查，手术日可以是入院第1~2日。

（九）术后住院恢复3~5天

1. 术后用药：按照《抗菌药物临床应用指导原则》（卫医发〔2004〕285号）执行，合理选用抗菌药物。
2. 根据患者情况确定复查的检查项目及需要的后续治疗。

释义

■手术后患者出现感染征兆，如高热伴白细胞计数升高，或伤口红肿、肺炎、泌尿系感染等，建议使用抗菌药物3~5天，再根据是否控制感染调整。

■全麻当天禁食患者给予静脉输液营养支持。

■出现低钙患者，需要静脉补充葡萄糖酸钙；口服钙剂和维生素D_3。

■后续治疗包括甲状腺癌左甲状腺素补充和TSH抑制治疗。

■^{131}I治疗适合于：高危的分化性甲状腺癌行全甲状腺切除患者；有肺转移和骨转移的分化性甲状腺癌行全甲状腺切除患者。

■双膦酸盐治疗适合于骨转移患者。

（十）出院标准

1. 伤口无感染。
2. 没有需要住院处理的并发症。

> **释义**
>
> ■ 根据患者具体情况，可以拆线后出院或出院后门诊复查时拆线。
> ■ 石蜡病理报告一般需要 5 个工作日，因此，出院诊断参考术前穿刺细胞学或术中冷冻病理结果。

（十一）变异及原因分析

1. 伴有影响手术的合并症，需进行相关诊断和治疗等。
2. 出现手术并发症，需进一步诊断和治疗。

> **释义**
>
> ■ 同时合并有糖尿病、高血压、心律失常、冠心病、肺功能不全及高龄患者，需要检测和控制血糖，血压，做超声心动图、Holter、肺功能检查。有的患者需要安装临时心脏起搏器，术后 ICU 监护等，均要增加住院时间和费用。
> ■ 常见并发症有伤口出血，需要再次手术伤口探查止血；淋巴漏或乳糜漏患者需要延长引流时间或再次手术结扎瘘管；低血钙患者补充钙剂和维生素 D_3；呼吸困难患者行气管切开；伤口感染需要切开引流换药和细菌培养。

四、甲状腺肿瘤手术预防性应用抗菌药物给药方案

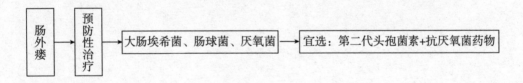

【用药选择】

1. 甲状腺手术属于无菌 I 级伤口，一般不需要使用预防性抗菌药物。但是以下情况可以考虑使用。

（1）手术范围大、持续时间超过该类手术的特定时间或一般手术持续时间超过 3 小时，污染机会多。

（2）有感染高危因素者，如高龄、糖尿病、恶性肿瘤、免疫功能缺陷或低下（如艾滋病患者、肿瘤放化疗患者、接受器官移植者、长期使用糖皮质激素者等）、严重营养不良等。

2. 预防用药的选择原则上应选择相对广谱、效果肯定、安全及价格相对低廉的抗菌药物。一般首选第一代头孢菌素作为预防用药，一般不需要联合用药。β-内酰胺类过敏者，可选用克林霉素、喹诺酮类。

【药学提示】

喹诺酮类大部分以原形经肾脏排泄，在体内代谢甚少，故肾功能不全者应根据肌酐清除率减量或延长给药时间。

【注意事项】

1. 严格把握预防用药时机，应于切开皮肤前 30 分钟或麻醉诱导时开始给药，以保证在发生细菌污染之前血清及组织中的药物已达到有效浓度。

2. 预防用药应静脉滴注，溶媒体积不超过 100ml，一般应 30 分钟给药完毕，以保证有效浓度。抗菌药物的有效覆盖时间应包括整个手术过程和手术结束后 4 小时。选择半衰期短的抗菌药物时，若手术时间超过 3 小时，或失血量超过 1500ml，应术中补充一个剂量。

3. 一般应短程预防用药，手术结束后不必再用。若患者有明显感染高危因素，或应用人工植入物时，可再用一次或至术后 24 小时。

五、推荐表单

（一）医师表单

甲状腺肿瘤临床路径医师表单

适用对象：第一诊断为甲状腺肿瘤（ICD-10：C73/D09.302/D34/D44.0）

行甲状腺肿瘤切除术（ICD-9-CM-3：06.2-06.4）

患者姓名：	性别：　　年龄：　　门诊号：	住院号：
住院日期：　　年　月　日	出院日期：　　年　月　日	标准住院日：≤10 天

时间	住院第 1 天	住院第 1~3 天 （术前日）	住院第 2~3 天 （手术日）
主要诊疗工作	□ 询问病史及体格检查 □ 完成病历书写 □ 安排相关检查 □ 上级医师查房与术前评估 □ 初步确定手术方式和日期 □ 病理会诊	□ 上级医师查房 □ 完成术前准备与术前评估 □ 汇总检查结果，进行术前讨论，确定手术方案，甲状腺癌临床分期 □ 相关科室会诊，可能会超出路径要求的时间，主管医师在表单记录 □ 签署手术知情同意书、自费用品协议书等 □ 向患者及家属交代围术期注意事项 □ 完成术前讨论、手术医师查房记录等病历书写	□ 全身麻醉或局麻 □ 手术 □ 术者完成手术记录 □ 住院医师完成术后病程 □ 上级医师查房 □ 向患者及家属交代病情及术后注意事项
重点医嘱	**长期医嘱：** □ 耳鼻咽喉科护理常规 □ 三级护理 □ 普通饮食 **临时医嘱：** □ 血常规、尿常规 □ 肝肾功能、电解质、血糖、血脂、凝血功能 □ 甲状腺和甲状旁腺功能测定 □ 感染性疾病筛查 □ X 线胸片、心电图 □ 甲状腺及颈部 B 超、喉镜检查 □ 其他特殊检查：细胞学、CT、MRI、PET-CT、甲状腺放射性核素扫描、骨显像、内镜、肺功能、动态心电图等	**长期医嘱：** □ 耳鼻咽喉科护理常规 □ 二/三级护理 □ 普通饮食 □ 患者既往基础用药 **临时医嘱：** □ 术前医嘱：明日全身麻醉或局部麻醉下甲状腺切除或甲状腺癌联合根治术 □ 术前禁食、禁水 □ 术前抗菌药物及皮试 □ 配血（必要时） □ 其他特殊医嘱	**长期医嘱：** □ 全麻后常规护理 □ 一级护理 □ 平卧床 □ 禁食 □ 抗菌药物 □ 患者既往基础用药 **临时医嘱：** □ 心电监护 □ 吸氧 □ 镇痛药和止吐药（必要时） □ 颈部引流记录 □ 其他特殊医嘱
病情变异记录	□ 无　□ 有，原因： 1. 2.	□ 无　□ 有，原因： 1. 2.	□ 无　□ 有，原因： 1. 2.
医师签名			

时间	住院第 3~9 天 （术后第 1~6 天）	住院第 10 天 （出院日）
主要诊疗工作	□ 上级医师查房 □ 住院医师完成常规病历书写 □ 注意病情变化 □ 注意观察生命体征 □ 注意有无并发症如伤口血肿、感染、乳糜漏等 □ 注意引流量、颜色、性状 □ 根据引流情况明确是否拔除引流皮条	□ 上级医师查房，进行手术及伤口评估并拆线 □ 确定患者可以出院 □ 术后肿瘤病理分期，建议下一步治疗方案 □ 开具出院诊断书 □ 完成出院记录、出院证明书 □ 向患者交代出院后的注意事项及复查日期 □ 通知出院处
重要医嘱	**长期医嘱：** □ 半流食或流食 □ 一/二级护理 □ 根据情况停用抗菌药物 □ 根据情况停卧床 **临时医嘱：** □ 血常规 □ 全甲状腺切除患者复查降钙素、血钙、磷 □ 拔引流管、换药或拆线 □ 其他特殊医嘱	**出院医嘱：** □ 通知出院 □ 出院带药 □ 拆线换药
病情变异记录	□ 无　□ 有，原因： 1. 2.	□ 无　□ 有，原因： 1. 2.
医师签名		

注：* 实际操作时需明确写出具体的术式

（二）护士表单

甲状腺肿瘤临床路径护士表单

适用对象：第一诊断为甲状腺肿瘤（ICD-10：C73/D09.302/D34/D44.0）
行甲状腺肿瘤切除术（ICD-9-CM-3：06.2-06.4）

患者姓名：	性别：　　年龄：　　门诊号：	住院号：
住院日期：　　年　月　日	出院日期：　　年　月　日	标准住院日：≤10 天

时间	住院第 1~2 天	住院第 3~5 天（手术日）	住院第 5~10 天（术后出院）
健康宣教	□ 介绍主管医师、护士 □ 介绍环境及设施 □ 介绍住院注意事项 □ 术前宣教及术前准备 □ 提醒患者术晨禁食、禁水 □ 指导患者颈部后仰锻炼	□ 主管护士与患者沟通，了解并指导心理应对 □ 宣教疾病知识、用药知识及特殊检查操作的过程 □ 告知检查、操作及手术前后饮食、活动及探视等注意事项及应对方式	□ 定时复查 □ 术后随访的时间和方法 □ 出院后服药方法 □ 饮食、休息等注意事项 □ 肿瘤综合治疗的介绍
护理处置	□ 核对患者，佩戴腕带 □ 建立入院护理病历 □ 卫生处置：剪指（趾）甲、沐浴、更换病号服 □ 协助医师完成各项检查及化验 □ 术前准备，禁食、禁水	□ 随时观察患者病情变化 □ 遵医嘱正确用药	□ 办理出院手续 □ 书写出院小结 □ 负压引流管观察和记录
基础护理	□ 二级护理 □ 晨晚间护理 □ 患者安全管理	□ 一/二级护理 □ 晨晚间护理 □ 患者安全管理	□ 二/三级护理 □ 晨晚间护理 □ 患者安全管理
专科护理	□ 护理查体 □ 生命体征检测 □ 必要时留陪护人员 □ 心理护理	□ 遵医嘱完成相关检查 □ 心理护理 □ 遵医嘱正确给药 □ 提供患者新发征象证据	□ 病情观察 □ 评估患者生命体征 □ 心理疏导及护理
重点医嘱	□ 详见医嘱执行单	□ 详见医嘱执行单	□ 详见医嘱执行单
病情变异记录	□ 无　□ 有，原因： 1. 2.	□ 无　□ 有，原因： 1. 2.	□ 无　□ 有，原因： 1. 2.
护士签名			

（三）患者表单

甲状腺肿瘤临床路径患者表单

适用对象：第一诊断为甲状腺肿瘤（ICD-10：C73/D09.302/D34/D44.0）

行甲状腺肿瘤切除术（ICD-9-CM-3：06.2-06.4）

患者姓名：	性别：　年龄：　门诊号：	住院号：
住院日期：　　年　月　日	出院日期：　　年　月　日	标准住院日：≤10 天

时间	住院第 1 天	住院第 2 天
医患配合	□ 配合询问病史、收集，详细告知既往史、用药史和过敏史 □ 明确是否服用抗凝剂 □ 配合体格检查 □ 有任何不适告知医师	□ 配合完善各种术前检查，如血、尿、便检查，心电图，X 线胸片，颈部 B 超，颈部增强 CT 等 □ 了解手术方案及围术期注意事项 □ 签署手术知情同意书、自费用品协议书、输血同意书、授权书等医疗文书 □ 了解手术可能并发症：声嘶、缺钙导致四肢麻木、伤口出血、感染、乳糜漏和呼吸困难等 □ 了解非手术治疗的其他替代方案和后果 □ 配合麻醉师术前访视
护患配合	□ 配合生命体征监测 □ 配合完成入院宣教（环境介绍、病室规定、订餐事项、贵重物品管理等） □ 配合完成入院评估（简单病史、过敏史、用药史等） □ 有任何不适告知护士	□ 配合生命体征监测 □ 接受术前宣教 □ 接受术前准备（皮试等） □ 准备好必要用物 □ 术前取下所有饰品，卸妆 □ 确认腕带信息
饮食	□ 普通饮食	□ 术前 6~8 小时禁食、禁水
排泄	□ 正常排尿便	□ 正常排尿便
活动	□ 正常活动	□ 正常活动

时间	住院第 3~5 天 （手术日）	住院第 5~10 天 （术后 1~5 天）	住院第 7~10 天 （出院日）
医患配合	□ 接受手术治疗 □ 配合监护及检查治疗 □ 与医师交流了解手术情况及术后注意事项 □ 有任何不适告知医师	□ 配合术后检查、治疗和换药	□ 接受出院指导 □ 了解复查程序 □ 获得出院诊断书
护患配合	□ 术晨生命体征监测 □ 术晨剃须漱口更衣 □ 既往基础药物一口水送下 □ 取下活动义齿、饰品等，贵重物品交家属保管 □ 配合完成术前核对，带齐影像资料和自备药物，上手术车或轮椅 □ 返回病房后，协助完成核对，配合过床 □ 配合输液治疗 □ 配合术后吸氧及监测 □ 有任何不适告知护士	□ 配合生命体征监测及回答尿便情况 □ 接受各种途径药物治疗 □ 接受饮食宣教 □ 接受各种药物及治疗宣教 □ 注意活动安全，避免坠床或跌伤 □ 遵守探视及陪床规定	□ 接受出院宣教 □ 办理出院手续 □ 获得出院带药 □ 知道服药方法、作用和注意事项 □ 术后禁烟酒 □ 知晓病历复印的时间和手续
饮食	□ 术晨禁食、禁水 □ 术后 4~6 小时尝试经口进水 □ 术后 6 小时无恶心、呕吐可进半流食	□ 由半流食逐渐过渡到普食，避免辛辣刺激食物	□ 半流食、软食或普食，避免辛辣刺激食物
排泄	□ 经尿管引流尿液 □ 正常或床上排便	□ 拔除尿管后如情况允许，正常排尿便	□ 正常排尿便
活动	□ 术后 4~6 小时内去枕平卧，可床上翻身 □ 术后 6 小时可垫枕、半坐位及床上活动	□ 术后 1~2 天无不适可下地活动，逐渐增加活动量及范围。注意安全，防跌倒及摔伤	□ 正常适度活动，避免疲劳

注：临床路径中标准住院日为 5~8 天，表格标准住院日≤10 天；实际住院日各医院差别较大，取决于以下因素：

（1）是否术前检查在入院前完成

（2）是否要等石蜡病理检查结果出院

（3）是否要等伤口拆线后出院

（4）患者是否有术后并发症发生等

附：原表单（2011 年版）

甲状腺肿瘤临床路径表单

适用对象：第一诊断为甲状腺肿瘤（ICD-10：C73/D09.302/D34/D44.0）

行甲状腺部分或全叶切除术（ICD-9-CM-3：06.2-06.4）

患者姓名：	性别：　　年龄：　　门诊号：	住院号：
住院日期：　　年　月　日	出院日期：　　年　月　日	标准住院日：5~8 天

时间	住院第 1 天	住院第 2 天	住院第 3~5 天 （手术日）
主要诊疗工作	□ 询问病史及体格检查 □ 上级医师查房与术前评估 □ 甲状腺肿瘤诊疗计划书 □ 初步确定手术方式、日期	□ 上级医师查房 □ 完成术前准备与术前评估 □ 根据体检、甲状腺 B 超、甲状腺功能测定结果等，进行术前讨论，确定手术方案 □ 完成必要的相关科室会诊 □ 签署手术知情同意书、自费用品协议书 □ 向患者及家属交代围术期注意事项	□ 手术 □ 术者完成手术记录 □ 上级医师查房 □ 向患者及家属交代病情及术后注意事项
重要医嘱	长期医嘱： □ 耳鼻喉科护理常规 □ 三级护理 □ 普通饮食 临时医嘱： □ 血、尿、便常规 □ 肝肾功能、血糖、凝血功能、电解质、感染性疾病筛查 □ X 线胸片、心电图 □ 甲状腺 B 超、甲状腺功能测定 □ 手术必需的相关检查	长期医嘱： □ 同前 □ 患者既往基础用药 临时医嘱： □ 术前医嘱 □ 术前禁食、禁水 □ 抗菌药物 □ 其他特殊医嘱	长期医嘱： □ 一级护理 □ 半流质饮食 □ 抗菌药物 □ 其他特殊医嘱 临时医嘱： □ 吸氧 □ 镇痛 □ 其他特殊医嘱
主要护理工作	□ 介绍病房环境、设施和设备 □ 入院护理评估	□ 宣教、备皮等术前准备 □ 手术前物品准备 □ 手术前心理护理	□ 随时观察患者病情变化 □ 术后心理与生活护理
病情变异记录	□ 无　□ 有，原因： 1. 2.	□ 无　□ 有，原因： 1. 2.	□ 无　□ 有，原因： 1. 2.
护士签名			
医师签名			

时间	住院第4~6天 （术后第1日）	住院第5~7天 （术后第2日）	住院第6~8天 （出院日）
主要诊疗工作	□ 上级医师查房 □ 注意病情变化 □ 注意引流量 □ 注意观察体温、血压等	□ 上级医师查房 □ 住院医师完成常规病历书写 □ 根据引流情况明确是否拔除引流管	□ 上级医师查房，进行手术及伤口评估 □ 根据引流情况明确是否拔除引流管 □ 完成出院记录、出院证明书等，向患者交代出院后的注意事项，如返院复诊的时间、地点，发生紧急情况时的处理等
重要医嘱	长期医嘱： □ 二级护理 □ 半流质饮食 □ 抗菌药物 □ 其他特殊医嘱 临时医嘱： □ 其他特殊医嘱	长期医嘱： □ 二级护理 □ 半流质饮食 □ 酌情停用抗菌药物 □ 其他特殊医嘱 临时医嘱： □ 其他特殊医嘱	出院医嘱： □ 二级护理 □ 半流质饮食 □ 出院带药
主要护理工作	□ 随时观察患者情况 □ 术后心理与生活护理	□ 随时观察患者情况 □ 术后心理与生活护理	□ 指导患者办理出院手续 □ 指导术后随访时间
病情变异记录	□ 无　□ 有，原因： 1. 2.	□ 无　□ 有，原因： 1. 2.	□ 无　□ 有，原因： 1. 2.
护士签名			
医师签名			

第十三章

甲状腺良性肿瘤临床路径释义

一、甲状腺良性肿瘤编码

　　1. 国家卫生和计划生育委员会原编码：

疾病名称及编码：甲状腺良性肿瘤（ICD-10：D34）

手术操作名称及编码：甲状腺部分切除、甲状腺次全切除或甲状腺近全切除术（ICD-9-CM-3：06.2/06.39）

　　2. 修改编码：

疾病名称及编码：甲状腺良性肿瘤（ICD-10：D34）

　　　　　　　　　结节性甲状腺肿（ICD-10：E04）

手术操作名称及编码：单侧甲状腺腺叶切除术（ICD-9-CM-3：06.2）

　　　　　　　　　　　部分甲状腺切除术（ICD-9-CM-3：06.3）

　　　　　　　　　　　胸骨后甲状腺切除术（ICD-9-CM-3：06.5）

二、临床路径检索方法

　　（D34/E04）伴（06.2/06.3/06.5）

三、甲状腺良性肿瘤临床路径标准住院流程

（一）适用对象

第一诊断为甲状腺良性肿瘤（ICD-10：D34），手术方式为行甲状腺部分切除、甲状腺次全切除或甲状腺近全切除术（ICD-9-CM-3：06.2/06.39）。

> **释义**
>
> ■适用对象编码参见第一部分。
> ■本路径适用对象为甲状腺腺瘤、结节性甲状腺肿。
> ■根据肿瘤大小、部位，甲状腺良性肿瘤的手术方式分甲状腺部分切除、甲状腺次全切除或甲状腺近全切除术。

（二）诊断依据

根据《临床诊疗指南·普通外科分册（第1版）》（中华医学会编著，人民卫生出版社）、《甲状腺外科（第1版）》（陈国锐主编，人民卫生出版社）及全国高等学校教材《外科学（第7版）》（陈孝平主编，人民卫生出版社）。

　　1. 发现颈前区肿物，无或伴有甲亢临床表现。

　　2. 体检提示颈前区肿块，随吞咽而上下活动。

　　3. 颈部B超提示甲状腺良性肿瘤。

　　4. 甲状腺功能正常或有甲亢表现。

释义

■ 甲状腺良性肿瘤患者一般无明显症状。肿瘤呈圆形或椭圆形，大小不等，肿瘤活动度好，表面光滑，边界清，与周围组织无粘连，随吞咽上下移动。个别肿瘤较大者可压迫气管，使气管、食管移位。有时因肿块内出血，瘤体会突然增大，伴有局部胀痛。

■ 高分辨率超声检查是评估甲状腺结节的首选方法，对触诊怀疑，或是在 X 线、CT、MR 或 SPECT 检查中提示的甲状腺结节均应行超声检查。颈部超声可确定甲状腺结节的大小、数目、位置、质地、边界、包膜、钙化、血供和周围组织的关系等情况，同时评估颈部区域有无淋巴结及淋巴结大小、形态和结构特点。

■ 甲状腺良性肿瘤可以恶变，恶变者不属于本路径范畴。

（三）选择治疗方案的依据

根据《临床诊疗指南·普通外科分册（第 1 版）》（中华医学会编著，人民卫生出版社）、《甲状腺外科（第 1 版）》（陈国锐主编，人民卫生出版社）及全国高等学校教材《外科学（第 7 版）》（陈孝平主编，人民卫生出版社）。

手术方式选择应保证甲状腺肿物连同周边少量正常组织一并切除（视术中情况可选择甲状腺部分切除、甲状腺次全切除或甲状腺近全切除术），术中应行标本冷冻检查以除外恶变。

释义

■ 各医疗单位执行甲状腺良性肿瘤临床路径时，可根据疾病种类制订具体的入路名称。

■ 肿瘤较小或生长缓慢的甲状腺良性肿瘤可以不做处理。因病情复杂、患者自身机体的原因或医疗条件的限制不适合手术的患者，要向患者提供其他治疗方式的选择，履行医师的告知义务和患者对该病的知情权。

■ 本病是良性肿瘤，手术为择期手术。

（四）临床路径标准住院日 6~9 天

释义

■ 甲状腺良性肿瘤患者入院后，常规检查、包括超声、X 线检查等准备 1~2 天，术后恢复 2~5 天，总住院时间小于 9 天的均符合本路径要求。

（五）进入路径标准

1. 第一诊断必须符合 ICD-10：D34 甲状腺良性肿瘤疾病编码。

2. 当患者合并其他疾病，但住院期间不需要特殊处理也不影响第一诊断的临床路径流程实施时，可以进入路径。

> **释义**
>
> ■ 本路径适用对象为甲状腺腺瘤、结节性甲状腺肿。
> ■ 患者如果合并高血压、糖尿病、冠心病、慢性阻塞性肺炎、慢性肾病等其他慢性疾病，需要术前对症治疗时，如果不影响麻醉和手术，不影响术前准备的时间，可进入本路径。上述慢性疾病如果需要经治疗稳定后才能手术，术前需特殊准备的，先进入其他相应内科疾病的诊疗路径。

（六）术前准备 1~2 天

1. 必需的检查项目：
（1）血常规、尿常规、便常规+隐血。
（2）肝功能、肾功能、电解质、凝血功能、感染性疾病筛查（乙型肝炎、丙型肝炎、艾滋病、梅毒等）。
（3）心电图、胸部 X 线检查。
（4）甲状腺功能检查、抗甲状腺抗体、甲状腺球蛋白、血清降钙素，甲状腺及颈部淋巴结 B 超。
（5）请耳鼻喉科会诊了解声带情况。
2. 根据患者病情可选择：
（1）气管正侧位。
（2）肺功能、超声心动图检查和血气分析等。
（3）甲状腺核素扫描。

> **释义**
>
> ■ 必查项目是确保手术治疗安全、有效开展的基础，术前必须完成。
> ■ 为缩短患者住院等待时间，检查项目可以在患者入院前于门诊完成。
> ■ 对于肿瘤较大压迫气管者术前应进行气管正侧位检查，评估气管受压情况。
> ■ 对于肿瘤可疑恶变者，可行甲状腺核素扫描。
> ■ 高龄患者或有心肺功能异常患者，术前根据病情增加心脏彩超、肺功能、血气分析等检查。
> ■ 对于肿瘤巨大，部分位于胸骨后的患者，应行颈部 CT 检查，评估气管受压情况，胸骨后肿瘤与颈部甲状腺是否连续，并明确肿块与周围组织、脏器的关系。

（七）预防性抗菌药物选择与使用时机

按照《抗菌药物临床应用指导原则》（卫医发〔2004〕285 号）执行。通常不需预防用抗菌药物。

> **释义**
>
> ■ 甲状腺良性肿瘤手术属于 I 类切口，通常不需预防用抗菌药物。

（八）手术日

入院第 3~4 天。

1. 麻醉方式：气管内插管全身麻醉、局部麻醉或颈丛麻醉。
2. 手术方式：根据甲状腺肿物大小及其部位、性质选择甲状腺部分切除、甲状腺次全切除或甲状腺近全切除术。
3. 术中用药：麻醉常规用药。
4. 输血：根据术前血红蛋白状况及术中出血情况而定。
5. 病理学检查：术中行冷冻病理学检查，术后行石蜡切片病理学检查。

> **释义**
>
> ■ 目前甲状腺良性肿瘤手术多采用气管内插管全身麻醉。
> ■ 手术是否输血依照术中出血量而定，可根据医院条件采用自体血回输系统，必要时输异体血。
> ■ 手术中应常规进行术中冷冻病理学检查及术后石蜡切片病理学检查，明确肿瘤性质及治疗方案，恶变者不属于本路径范畴。
> ■ 对于胸骨后甲状腺肿，巨大甲状腺肿物，考虑喉返神经有移位者，可以选择应用术中神经监测以保护喉返神经。

（九）术后住院恢复2~5天

1. 生命体征监测，严密观察有无出血等并发症发生。
2. 根据病情，按照《国家基本药物》目录选择使用雾化、止血药、补液等治疗，时间1~2天（视具体情况而定）。
3. 根据病情，尽早拔除尿管、皮片或引流管。
4. 实验室检查：必要时复查血常规、血生化等。

> **释义**
>
> ■ 术后可根据患者恢复情况做必须复查的检查项目，并根据病情变化增加检查的频次。复查项目并不仅局限于路径中的项目，还应包括甲状腺功能检查等。

（十）出院标准

1. 无切口感染、引流管拔除。
2. 生命体征平稳，可自由活动。
3. 饮食恢复，无需静脉补液。
4. 无需要住院处理的其他并发症或合并症。

> **释义**
>
> ■ 主治医师应在出院前，通过复查的各项检查并结合患者恢复情况决定是否能出院。如果确有需要继续留院治疗的情况，超出了路径所规定的时间，应先处理并发症并符合出院条件后再准许患者出院。

（十一）变异及原因分析

1. 术中冷冻提示甲状腺炎或甲状腺癌等转入相应路径。
2. 胸骨后巨大甲状腺肿有可能需要开胸手术。
3. 合并甲状腺功能亢进症的甲状腺良性肿瘤转入相应路径。
4. 术后出现并发症需要进行相关的诊断和治疗。

> **释义**
>
> ■ 对于轻微变异，如由于某种原因，路径指示应当于某一天的操作不能如期进行而要延期的，这种改变不会对最终结果产生重大改变，也不会更多的增加住院天数和住院费用，可不出本路径。
>
> ■ 除以上所列变异及原因外，如还出现医疗、护理、患者、环境等多方面的变异原因，应阐明变异相关问题的重要性，必要时须及时退出本路径，并请应将特殊的变异原因进行归纳、总结，以便重新修订路径时作为参考，不断完善和修订路径。

四、甲状腺良性肿瘤临床路径给药方案

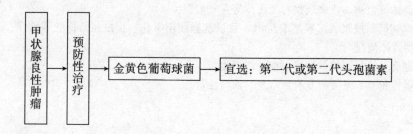

【用药选择】

1. 为预防术后切口感染，应针对金黄色葡萄球菌选用药物。
2. 第一代头孢菌素常用的注射剂有头孢唑林、头孢噻吩、头孢拉定等，口服制剂有头孢拉定、头孢氨苄和头孢羟氨苄等。第二代头孢菌素注射剂有头孢呋辛、头孢替安等，口服制剂有头孢克洛、头孢呋辛酯和头孢丙烯等。

【药学提示】

1. 对于甲状腺良性肿瘤手术需预防应用抗菌药物者，应在术前 0.5~2 小时内给药，或麻醉开始时给药，使手术切口暴露时局部组织中已达到足以杀灭手术过程中入侵切口细菌的药物浓度。
2. 手术时间较短（<2 小时）的清洁手术，术前用药 1 次即可。

【注意事项】

1. 甲状腺良性肿瘤手术属于Ⅰ类切口，对于高危人群，可按规定适当预防性和术后应用抗菌药物，但需注意应尽可能单一、短程、较小剂量给药。
2. 用药前必须详细询问患者先前有否对头孢菌素类、青霉素类或其他药物的过敏史。

五、推荐表单

（一）医师表单

甲状腺良性肿瘤临床路径医师表单

适用对象：第一诊断为甲状腺良性肿瘤（ICD-10：D34）

行甲状腺部分切除、甲状腺次全切除或甲状腺近全切除术（ICD-9-CM-3：06.2/06.39）

患者姓名：	性别：　年龄：　门诊号：	住院号：
住院日期：　　年　月　日	出院日期：　　年　月　日	标准住院日：6~9 天

日期	住院第 1 天	住院第 2~3 天 （手术前 1 日）
主要诊疗工作	□ 询问病史及体格检查 □ 完成住院病历和首次病程记录 □ 开检查单 □ 上级医师查房与术前评估 □ 初步确定诊治方案和特殊检查项目	□ 上级医师查房 □ 完成术前准备与术前评估 □ 根据检查检验结果进行术前讨论，确定治疗方案 □ 如考虑有恶性或甲亢转入相应临床路径 □ 完成必要的相关科室会诊 □ 申请手术及开手术医嘱 □ 完成上级医师查房记录、术前讨论、术前小结等 □ 完成术前总结、手术方式、手术关键步骤、术中注意事项等 □ 向患者及家属交代病情及围术期注意事项 □ 签署手术知情同意书、自费用品协议书、输血同意书、麻醉同意书或签授权委托书
重点医嘱	**长期医嘱：** □ 外科二级护理常规 □ 饮食（依据患者情况定） □ 下达就进入临床路径医嘱 **临时医嘱：** □ 血常规、尿常规、便常规+隐血 □ 凝血功能、电解质、肝肾功能、感染性疾病筛查 □ 甲状腺功能、抗甲状腺抗体、甲状腺球蛋白、甲状腺 B 超 □ 心电图、胸部 X 线检查 □ 气管正侧位、肺功能、超声心动图（酌情） □ 耳鼻喉科会诊了解声带 □ 肺功能、超声心动图检查、血气分析、甲状腺核素扫描、颈部 CT（必要时）	**长期医嘱：** □ 患者既往基础用药 **临时医嘱：** □ 必要的科室会诊 □ **术前医嘱：** □ 常规准备明日行甲状腺（部分、次全、近全）切除术 □ 备皮 □ 术前禁食 6 小时、禁水 2 小时 □ 麻醉前用药 □ 备血（必要时） □ 术中特殊用药带药 □ 带影像学资料入手术室 □ 预约 ICU（视情况而定）
病情变异记录	□ 无　□ 有，原因： 1. 2.	□ 无　□ 有，原因： 1. 2.
医师签名		

日期	住院第 3~4 天 （手术日）	
	术前与术中	术后
主要诊疗工作	□ 陪送患者入手术室 □ 麻醉准备，监测生命体征 □ 施行手术 □ 保持各引流管通畅 □ 术中行冷冻病理学检查，术后行石蜡病理学检查	□ 麻醉医师完成麻醉记录 □ 完成术后首次病程记录 □ 完成手术记录 □ 向患者及家属说明手术情况 □ 下达术后医嘱 □ 麻醉师术后随访 □ 观察呼吸、切口渗出、有无声音嘶哑及四肢末梢麻木
重点医嘱	**长期医嘱** □ 甲状腺良性肿瘤常规护理 □ 一/二级护理 □ 禁食 **临时医嘱** □ 术中冷冻检查 □ 术中神经监测（必要时） □ 应用抗菌药物（必要时）	**长期医嘱** □ 甲状腺部分切除术后常规护理 □ 一级护理（可如厕） □ 术后 6 小时拌流食 □ 雾化吸入 □ 颈部切口引流记量 □ 尿管接尿袋（视手术时间而定） **临时医嘱** □ 心电监护、吸氧 □ 静脉补液 □ 备气管切开包 □ 血常规及生化检查（必要时）
病情变异记录	□ 无　□ 有，原因： 1. 2.	
医师签名		

日期	住院第 4~5 天 （术后第 1 日）	住院第 5~7 天 （术后第 2~4 日）	住院第 6~9 天 （出院日）
主要诊疗工作	□ 上级医师查房 □ 观察病情变化，包括颈部、耳前叩击征及声音情况等 □ 观察引流量和性状，视引流情况拔除颈部引流管及尿管 □ 检查手术切口，更换敷料 □ 分析实验室检验结果 □ 维持水电解质平衡 □ 住院医师完成常规病程记录	□ 上级医师查房 □ 观察病情变化，包括颈部、耳前叩击征及声音情况等 □ 观察引流量和颜色 □ 住院医师完成常规病程记录 □ 必要时予相关特殊检查	□ 上级医师查房 □ 切口拆线 □ 明确是否符合出院标准 □ 完成出院记录、病案首页、出院证明书等 □ 通知出入院处 □ 通知患者及家属 □ 向患者告知出院后注意事项，如康复计划、返院复诊、后续治疗，及相关并发症的处理等 □ 出院小结、疾病证明书及出院须知交予患者
重点医嘱	**长期医嘱** □ 甲状腺手术后常规护理 □ 一级护理 □ 半流食 □ 雾化吸入 □ 视情况拔除颈部引流 □ 化痰药（酌情） □ 患者既往基础用药 **临时医嘱** □ 适当补充葡萄糖液和盐水液体支持 □ 静脉口服钙剂（必要时） □ 切口换药根据引流情况拔除引流管 □ 拔除尿管	**长期医嘱** □ 二/三级护理（视情况） □ 患者既往基础用药 □ 视情况拔除颈部引流 **临时医嘱** □ 补充进食不足的液体支持 □ 切口换药，根据引流情况拔除引流	**临时医嘱** □ 切口拆线 **出院医嘱** □ 出院后相关用药
病情变异记录	□ 无　□ 有，原因： 1. 2.	□ 无　□ 有，原因： 1. 2.	□ 无　□ 有，原因： 1. 2.
医师签名			

（二）护士表单

甲状腺良性肿瘤临床路径护士表单

适用对象：第一诊断为甲状腺良性肿瘤（ICD-10：D34）

行甲状腺部分切除、甲状腺次全切除或甲状腺近全切除术（ICD-9-CM-3：06.2/06.39）

患者姓名：	性别： 年龄： 门诊号：	住院号：
住院日期： 年 月 日	出院日期： 年 月 日	标准住院日：6~9天

时间	住院第1天	住院第2~3天 （手术前1日）	住院第3~4天 （手术日）
健康宣教	□ 入院宣教 □ 介绍主管医师、护士 □ 介绍环境、设施 □ 介绍住院注意事项	□ 术前宣教 □ 宣教疾病知识、术前准备及手术过程 □ 告知准备物品、沐浴 □ 告知术后饮食、活动及探视注意事项 □ 告知术后可能出现的情况及应对方式 □ 主管护士与患者沟通，了解并指导心理应对 □ 告知家属等候区位置	□ 术后当日宣教 □ 告知监护设备、管路功能及注意事项 □ 告知饮食、体位要求 □ 告知疼痛注意事项 □ 告知术后可能出现情况及应对方式 □ 告知用药情况 □ 给予患者及家属心理支持 □ 再次明确探视陪护须知
护理处置	□ 核对患者姓名，佩戴腕带 □ 建立入院护理病历 □ 更换病号服	□ 协助医师完成术前检查 □ 术前准备 　备皮 禁食禁水 开塞露通便 　术前沐浴、取下饰品 　必要时配血、抗菌药物皮试	□ 送手术 　摘除患者各种活动物品 　核对患者资料及带药 　填写手术交接单，签字确认 □ 接手术 　核对患者及资料，签字确认
基础护理	□ 二/三级护理 □ 晨晚间护理 □ 患者安全管理	□ 二级护理 □ 晨晚间护理 □ 患者安全管理	□ 一级护理 □ 头部抬高或半坐卧位 □ 排泄护理 □ 患者安全管理
专科护理	□ 护理查体 □ 基础生命体征监测 □ 需要时，请家属陪护	□ 协助医师完成术前检查化验	□ 病情观察，评估生命体征、伤口敷料、各种引流管情况、出入量、有无手足抽搐及声音嘶哑情况 □ 遵医嘱予液体支持、化痰、雾化吸入等治疗 □ 床边放置气管切开包
重点医嘱	□ 详见医嘱执行单	□ 详见医嘱执行单	□ 详见医嘱执行单
病情变异记录	□无 □有，原因： 1. 2.	□无 □有，原因： 1. 2.	□无 □有，原因： 1. 2.
护士签名			

时间	住院第 4~7 天 （术后第 1~4 日）	住院第 6~9 天 （术后第 3~6 日）
健康宣教	□ 术后宣教 　药物作用及频率 　饮食、活动指导 　复查患者对术前宣教内容的掌握程度 　疾病恢复期注意事项 　拔尿管后注意事项 　拔颈部引流管后注意事项 　下床活动注意事项	□ 出院宣教 　复查时间 　服药方法 　活动休息 　指导饮食 　康复训练方法 □ 指导办理出院手续
护理处置	□ 遵医嘱完成相关检查 □ 视情况拔除尿管	□ 办理出院手续 □ 书写出院小结
基础护理	□ 一/二/三级护理 □ 晨晚间护理 □ 协助进食、进水（饮水呛咳者鼻饲） □ 协助翻身、床上移动、预防压疮 □ 排泄护理 □ 协助更衣 □ 患者安全管理	□ 二/三级护理 □ 晨晚间护理 □ 协助或指导进食、进水 □ 协助或指导床旁活动 □ 康复训练 □ 患者安全管理
专科护理	□ 病情观察 □ 评估生命体征、伤口敷料、各种引流管情况、出入量、有无手足抽搐及声音嘶哑情况 □ 遵医嘱予液体支持、化痰、雾化吸入等治疗 □ 需要时，联系主管医师给予相关治疗及用药	□ 病情观察 □ 生命体征、伤口敷料、有无手足抽搐及声音嘶哑及是否改善情况
重点医嘱	□ 详见医嘱执行单	□ 详见医嘱执行单
病情变异记录	□ 无　□ 有，原因： 1. 2.	□ 无　□ 有，原因： 1. 2.
护士签名		

（三）患者表单

甲状腺良性肿瘤临床路径患者表单

适用对象：第一诊断为甲状腺良性肿瘤（ICD-10：D34）
行甲状腺部分切除、甲状腺次全切除或甲状腺近全切除术（ICD-9-CM-3：06.2/06.39）

| 患者姓名： | | 性别： 年龄： 门诊号： | | 住院号： |
| 住院日期： 年 月 日 | | 出院日期： 年 月 日 | | 标准住院日：6~9 天 |

时间	住院第 1 天	住院第 2~3 天 （手术前 1 日）	住院第 3~4 天 （手术日）
监测	□ 测量生命体征、体重	□ 每日测量生命体征、询问排便，手术前 1 天晚测量生命体征	□ 手术清晨测量生命体征、血压 1 次，必要时测量血糖
医患配合	□ 护士行入院护理评估（简单询问病史） □ 接受入院宣教 □ 医师询问病史、既往病史、用药情况，收集资料 □ 进行体格检查	□ 配合完善术前相关检查 □ 术前宣教 □ 甲状腺良性肿瘤疾病知识、临床表现 □ 治疗方法 □ 术前用物准备：毛巾、饮用水等 □ 手术室接患者，配合核对 □ 医师与患者及家属介绍病情及手术谈话 □ 手术时家属在等候区等候 □ 探视及陪护制度	□ 术后宣教 术后体位：麻醉未醒时平卧，清醒后，平卧，去枕 6 小时，协助改变体位，根据医嘱予监护设备、吸氧 □ 配合护士定时监测生命体征、伤口敷料等 □ 不要随意动引流管 □ 疼痛的注意事项及处理 □ 告知医护不适及异常感受 □ 配合评估手术效果
重点诊疗及检查	重点诊疗： □ 二级护理 □ 既往基础用药	重点诊疗： □ 术前准备 □ 备皮 □ 配血（必要时） □ 术前签字 重要检查： □ 心电图、X 线胸片 □ 颈部 B 超 □ 甲状腺放射性核素扫描（必要时）	重点诊疗： □ 一级护理 □ 予监护设备、吸氧 □ 注意留置管路安全与通畅 □ 用药：补液、化痰药物的应用 □ 护士协助记录出入量
饮食及活动	□ 普通饮食 □ 正常活动	□ 禁食 6 小时、禁饮 2 小时 □ 正常活动	□ 根据病情半流食或鼻饲 □ 卧床休息，自主体位

时间	住院第 4~7 天 （术后第 1~4 日）	住院第 6~9 天 （术后第 3~6 日）
监测	□ 定时监测生命体征，每日询问排便	□ 定时监测生命体征、每日询问排便
医患配合	□ 医师巡视，了解病情 □ 配合生命体征的观察及必要的检查 □ 护士行晨晚间护理 □ 护士协助进食、进水、排泄等生活护理 □ 配合监测出入量 □ 视情况将尿管拔除 □ 配合功能恢复训练（必要时） □ 注意探视及陪护时间	□ 护士行晨晚间护理 □ 医师拆线 □ 伤口注意事项 □ 配合功能恢复训练（必要时） □ 出院宣教 □ 接受出院前康复宣教 □ 学习出院注意事项 □ 了解复查程序 □ 办理出院手续，取出院带药
重点诊疗及检查	重点诊疗： □ 一/二/三级护理 □ 静脉用药逐渐过渡至口服药 □ 医师定时予伤口换药 重要检查： □ 定期抽血化验	重点诊疗： □ 二/三级护理 □ 普通饮食 □ 医师定时予伤口换药 重要检查： □ 定期抽血化验（必要时）
饮食及活动	□ 根据病情逐渐由半流食过渡至普通饮食，营养均衡，食用高蛋白、低脂肪、易消化，避免产气食物（牛奶、豆浆）及油腻食物。鼓励多食汤类食物，蔬菜及水果补充水分，卧床休息时可头高位，渐坐起 □ 术后第 1~2 天可视体力情况渐下床活动，循序渐进，注意安全 □ 行功能恢复锻炼（必要时）	□ 普通饮食，营养均衡 □ 勿吸烟、饮酒 □ 正常活动 □ 行功能恢复训练（必要时）

附：原表单（2011年版）

甲状腺良性肿瘤临床路径表单

适用对象：第一诊断为甲状腺良性肿瘤（ICD-10：D34）

行甲状腺部分切除、甲状腺次全切除或甲状腺近全切除术（ICD-9-CM-3：06.2/06.39）

患者姓名：		性别：	年龄：	门诊号：	住院号：
住院日期： 年 月 日		出院日期： 年 月 日			标准住院日：6~9天

日期	住院第1天	住院第2~3天 （手术前1日）
主要诊疗工作	□ 询问病史及体格检查 □ 完成住院病历和首次病程记录 □ 开检查单 □ 上级医师查房与术前评估 □ 初步确定诊治方案和特殊检查项目	□ 上级医师查房 □ 完成术前准备与术前评估 □ 根据检查检验结果进行术前讨论，确定治疗方案 □ 如考虑有恶性或甲亢转入相应临床路径 □ 完成必要的相关科室会诊 □ 申请手术及开手术医嘱 □ 完成上级医师查房记录、术前讨论、术前小结等 □ 完成术前总结、手术方式、手术关键步骤、术中注意事项等 □ 向患者及家属交代病情及围术期注意事项 □ 签署手术知情同意书、自费用品协议书、输血同意书、麻醉同意书或签授权委托书
重点医嘱	长期医嘱： □ 外科二级护理常规 □ 饮食（依据患者情况定） 临时医嘱： □ 血常规、尿常规、便常规+隐血 □ 凝血功能、电解质、肝肾功能、感染性疾病筛查 □ 甲状腺功能、抗甲状腺抗体、甲状腺球蛋白、甲状腺B超 □ 心电图、胸部X线检查 □ 气管正侧位、肺功能、超声心动图（酌情） □ 耳鼻喉科会诊了解声带	长期医嘱： □ 患者既往基础用药 临时医嘱： □ 必要的科室会诊 □ 术前医嘱 　（1）常规准备明日行甲状腺部分切除术 　（2）备皮 　（3）术前禁食6小时、禁水2小时 　（4）麻醉前用药 　（5）备血 □ 术中特殊用药带药 □ 带影像学资料入手术室 □ 预约ICU（视情况而定）
主要护理工作	□ 入院介绍 □ 入院评估 □ 健康教育 □ 活动指导 □ 饮食指导 □ 患者相关检查配合的指导 □ 心理支持	□ 静脉抽血 □ 健康教育 □ 饮食指导 □ 疾病知识指导 □ 术前指导 □ 促进睡眠（环境、药物） □ 心理支持

续 表

日期	住院第1天	住院第2~3天 （手术前1日）
病情 变异 记录	□无 □有，原因： 1. 2.	□无 □有，原因： 1. 2.
护士 签名		
医师 签名		

日期	住院第 3~4 天 （手术日）	
	术前与术中	**术后**
主要 诊疗 工作	□ 陪送患者入手术室 □ 麻醉准备，监测生命体征 □ 施行手术 □ 保持各引流管通畅 □ 术中行冷冻病理学检查，术终行常规病理学检查	□ 麻醉医师完成麻醉记录 □ 完成术后首次病程记录 □ 完成手术记录 □ 向患者及家属说明手术情况
重 点 医 嘱	**长期医嘱** □ 甲状腺良性肿瘤常规护理 □ 一/二级护理 □ 禁食 **临时医嘱** □ 术中冷冻检查	**长期医嘱** □ 甲状腺部分切除术后常规护理 □ 一级护理 □ 禁食 □ 常规雾化吸入，bid □ 颈部切口引流接负压袋吸引并记量 □ 尿管接尿袋（视手术时间而定） □ 化痰药 **临时医嘱** □ 吸氧 □ 床边备气管切开包 □ 血常规及生化检查（必要时）
主 要 护 理 工 作	□ 健康教育 □ 饮食：术前禁食、禁水 □ 术前沐浴、更衣，取下义齿、饰物 □ 告知患者及家属术前流程及注意事项 □ 指导术前注射用药后注意事项 □ 术前手术物品准备 □ 陪送患者入手术室 □ 术中按需留置尿管 □ 床边放置气管切开包 □ 心理支持	□ 体位与活动：平卧，去枕 6 小时，协助改 　变体位（半坐卧位） □ 按医嘱吸氧、禁食、禁水 □ 密切观察患者情况 □ 疼痛护理 □ 留置管道护理及指导 □ 心理支持（患者及家属）
病情 变异 记录	□ 无　□ 有，原因： 1. 2.	
护士 签名		
医师 签名		

日期	住院第4~5天 （术后第1日）	住院第5~7天 （术后第2~4日）	住院第6~9天 （出院日）
主要诊疗工作	□ 上级医师查房 □ 观察病情变化，包括颈部、耳前叩击征及声音情况等 □ 观察引流量和性状，视引流情况拔除颈部引流管及尿管 □ 检查手术切口，更换敷料 □ 分析实验室检验结果 □ 维持水电解质平衡 □ 住院医师完成常规病程记录	□ 上级医师查房 □ 观察病情变化，包括颈部、耳前叩击征及声音情况等 □ 观察引流量和颜色 □ 住院医师完成常规病程记录 □ 必要时予相关特殊检查	□ 上级医师查房 □ 切口拆线 □ 明确是否符合出院标准 □ 完成出院记录、病案首页、出院证明书等 □ 通知出入院处 □ 通知患者及家属 □ 向患者告知出院后注意事项，如康复计划、返院复诊、后续治疗，及相关并发症的处理等 □ 出院小结、疾病证明书及出院须知交予患者
重点医嘱	长期医嘱： □ 甲状腺手术后常规护理 □ 一级护理 □ 半流食 □ 常规雾化吸入，bid □ 视情况拔除颈部引流管接袋并记量 □ 化痰药（酌情） □ 患者既往基础用药 临时医嘱： □ 适当补充葡萄糖液和盐水液体支持 □ 切口换药并拔除引流 □ 拔除尿管	长期医嘱： □ 二/三级护理（视情况） □ 患者既往基础用药 临时医嘱： □ 补充进食不足的液体支持	临时医嘱： □ 切口拆线 出院医嘱： □ 出院后相关用药
主要护理工作	□ 体位：指导患者下床活动及颈部活动 □ 观察患者病情变化 □ 指导饮食 □ 遵医嘱拔除尿管 □ 疼痛护理 □ 生活护理（一级护理） □ 心理支持	□ 体位与活动：自主体位，指导颈部活动 □ 指导饮食 □ 协助或指导生活护理	□ 出院指导 □ 办理出院手续 □ 预约复诊时间 □ 作息、饮食、活动指导 □ 服药指导 □ 清洁卫生 □ 疾病知识
病情变异记录	□ 无　□ 有，原因： 1. 2.	□ 无　□ 有，原因： 1. 2.	□ 无　□ 有，原因： 1. 2.
护士签名			
医师签名			

第十四章

甲状腺癌临床路径释义

一、甲状腺癌编码

疾病名称及编码：甲状腺癌（ICD-10：C73）

手术操作名称及编码：甲状腺癌根治手术（ICD-9-CM-3：06.2-06.4）

颈淋巴结根治性切除（ICD-9-CM-3：40.4）

二、临床路径检索方法

C73 伴 06.2-06.4/（06.2-06.4+40.4）

三、甲状腺癌临床路径标准住院流程

（一）适用对象

第一诊断为甲状腺癌（ICD-10：C73），行甲状腺癌根治手术（ICD-9-CM-3：06.2-06.4 伴 40.4）。

> **释义**
>
> ■ 适用对象编码参见第一部分。
> ■ 本路径适用对象为甲状腺恶性肿瘤。
> ■ 甲状腺癌的手术方式为甲状腺癌根治手术。

（二）诊断依据

根据《临床诊疗指南・普通外科分册（第 1 版）》（中华医学会编著，人民卫生出版社）、《甲状腺外科（第 1 版）》（陈国锐主编，人民卫生出版社）及全国高等学校教材《外科学（第 7 版）》（陈孝平主编，人民卫生出版社）。

1. 症状及体征：颈部肿物，可伴有声音嘶哑或呼吸、吞咽困难，体格检查有甲状腺结节，有或无颈部肿大淋巴结。

2. 影像学检查：主要依靠超声彩色多普勒、放射性核素扫描诊断，CT、MR 及 SPECT 等可提供参考。

3. 血清降钙素测定对早期诊断甲状腺髓样癌有十分重要的价值。

4. 病理：针吸细胞学诊断或术中冷冻活检。

> **释义**
>
> ■ 甲状腺恶性肿瘤患者一般无明显症状，多体检发现。晚期可出现声音嘶哑、呼吸、吞咽困难，未分化癌可短期出现上述症状。转移至淋巴结时，可发现颈部肿大淋巴结。当患者甲状腺肿块不明显，因发现转移灶就诊时，应考虑到甲状腺癌的可能。髓样癌患者可出现腹泻，颜面潮红等症状。

■高分辨率超声检查是评估甲状腺结节的首选方法，对触诊怀疑，或是在 X 线、CT、MR 或 SPECT 检查中提示的甲状腺结节均应行超声检查。颈部超声可确定甲状腺结节的大小、数目、位置、质地、边界、包膜、钙化、血供和周围组织的关系等情况，同时评估颈部区域有无淋巴结及淋巴结大小、形态和结构特点。以下超声征象提示甲状腺癌可能性大：①实性低回声结节；②结节内血供丰富（TSH 正常情况下）；③结节形态和边缘不规则，晕环缺如；④微小钙化，针尖样弥散分布或簇状分布的钙化；⑤同时伴有颈部淋巴结超声影像异常。

■放射性核素扫描受显像仪分辨率所限，适用于直径>1cm 结节，显像示"冷结节"应考虑恶性的可能，"热结节"绝大部分为良性。

■CT、MR 及 SPECT 主要显示肿瘤与周围组织结构的关系，协助制订手术方案。

■甲状腺髓样癌来源于分泌降钙素的甲状腺滤泡旁细胞（又称 C 细胞），因此血清降钙素可作为甲状腺髓样癌特异性肿瘤标志物。

■术前通过针吸细胞学诊断甲状腺癌的灵敏度为 83%（65%~98%），特异性为 92%（72%~100%），术前针吸细胞学检查有助于减少不必要的甲状腺结节手术，并帮助确定恰当的手术方案。术中应常规进行冷冻活检，确定肿瘤性质，决定手术方案。

（三）选择治疗方案的依据

根据《临床诊疗指南·普通外科分册（第 1 版）》（中华医学会编著，人民卫生出版社）、《甲状腺外科（第 1 版）》（陈国锐主编，人民卫生出版社）及全国高等学校教材《外科学（第 7 版）》（陈孝平主编，人民卫生出版社）。

1. 以手术治疗为主，辅助应用核素、甲状腺激素及放射治疗。

2. 手术治疗：对于不同病理类型的甲状腺癌应采取不同的手术方式。

（1）乳头状癌、滤泡状癌：甲状腺全切除（即病灶侧甲状腺叶全切除，对侧甲状腺叶全切除，峡部全切除）或患侧叶甲状腺全切除+峡部切除；确定双侧腺体内都有甲状腺癌结节时，应作全甲状腺切除术及中央组淋巴结切除术。颈淋巴结肿大并证实为甲状腺癌转移的患者，应进行包括颈部淋巴结清扫术在内的甲状腺癌联合根治手术。病灶相当广泛累及双侧腺体并转移至双侧颈部淋巴结，原发病灶与转移灶相互融合粘连应作全甲状腺切除+双侧颈淋巴结清扫术。

（2）髓样癌：术中如能以冰冻切片确诊为髓样癌，则应做全甲状腺切除。

释义

■甲状腺癌的治疗方法主要包括手术治疗、术后核素治疗和 TSH 抑制治疗。分化差的甲状腺癌可辅助放疗。手术治疗最为主要，直接影响本病的后续治疗及随访，并与预后密切相关。甲状腺癌治疗的总体发展趋势是个体化的综合治疗。

■分化型甲状腺癌甲状腺切除范围中国指南推荐为全/近全甲状腺切除和甲状腺腺叶+峡部切除。

■全/近全甲状腺切除术适应证包括：①童年期有头颈部放射线照射史或放射性尘埃接触史；②原发灶最大直径>4cm；③多癌灶，尤其是双侧癌灶；④不良的病理亚型如：乳头状癌的高细胞型、柱状细胞型、弥漫硬化型、实体亚型，滤泡状癌的广泛浸润型，低分化型甲状腺癌；⑤已有远处转移，需行术后^{131}I 治疗；⑥伴有双侧颈部淋巴结转移；⑦伴有腺外侵犯（如气管、食管、颈动脉或纵隔侵犯等）。全/近全甲状腺切除术的相对适应证是：肿瘤最大直径介于 1~4cm，伴有甲状腺癌高危因素或合并对侧甲状腺结节。

■甲状腺腺叶+峡部切除术的适应证为：局限于一侧腺叶内的单发肿瘤，并且肿瘤原发灶≤1cm、复发危险度低、无童年期头颈部放射线接触史、无颈部淋巴结转移和远处转移、对侧腺叶内无结节。相对适应证为：局限于一侧腺叶内的单发肿瘤，并且肿瘤原发灶≤4 cm、复发危险度低、对侧腺叶内无结节；微小浸润型滤泡状癌。

■分化型甲状腺癌术中有效保留甲状旁腺和喉返神经的情况下均应行病灶同侧中央组淋巴结清扫术。对临床颈部非中央区淋巴结转移（cN_{1b}）的患者，行颈侧区淋巴结清扫术。建议根据中央区转移淋巴结的数量和比例、原发灶的位置、大小、病理分型和术中对非中央区淋巴结探查情况等进行综合评估，对部分临床颈部中央区淋巴结转移（cN_{1a}）患者行颈侧区部淋巴结清扫。

■甲状腺髓样癌无论是家族型还是散发性，因具有侵袭性和多灶性特点，均应采取全甲状腺切除。美国甲状腺协会 2009 年推荐的甲状腺髓样癌诊疗指南中具体阐述了髓样癌的手术切除范围及程度，推荐甲状腺髓样癌均应作全甲状腺切除和颈淋巴结清扫。

（四）标准住院日 7~14 天

> **释义**
>
> ■甲状腺癌患者入院后，常规检查、包括超声、CT 检查等准备 1~3 天，术后恢复 4~10 天，总住院时间小于 14 天的均符合本路径要求。

（五）进入路径标准

1. 第一诊断必须符合 ICD-10：C73 甲状腺癌的疾病编码。
2. 当患者合并其他疾病，但住院期间不需要特殊处理也不影响第一诊断的临床路径流程实施时，可以进入路径。

> **释义**
>
> ■本路径适用对象为甲状腺癌。
> ■患者如果合并高血压、糖尿病、冠心病、慢性阻塞性肺炎、慢性肾病等其他慢性疾病，需要术前对症治疗时，如果不影响麻醉和手术，不影响术前准备的时间，可进入本路径。上述慢性疾病如果需要经治疗稳定后才能手术，术前需特殊准备的，先进入其他相应内科疾病的诊疗路径。

（六）术前准备 1~3 天

1. 必需的检查项目：

（1）血常规、尿常规、便常规+隐血。

（2）肝功能、肾功能、电解质、凝血功能、感染性疾病筛查（乙型肝炎、丙型肝炎、艾滋病、梅毒等）。

（3）心电图、胸部 X 线检查。

（4）甲状腺功能检查、抗甲状腺抗体、甲状腺球蛋白、血清降钙素。

（5）甲状腺放射性核素扫描、甲状腺及颈部淋巴结 B 超。

（6）请耳鼻喉科会诊了解声带情况。

2. 根据患者病情可选择：

（1）气管正侧位。

（2）肺功能、超声心动图检查和血气分析等。

（3）CT 检查。

> **释义**
>
> ■ 必查项目是确保手术治疗安全、有效开展的基础，术前必须完成。
>
> ■ 为缩短患者住院等待时间，检查项目可以在患者入院前于门诊完成。
>
> ■ 对于肿瘤较大压迫气管术前应进行气管正侧位，评价气管受压情况。
>
> ■ 对肿瘤侵犯周围组织或转移明显时，可行甲状腺放射性核素扫描、颈部 CT 及肺部 CT 检查。
>
> ■ 高龄患者或有心肺功能异常患者，术前根据病情增加心脏彩超、肺功能、血气分析等检查。

（七）预防性抗菌药物选择与使用时机

1. 抗菌药物：按照《抗菌药物临床应用指导原则》（卫医发〔2004〕285 号）执行。通常不需预防用抗菌药物。如果手术范围大、时间长、污染机会增加可考虑预防性使用抗菌药物，使用第一代头孢菌素。预防性用抗菌药物使用时间为术前 0.5~2 小时给药，或麻醉开始时给药，使手术切口暴露时局部组织中已达到足以杀灭手术过程中入侵切口细菌的药物浓度。

2. 预防性用抗菌药物，时间为术前 0.5 小时，手术超过 3 小时加用 1 次抗菌药物；总预防性用药时间一般不超过 24 小时，个别情况可延长至 48 小时。

> **释义**
>
> ■ 甲状腺癌手术属于 I 类切口，对于甲状腺癌手术范围较大，手术时间长，污染机会增加的患者及高龄或免疫缺陷等高危人群，可按规定适当预防性和术后应用抗菌药物，通常选用一代、二代头孢菌素。

（八）手术日

入院第 4~7 天。

1. 麻醉方式：气管插管全身麻醉、局部麻醉或颈丛麻醉。

2. 手术方式：根据甲状腺癌的组织学类型选择甲状腺癌手术。

3. 术中用药：麻醉常规用药和补充血容量药物（晶体、胶体）。

4. 输血：根据术前血红蛋白状况及术中出血情况而定。

5. 病理学检查：术中行冷冻病理学检查，术后行石蜡切片病理学检查。

释义

■ 目前甲状腺癌手术多采用气管插管全身麻醉。

■ 手术是否输血依照术中出血量而定，可根据医院条件采用自体血回输系统，必要时输异体血。

■ 手术中应常规进行术中冷冻病理学检查及术后石蜡切片病理学检查，明确肿瘤性质及治疗方案，病理为甲状腺良性肿瘤者不属于本路径范畴。

■ 甲状腺癌的患者以下情况应考虑应用术中神经监测：①癌灶位于腺体背侧；②需行颈部淋巴结清扫，尤其中央组淋巴结肿大者；③再次手术，结构紊乱组织粘连者；伴胸骨后甲状腺肿，巨大甲状腺肿物，考虑喉返神经移位者；④术前影像学提示有内脏转位或锁骨下动脉变异，可疑非返性喉返神经者；⑤已有单侧声带麻痹，对侧叶需行手术治疗者；⑥需行甲状腺全切除术，特别是腔镜下手术。

（九）术后住院恢复4~10天

1. 生命体征监测，严密观察有无出血等并发症发生。

2. 根据病情，按照《国家基本药物》目录选择使用雾化、止血药、补液等治疗，时间1~2天（视具体情况而定）。

3. 根据病情，尽早拔除尿管、引流管。

4. 实验室检查：必要时复查血常规、血生化等。

释义

■ 术后可根据患者恢复情况做必须复查的检查项目，并根据病情变化增加检查的频次。复查项目并不仅局限于路径中的项目，必要时复查的实验室检查项目还应包括甲状腺功能、甲状旁腺激素等。

■ 甲状腺全/近全切除术后的患者，术后应重点关注血钙情况，及时纠正可能出现的低钙血症。

（十）出院标准

1. 无切口感染、引流管拔除。

2. 生命体征平稳，可自由活动。

3. 饮食恢复，无需静脉补液。

4. 无需住院处理的其他并发症或合并症。

■ 主治医师应在出院前，通过复查的各项检查并结合患者恢复情况决定是否能出院。如果确有需要继续留院治疗的情况，超出了路径所规定的时间，应先处理并发症并符合出院条件后再准许患者出院。

（十一）变异及原因分析

1. 术前分期不准确者，术中可根据探查结果改变术式。
2. 根据临床分期和术中情况决定是否术后^{131}I放射治疗。
3. 术后出现并发症需要进行相关的诊断和治疗。

■ 对于轻微变异，如由于某种原因，路径指示应当于某一天的操作不能如期进行而要延期的，这种改变不会对最终结果产生重大改变，也不会更多的增加住院天数和住院费用，可不出本路径。

■ 除以上所列变异及原因外，如还出现医疗、护理、患者、环境等多方面的变异原因，应阐明变异相关问题的重要性，必要时须及时退出本路径，并请应将特殊的变异原因进行归纳、总结，以便重新修订路径时作为参考，不断完善和修订路径。

四、甲状腺癌临床路径给药方案

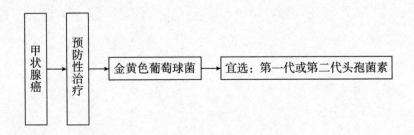

【用药选择】

1. 为预防术后切口感染，应针对金黄色葡萄球菌选用药物。
2. 第一代头孢菌素常用的注射剂有头孢唑林、头孢噻吩、头孢拉定等，口服制剂有头孢拉定、头孢氨苄和头孢羟氨苄等。第二代头孢菌素注射剂有头孢呋辛、头孢替安等，口服制剂有头孢克洛、头孢呋辛酯和头孢丙烯等。

【药学提示】

1. 对于甲状腺癌手术需预防应用抗菌药物者，应在术前0.5~2小时内给药，或麻醉开始时给药，使手术切口暴露时局部组织中已达到足以杀灭手术过程中入侵切口细菌的药物浓度。
2. 手术时间较短（<2小时）的清洁手术，术前用药一次即可。手术时间超过3小时，或失血量大（>1500ml），可手术中给予第2剂。

【注意事项】

1. 甲状腺癌手术属于Ⅰ类切口，对于甲状腺癌手术范围较大，手术时间长，污染机会增加的患者及高龄或免疫缺陷等高危人群，可按规定适当预防性和术后应用抗菌药物，但需注意应尽可能单一、短程、较小剂量给药。

2. 用药前必须详细询问患者先前有否对头孢菌素类、青霉素类或其他药物的过敏史。

五、推荐表单

（一）医师表单

甲状腺恶性肿瘤临床路径医师表单

适用对象：第一诊断为甲状腺恶性肿瘤（ICD-10：C73）

行甲状腺恶性肿瘤根治术（ICD-9-CM-3：06.2-06.4 伴 40.4）

患者姓名：		性别：	年龄：	门诊号：	住院号：
住院日期：	年　月　日	出院日期：	年　月　日	标准住院日：7~14 天	

日期	住院第 1 天	住院第 2~5 天	住院第 3~6 天（手术前 1 日）
主要诊疗工作	□ 询问病史及体格检查 □ 完成住院病历和首次病程记录书写 □ 开检查单 □ 上级医师查房与术前评估 □ 初步确定诊治方案和特殊检查项目	□ 上级医师查房 □ 完成术前准备与术前评估 □ 根据体检、B 超、CT 结果等，术前讨论，确定治疗方案 □ 完成必要的相关科室会诊 □ 住院医师完成上级医师查房记录等病历资料	□ 申请手术及开手术医嘱 □ 住院医师完成上级医师查房记录、术前讨论、术前小结等 □ 完成术前总结、手术方式、手术关键步骤、术中注意事项等 □ 向患者及家属交代病情及手术安排，围术期注意事项 □ 签署手术知情同意书、自费用品协议书、输血同意书、麻醉同意书或签授权委托书
重点医嘱	**长期医嘱：** □ 外科二级护理常规 □ 饮食（依据患者情况定） □ 下达进入临床路径医嘱 **临时医嘱：** □ 血常规、尿常规、便常规+隐血 □ 凝血功能、血电解质、肝肾功能、感染性疾病筛查 □ 甲状腺功能、抗甲状腺抗体、甲状腺球蛋白、血清降钙素 □ 心电图、X 线胸片 □ 甲状腺 B 超，甲状腺核素扫描、 □ 气管正侧位、肺功能、超声心动图（视患者情况而定） □ 耳鼻喉科会诊了解声带 □ 必要时行 CT 检查	**长期医嘱：** □ 患者既往基础用药 **临时医嘱：** □ 会诊单	**长期医嘱：** □ 患者既往基础用药 **临时医嘱：** □ 术前医嘱 （1）常规准备明日在全身麻醉下行甲状腺癌根治术 （2）备皮 （3）术前禁食 6 小时、禁水 2 小时 （4）麻醉前用药 （5）备血（必要时） □ 抗菌药物皮试，术前 30 分抗菌药物静脉输注（必要时） □ 术中特殊用药带药 □ 带影像学资料入手术室 □ 预约 ICU（视情况而定）
病情变异记录	□ 无　□ 有，原因： 1. 2.	□ 无　□ 有，原因： 1. 2.	□ 无　□ 有，原因： 1. 2.
医师签名			

日期	住院第 4~7 天 （手术日）		住院第 5~8 天 （术后第 1 日）
	术前与术中	术后	
主要诊疗工作	□ 陪送患者入手术室 □ 麻醉准备，监测生命体征 □ 施行手术 □ 保持各引流管通畅 □ 术中行冷冻病理学检查，术终常规病理学检查	□ 麻醉医师完成麻醉记录 □ 完成术后首次病程记录 □ 完成手术记录 □ 向患者及家属说明手术情况	□ 上级医师查房 □ 观察病情变化，包括颈部、耳前叩击征及声音情况等 □ 观察引流量和性状，视引流情况拔除颈部引流管及尿管 □ 检查手术切口，更换敷料 □ 分析实验室检验结果 □ 维持水电解质平衡 □ 住院医师完成常规病程记录
重点医嘱	**长期医嘱：** □ 甲状腺癌常规护理 □ 禁食 **临时医嘱：** □ 应用抗菌药物（必要时） □ 术中冷冻检查 □ 术中神经监测（必要时）	**长期医嘱：** □ 甲状腺癌根治术后常规护理 □ 一级护理 □ 禁食 □ 雾化吸入 □ 化痰药 □ 颈部切口引流记量 □ 尿管接尿袋（视手术时间而定） **临时医嘱：** □ 吸氧 □ 心电监护 □ 床边备气管切开包 □ 血常规及生化检查（必要时） □ 镇痛（必要时） □ 补液 □ 补充钙剂（必要时） □ 应用抗菌药物（视情况而定）	**长期医嘱：** □ 甲状腺癌根治术后常规护理 □ 一级护理 □ 半流食 □ 雾化吸入 □ 化痰药 □ 无感染证据时停用抗菌药物 □ 颈部切口引流并记量 □ 患者既往基础用药 **临时医嘱：** □ 适当补充葡萄糖液和生理盐水液体支持 □ 补充钙剂（必要时） □ 切口换药，视情况拔除引流 □ 拔除尿管
病情变异记录	□ 无　□ 有，原因： 1. 2.	□ 无　□ 有，原因： 1. 2.	□ 无　□ 有，原因： 1. 2.
医师签名			

日期	住院第6~9天 （术后第2~4日）	住院第7~13天 （出院日）
主要诊疗工作	□ 上级医师查房 □ 观察病情变化，包括颈部、耳前叩击征及声音情况等 □ 观察引流量和颜色而决定是否拔除引流管 □ 更改护理级别 □ 住院医师完成常规病程记录 □ 必要时予相关特殊检查	□ 上级医师查房 □ 切口拆线 □ 明确是否符合出院标准 □ 完成出院记录、病案首页、出院证明书等 □ 通知出入院处 □ 通知患者及家属 □ 向患者告知出院后注意事项，如康复计划、返院复诊、后续治疗，及相关并发症的处理等 □ 出院小结、疾病证明书及出院须知交予患者
重点医嘱	**长期医嘱**（参见前1天） □ 二/三级护理（视情况） □ 半流至普通饮食 □ 患者既往基础用药 **临时医嘱** □ 补充进食不足的液体支持 □ 补充钙剂（必要时） □ 切口换药，视情况拔除引流 □ 并发症处理（必要时）	**长期医嘱** □ 患者既往基础用药 **临时医嘱** □ 切口拆线 **出院医嘱** □ 出院后相关用药
病情变异记录	□ 无　□ 有，原因： 1. 2.	□ 无　□ 有，原因： 1. 2.
医师签名		

（二）护士表单

甲状腺恶性肿瘤临床路径护士表单

适用对象：第一诊断为甲状腺恶性肿瘤（ICD-10：C73）

行甲状腺恶性肿瘤根治术（ICD-9-CM-3：06.2-06.4 伴 40.4）

患者姓名：	性别： 年龄： 门诊号：	住院号：
住院日期： 年 月 日	出院日期： 年 月 日	标准住院日：7~14 天

时间	住院第 1 天	住院第 2~6 天 （手术前 1 日）	住院第 4~7 天 （手术日）
健康宣教	□ 入院宣教 □ 介绍主管医师、护士 □ 介绍环境、设施 □ 介绍住院注意事项	□ 术前宣教 □ 宣教疾病知识、术前准备及手术过程 □ 告知准备物品、沐浴 □ 告知术后饮食、活动及探视注意事项 □ 告知术后可能出现的情况及应对方式 □ 主管护士与患者沟通，了解并指导心理应对 □ 告知家属等候区位置	□ 术后当日宣教 □ 告知监护设备、管路功能及注意事项 □ 告知饮食、体位要求 □ 告知疼痛注意事项 □ 告知术后可能出现情况及应对方式 □ 告知用药情况 □ 给予患者及家属心理支持 □ 再次明确探视陪护须知
护理处置	□ 核对患者姓名，佩戴腕带 □ 建立入院护理病历 □ 更换病号服 □ 告知相关检验项目及注意事项	□ 协助医师完成术前检查化验 □ 术前准备 　备皮 　禁食、禁水 　开塞露通便 　术前沐浴、取下饰品 　必要时配血、抗菌药物皮试	□ 送手术 　摘除患者各种活动物品 　核对患者资料及带药 　填写手术交接单，签字确认 □ 接手术 　核对患者及资料，签字确认
基础护理	□ 二级护理 □ 晨晚间护理 □ 患者安全管理	□ 二级护理 □ 晨晚间护理 □ 患者安全管理	□ 一级护理 □ 头高位或半坐卧位，协助改变体位 □ 排泄护理 □ 患者安全管理
专科护理	□ 护理查体 □ 基础生命体征监测 □ 需要时，请家属陪护	□ 协助医师完成术前检查	□ 病情观察，评估生命体征、伤口敷料、各种引流管情况、出入量、有无手足抽搐及声音嘶哑情况 □ 遵医嘱予液体支持、化痰、雾化吸入等治疗 □ 床边放置气管切开包
重点医嘱	□ 详见医嘱执行单	□ 详见医嘱执行单	□ 详见医嘱执行单
病情变异记录	□ 无 □ 有，原因： 1. 2.	□ 无 □ 有，原因： 1. 2.	□ 无 □ 有，原因： 1. 2.
护士签名			

时间	住院第 5~9 天 （术后第 1~4 日）	住院第 7~13 天 （术后第 3~8 日）
健康宣教	□ 术后宣教 　药物作用及频率 　饮食、活动指导 　复查患者对术前宣教内容的掌握程度 　疾病恢复期注意事项 　拔尿管后注意事项 　拔颈部引流管后注意事项 　下床活动注意事项	□ 出院宣教 　复查时间 　服药方法 　活动休息 　指导饮食 　康复训练方法 □ 指导办理出院手续
护理处置	□ 遵医嘱完成相关检查 □ 夹闭尿管，锻炼膀胱功能	□ 办理出院手续 □ 书写出院小结
基础护理	□ 一/二/三级护理 □ 晨晚间护理 □ 协助进食、进水（饮水呛咳者鼻饲） □ 协助翻身、床上移动、预防压疮 □ 排泄护理 □ 协助更衣 □ 患者安全管理	□ 二/三级护理 □ 晨晚间护理 □ 协助或指导进食、进水 □ 协助或指导床旁活动 □ 康复训练 □ 患者安全管理
专科护理	□ 病情观察 　评估生命体征、伤口敷料、各种引流管情况、出入量、有无手足抽搐及声音嘶哑情况 □ 遵医嘱予液体支持、化痰、雾化吸入等治疗 □ 需要时，联系主管医师给予相关治疗及用药	□ 病情观察 　生命体征、伤口敷料、有无手足抽搐及声音嘶哑及是否改善情况
重点医嘱	□ 详见医嘱执行单	□ 详见医嘱执行单
病情变异记录	□ 无　□ 有，原因： 1. 2.	□ 无　□ 有，原因： 1. 2.
护士签名		

（三）患者表单

甲状腺恶性肿瘤临床路径患者表单

适用对象：第一诊断为甲状腺恶性肿瘤（ICD-10：C73）
行甲状腺恶性肿瘤根治术（ICD-9-CM-3：06.2-06.4 伴 40.4）

患者姓名：	性别：	年龄：	门诊号：	住院号：
住院日期：　　年　月　日	出院日期：　　年　月　日			标准住院：7~14 天

时间	住院第 1 天	住院第 2~6 天 （手术前 1 日）	住院第 4~7 天 （手术日）
监测	□ 测量生命体征、体重	□ 每日测量生命体征、询问排便，手术前一日晚测量生命体征	□ 手术清晨测量生命体征、血压 1 次，必要时测量血糖
医患配合	□ 护士行入院护理评估（简单询问病史） □ 接受入院宣教 □ 医师询问病史、既往病史、用药情况，收集资料 □ 进行体格检查	□ 配合完善术前相关化验、检查 □ 术前宣教 　甲状腺恶性肿瘤疾病知识、临床表现 □ 治疗方法 　术前用物准备：毛巾、饮用水等 □ 手术室接患者，配合核对 □ 医师与患者及家属介绍病情及手术 □ 谈话 □ 手术时家属在等候区等候 □ 探视及陪护制度	□ 术后宣教 　术后体位：头高位或半坐卧位，协助改变体位，根据医嘱予监护设备、吸氧 □ 配合护士定时监测生命体征、伤口敷料等 □ 不要随意动引流管 □ 疼痛的注意事项及处理 □ 告知医护不适及异常感受 □ 配合评估手术效果
重点诊疗及检查	重点诊疗 □ 二级护理 □ 既往基础用药	重点诊疗 □ 术前准备： 　备皮 　配血（必要时） 　术前签字 重要检查 □ 心电图、X 线胸片 □ 颈部 B 超 □ 甲状腺核素扫描（必要时）	重点诊疗 □ 一级护理 □ 予监护设备、吸氧 □ 注意留置管路安全与通畅 □ 用药：补液、化痰药物的应用 □ 护士协助记录出入量
饮食及活动	□ 普通饮食 □ 正常活动	□ 禁食 6 小时、禁水 2 小时 □ 正常活动	□ 根据病情半流食或鼻饲 □ 卧床休息，自主体位

时间	住院第 5~9 天 （术后第 1~4 日）	住院第 7~13 天 （术后第 3~8 日）
监测	□ 定时监测生命体征，每日询问排便	□ 定时监测生命体征、每日询问排便
医患配合	□ 医师巡视，了解病情 □ 配合生命体征的观察及必要的检查 □ 护士行晨晚间护理 □ 护士协助进食、进水、排泄等生活护理 □ 配合监测出入量 □ 膀胱功能锻炼，成功后可将尿管拔除 □ 配合功能恢复训练（必要时） □ 注意探视及陪护时间	□ 护士行晨晚间护理 □ 医师拆线 □ 伤口注意事项 □ 配合功能恢复训练（必要时） □ 出院宣教 □ 接受出院前康复宣教 □ 学习出院注意事项 □ 了解复查程序 □ 办理出院手续，取出院带药
重点诊疗及检查	重点诊疗： □ 一/二/三级护理 □ 静脉用药逐渐过渡至口服药 □ 医师定时予伤口换药 重要检查： □ 定期抽血化验	重点诊疗： □ 二/三级护理 □ 普通饮食 □ 医师定时予伤口换药 重要检查： □ 定期抽血化验（必要时）
饮食及活动	□ 根据病情逐渐由半流食过渡至普通饮食，营养均衡，食用高蛋白、低脂肪、易消化，避免产气食物（牛奶、豆浆）及油腻食物。鼓励多食汤类食物，蔬菜及水果补充水分 □ 卧床休息时可头高位，渐坐起 □ 术后第 1~2 天可视体力情况渐下床活动，循序渐进，注意安全 □ 行功能恢复锻炼（必要时）	□ 普通饮食，营养均衡 □ 勿吸烟、饮酒 □ 正常活动 □ 行功能恢复训练（必要时）

附：原表单（2011年版）

甲状腺恶性肿瘤临床路径表单

适用对象：第一诊断为甲状腺恶性肿瘤（ICD-10：C73）

行甲状腺恶性肿瘤根治术（ICD-9-CM-3：06.2-06.4伴40.4）

患者姓名：		性别：	年龄：	门诊号：		住院号：
住院日期：	年 月 日	出院日期：		年 月 日		标准住院日：7~14天

日期	住院第1天	住院第2~5天	住院第3~6天 （手术前1日）
主要诊疗工作	□ 将甲状腺恶性肿瘤诊疗计划书交给患者 □ 询问病史及体格检查 □ 完成住院病历和首次病程记录书写 □ 开检查单 □ 上级医师查房与术前评估 □ 初步确定诊治方案和特殊检查项目	□ 上级医师查房 □ 完成术前准备与术前评估 □ 根据体检、B超、CT结果等，术前讨论，确定治疗方案 □ 完成必要的相关科室会诊	□ 申请手术及开手术医嘱 □ 住院医师完成上级医师查房记录、术前讨论、术前小结等 □ 完成术前总结、手术方式、手术关键步骤、术中注意事项等 □ 向患者及家属交代病情及手术安排，围术期注意事项 □ 签署手术知情同意书、自费用品协议书、输血同意书、麻醉同意书或签授权委托书
重点医嘱	长期医嘱： □ 外科二级护理常规 □ 饮食（依据患者情况定） 临时医嘱： □ 血常规、尿常规、便常规+隐血 □ 凝血功能、血电解质、肝肾功能、感染性疾病筛查 □ 甲状腺功能、抗甲状腺抗体、甲状腺球蛋白、血清降钙素 □ 心电图、X线胸片 □ 甲状腺B超，甲状腺核素扫描、气管正侧位、肺功能、超声心动图（视患者情况而定） □ 耳鼻喉科会诊了解声带 □ 必要时行CT检查	长期医嘱： □ 患者既往基础用药 临时医嘱： □ 会诊单	长期医嘱： □ 患者既往基础用药 临时医嘱： □ 术前医嘱 （1）常规准备明日在气管内麻醉下行甲状腺手术 （2）备皮 （3）术前禁食6小时、禁水2小时 （4）麻醉前用药 （5）备血 □ 术中特殊用药带药 □ 带影像学资料入手术室 □ 预约ICU（视情况而定）
主要护理工作	□ 介绍环境 □ 入院评估 □ 饮食：普通饮食 □ 指导患者相关检查的配合 □ 心理支持	□ 静脉抽血 □ 患者活动：无限制 □ 饮食：普通饮食 □ 术前指导及皮肤清洁 □ 心理支持	□ 患者活动：无限制 □ 饮食：术前晚禁食、禁水 □ 告知患者及家属术前流程及注意事项 □ 术前沐浴、更衣，取下义齿、饰物 □ 术前手术物品准备 □ 心理支持（患者及家属）

续　表

日期	住院第1天	住院第2~5天	住院第3~6天 （手术前1日）
病情 变异 记录	□无　□有，原因： 1. 2.	□无　□有，原因： 1. 2.	□无　□有，原因： 1. 2.
护士 签名			
医师 签名			

日期	住院第 4~7 天 （手术日）		住院第 5~8 天 （术后第 1 日）
	术前与术中	术后	
主要诊疗工作	□ 陪送患者入手术室 □ 麻醉准备，监测生命体征 □ 施行手术 □ 保持各引流管通畅 □ 术中行冷冻病理学检查，术终常规病理学检查	□ 麻醉医师完成麻醉记录 □ 完成术后首次病程记录 □ 完成手术记录 □ 向患者及家属说明手术情况	□ 上级医师查房 □ 观察病情变化，包括颈部、耳前叩击征及声音情况等 □ 观察引流量和性状，视引流情况拔除颈部引流管及尿管 □ 检查手术切口，更换敷料 □ 分析实验室检验结果 □ 维持水电解质平衡 □ 住院医师完成常规病程记录
重点医嘱	**长期医嘱：** □ 甲状腺癌常规护理 □ 禁食 **临时医嘱：** □ 必要时应用抗菌药物 □ 术中冷冻检查	**长期医嘱：** □ 甲状腺癌切除术后常规护理 □ 一级护理 □ 禁食 □ 雾化吸入 □ 颈部切口引流接负压袋吸引并记量 □ 尿管接尿袋（视手术时间而定） □ 化痰药 □ 预防性抗菌药物使用（视情况而定） **临时医嘱：** □ 吸氧 □ 床边备气管切开包 □ 血常规及生化检查（必要时）	**长期医嘱：** □ 甲状腺癌根治术后常规护理 □ 一级护理 □ 半流食 □ 雾化吸入 □ 化痰药 □ 无感染证据时停用抗菌药物 □ 患者既往基础用药 **临时医嘱：** □ 适当补充葡萄糖液和生理盐水液体支持 □ 切口换药，视情况拔除引流 □ 拔除尿管
主要护理工作	□ 健康教育 □ 饮食：术晨禁食、禁水 □ 告知患者及家属术前流程及注意事项 □ 指导术前注射用药后注意事项 □ 陪送患者入手术室 □ 术中按需留置尿管 □ 心理支持（患者及家属）	□ 体位与活动：头高位或伴坐卧位，协助改变体位 □ 按医嘱吸氧、禁食、禁水 □ 密切观察患者情况 □ 疼痛护理 □ 留置管道护理及指导 □ 心理支持（患者及家属）	□ 静脉抽血 □ 体位：协助改变体位（取斜坡卧位） □ 密切观察患者情况 □ 疼痛护理 □ 留置管道护理及指导（尿管、颈部引流管） □ 遵医嘱拔除尿管 □ 饮食指导 □ 生活护理（一级护理） □ 心理支持
病情变异记录	□ 无 □ 有，原因： 1. 2.	□ 无 □ 有，原因： 1. 2.	
护士签名			
医师签名			

日期	住院第 6~9 天 （术后第 2~4 日）	住院第 7~13 天 （出院日）
主要诊疗工作	□ 上级医师查房 □ 观察病情变化，包括颈部、耳前叩击征及声音情况等 □ 观察引流量和颜色而决定是否拔除引流管 □ 更改护理级别 □ 住院医师完成常规病程记录 □ 必要时予相关特殊检查	□ 上级医师查房 □ 切口拆线 □ 明确是否符合出院标准 □ 完成出院记录、病案首页、出院证明书等 □ 通知出入院处 □ 通知患者及家属 □ 向患者告知出院后注意事项，如康复计划、返院复诊、后续治疗及相关并发症的处理等 □ 出院小结、疾病证明书及出院须知交予患者
重点医嘱	**长期医嘱：** □ 二/三级护理（视情况） □ 半流至普通饮食 □ 患者既往基础用药 **临时医嘱：** □ 补充进食不足的液体支持 □ 切口换药 □ 并发症处理（必要时）	**长期医嘱：** □ 患者既往基础用药 **临时医嘱：** □ 切口拆线 **出院医嘱：** □ 出院后相关用药
主要护理工作	□ 体位：指导患者下床活动及颈部活动 □ 观察患者病情变化 □ 指导饮食 □ 疼痛护理 □ 生活护理（二级护理） □ 心理支持	□ 指导对疾病的认识、后续治疗及日常保健 □ 指导按时服药 □ 指导作息、饮食及活动 □ 指导复诊时间 □ 办理出院手续指导等
病情变异记录	□ 无　□ 有，原因： 1. 2.	□ 无　□ 有，原因： 1. 2.
护士签名		
医师签名		

第十五章

分化型甲状腺癌临床路径释义

一、分化型甲状腺癌编码

1. 卫计委原编码

疾病名称及编码：分化型甲状腺癌（ICD-10：C73，M8050/3 或 C73，M8330/3）

手术操作名称及编码：甲状腺腺叶切除术、甲状腺近全切除术、甲状腺全切除术（ICD-9-CM-3：06.2-06.4）

2. 修改编码

疾病名称及编码：分化型甲状腺癌（ICD-10：C73）

形态学编码：（M8050/3/M8260/3，M8330/3，M8331/3，M8332/3，M8340/3）

手术操作名称及编码：甲状腺腺叶切除术 ICD-9-CM-3：06.2

甲状腺部分切除术 ICD-9-CM-3：06.3

甲状腺全部切除术 ICD-9-CM-3：06.4

胸骨下甲状腺切除术 ICD-9-CM-3：06.5

舌部甲状腺切除术 ICD-9-CM-3：06.6

二、临床路径检索方法

C73+（M8050/3/M8260/3/M8330/3/M8331/3/M8332/3/M8340/3）伴（06.2-06.6）

三、分化型甲状腺癌临床路径标准住院流程

（一）适用对象

第一诊断为甲状腺癌（ICD-10：C73，M8050/3 或 C73，M8330/3）。行甲状腺腺叶切除术、甲状腺近全切除术、甲状腺全切除术（ICD-9-CM-3：06.2-06.4）。

> **释义**
>
> ■ 适用对象编码参见第一部分。
>
> ■ 甲状腺癌从组织病理上可以分为乳头状癌、滤泡癌、髓样癌和未分化癌。其中前两者亦称为分化型甲状腺癌，治疗方案相似，适用本路径。而后两者恶性程度较高，预后差，治疗方案与分化型甲状腺癌不同，不纳入本路径。
>
> ■ 本临床路径适用于甲状腺癌需行甲状腺腺叶切除术、甲状腺近全切除术、甲状腺全切除术，包括需行单侧或双侧颈淋巴结清扫的患者。[131]I 治疗等非手术治疗不纳入本路径。

（二）诊断依据

根据《临床诊疗指南·普通外科分册》（中华医学会编著，人民卫生出版社，2006 年）。

1. 临床症状：颈部肿物，可伴有声音嘶哑或呼吸、吞咽困难等。部分患者可体检发现。

2. 体征：甲状腺结节，伴或不伴颈部淋巴结肿大；亦可无明显体征。

3. 辅助检查：甲状腺超声、增强 CT、MRI、放射性核素扫描、SPECT、PET 等影像学检查提示甲状腺占位病变。

4. 病理组织学活检明确诊断（针吸细胞学诊断或术中冷冻活检意义重大，常规病理结合免疫组化最终确诊）。

> **释义**
>
> ■ 部分患者因体检发现甲状腺恶性肿物，发现时无临床症状。颈部肿物通常是甲状腺癌的首发症状，少数患者可因肿物侵犯喉返神经出现声音嘶哑症状。
>
> ■ 彩超通常作为首选的影像学检查，对于判断甲状腺肿物的性质有较高的准确性。结合针吸活检（FNA）准确性可达 90% 以上。CT 对于确定甲状腺病变的位置及与周围结构的关系方面是非常重要的影像学检查，尤其是对于巨大肿瘤侵犯周围软组织的情况下，有重要的参考价值。MRI 则可在轴状位、冠状位、矢状位多个层面提供肿瘤的信息。

（三）治疗方案的选择

根据《临床诊疗指南·普通外科分册》（中华医学会编著，人民卫生出版社，2006 年）、《临床技术操作规范·耳鼻喉-头颈外科分册》（中华医学会编著，人民军医出版社，2009 年）、《头颈肿瘤综合治疗专家共识》（中国抗癌协会头颈肿瘤专业委员会，中国抗癌协会放射肿瘤专业委员会，中华耳鼻咽喉头颈外科杂志，2010 年）。参考美国甲状腺协会（ATA）、美国国家综合癌症网络（NCCN）、欧洲甲状腺协会（ETA）等甲状腺癌诊疗指南。其治疗原则是以手术为主，辅助内分泌治疗、核素治疗和放射治疗等。手术治疗方案应考虑肿瘤侵犯范围、病理类型、危险分层，结合患者诉求采取不同手术方式。

1. 单侧腺叶及峡部切除术，及同侧Ⅵ区淋巴结清扫：单侧甲状腺癌，危险分层低危患者。

2. 全甲状腺切除及双侧Ⅵ区清扫：双侧有癌灶，或高危病例。

3. 颈淋巴结清扫术：根据术前影像学检查结果、术中探查甲状腺原发灶及Ⅵ区淋巴结情况、患者危险分层决定。如证实侧颈淋巴结转移，则行侧颈淋巴结清扫术。

> **释义**
>
> ■ 分化型甲状腺癌以手术治疗为主，具备手术条件患者，应手术切除至少一侧腺叶及峡部，并行同侧Ⅵ区清扫，根据危险分层，适当选择对侧腺体术后观察随访、部分腺体切除、腺体次全切除、全甲状腺切除等处理。
>
> ■ 肿瘤晚期无法彻底切除者可行姑息手术，如具备手术条件，对累及周围组织、器官的患者，行扩大切除及修复术。对双侧喉返神经麻痹、呼吸困难、病变侵犯气管等患者，行气管切开或气管造瘘术。
>
> ■ 分化型甲状腺癌的其他治疗：^{131}I 治疗：适用于全甲状腺或近全甲状腺切除后的 PTC 及 FTC，大多用于已有肺转移及骨转移者。TSH 抑制治疗：TSH 应控制在 $0.1\mu IU/L$ 以下。
>
> ■ 骨转移者可用：双膦酸盐。

（四）标准住院日≤14 天

> 释义

> ■甲状腺癌患者入院后，术前准备 1~4 天，在第 4~7 日实施手术，术后恢复 4~10 天出院。总住院时间不超过 14 天均符合路径要求。
> ■条件许可的情况下，患者可在门诊完成术前检查，从而减少住院时间。同时若术后恢复顺利，也可降低住院时间。这仍然符合路径要求。

（五）进入路径标准

1. 第一诊断符合甲状腺癌疾病编码（ICD-10：C73）。
2. 当患者同时具有其他疾病诊断，但住院期间不需要特殊处理也不影响第一诊断的临床路径流程实施时，可以进入路径。

> 释义

> ■条件许可的情况下，患者可在门诊完成术前检查，从而减少住院时间。同时若术后恢复顺利，也可降低住院时间。这仍然符合路径要求。

（六）术前准备≤4 天

1. 必需的检查项目：
（1）血、尿常规。
（2）肝功能、肾功能、电解质、血糖、凝血功能。
（3）感染性疾病筛查（乙型肝炎、丙型肝炎、梅毒、艾滋病等）。
（4）甲状腺功能检查、抗甲状腺抗体、抗甲状腺球蛋白、血清降钙素等。
（5）胸部 X 线片、心电图。
（6）甲状腺及颈部淋巴结 B 超。
（7）喉镜了解声带运动情况。
（8）增强 CT 或 MRI。
（9）标本送病理学检查。
2. 根据患者情况可选择检查项目：气管侧位片、肺功能、超声心动图、血气分析、PET、核素扫描等。

> 释义

> ■必查项目是确保手术治疗安全、有效开展的基础，在术前必须完成。相关人员应认真分析检查结果，以便及时发现异常情况并采取对应处置。
> ■甲状腺癌患者若病变巨大，侵犯周围结构，或是颈部有广泛淋巴结转移，须行颈部及上纵隔 CT 或 MRI，以明确肿物及转移淋巴结与周围结构的关系。怀疑有肺转移者可行胸部 CT 明确。
> ■高龄患者（>70 岁）或既往有心肺功能异常病史者须行肺功能或超声心动图，评估其是否可耐受手术治疗。
> ■为缩短患者术前等待时间，检查项目可以在患者入院前于门诊完成。

（七）预防性抗菌药物选择与使用时机

按照《抗菌药物临床应用管理办法》（卫生部令〔2012〕84号）和《抗菌药物临床应用指导原则》（卫医发〔2004〕285号）执行，通常不需预防性使用抗菌药物。如手术范围大、时间长、污染机会增加考虑预防性使用时，可使用青霉素、第一代或第二代头孢菌素等；时间为术前30分钟，手术超过3小时可加用1次抗菌药物。总预防性使用时间一般不超过24小时，个别情况延长至48小时。

> **释义**
>
> ■甲状腺癌颈部淋巴结转移者须行颈部淋巴结清扫术，手术时间较长，创面暴露时间长，颈部重要解剖结构密集，一旦感染可导致严重后果。因此可按规定适当预防性应用抗菌药物，通常选用第一代或第二代头孢菌素。

（八）手术日为入院7日内

1. 麻醉方式：全身麻醉。
2. 手术：见"（三）治疗方案的选择"。
3. 术中用药：麻醉常规用药及扩容补液药物。
4. 输血：视术前及术中情况而定。
5. 标本常规送冷冻病理学检查。如术前已有穿刺细胞学或组织学结果，可术后行石蜡切片病理学检查。

> **释义**
>
> ■手术均在全身麻醉下完成。
> ■手术前无法获得明确病理的患者，术中可以通过冰冻病理予以明确。
> ■术后病理学检查与诊断：包括①切片诊断（分类、分型、分期）；②免疫组化（必要时）；③分子生物学指标（必要时）。

（九）术后住院恢复4~10天

1. 抗菌药物：按照《抗菌药物临床应用管理办法》（卫生部令〔2012〕84号）和《抗菌药物临床应用指导原则（2015年版）》（国卫办医发〔2015〕43号）合理使用抗菌药物。一般不超过48小时。术后应监测血常规，根据情况及时调整。
2. 根据病情，尽早拔除尿管和引流管。
3. 实验室检查：及时复查血生化、钙、磷，必要时查甲状腺及甲状旁腺激素水平。
4. 伤口换药。

> **释义**
>
> ■除血常规、甲状腺功能等常规项目需要复查外，必要时需要复查甲状旁腺素（PTH）及离子测定（钙、磷、镁），了解甲状旁腺功能，以便采取适当干预措施。

（十）出院标准

1. 切口无感染、引流管已拔除。
2. 生命体征平稳，无严重低钙抽搐。
3. 饮食恢复，一般情况良好。
4. 没有需要住院处理的并发症。

> **释义**
>
> ■患者出院前不仅应完成必须复查项目，且复查项目应无明显异常。若检查结果明显异常，主管医师应进行仔细分析并作出对应处置。同时，主管医师应告知患者后续的治疗安排。

（十一）变异及原因分析

1. 术前分型分期不准确者，术中可以根据情况改变术式。
2. 根据临床分期和术中情况决定术后是否需^{131}I治疗。晚期已有远端转移的 PTC 及 FTC 患者，行全甲状腺切除术，术后给予^{131}I治疗。
3. 伴有影响本病治疗效果的合并症，需要采取进一步检查和诊断，延长住院时间。
4. 甲状腺癌通常对外照射放疗不敏感。但对于有术中无法彻底切除的残余癌灶者，不能经手术或^{131}I治疗的局部晚期患者，以及有骨和肺转移灶患者，可考虑采用外照射放疗。

> **释义**
>
> ■变异是指入选临床路径的患者未能按路径流程完成医疗行为或未达到预期的医疗质量控制目标。包括以下三方面情况：①按路径流程完成治疗，但出现非预期结果，可能需要后续进一步处理。如术中发现病变范围广，难以切净，需要安排术后放疗；②按路径流程完成治疗，但超出了路径规定的时限或限定的费用。如实际住院日超出　标准住院日要求，或未能在规定的手术日时间限定内实施手术等；③不能按路径流程完成治疗，患者需要中途退出路径。如因为家庭经济原因或不能理解手术可能带来的并发症而拒绝手术者，对这些患者，主管医师均应进行变异原因的分析，并在临床路径的表单中予以说明。
>
> ■甲状腺癌手术后常见的并发症如甲状旁腺功能低下、乳糜瘘等，因并发症导致超出路径规定的时限或限定的费用，主管医师应予以说明。

四、推荐表单

（一）医师表单

分化型甲状腺癌临床路径医师表单

适用对象：第一诊断为分化型甲状腺癌（ICD-10：C73）（无并发症患者）

患者姓名：	性别：	年龄：	门诊号：	住院号：
住院日期：　年　月　日	出院日期：　年　月　日			标准住院日：≤14 天

时间	住院第 1 天	住院第 2~3 天
主要诊疗工作	□ 询问病史及体格检查 □ 完成病历书写 □ 上级医师查房与术前评估 □ 初步确定手术方式和日期	□ 上级医师查房 □ 完成术前准备与术前评估 □ 根据检查结果等，进行术前讨论，确定手术方案 □ 完成必要的相关科室会诊 □ 签署手术知情同意书、自费用品协议书、输血同意书 □ 向患者及家属交代围术期注意事项
重点医嘱	**长期医嘱：** □ 耳鼻咽喉科护理常规 □ 二级护理 □ 普通饮食 **临时医嘱：** □ 检查血常规、尿常规 □ 检查肝功能、肾功能、血糖、电解质、凝血功能、感染性疾病筛查（乙型肝炎、丙型肝炎、梅毒、艾滋病等）、甲状腺功能、血钙和血磷 □ 检查胸部 X 线片、心电图 □ 喉镜检查 □ 甲状腺及颈部超声、增强 CT 或 MRI □ 针吸或会诊病理检查 □ 手术必需的相关检查	**长期医嘱：** □ 耳鼻咽喉科护理常规 □ 二级护理 □ 普通饮食 □ 患者既往基础用药 **临时医嘱：** □ 术前医嘱：明日全身麻醉下行甲状腺峡部+腺叶切除或全甲状腺切除+淋巴结清扫+喉返神经解剖术 □ 术前禁食、禁水 □ 术前抗菌药物 □ 术前准备 □ 必要时备血 □ 其他特殊医嘱
病情变异记录	□ 无　□ 有，原因： 1. 2.	□ 无　□ 有，原因： 1. 2.
医师签名		

时间	住院第 3~7 天 （手术日）	住院第 4~6 天 （术后 1~3 天）	住院第 7~14 天 （出院日）
主要诊疗工作	□ 手术 □ 术者完成手术记录 □ 住院医师完成术后病程 □ 上级医师查房 □ 确定有无手术并发症 □ 向患者及家属交代病情及术后注意事项	□ 上级医师查房 □ 住院医师完成常规病历书写 □ 注意病情变化，有无低钙抽搐及手足麻木 □ 注意观察生命体征 □ 注意引流量，根据引流情况 □ 明确是否拔除引流管	□ 上级医师查房，进行手术及伤口评估 □ 完成出院记录、出院证明书 □ 向患者交代出院后的注意事项
重点医嘱	长期医嘱： □ 全身麻醉术后常规护理 □ 甲状腺腺叶+峡部切除或全甲状腺切除+颈淋巴结清扫+喉返神经探查术后常规护理 □ 气管切开术后常规护理 □ 一级护理 □ 流质饮食 □ 抗菌药物 □ 其他特殊医嘱 临时医嘱： □ 标本送病理检查 □ 酌情心电监护 □ 酌情吸氧 □ 其他特殊医嘱	长期医嘱： □ 一/二级护理 □ 酌情改为半流质饮食或软食 □ 酌情停用抗菌药物 □ 其他特殊医嘱 临时医嘱： □ 换药 □ 其他特殊医嘱：复查血常规、甲状腺素、甲状旁腺激素、肝功能、肾功能、电解质、血糖、血钙、血磷等，补液、补钙（必要时）	出院医嘱： □ 出院带药 □ 酌情肿瘤综合治疗 □ 门诊随诊
病情变异记录	□ 无 □ 有，原因： 1. 2.	□ 无 □ 有，原因： 1. 2.	□ 无 □ 有，原因： 1. 2.
医师签名			

* ：实际操作时需明确写出具体的术式

　　本路径为分化型甲状腺癌临床路径，既往已有甲状腺癌治疗的临床路径（2009 年），本次版本为细化的临床分期。

（二）护士表单

分化型甲状腺癌临床路径护士表单

适用对象：第一诊断为分化型甲状腺癌（ICD-10：C73）（无并发症患者）

患者姓名：		性别： 年龄： 门诊号：	住院号：
住院日期： 年 月 日		出院日期： 年 月 日	标准住院日：≤14 天

时间	住院第1~2天	住院第3~7天 （手术日）	住院第4~14天 （术后出院）
健康宣教	□ 介绍主管医师、护士 □ 介绍环境、设施 □ 介绍住院注意事项 □ 术前宣教及术前准备 □ 提醒患者术晨禁食、禁水	□ 主管护士与患者沟通，了解 　并指导心理应对 □ 宣教疾病知识、用药知识及 　特殊检查操作的过程 □ 告知检查、操作及手术前后 　饮食、活动及探视等注意事 　项及应对方式	□ 指导患者术后恢复锻炼方法 □ 术后随访的时间和方法 □ 出院后服药方法 □ 饮食、休息等注意事项 □ 肿瘤综合治疗方案介绍
护理处置	□ 核对患者，佩戴腕带 □ 建立入院护理病历 □ 卫生处置：剪指甲、沐浴、 　更换病号服 □ 协助医师完成各项检查 □ 术前准备，禁食、禁水	□ 随时观察患者病情变化 □ 遵医嘱正确用药	□ 办理出院手续 □ 书写出院小结
基础护理	□ 二级护理 □ 晨晚间护理 □ 患者安全管理	□ 二级护理 □ 晨晚间护理 □ 患者安全管理	□ 二/三级护理 □ 晨晚间护理 □ 患者安全管理
专科护理	□ 护理查体 □ 生命体征检测 □ 必要时留陪护人员 □ 心理护理	□ 遵医嘱完成相关检查 □ 心理护理	□ 病情观察 □ 评估患者生命体征 □ 心理护理
重点医嘱	□ 详见医嘱执行单	□ 详见医嘱执行单	□ 详见医嘱执行单
病情变异记录	□ 无 □ 有，原因： 1. 2.	□ 无 □ 有，原因： 1. 2.	□ 无 □ 有，原因： 1. 2.
护士签名			

（三）患者表单

分化型甲状腺癌临床路径患者表单

适用对象：第一诊断为分化型甲状腺癌（ICD-10：C73）（无并发症患者）

患者姓名：	性别： 年龄： 门诊号：	住院号：
住院日期： 年 月 日	出院日期： 年 月 日	标准住院日：≤14 天

时间	入院第 1 天	入院第 2 天	住院 3~5 天 （手术日）
医患配合	□ 配合询问病史、收集资料，务必详细告知既往史、用药史、过敏史 □ 配合进行体格检查 □ 有任何不适告知医师	□ 配合完善相关检查，如采血、留尿、心电图、X 线胸片，超声，颈部 CT □ 了解手术方案及围术期注意事项 □ 签署手术知情同意书、自费用品协议书、授权书等医疗文书 □ 配合麻醉医师术前访视	□ 接受手术治疗 □ 配合监护及检查治疗 □ 与医师交流了解手术情况及术后注意事项 □ 有任何不适告知医师
护患配合	□ 配合测量体温、脉搏、呼吸、血压、体重 □ 配合完成入院护理评估（简单询问病史、过敏史、用药史） □ 接受入院宣教（环境介绍、病室规定、订餐制度、贵重物品保管等） □ 配合执行探视和陪伴制度 □ 有任何不适告知护士	□ 配合生命体征监测 □ 接受术前宣教 □ 接受术前准备 □ 准备好必要用物 □ 有任何不适告知护士	□ 术晨生命体征监测 □ 术晨剃须漱口更衣 □ 既往基础药物一口水送下 □ 取下活动义齿、饰品等，贵重物品交家属保管 □ 配合完成术前核对，带齐影像资料和自备药物，上手术车 □ 返回病房后，协助完成核对，配合过床 □ 配合输液吸氧监护 □ 有任何不适告知护士
饮食	□ 遵医嘱饮食	□ 术前 6~8 小时禁食、禁水	□ 术后当日禁食、禁水 □ 术后第 1 天半流质饮食
排泄	□ 正常排尿便	□ 正常排尿便	□ 正常排尿便
活动	□ 正常活动	□ 正常活动	□ 术后当日平卧，床上翻身 □ 术后第 1 日起适当下地活动

时间	入院第 4~14 天 （术后日）	出院
医患配合	□ 配合术后检查、治疗和换药	□ 接受出院前指导 □ 知道复查程序 □ 获取出院诊断书
护患配合	□ 配合定时测量生命体征 □ 接受输液、服药等治疗 □ 接受饮食宣教 □ 配合活动，预防皮肤压力伤 □ 注意活动安全，避免坠床或跌倒 □ 配合执行探视及陪伴	□ 接受出院宣教 □ 办理出院手续 □ 获取出院带药 □ 知道服药方法、作用、注意事项 □ 知道复印病历程序
饮食	□ 遵医嘱饮食	□ 遵医嘱饮食
排泄	□ 正常排尿便	□ 正常排尿便
活动	□ 正常适度活动，避免疲劳	□ 正常适度活动，避免疲劳

附：原表单（2016 年版）

分化型甲状腺癌临床路径表单

适用对象：第一诊断为分化型甲状腺癌（ICD-10：C73）；

行腺叶及峡部切除或全甲状腺切除，同期淋巴结清扫术（ICD-9-CM-3：06.2-06.4）

患者姓名：	性别： 年龄： 门诊号：	住院号：
住院日期： 年 月 日	出院日期： 年 月 日	标准住院日：≤14 天

时间	住院第 1 天	住院第 2~3 天
主要诊疗工作	□ 询问病史及体格检查 □ 完成病历书写 □ 上级医师查房与术前评估 □ 初步确定手术方式和日期	□ 上级医师查房 □ 完成术前准备与术前评估 □ 根据检查结果等，进行术前讨论，确定手术方案 □ 完成必要的相关科室会诊 □ 签署手术知情同意书、自费用品协议书、输血同意书 □ 向患者及家属交代围术期注意事项
重要医嘱	**长期医嘱：** □ 耳鼻咽喉科护理常规 □ 二级护理 □ 普通饮食 **临时医嘱：** □ 检查血常规、尿常规 □ 检查肝功能、肾功能、血糖、电解质、凝血功能、感染性疾病筛查（乙型肝炎、丙型肝炎、梅毒、艾滋病等）、甲状腺功能、血钙和血磷 □ 检查胸部 X 线片、心电图 □ 喉镜检查 □ 甲状腺及颈部超声、增强 CT 或 MRI □ 针吸或会诊病理检查 □ 手术必需的相关检查	**长期医嘱：** □ 耳鼻咽喉科护理常规 □ 二级护理 □ 普通饮食 □ 患者既往基础用药 **临时医嘱：** □ 术前医嘱：明日全身麻醉下行甲状腺峡部+腺叶切除或全甲状腺切除+淋巴结清扫+喉返神经解剖术 □ 术前禁食、禁水 □ 术前抗菌药物 □ 术前准备 □ 必要时备血 □ 其他特殊医嘱
主要护理工作	□ 介绍病房环境、设施和设备 □ 入院护理评估	□ 宣教、备皮等术前准备 □ 手术前物品准备 □ 手术前心理护理
病情变异记录	□ 无 □ 有，原因： 1. 2.	□ 无 □ 有，原因： 1. 2.
护士签名		
医师签名		

时间	住院第 3~7 天 （手术日）	住院第 4~6 天 （术后 1~3 天）	住院第 7~14 天 （出院日）
主要诊疗工作	□ 手术 □ 术者完成手术记录 □ 住院医师完成术后病程 □ 上级医师查房 □ 确定有无手术并发症 □ 向患者及家属交代病情及术后注意事项	□ 上级医师查房 □ 住院医师完成常规病历书写 □ 注意病情变化，有无低钙抽搐及手足麻木 □ 注意观察生命体征 □ 注意引流量，根据引流情况明确是否拔除引流管	□ 上级医师查房，进行手术及伤口评估 □ 完成出院记录、出院证明书 □ 向患者交代出院后的注意事项
重点医嘱	**长期医嘱：** □ 全身麻醉术后常规护理 □ 甲状腺叶+峡部切除或全甲状腺切除+颈淋巴结清扫+喉返神经探查术后常规护理 □ 气管切开术后常规护理 □ 一级护理 □ 流质饮食 □ 抗菌药物 □ 其他特殊医嘱 **临时医嘱：** □ 标本送病理检查 □ 酌情心电监护 □ 酌情吸氧 □ 其他特殊医嘱	**长期医嘱：** □ 一/二级护理 □ 酌情改为半流质饮食或软食 □ 酌情停用抗菌药物 □ 其他特殊医嘱 **临时医嘱：** □ 换药 □ 其他特殊医嘱：复查血常规、甲状腺素、甲状旁腺激素、肝功能、肾功能、电解质、血糖、血钙、血磷等，补液、补钙（必要时）	**出院医嘱：** □ 出院带药 □ 酌情肿瘤综合治疗 □ 门诊随诊
主要护理工作	□ 随时观察患者病情变化 □ 术后心理与生活护理	□ 观察患者情况 □ 术后心理与生活护理	□ 指导患者办理出院手续 □ 指导术后随访时间
病情变异记录	□ 无　□ 有，原因： 1. 2.	□ 无　□ 有，原因： 1. 2.	□ 无　□ 有，原因： 1. 2.
护士签名			
医师签名			

＊：实际操作时需明确写出具体的术式

　　本路径为分化型甲状腺癌临床路径，既往已有甲状腺癌治疗的临床路径（2009 年），本次版本为细化的临床分期。

第十六章

分化型甲状腺癌术后^{131}I治疗临床路径释义

一、分化型甲状腺癌术后^{131}I治疗编码

1. 卫计委原编码

疾病名称及编码：分化型甲状腺癌（ICD-10：C73，D09.301）

手术操作名称及编码：甲状腺全切或次全切除术（ICD-9-CM-3：06.2-06.4）

2. 修改编码

疾病名称及编码：肿瘤术后同位素治疗（ICD-10：Z51.806）

手术操作名称及编码：碘-131放射性同位素注射治疗（ICD-9-CM-3：92.2801）

二、临床路径检索方法

Z51.806伴92.2801

三、分化型甲状腺癌术后^{131}I治疗临床路径标准住院流程

（一）适用对象

根据《UICC甲状腺癌诊疗规范2008年版》《AJCC甲状腺癌诊疗规范2008年版》《NCCN甲状腺癌临床实践指南2010版》。

第一诊断为甲状腺癌（ICD-10：C73，D09.301），已行甲状腺全切或次全切除术，合并或不合并颈部淋巴结清扫术，病理诊断符合以下条件：

1. 甲状腺乳头状癌，符合以下1项：①肿瘤>1cm；②肿瘤≤1cm但多发；③局部侵犯；④颈部淋巴结转移；⑤脉管瘤栓；⑥远端转移。

2. 甲状腺滤泡状癌。

3. 部分甲状腺髓样癌清甲治疗。

> **释义**
>
> ■适用对象编码参见第一部分。
>
> ■符合^{131}I治疗条件：未用或停用甲状腺激素使促甲状腺激素（TSH）升至30mU/L以上，排除其他来源碘的干扰，患者有治疗意愿、依从性良好。
>
> ■无治疗禁忌，如妊娠、哺乳、严重肾衰竭以及无法依从放射防护法规要求者。
>
> ■如患者合并其他疾病但^{131}I治疗期间不需要特殊处理、也不影响第一诊断的临床路径流程实施时，可以进入路径。
>
> ■分化型甲状腺癌（DTC）术后^{131}I治疗主要包括清甲治疗、辅助治疗及清灶治疗。清甲治疗：通过清除手术后残留或无法切除的正常甲状腺组织，有助于通过治疗后^{131}I全身显像进行准确分期，利于采用血清甲状腺球蛋白（Tg）及^{131}I全身显像对患者进行随访和监测；辅助治疗：由于DTC常具有双侧性、多灶性、局部潜伏期长、复发率高等特点，辅助治疗旨在清除潜在的、尚不能被现有临床手段识别的可能残存微小癌灶等，达到降低复发及远端转移，提高患者无病生存率的目的；清灶

治疗：治疗手术无法切除或随访中发现的具有摄取^{131}I能力的复发或转移病灶，清除或降低体内肿瘤负荷，达到提高患者无病生存或改善其疾病特异性生存的目的。

■由于甲状腺髓样癌（MTC）不表达钠碘转运体（NIS），因此，目前尚无证据支持术后清甲治疗有助于明确改善MTC的预后。但是，如果原发性肿瘤或淋巴结包含MTC和滤泡性肿瘤或乳头状肿瘤的混合病灶，需要考虑放射性碘治疗。

（二）诊断依据

根据《UICC甲状腺癌诊疗规范2008年版》《AJCC甲状腺癌诊疗规范2008年版》《NCCN甲状腺癌临床实践指南》（中国版，2008年第一版），根据《^{131}I治疗分化型甲状腺癌指南》（中华医学会核医学分会等，2014版）。

病理诊断为分化型甲状腺癌（DTC），主要包括甲状腺乳头状癌（PTC）和甲状腺滤泡状癌（FTC），少数为Hurthle细胞或嗜酸性细胞肿瘤。

释义

■本路径的制订主要参考国内权威参考书籍和诊疗指南。

■病史和超声表现是诊断甲状腺癌的初步依据，手术病理报告可明确诊断甲状腺癌。手术病理为PTC、FTC及Hurthle细胞癌者可进入临床路径。

■结合患者性别、年龄、手术病理报告、术后血清Tg水平及颈部超声、胸部CT等影像学资料，可明确甲状腺癌的TNM分期及复发危险度分层，细化甲状腺癌的诊断。

■在辅助治疗或清灶治疗时，病灶的摄碘能力是DTC可行^{131}I治疗的病理生理学基础，并且是影响治疗效果的关键所在。在一定程度上保留摄取^{131}I能力的DTC主要包括PTC、FTC、部分Hurthle细胞癌等。

（三）选择治疗方案的依据

《^{131}I治疗分化型甲状腺癌指南》（中华医学会核医学分会等，2014版）。

1. 再次手术治疗：根据肿瘤的TNM分期和复发危险度分层、再次手术的风险、随访的便利性、患者的意愿和依从性等因素进行综合分析，确定是否再次手术。

释义

■在同时并存甲状腺残余组织及可疑DTC转移病灶时，由于DTC病灶的NIS表达明显低于残余的正常甲状腺组织，这将使首次^{131}I治疗作用主要集中于残余甲状腺组织而延误了患者达到无病生存及其他治疗干预的时间。因此，如在^{131}I治疗前评估中发现局部可疑残存或转移病灶，建议首选手术，术后再行^{131}I治疗。

2. ^{131}I治疗：已行甲状腺全切或次全切除术，合并或不合并颈部淋巴结清扫术，术后病理诊断为分化型甲状腺癌（DTC），且符合以下1项或以上者可行^{131}I治疗。

（1）癌灶>1cm。

（2）癌灶有显微镜下的甲状腺外浸润（不考虑癌灶大小和年龄）。

（3）有淋巴结转移。

（4）有远端转移。

（5）有脉管瘤栓。

释义

■ ^{131}I 治疗前准备

（1）停用左旋甲状腺素（L-T4）至少 2 周或使用重组人促甲状腺激素（rhTSH），使血清 TSH 升高至>30mU/L。

（2）低碘饮食：^{131}I 的疗效有赖于进入残留甲状腺组织和 DTC 病灶内的 ^{131}I 剂量。由于人体内稳定碘离子与 ^{131}I 竞争进入甲状腺组织和 DTC 病灶，因此患者在治疗前需低碘饮食（<50μg/d）至少 1~2 周，特别注意避免增强 CT 检查。增强 CT 常用的对比剂如碘海醇注射液和碘普罗胺，其活性成分为三碘苯甲酸的衍生物，其含碘量 150mg/ml，如一次注射对比剂 50ml，摄入的碘比每日要求基本摄碘量高出 5 万倍，这样会明显降低病灶对放射性碘的摄取。如已行增强 CT 检查，建议 2~3 个月后再行 ^{131}I 治疗。

■ DTC ^{131}I 治疗指征：DTC 患者的长期生存率很高，对于其术后风险的评估更侧重于预测复发风险而不是死亡风险。目前国内外指南中逐渐完善了 DTC 术后复发风险分层的概念，以助于预测患者预后，指导个体化的术后治疗和随访方案。这一复发风险系统主要根据术中肿瘤大小、多灶性、腺外侵犯、血管侵犯、淋巴结转移等侵袭特征、基因分子特征及术后血清学、影像学评估结果将患者分为低危、中危和高危分层。其中的中-高危人群具备 ^{131}I 治疗指征。详见《^{131}I 治疗分化型甲状腺癌指南》（中华医学会核医学分会等，2014 版）。

■ 高危复发风险 DTC 患者具备以下特征之一：肉眼可见肿瘤侵犯周围软组织或器官；癌灶未完全切除，术中有残留；伴有远端转移；全甲状腺切除后，血清 Tg 水平仍较高。^{131}I 治疗可显著改善高危 DTC 患者的总生存（OS）、疾病相关生存（DSS）及无病生存（DFS）。

■ 中危复发风险患者符合以下特征之一：初次手术病理检查可在镜下发现肿瘤侵犯甲状腺周围软组织；有颈部淋巴结转移或清甲治疗后 ^{131}I 全身显像（Rx-WBS）发现异常放射性摄取；肿瘤为侵袭性组织学类型，或有血管侵犯；伴有 BRAF^{V600E} 突变。多项研究显示，对于中危患者，^{131}I 治疗可明显降低>45 岁、肿瘤直径>4cm、伴有颈部淋巴结转移、血管侵犯或高侵袭性组织学类型的 DTC 患者复发率，改善其总体预后。

■ 低危复发风险患者须同时具备以下特征：无局部及远端转移表现；所有肉眼可见的肿瘤均被切除；肿瘤未侵犯甲状腺周围组织；肿瘤不是侵袭性组织学亚型，且无血管侵犯；如果行 ^{131}I 清甲治疗，Rx-WBS 无甲状腺床外碘摄取。鉴于低危 DTC 本身较低的侵袭性，其术后复发、转移甚至死亡率均较低，目前多数研究显示 ^{131}I 治疗未能进一步改善其预后。综合患者的获益、辐射及经济代价，目前暂不推荐 ps-Tg≤1μg/L 及颈部超声无病灶存在征象的低危 DTC 患者常规行 ^{131}I 治疗。从便于采用血清 Tg 对患者进行长期随诊的角度出发，低危患者术后亦可行 ^{131}I 清甲治疗。

■ 强调对 DTC 患者的术后及 ¹³¹I 治疗前评估，及时动态地了解患者复发风险并辅助其后续治疗决策。例如 NCCN 指南指出，无论哪一风险分层患者，如实时动态评估中术后 ps-Tg 可疑升高（抑制性 Tg>5ng/ml）或颈部超声异常的患者，可考虑行 ¹³¹I 治疗。

3. TSH 抑制治疗：DTC 经过手术治疗和 ¹³¹I 治疗后及时给予 TSH 抑制治疗，首选 L-T4 口服制剂，DTC 复发危险度为高中危的 TSH 应控制在 0.1μIU/L 以下，治疗不良反应风险为中高危层次者，应个体化抑制 TSH 至接近达标的最大可耐受程度，5~10 年如无病生存，则可进行甲状腺激素替代治疗。

释义

■ 根据患者的综合因素将 TSH 抑制治疗的不良反应风险分为 3 个等级：低危、中危和高危。

符合下述所有条件者为低危：①中青年；②无不适症状；③无心血管疾病；④无心律失常；⑤无肾上腺素能受体激动的症状或体征；⑥无心血管疾病危险因素；⑦无合并疾病；⑧绝经前妇女；⑨骨密度正常；⑩无骨质疏松的危险因素。

符合下述条件之一者为中危：①中年；②高血压；③有肾上腺素能受体激动的症状或体征；④吸烟；⑤存在心血管疾病危险因素或糖尿病；⑥围绝经期妇女；⑦骨量减少；⑧存在骨质疏松（OP）的危险因素。

符合下述条件之一者为高危：①临床心脏病；②老年；③绝经后妇女；④伴发其他严重疾病。

■ 推荐基于患者的复发风险分层及 TSH 抑制治疗不良反应风险分级制订 TSH 抑制治疗目标：

治疗不良反应风险	DTC 的复发危险度			
	初诊期高、中危	初诊期低危	随访期高、中危	随访期低危
高、中危	<0.1	0.5~1.0	0.1~0.5ᵃ	1.0~2.0（5~10年）
低危	<0.1	0.1~0.5ᵃ	<0.1	0.5ᵃ~2.0（5~10年）

注：ᵃ0.5mU/L 视各实验室 TSH 正常参考范围下限不同而定

■ 对于清甲成功，复发危险度分层较低的患者，在根据复发及死亡风险分层给予 TSH 抑制治疗时，考虑到亚临床甲亢状态对患者心血管系统和骨骼系统等的影响，抑制治疗的时限不宜超过 5~10 年。5~10 年后逐步减低 TSH 抑制治疗的程度，如无病生存，可仅进行甲状腺激素替代治疗。

（四）标准住院日为≤12天

> **释义**
>
> ■ 术后需行^{131}I治疗的DTC患者入院后，第1~6天完善治疗前检查并做治疗前准备，第7天口服^{131}I，服碘后进入病房隔离5天（第7~11天），期间主要观察、处理药物不良反应，第11天行^{131}I全身扫描，总住院时间不超过12天符合本路径要求。

（五）进入路径标准

1. 第一诊断必须符合ICD-10：C73，D09.301甲状腺癌疾病编码，行全甲状腺或近全甲状腺切除后的分化型甲状腺癌（DTC）。
2. 当患者同时具有其他疾病诊断，但在住院期间不需要特殊处理也不影响第一诊断的临床路径流程实施时，可以进入路径。

> **释义**
>
> ■ 入院后常规检查发现有基础疾病，如高血压、冠状动脉粥样硬化性心脏病、糖尿病、肝肾功能不全等，经系统评估后对甲状腺癌诊断治疗无特殊影响者，可进入路径。但可能增加医疗费用，延长住院时间。

（六）住院期间检查项目

1. 必需的检查项目：
(1) 血常规、尿常规、大便常规。
(2) 肝肾功能全项、血糖、血脂。
(3) 血清甲状腺功能全项（FT4、FT3、TSH、Tg、TGAb等）。
(4) 甲状腺及双颈部淋巴结彩超、肝胆胰脾肾彩超。
(5) ^{131}I治疗后4~10天之间进行治疗后的^{131}I全身显像。
(6) 胸部CT平扫。
(7) 心电图。
(8) 育龄妇女疑怀孕者应行孕检。

> **释义**
>
> ■ 血常规、尿常规、大便常规是最基本的三大常规检查，进入路径的患者均需完成。肝肾功能、血糖、心电图等可评估有无基础疾病，是否影响住院时间、费用及其治疗预后。
>
> ■ 正常甲状腺滤泡上皮细胞表达NIS，而DTC细胞膜上也保留了部分表达NIS的能力，NIS在TSH刺激下可加强其摄取^{131}I。因此，^{131}I治疗前需要使TSH增高刺激残余甲状腺组织或DTC病灶对^{131}I的摄取。在^{131}I治疗前可通过停用甲状腺激素或给予外源性TSH两种方法可升高TSH水平。升高内源性TSH的方法是：术后不服L-T4或停用L-T4 2~4周；或给予rhTSH提高患者血清TSH水平，该方法可以避免停用甲状腺素后出现甲状腺功能减退（简称甲减）所带来的不适。

■ Tg和TGAb的意义：TSH升高（>30μIU/ml）状态下测定的血清刺激性Tg（s-Tg）水平，其水平高低与肿瘤的术后残留情况以及初始治疗后疾病的缓解、持续及复发密切相关。低水平的s-Tg预示着较低的复发率及较好的预后。当s-Tg水平可疑升高时，Rx-WBS发现摄碘性远端转移病灶的可能性增加，因而高s-Tg水平作为权重因素纳入高危复发风险分层，并被指南推荐行^{131}I清灶治疗。Tg的检测受到TGAb影响，故测定血清Tg时应同时检测TGAb。

■ 颈部超声的意义：由于血清学Tg水平等监测可受到残余甲状腺组织、血清TSH等影响，因此，术后及^{131}I治疗后超声实时评估是DTC ^{131}I治疗前评估的重要内容，主要是检测复发或持续存在的病灶，其主要评估部位为颈部淋巴结和甲状腺床。甲状腺癌特异度高的超声特征包括微钙化、边缘不规则及纵横比>1等。颈部淋巴结转移可疑征象包括：微钙化、囊性改变、强回声、淋巴结变圆及周边血流。需要指出的是，任何一个单独的特征诊断灵敏度都不足以诊断所有的转移性淋巴结。淋巴结皮髓质分界消失这一特征的灵敏度高，但特异度较低；而微钙化这一特征的特异度最高；周边血流这一特征的灵敏度和特异度都较高，具有重要意义。超声图像的正确解读需结合临床表现和实验室检查指标。颈部超声与Tg水平检测相结合较单独检测Tg水平具有更高的预测价值。如果出现阳性结果应及时改变管理方法，请专科会诊评估手术指征。

■ Rx-WBS的意义：一般在^{131}I清甲治疗后2~10天内进行Rx-WBS。因清甲所用的^{131}I剂量远高于^{131}I诊断性显像（Dx-WBS）的剂量，所以在Dx-WBS未见DTC转移病灶的患者中，10%~26%可通过Rx-WBS发现DTC转移病灶。10%会因发现新病灶而改变清甲治疗前的肿瘤分期。9%~15%的患者会根据Rx-WBS结果调整后续的治疗方案。因此，Rx-WBS是对DTC进行再分期和确定后续^{131}I治疗适应证的基础。采用^{131}I SPECT/CT检查可以进一步提高Rx-WBS诊断的准确性。

2. 选择性的检查项目：

（1）甲状腺^{131}I摄取率。

（2）血清TPOAb、PTH。电解质、降钙素、甲状旁腺素、肿瘤标志物、电解质、性激素类项目等。

（3）心脏彩超。

（4）有条件的单位^{131}I治疗后4~10天，除必须行^{131}I全身扫描外，强烈推荐治疗后行^{131}I SPECT或SPECT/CT断层显像。

（5）疑有骨转移的患者需行骨扫描。

（6）唾液腺显像。

（7）肺功能。

（8）甲状腺扫描。

（9）骨密度测定。

（10）^{131}I治疗前^{131}I全身显像。

3. 酌情行并发症的相关检查。

4. 合并其他疾病的相关检查。

> **释义**
>
> ■ ^{131}I 治疗前实时动态评估时应注意除外患者的远端转移，DTC 最常见的远端转移部位为肺、骨、脑、肾等部位的转移。胸部 CT、骨扫描等有助于探查可疑转移部位。
>
> ■ 肺转移多次^{131}I 治疗后纤维化的风险：大剂量^{131}I 治疗后的罕见并发症是放射性肺炎和肺纤维化。有研究显示累积剂量>37GBq 者需警惕发生肺纤维化。肺纤维化的诊断依据包括呼吸系统症状、X 线胸片或胸部 CT、肺功能试验等。
>
> ■ 对需要将 TSH 抑制到低于 TSH 正常参考范围下限的 DTC 患者（特别是绝经后妇女），应评估治疗前基础骨矿化状态并定期监测。根据医疗条件酌情选用血清钙或磷，24 小时尿钙、磷，骨转换生化标志物和骨密度测定。
>
> ■ 由于 TSH 抑制治疗风险分层中的中高分层患者存在心血管事件及骨质疏松等风险，可采用心脏彩超等监测心血管系统的变化；采用血清电解质、降钙素、PTH 及骨密度测定检测骨质变化。

（七）治疗用药

1. 口服碘［^{131}I］化钠口服溶液治疗，治疗剂量根据患者病情而定，如有其他情况（如残留甲状腺过多、年龄较小等），则酌情调整给药剂量。
2. DTC 患者^{131}I 治疗后 72 小时内开始 L-T4 治疗。
3. 激素类药物使用：泼尼松、地塞米松等。
4. 升白、保肝、护胃、保护唾液腺等对症支持治疗。

> **释义**
>
> ■ 清甲剂量一般给予^{131}I 1.11~3.7GBq。多中心临床研究提示，对于非高危甲状腺全切 DTC 患者用 1.11GBq 与 3.7GBq 进行清甲治疗，两者间的疗效无明显差异。
>
> ■ 中、高危 DTC 患者兼顾清灶目的时，清甲治疗的^{131}I 剂量为 3.7~7.4GBq。
>
> ■ 对于青少年、育龄妇女、高龄患者和肾脏功能轻中度受损的患者可酌情减少^{131}I 剂量。
>
> ■ ^{131}I 治疗后予 L-T4 进行抑制治疗，首次给予 L-T4 按患者的体重估计用药量［1.5~2.5μg/（kg·d）］，随访过程中 L-T4 剂量有赖于血清 TSH 的监测来调整。L-T4 剂量调整阶段，约每 4 周测 1 次 TSH，达标后应定期复查甲状腺功能，以保证 TSH 维持于目标范围。早餐前空腹顿服 L-T4 最利于维持稳定的 TSH 水平。部分患者需要根据冬夏季节 TSH 水平的变化调整 L-T4 用量（冬增夏减）。应在间隔足够时间后服用某些特殊药物或食物：与维生素、滋补品间隔 1 小时；与含铁、钙食物或药物间隔 2 小时；与奶、豆类食品间隔 4 小时；与降脂药物间隔 12 小时。
>
> ■ 治疗剂量的^{131}I 会导致不同程度的放射性炎性反应，尤其是残留甲状腺组织较多时更为明显。清甲治疗后短期（1~15 天）内常见的不良反应包括：乏力、颈部肿胀和咽部不适、口干甚至唾液腺肿痛、味觉改变、鼻泪管阻塞、上腹部不适甚至恶心、呕吐、泌尿道损伤、外周血象一过性下降等。上述症状常能自行缓解，也可做相应对症处理。

■ 为减轻颈部肿胀，可口服泼尼松，15~30mg/d，持续约1周。^{131}I治疗期间服用酸性糖果或维生素C片、嚼无糖口香糖、按摩唾液腺或补液等，可减轻唾液腺的辐射损伤。一般在口服^{131}I 24小时内开始含服酸性糖果或维生素C，连续3天。^{131}I前后可应用保胃、止吐药物预防或治疗恶心、呕吐等不良反应。一过性血象降低患者，可应用升白细胞药物。大量饮水、多排尿和服用缓泻剂等有助于减轻腹腔和盆腔的辐射损伤，但需注意可能引发的电解质紊乱。

（八）出院标准

症状好转，病情改善。

> **释义**
>
> ■ 患者出院前体内放射性活度应=400MBq，并应完成^{131}I全身扫描，有条件者同时行SPECT/CT断层显像，且开始口服L-T4治疗，观察有无明显药物相关不良反应。

（九）变异及原因分析

1. 经检查发现可手术切除的局部淋巴结转移灶或远端转移灶，根据肿瘤的TNM分期和复发危险度分层、再次手术的风险、随访的便利性、患者的意愿和依从性等因素进行综合分析后可再次手术者，应首选手术治疗。
2. 伴有其他系统合并症，需要特殊诊断治疗措施，导致住院时间延长、住院费用增加。
3. 服用^{131}I后出现不良反应，导致住院时间延长、住院费用增加。

四、推荐表单

（一）医师表单

分化型甲状腺癌术后[131]I治疗临床路径医师表单

适用对象：第一诊断为甲状腺癌（ICD-10：C73，D09.301）；

行甲状腺全切或次全切除术，同期淋巴结清除术（ICD-9-CM-3：06.2-06.4）

患者姓名：		性别：　年龄：　门诊号：		住院号：
住院日期：　　年　月　日		出院日期：　　年　月　日		标准住院日：≤12天

时间	住院第1天	住院第2~5天	住院第6天（[131]I治疗准备日）	住院第7天（[131]I治疗后第1天）
诊疗工作	□ 询问病史及体格检查 □ 完成病历书写 □ 开检查单 □ 首次病程与患者病情评估 □ 收集手术及病理诊断等资料（前期治疗资料）	□ 上级医师查房 □ 完成必要的相关科室会诊 □ 根据检查结果分析，制订治疗方案 □ 住院医师完成上级医师查房记录等病历资料	□ 确定[131]I治疗剂量 □ 完成病历记录 □ 向患者及其家属交代[131]I治疗前后注意事项 □ 签署各项知情同意书	□ 行[131]I治疗 □ 完成病程记录和上级医师查房记录 □ 观察有无[131]I并发症
重点医嘱	长期医嘱： □ 影像与核医学护理常规 □ 根据病情实施相应级别护理 □ 患者既往基础用药 □ 忌碘饮食 临时医嘱： □ 血常规、尿常规、大便常规 □ 肝肾功能全项、血糖、血脂 □ 血清甲状腺功能全项（血清 FT4、FT3、TSH、Tg、TgAb等） □ 甲状腺及双颈部淋巴结彩超、肝胆胰脾肾彩超 □ 胸部CT平扫 □ 心电图 □ 育龄妇女疑怀孕者应行孕检 □ 选择性项目	长期医嘱： □ 影像与核医学护理常规 □ 根据病情实施相应级别护理 □ 患者既往基础用药 □ 忌碘饮食 临时医嘱： □ 必要时行 PET-CT检查等相关检查 □ 根据病情补充相关治疗 □ 血钙降低时静脉补钙或口服钙剂及维生素D制剂	长期医嘱： □ 影像与核医学护理常规 □ 根据病情实施相应级别护理 □ 患者既往基础用药 □ 预防放射性治疗不良反应的药物 □ 忌碘饮食 临时医嘱： □ 特殊疾病护理 □ 备激素类、保肝、护胃、护唾液腺及升白药物	长期医嘱： □ 影像与核医学护理常规 □ 根据病情实施相应级别护理 □ 患者既往基础用药 □ 预防放射性治疗不良反应的药物 □ 忌碘饮食 临时医嘱： □ 根据病情补充相关治疗 □ 碘（[131]I）化钠口服溶液 □ [131]I甲状腺癌转移灶治疗

续　表

时间	住院第 1 天	住院第 2~5 天	住院第 6 天 (¹³¹I 治疗准备日)	住院第 7 天 (¹³¹I 治疗后第 1 天)
	□ 甲状腺¹³¹I 摄取率 □ 心脏彩超 □ 血清 TPOAb、TRAb、降钙素、甲状旁腺素、肿瘤标志物、电解质、性激素类项目等 □ 全身骨显像 □ 唾液腺显像 □ 肺功能 □ 甲状腺扫描 □ 骨密度测定 □ ¹³¹I 全身显像 □ PET-CT			
病情变异记录	□ 无　□ 有，原因： 1. 2.	□ 无　□ 有，原因： 1. 2.	□ 无　□ 有，原因： 1. 2.	□ 无　□ 有，原因： 1. 2.
医师签名				

时间	住院第 8 天 （[131]I 治疗后第 2 天）	住院第 9 天 （[131]I 治疗后第 3 天）	住院第 10~11 天 （[131]I 治疗后第 4~5 天）	住院第 12 天 （出院日）
诊疗工作	□ 上级医师电话或监控查房，确定有无并发症 □ 完成病历书写 □ 注意观察患者有无不良反应 □ [131]I 治疗后 24~72 小时内开始服用 L-T4 治疗	□ 上级医师电话或监控查房 □ 完成病历书写 □ [131]I 治疗后 24~72 小时内开始服用 L-T4 治疗	□ 上级医师电话或监控查房，确定有无 [131]I 治疗并发症和不良情况，决定处理措施 □ 完成病历书写	□ 上级医师电话或监控查房，确定有无 [131]I 治疗并发症及不良情况，明确是否出院 □ 若出院，则交待出院随访事宜，并开具出院证明 □ 若病情不允许出院，根据病情制订下一步治疗方案 □ 完善病历书写
重点医嘱	长期医嘱： □ 影像与核医学护理常规 □ 根据病情实施相应级别护理 □ 患者既往基础用药 □ 预防放射性治疗不良反应的药物 □ 左旋甲状腺素片 50~150μg □ 忌碘饮食 临时医嘱： □ 根据病情补充相关治疗 □ [131]I 甲状腺癌转移灶治疗	长期医嘱： □ 影像与核医学护理常规 □ 根据病情实施相应级别护理 □ 患者既往基础用药 □ 左旋甲状腺素片 50~150μg □ 预防放射性治疗不良反应的药物 □ 忌碘饮食 临时医嘱： □ 根据病情补充相关治疗 □ [131]I 甲状腺癌转移灶治疗	长期医嘱： □ 影像与核医学护理常规 □ 根据病情实施相应级别护理 □ 患者既往基础用药 □ 预防放射性治疗不良反应的药物 □ 左旋甲状腺素片 50~150μg □ 忌碘饮食 临时医嘱： □ [131]I 全身显像+局部显像，有条件的单位强烈推荐行 ^{131}I SPECT 或 SPECT/CT 断层显像 □ 特殊疾病护理 □ [131]I 甲状腺癌转移灶治疗	出院医嘱： □ 出院带药 □ 门诊随诊
病情变异记录	□ 无 □ 有，原因： 1. 2.	□ 无 □ 有，原因： 1. 2.	□ 无 □ 有，原因： 1. 2.	□ 无 □ 有，原因： 1. 2.
医师签名				

（二）护士表单

分化型甲状腺癌术后¹³¹I治疗临床路径护士表单

适用对象：第一诊断为甲状腺癌（ICD-10：C73，D09.301）；

行甲状腺全切或次全切除术，同期淋巴结清除术（ICD-9-CM-3：06.2-06.4）

患者姓名：		性别：　　年龄：　　门诊号：		住院号：
住院日期：　　年　月　日		出院日期：　　年　月　日		标准住院日：≤12天

时间	住院第1天	住院第2~5天	住院第6天 (¹³¹I治疗准备日)	住院第7天 (¹³¹I治疗后第1天)
健康宣教	□ 按入院流程做入院介绍 □ 介绍病房环境及¹³¹I治疗特殊性 □ 进行入院健康教育及饮食指导	□ 指导患者到相关科室进行检查并讲明各种检查的目的 □ 指导¹³¹I治疗注意事项及应急处理方法	□ ¹³¹I治疗前心理疏导 □ ¹³¹I相关知识的健康宣教及辐射防护宣教 □ 告知¹³¹I治疗注意事项及应急处理方法	□ 指导¹³¹I治疗注意事项及应急处理方法 □ ¹³¹I治疗期间心理疏导
护理处置	□ 核对患者，佩戴腕带 □ 建立入院护理病历 □ 协助患者留取各种标本 □ 测量体重、血压、心率、身高等	□ 抽血，大小便常规检查 □ 指导预防性用药方法 □ 监督低碘饮食	□ 指导预防性用药方法 □ 监督低碘饮食	□ 病情观察 □ 观察¹³¹I治疗反应 □ 监督低碘饮食
基础护理	□ 三级护理 □ 晨晚间护理 □ 患者安全管理	□ 三级护理 □ 晨晚间护理 □ 患者安全管理	□ 三级护理 □ 晨晚间护理 □ 患者安全管理	□ 三级护理 □ 晨间护理 □ 指导排泄物管理 □ 患者安全管理
专科护理	□ 护理查体 □ 入院评估 □ 病情观察 □ 需要时，填写跌倒及压疮防范表 □ 告知低碘饮食 □ 心理护理	□ 病情观察 □ 遵医嘱完成相关检查 □ 心理护理	□ 病情观察 □ 心理护理	□ 病情观察 □ 心理护理 □ 指导患者服药后饮水、口服酸性食物 □ 遵医嘱完成不良反应处理 □ 必要时指导并协助患者到相关科室进行检查
重点医嘱	□ 详见医嘱执行单	□ 详见医嘱执行单	□ 详见医嘱执行单	□ 详见医嘱执行单

续　表

时间	住院第 1 天	住院第 2~5 天	住院第 6 天 （^{131}I 治疗准备日）	住院第 7 天 （^{131}I 治疗后第 1 天）
病情 变异 记录	□无 □有，原因： 1. 2.	□无 □有，原因： 1. 2.	□无 □有，原因： 1. 2.	□无 □有，原因： 1. 2.
护士 签名				

时间	住院第 8 天 (¹³¹I 治疗后第 2 天)	住院第 9 天 (¹³¹I 治疗后第 3 天)	住院第 10~11 天 (¹³¹I 治疗后第 4~5 天)	住院第 12 天 （出院日）
健康宣教	□ 指导¹³¹I 治疗注意事项及应急处理方法 □ ¹³¹I 治疗期间心理疏导	□ 指导¹³¹I 治疗注意事项及应急处理方法 □ ¹³¹I 治疗期间心理疏导	□ 指导¹³¹I 治疗注意事项及应急处理方法 □ ¹³¹I 治疗期间心理疏导	□ 出院康复指导及告知注意事项 □ 出院用药指导 □ 家庭及公共场所辐射安全防护指导
护理处置	□ 病情观察 □ 观察¹³¹I 治疗反应 □ 监督低碘饮食	□ 病情观察 □ 观察¹³¹I 治疗反应 □ 监督低碘饮食	□ 病情观察 □ 观察¹³¹I 治疗反应 □ 监督低碘饮食	□ 病情观察 □ 观察¹³¹I 治疗反应 □ 监督低碘饮食
基础护理	□ 三级护理 □ 晨间护理 □ 指导排泄物管理 □ 患者安全管理	□ 三级护理 □ 晨间护理 □ 指导排泄物管理 □ 患者安全管理	□ 三级护理 □ 晨晚间护理 □ 指导排泄物管理 □ 患者安全管理	□ 三级护理 □ 晨间护理 □ 指导排泄物管理 □ 患者安全管理
专科护理	□ 病情观察 □ 心理护理 □ 指导患者服用左旋甲状腺激素片 50~150μg □ 遵医嘱完成不良反应处理 □ 必要时指导并协助患者到相关科室进行检查	□ 病情观察 □ 心理护理 □ 指导患者服用左旋甲状腺激素片 50~150μg □ 遵医嘱完成不良反应处理 □ 必要时指导并协助患者到相关科室进行检查	□ 病情观察 □ 心理护理 □ 指导患者服用左旋甲状腺激素片 50~150μg □ 遵医嘱完成不良反应处理 □ 必要时指导并协助患者到相关科室进行检查	□ 协助患者办理出院手续 □ 预约复诊时间
重点医嘱	□ 详见医嘱执行单	□ 详见医嘱执行单	□ 详见医嘱执行单	□ 详见医嘱执行单
病情变异记录	□ 无 □ 有，原因： 1. 2.	□ 无 □ 有，原因： 1. 2.	□ 无 □ 有，原因： 1. 2.	□ 无 □ 有，原因： 1. 2.
护士签名				

（三）患者表单

分化型甲状腺癌术后 [131]I 治疗临床路径患者表单

适用对象：第一诊断为甲状腺癌（ICD-10：C73，D09.301）；

行甲状腺全切或次全切除术，同期淋巴结清除术（ICD-9-CM-3：06.2-06.4）

患者姓名：	性别：	年龄：	门诊号：	住院号：
住院日期：　　年　月　日	出院日期：　　年　月　日			标准住院日：≤12 天

时间	住院第 1 天	住院第 2~5 天	住院第 6 天 （[131]I 治疗准备日）	住院第 7 天 （[131]I 治疗后第 1 天）
医患配合	□ 配合询问病史、收集资料，务必详细告知既往史、用药史、过敏史 □ 配合进行体格检查 □ 有任何不适告知医师	□ 配合化疗前相关检查 □ 医师与患者及家属介绍病情、[131]I 治疗方案及治疗相关注意事项	□ 配合完善相关检查、实验室检查 □ 医师与患者及家属介绍病情、[131]I 治疗方案及治疗相关注意事项	□ 配合完成 [131]I 治疗 □ [131]I 治疗后在指导下多饮水、含服酸性药物等预防不良反应 □ 有任何不适告知医师
护患配合	□ 配合测量体温、脉搏、呼吸 3 次、血压、体重 1 次 □ 配合完成入院护理评估（询问病史、过敏史、用药史） □ 接受入院宣教（环境介绍、病室规定、低碘饮食、订餐制度、贵重物品保管等） □ 配合执行探视和陪伴制度 □ 有任何不适告知护士	□ 配合测量体温、脉搏、呼吸 3 次、询问大便 1 次 □ 配合低碘饮食及订餐制度 □ 接受 [131]I 治疗不良反应及处理、辐射安全防护宣教 □ 配合执行探视和陪伴制度 □ 有任何不适告知护士	□ 配合测量体温、脉搏、呼吸 3 次、询问大便 1 次 □ 接受低碘饮食及订餐制度 □ 接受 [131]I 治疗不良反应及处理、辐射安全防护宣教 □ 配合 [131]I 治疗预防性用药 □ 配合执行探视和陪伴制度 □ 有任何不适告知护士	□ 配合测量体温、脉搏、呼吸 3 次、询问大便 1 次 □ 接受低碘饮食及订餐制度 □ 接受 [131]I 治疗不良反应及处理、辐射安全防护要求 □ 配合 [131]I 治疗预防性用药 □ 配合执行探视和陪伴制度 □ 有任何不适告知护士
饮食	□ 低碘饮食	□ 低碘饮食	□ 低碘饮食	□ 低碘饮食
排泄	□ 正常排尿便	□ 正常排尿便	□ 正常排尿便	□ 正常排尿便，便后冲 2~3 次厕所
活动	□ 正常活动	□ 正常活动	□ 正常活动	□ 隔离区域内正常活动，避免疲劳

时间	住院第8天 (^{131}I治疗后第2天)	住院第9天 (^{131}I治疗后第3天)	住院第10~11天 (^{131}I治疗后第4~5天)	住院第12天 （出院日）
医患配合	□ 配合预防性用药 □ 配合针对不良反应的治疗 □ 配合开始口服左旋甲状腺素片50~150μg □ 有任何不适告知医师	□ 配合预防性用药 □ 配合针对不良反应的治疗 □ 配合口服左旋甲状腺素片50~150μg □ 有任何不适告知医师	□ 配合预防性用药 □ 配合针对不良反应的治疗 □ 配合口服左旋甲状腺素片50~150μg □ 配合完成^{131}I全身显像及SPECT/CT融合显像 □ 有任何不适告知医师	□ 接受出院前指导及注意事项 □ 知道^{131}I治疗后注意事项及家庭辐射安全防护 □ 了解复查程序 □ 获取出院诊断书
护患配合	□ 配合测量体温、脉搏、呼吸3次、询问大便1次 □ 接受低碘饮食及订餐制度 □ 接受^{131}I治疗不良反应及处理、辐射安全防护要求 □ 配合^{131}I治疗预防性用药 □ 配合执行探视和陪伴制度 □ 有任何不适告知护士	□ 配合测量体温、脉搏、呼吸3次、询问大便1次 □ 接受低碘饮食及订餐制度 □ 接受^{131}I治疗不良反应及处理、辐射安全防护要求 □ 配合^{131}I治疗预防性用药 □ 配合执行探视和陪伴制度 □ 有任何不适告知护士	□ 配合测量体温、脉搏、呼吸3次、询问大便1次 □ 接受低碘饮食及订餐制度 □ 接受^{131}I治疗不良反应及处理、辐射安全防护宣教 □ 配合^{131}I治疗预防性用药 □ 配合执行探视和陪伴制度 □ 有任何不适告知护士	□ 接受出院宣教 □ 办理出院手续 □ 获取出院带药 □ 知道服药方法、作用、注意事项 □ 知道复印病历程序
饮食	□ 低碘饮食	□ 低碘饮食	□ 低碘饮食	□ 低碘饮食
排泄	□ 正常排尿便，便后冲2~3次厕所	□ 正常排尿便，便后冲2~3次厕所	□ 正常排尿便，便后冲2~3次厕所	□ 正常排尿便，便后冲2~3次厕所
活动	□ 隔离区域内正常活动，避免疲劳	□ 隔离区域内正常活动，避免疲劳	□ 隔离区域内正常活动，避免疲劳	□ 隔离区域内正常活动，避免疲劳

附：原表单（2016 年版）

分化型甲状腺癌术后[131]I 治疗临床路径表单

适用对象：第一诊断为甲状腺癌（ICD-10：C73，D09.301）

行甲状腺全切或次全切除术，同期淋巴结清除术（ICD-9-CM-3：06.2-06.4）

患者姓名：		性别： 年龄： 门诊号：		住院号：
住院日期： 年 月 日		出院日期： 年 月 日		标准住院日：≤12 天

时间	住院第 1 天	住院第 2~5 天	住院第 6 天（[131]I 治疗准备日）
主要诊疗工作	□ 询问病史及体格检查 □ 完成病历书写 □ 开检查单 □ 首次病程与患者病情评估	□ 上级医师查房 □ 完成必要的相关科室会诊 □ 根据检查结果分析，确定诊疗方案 □ 住院医师完成上级医师查房记录等病历资料	□ 确定[131]I 治疗剂量 □ 完成病历记录 □ 向患者及其家属交代[131]I 治疗前后注意事项 □ 签署各项知情同意书
重点医嘱	长期医嘱： □ 影像与核医学护理常规 □ 根据病情实施相应级别护理 □ 患者既往基础用药 □ 忌碘饮食 临时医嘱： □ 血常规、尿常规、大便常规 □ 肝肾功能全项、血糖、血脂 □ 血清甲状腺功能全项（血清 FT4、FT3、TSH、Tg、TGAb 等） □ 甲状腺及双颈部淋巴结彩超、肝胆胰脾肾彩超 □ 胸部 CT 平扫 □ 心电图 □ 育龄妇女疑怀孕者应行孕检 □ 选择性项目 □ 甲状腺[131]I 摄取率 □ 心脏彩超 □ 血清 TPOAb、TRAb、降钙素、甲状旁腺素、肿瘤标志物、电解质、性激素类项目等 □ 骨扫描 □ 唾液腺显像 □ 肺功能 □ 甲状腺扫描 □ 骨密度测定 □ [131]I 全身显像	长期医嘱： □ 影像与核医学护理常规 □ 根据病情实施相应级别护理 □ 患者既往基础用药 □ 忌碘饮食 临时医嘱： □ 必要时行 PET-CT 检查等相关检查 □ 根据病情补充相关治疗 □ 血钙降低时静脉补钙或口服钙剂及维生素 D 制剂	长期医嘱： □ 影像与核医学护理常规 □ 根据病情实施相应级别护理 □ 患者既往基础用药 □ 预防放射性治疗不良反应的药物 □ 忌碘饮食 临时医嘱： □ 特殊疾病护理 □ 备激素类、保肝、护胃、护唾液腺及升白药物

续　表

时间	住院第1天	住院第2~5天	住院第6天 (¹³¹I治疗准备日)
主要护理工作	□ 协助患者及家属完成住院程序 □ 介绍设施及相关制度 □ 入院患者首次护理评估、实施相应级别护理 □ 入院宣教及饮食指导 □ 告知相关检验项目及注意事项 □ 指导并协助患者到相关科室进行检查 □ 介绍本病房的环境以及¹³¹I治疗的特殊性 □ 护理指导¹³¹I治疗注意事项和应急处理方法	□ 晨起空腹留取实验室检查标本 □ 实施相应级别护理 □ 指导并协助患者到相关科室进行检查 □ 告知特殊检查的注意事项 □ 指导预防性用药方法 □ 指导¹³¹I治疗注意事和应急处理方法。	□ ¹³¹I治疗前心理疏导及¹³¹I相关知识的健康宣教 □ 告知患者注意事项 □ 指导患者用药
病情变异记录	□ 无　□ 有，原因： 1. 2.	□ 无　□ 有，原因： 1. 2.	□ 无　□ 有，原因： 1. 2.
护士签名			
医师签名			

时间	住院第 7 天 （¹³¹I 治疗后第 1 天）	住院第 8 天 （¹³¹I 治疗后第 2 天）	住院第 9 天 （¹³¹I 治疗后第 3 天）
主要诊疗工作	□ 行¹³¹I 治疗 □ 完成病程记录和上级医师查房记录 □ 确定有无¹³¹I 并发症	□ 上级医师电话或监控查房，确定有无并发症 □ 完成病历书写 □ 注意观察患者有无不良反应 □ ¹³¹I 治疗后 24~72 小时内开始服用 L-T4 治疗	□ 上级医师电话或监控查房 □ 完成病历书写 □ ¹³¹I 治疗后 24~72 小时内开始服用 L-T4 治疗
重点医嘱	长期医嘱： □ 影像与核医学护理常规 □ 根据病情实施相应级别护理 □ 患者既往基础用药 □ 预防放射性治疗不良反应的药物 □ 忌碘饮食 临时医嘱： □ 根据病情补充相关治疗 □ 碘（¹³¹I）化钠口服溶液 □ ¹³¹I 甲状腺癌转移灶治疗	长期医嘱： □ 影像与核医学护理常规 □ 根据病情实施相应级别护理 □ 患者既往基础用药 □ 预防放射性治疗不良反应的药物 □ 左旋甲状腺素片 50~150μg □ 忌碘饮食 临时医嘱： □ 根据病情补充相关治疗 □ ¹³¹I 甲状腺癌转移灶治疗	长期医嘱： □ 影像与核医学护理常规 □ 根据病情实施相应级别护理 □ 患者既往基础用药 □ 左旋甲状腺素片 50~150μg □ 预防放射性治疗不良反应的药物 □ 忌碘饮食 临时医嘱： □ 根据病情补充相关治疗 □ ¹³¹I 甲状腺癌转移灶治疗
主要护理工作	□ 病情观察 □ 观察治疗反应 □ 指导¹³¹I 治疗注意事项和应急处理方法 □ 监控下进行护理指导	□ 病情观察 □ 观察治疗反应 □ 监控下进行护理指导 □ 实施相应级别护理 □ 必要时指导并协助患者到相关科室进行检查 □ 给予心理疏导 □ 指导患者服药后饮水、口服酸性食物	□ 病情观察 □ 观察治疗反应 □ 监控下进行护理指导
病情变异记录	□ 无 □ 有，原因： 1. 2.	□ 无 □ 有，原因： 1. 2.	□ 无 □ 有，原因： 1. 2.
护士签名			
医师签名			

时间	住院第 10~11 天 ([131]I治疗后第 4~5 天)	住院第 12 天 (出院日)
主要诊疗工作	□ 上级医师电话或监控查房，确定有无[131]I治疗并发症和不良情况，决定处理措施 □ 完成病历书写	□ 上级医师电话或监控查房，确定有无手术并发症及不良情况，明确是否出院 □ 完成出院记录、病案首页、出院证明书等 □ 向患者交代出院后的注意事项
重点医嘱	**长期医嘱：** □ 影像与核医学护理常规 □ 根据病情实施相应级别护理 □ 患者既往基础用药 □ 预防放射性治疗不良反应的药物 □ 左旋甲状腺素片 50~150μg □ 忌碘饮食 **临时医嘱：** □ [131]I 全身显像+局部显像，有条件的单位强烈推荐行[131]I SPECT 或 SPECT/CT 断层显像 □ 特殊疾病护理 □ [131]I 甲状腺癌转移灶治疗	**出院医嘱：** □ 出院带药 □ 门诊随诊
主要护理工作	□ 观察患者病情变化，预防并发症的发生 □ 监控下进行护理指导	□ 出院康复指导 □ 出院用药指导 □ 辅助患者办理出院手续、交费等事宜 □ 预约复诊时间 □ 家庭辐射安全指导
病情变异记录	□ 无　□ 有，原因： 1. 2.	□ 无　□ 有，原因： 1. 2.
护士签名		
医师签名		

第十七章

食管平滑肌瘤临床路径释义

一、食管平滑肌瘤编码

疾病名称及编码：食管平滑肌瘤（ICD-10：D13.0，M8890/0）

手术操作名称及编码：食管平滑肌瘤摘除术（ICD-9-CM-3：42.32）

二、临床路径检索方法

D13.0　M8890/0 伴 42.32

三、食管平滑肌瘤临床标准住院流程

（一）适用对象

第一诊断为食管平滑肌瘤（ICD-10：D13.0，M8890/0），行食管平滑肌瘤摘除术（ICD-9-CM-3：42.32）。

> **释义**
>
> ■ 适用对象编码参见第一部分。
>
> ■ 食管平滑肌瘤（esophageal leiomyoma）：是最常见的食管良性肿瘤，其多为单发，主要来源于环形肌层，凸出于食管壁外，其大小不一，食管黏膜完整。

（二）诊断依据

根据《临床诊疗指南·胸外科分册》（中华医学会编著，人民卫生出版社，2009）和《胸心外科疾病诊疗指南（第2版）》（同济医学院编著，科学出版社，2005）。

1. 临床表现：多无明显症状，部分病例可有吞咽梗阻感等。

2. 辅助检查：

（1）上消化道钡剂造影：食管腔内充盈缺损，黏膜光滑。

（2）胃镜可见表面光滑、黏膜完整的食管隆起性病变。

（3）胸部 CT 及增强可见食管壁局部增厚。

（4）食管超声内镜提示肿瘤来源食管肌层。

> **释义**
>
> ■ 该疾病诊断主要依靠影像学检查，上消化道钡剂造影可见食管黏膜光滑，完整的充盈缺损，形成半月状压迹。正位时，可出现圆形征。该疾病一般不引起食管梗阻，所以近段食管不扩张。■ 食管镜检查更加直观，镜下可见肿瘤突向食管腔内，表面黏膜完整光滑，管腔无狭窄。若黏膜光滑，不应行食管黏膜活检，其原因：①取不到肿瘤组织；②损伤食管黏膜，使黏膜与肿瘤粘连，以后手术切除时易发生黏膜撕破。若黏膜表面有改变，不能除外恶性病变可能，应取活检。

> ■ 食管超声内镜检查对该病的诊断非常必要，尤其在判断食管平滑肌瘤的大小、形状、界限以及对食管恶性肿瘤的鉴别上意义重大。

（三）选择治疗方案的依据

根据《胸心外科疾病诊疗指南》（第 2 版）（同济医学院编著，科学出版社，2005）。

手术治疗：经左胸入路或右胸入路行食管肿瘤摘除术。

> **释义**
>
> ■ 手术适应证：①症状明显，瘤体较大；②肿瘤性质不确定、怀疑恶变者；③无开胸禁忌证及严重心、肺功能不全。
>
> ■ 根据肿瘤所在部位，选择左或右胸手术入路。

（四）标准住院日 ≤14 天

> **释义**
>
> ■ 如果患者条件允许，住院时间可以低于上述住院天数。

（五）进入路径标准

1. 第一诊断必须符合 ICD-10：D13.0，M8890/0 食管平滑肌瘤疾病编码。

2. 当患者同时具有其他疾病诊断，但在门诊治疗期间不需要特殊处理也不影响第一诊断的临床路径流程实施时，可以进入路径。

> **释义**
>
> ■ 患者同时具有其他影响第一诊断疾病、临床路径流程实施时不适合进入临床路径。

（六）术前准备 ≤4 天

1. 必需的检查项目：

（1）血常规、尿常规、便常规+隐血试验。

（2）血型、凝血功能、肝功能测定、肾功能测定、电解质、感染性疾病筛查（乙型病毒性肝炎、丙型病毒性肝炎、梅毒、艾滋病）。

（3）X 线胸片、心电图、肺功能。

（4）胃镜、腹部超声检查。

（5）上消化道钡剂造影、胸部 CT。

2. 根据患者病情，可选择的检查项目：血气分析、相关肿瘤标志物检查、超声胃镜、超声心动图、胸部 MRI 等。

> **释义**
>
> ■ 根据病情决定所需要的检查。例如有胸部 CT，可不进行 X 线胸片检查。

（七）预防性抗菌药物的选择与使用时机

1. 按照《抗菌药物临床应用指导原则》（卫医发〔2004〕285号）执行，并根据患者的病情决定抗菌药物的选择与使用时间。如可疑感染，需要做相应的微生物学检查，必要时做药敏试验。
2. 建议使用第一、二代头孢菌素，头孢曲松。术前 30 分钟预防性用抗菌药物；手术超过 3 小时加用 1 次抗菌药物；术后预防用药时间一般不超过 24 小时，个别情况可延长至 48 小时。

> **释义**
>
> ■ 如果术中食管黏膜未破损，术后预防性应用抗菌药物不超过 24 小时。
> ■ 如果术中食管黏膜破损，术后预防性应用抗菌药物时间相应延长，必要时加用抗厌氧菌的药物。

（八）手术日为入院≤第 5 天

1. 麻醉方式：气管插管全身麻醉。
2. 手术方式：经左胸入路或右胸入路食管肿瘤摘除术。
3. 输血：视术中具体情况而定。输血前需行血型鉴定、抗体筛选和交叉合血。

> **释义**
>
> ■ 手术切口选择要根据肿瘤生长的部位选择。建议中段食管平滑肌瘤取右前或后外侧切口，经第 4 或 5 肋间进胸；下胸段食管平滑肌瘤经左胸第 6 或 7 肋间进胸；颈段食管平滑肌瘤应取左侧胸锁乳突肌前缘切口。
> ■ 术前常规手术备血，但基本上不需要输血。
> ■ 除常规的开胸手术食管平滑肌瘤摘除手术外，目前有条件的医院更倾向于胸腔镜下行食管平滑肌瘤摘除术。

（九）术后住院恢复≤9 天

1. 必须复查的项目：
（1）血常规、肝功能测定、肾功能测定、电解质。
（2）X 线胸片、食管造影。
（3）病理检查。

> **释义**
>
> ■ 术后住院期间，若对术中食管黏膜没造成损伤的把握较大，在术后试饮水、进食前，可不进行食管造影检查。但术后的胸片是必要的。
>
> ■ 术后根据病情可适当增加检查项目。

2. 术后用药：

（1）抗菌药物：按照《抗菌药物临床应用指导原则》（卫医发〔2004〕285号）执行。术后预防用药时间一般不超过24小时，个别情况可延长至48小时。如可疑感染，需要做相应的微生物学检查，必要时做药敏试验。

（2）静脉或肠内营养。

> **释义**
>
> ■ 如术中黏膜未破者，术后禁食、禁水24小时后拔出胃管，试饮水24小时后无发热、胸痛、呛咳等症状后，可开始进流食，逐步过渡到半流食。如黏膜损伤，根据损伤情况，术后3~6天拔出胃管，术后7或8天后开始试饮水。
>
> ■ 术后注意水、电解质平衡。
>
> ■ 术后主要应用第一、二代头孢菌素预防性抗感染治疗。
>
> ■ 尽快恢复肠内营养。

（十）出院标准

1. 恢复饮食。
2. 切口愈合良好，或门诊可处理的愈合不良切口。
3. 体温正常。
4. X线胸片呈正常术后改变，无明显异常。
5. 没有需要住院处理的其他并发症和（或）合并症。

> **释义**
>
> ■ 恢复饮食后，患者体温基本正常，X线胸片无明显异常，血液检查基本正常。
>
> ■ 可以带拆线提前出院。

（十一）变异及原因分析

1. 存在影响手术的合并症，术前需要进行相关的诊断和治疗。
2. 术后出现肺部感染、呼吸衰竭、心力衰竭、食管胸膜瘘、胃肠功能障碍等并发症，需要延长治疗时间。

> **释义**
>
> ■ 术前检查发现患者有其他高危疾病（如主动脉瘤、心绞痛、恶性肿瘤等），需要其他专科处理，退出临床路径。
>
> ■ 若术后出现并发症超出上述住院天数，则退出临床路径。

四、食管平滑肌瘤临床路径给药方案

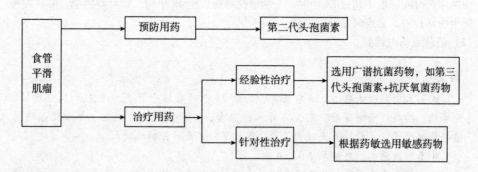

【用药选择】

该手术属于Ⅰ类手术，一般选用第二代头孢菌素作为预防用药，术前 0.5 小时内，或麻醉开始时首次给药；手术时间超过 3 小时，术中可给予第 2 剂。总预防用药时间一般不超过 24 小时。若患者出现体温血象升高等感染迹象，需根据经验选用第三代头孢菌素+抗厌氧菌药物并留取血培养，痰培养，引流物培养，待药敏回报后根据药敏调整用药。

【药学提示】

1. 用药前应仔细询问有无对该药过敏史。

2. 用药前应注意药物对肝肾功能影响，及时调整剂量。如氨基苷类需注意其肾毒性及耳毒性。喹诺酮类肾功能不全者应根据肌酐清除率减量或延长给药时间。

3. 应注意药物与其他药物相互作用，如大环内酯类药物与甲泼尼龙、茶碱、卡马西平、华法林等药物有相互作用。

4. 应注意药物的使用剂量，时间及用药途径。

5. 应注意药物分别针对儿童、孕妇、老人的不同应用。

【注意事项】

主要目标细菌耐药率超过 30% 的抗菌药物，提醒医务人员注意；主要目标细菌耐药率超过 40% 的抗菌药物，应当慎重经验用药；主要目标细菌耐药率超过 50% 的抗菌药物，应当参照药敏试验结果选用；主要目标细菌耐药率超过 75% 的抗菌药物，应当暂停针对此目标细菌的临床应用，根据追踪细菌耐药监测结果，再决定是否恢复临床应用。

五、推荐表单

（一）医师表单

食管平滑肌瘤临床路径医师表单

适用对象：第一诊断为食管平滑肌瘤（ICD-10：D13.0，M8890/0）

行食管肿瘤摘除术（ICD-9-CM-3：42.32）

患者姓名：		性别：　　年龄：　　门诊号：		住院号：
住院日期：　　年　月　日		出院日期：　　年　月　日		标准住院日：≤14天

时间	住院第1天	住院第2~4天	住院第3~5天（手术日）
主要诊疗工作	□ 询问病史及体格检查 □ 完成病历书写 □ 开检查申请单 □ 主管医师查房与术前评估 □ 初步确定手术方式和日期	□ 上级医师查房 □ 术前评估及讨论，确定手术方案 □ 术前准备 □ 完成病程记录、上级医师查房记录、术前小结等病历书写 □ 向患者及家属交代病情及围术期注意事项 □ 签署手术知情同意书、自费用品协议书、输血同意书、授权同意书	□ 手术 □ 术者完成手术记录 □ 住院医师完成术后病程 □ 上级医师查房 □ 向患者及家属交代病情、手术情况及术后注意事项
重点医嘱	长期医嘱： □ 胸外科二级护理 □ 饮食 □ 其他医嘱 临时医嘱： □ 血常规、尿常规、便常规+隐血 □ 血型、凝血功能、肝肾功能、电解质 □ 感染性疾病筛查 □ 胃镜、腹部B超（肝胆脾胰肾、腹膜后） □ 胸部CT、上消化道钡剂造影 □ X线胸片、心电图、肺功能 □ 超声胃镜、血气分析（酌情） □ 其他医嘱	长期医嘱： □ 患者既往基础用药 □ 其他医嘱 临时医嘱： □ 拟明日全麻下行食管平滑肌瘤摘除术 □ 术前禁食、禁水 □ 术前留置胃管、尿管 □ 备皮 □ 备血 □ 术中用药 □ 必要时术前肠道准备 □ 其他医嘱	长期医嘱： □ 胸外科特/一级护理 □ 禁食、禁水 □ 吸氧 □ 心电监护 □ 持续胃肠减压，记量 □ 胸管引流，记量 □ 持续导尿，记24小时尿量 □ 静脉应用抗菌药物 □ 静脉营养 □ 其他医嘱 临时医嘱： □ 镇痛药物 □ 其他医嘱
病情变异记录	□ 无　□ 有，原因： 1. 2.	□ 无　□ 有，原因： 1. 2.	□ 无　□ 有，原因： 1. 2.
医师签名			

时间	住院第 4~8 天（术后第 1~3 天）	住院第 5~13 天（术后第 2~10 天）	住院第 8~14 天（出院日）
主要诊疗工作	□ 上级医师查房 □ 住院医师完成上级医师查房记录等病历书写 □ 观察生命体征、引流量、肺部呼吸音 □ 帮助患者咳嗽、咳痰，必要时床边纤支镜吸痰 □ 视情况拔尿管	□ 上级医师查房 □ 住院医师完成常规病历书写 □ 视病情复查 X 线胸片、血常规、肝肾功能、电解质及血糖 □ 视情况术后 3~5 天拔除胸腔引流管 □ 术后 3~5 天行食管造影 □ 视情况拔胃管，逐步恢复饮食 □ 视情况停抗菌药物和静脉营养	□ 上级医师查房，明确是否出院 □ 住院医师完成常规病历书写 □ 住院医师完成出院小结、病情证明单、病案首页等 □ 向患者及家属交代出院后的注意事项，如饮食、复诊时间、后续治疗等 □ 视切口愈合情况拆线
重点医嘱	长期医嘱： □ 胸外科一级护理 □ 停记尿量 □ 停吸氧 □ 停心电监护 □ 其他医嘱 临时医嘱： □ 拔尿管 □ 其他医嘱	长期医嘱： □ 胸外科二级护理 □ 停胸腔引流并记量 □ 停胃肠减压、记量 □ 肠道排气后予肠内营养 □ 饮食：◎普通饮食 ◎半流质饮食 ◎流质饮食 ◎禁食 □ 其他医嘱 临时医嘱： □ 拔胸腔引流管 □ 换药 □ X 线胸片 □ 血常规、肝肾功能、电解质、血糖 □ 碘过敏试验 □ 食管造影 □ 拔胃管 □ 其他医嘱	长期医嘱： □ 胸外科二级护理 □ 饮食：◎普通饮食 ◎半流质饮食 ◎流质饮食 □ 其他医嘱 临时医嘱： □ 切口换药 □ 切口拆线 □ 通知出院 □ 出院带药 □ 其他医嘱
病情变异记录	□ 无 □ 有，原因： 1. 2.	□ 无 □ 有，原因： 1. 2.	□ 无 □ 有，原因： 1. 2.
医师签名			

（二）护士表单

食管平滑肌瘤临床路径护士表单

适用对象：第一诊断为食管平滑肌瘤（ICD-10：D13.0，M8890/0）

行食管肿瘤摘除术（ICD-9-CM-3：42.32）

患者姓名：	性别： 年龄： 门诊号：	住院号：
住院日期： 年 月 日	出院日期： 年 月 日	标准住院日：≤14 天

时间	住院第 1 天	住院第 2~4 天	住院第 3~5 天（手术日）
健康宣教	□ 入院宣教 □ 介绍主管医师、护士 □ 介绍环境、设施 □ 介绍住院注意事项	□ 术前宣教 　宣教疾病知识、术前准备及手术过程 　告知准备用物、沐浴 　告知术后饮食、活动及探视注意事项 　告知术后可能出现的情况及应对方式 □ 主管护士与患者沟通，了解并指导心理应对 □ 告知家属等候区位置	□ 术后当日宣教 　告知监护设备、管路功能及注意事项 　告知饮食、体位要求 　告知疼痛注意事项 　告知术后可能出现情况的应对方式 □ 给予患者及家属心理支持 □ 再次明确探视陪护须知
护理处置	□ 核对患者，佩戴腕带 □ 建立入院护理病历 □ 卫生处置：剪指（趾）甲、沐浴，更换病号服	□ 协助医师完成术前检查化验 □ 术前准备 　配血 　抗菌药物皮试 　备皮 　肠道准备 　禁食、禁水	□ 送手术 　术晨置胃管 　摘除患者身上各种物品（病号服除外） 　核对患者资料及带药 　填写手术交接单，签字确认 □ 接手术 　核对患者及资料，签字确认
基础护理	□ 三级护理 　晨晚间护理 　患者安全管理	□ 三级护理 　晨晚间护理 　患者安全管理	□ 特级护理 　卧位护理：半坐卧位 　会阴护理 　患者安全管理
专科护理	□ 护理查体 □ 胃肠道准备：遵医嘱予口服抗菌药物 □ 需要时，填写跌倒及压疮防范表 □ 需要时，请家属陪护 □ 心理护理，护理查体 □ 辅助戒烟 □ 呼吸训练	□ 胃肠道准备：遵医嘱予口服抗菌药物 □ 遵医嘱完成相关检查 □ 心理护理 □ 呼吸功能锻炼 □ 瞳孔、意识监测 □ 遵医嘱完成相关检查	□ 病情观察，写特护记录 　q1h 评估生命体征、意识、疼痛、肢体活动、皮肤情况、伤口敷料、胸管及胃管情况、24 小时出入量 □ 遵医嘱予以抗感染、雾化吸入、镇痛、抑制胃酸、呼吸功能锻炼 □ 心理护理
重点医嘱	□ 详见医嘱执行单	□ 详见医嘱执行单	□ 详见医嘱执行单

续　表

时间	住院第1天	住院第2~4天	住院第3~5天（手术日）
病情变异记录	□无　□有，原因： 1. 2.	□无　□有，原因： 1. 2.	□无　□有，原因： 1. 2.
护士签名			

时间	住院第4~8天（术后第1~3天）	住院第5~13天（术后第2~10天）	住院第8~14天（出院日）
健康宣教	□ 术后宣教 　药物作用及频率 　饮食、活动指导 　复查患者对术前宣教内容的掌握程度 　呼吸功能锻炼的作用 　疾病恢复期注意事项 　拔尿管后注意事项 　下床活动注意事项	□ 术后宣教 　指导恢复饮食 　呼吸功能锻炼的作用 　疾病恢复期注意事项 　拔尿管后注意事项 　下床活动注意事项	□ 出院宣教 　复查时间 　服药方法 　活动休息 　指导饮食 　指导办理出院手续
护理处置	□ 遵医嘱完成相关检查 □ 夹闭尿管，锻炼膀胱功能	□ 遵医嘱完成相关检查 □ 夹闭尿管，锻炼膀胱功能	□ 办理出院手续 □ 书写出院小结办理出院手续 □ 书写出院小结
基础护理	□ 一/二级护理（根据患者病情和生活自理能力确定护理级别） 　晨晚间护理 　禁食、禁水 　协助坐起、床上或床旁活动，预防压疮 　会阴护理 　床上温水擦浴 　协助更衣 　患者安全管理特/一级护理	□ 二级护理（根据患者病情和生活自理能力确定护理级别） 　晨晚间护理 　指导恢复饮食 　协助坐起、床上或床旁活动，预防压疮 　会阴护理（拔出尿管后停） 　协助更衣 　患者安全管理一/二级护理	□ 三级护理 　晨晚间护理 　协助或指导进食、水 　协助或指导下床活动 　患者安全管理
专科护理	□ 病情观察，写特护记录 　q2h评估生命体征、意识、胸管及胃管情况、肢体活动、皮肤情况、伤口敷料、出入量 □ 遵医嘱予抗感染、抑酸、镇痛、静脉补液、雾化吸入、呼吸功能锻炼治疗 □ 需要时，联系主管医师给予相关治疗及用药 □ 心理护理	□ 病情观察，评估生命体征、意识、胸管及胃管情况、肢体活动、皮肤情况、伤口敷料、出入量 □ 遵医嘱予抗感染、抑酸、镇痛、静脉补液、雾化吸入、呼吸功能锻炼治疗 □ 需要时，联系主管医师给予相关治疗及用药 □ 术后心理、生活护理	□ 病情观察，评估生命体征、意识、肢体活动、皮肤情况、伤口敷料 □ 心理护理
重点医嘱	□ 详见医嘱执行单	□ 详见医嘱执行单	□ 详见医嘱执行单
病情变异记录	□ 无　□ 有，原因： 1. 2.	□ 无　□ 有，原因： 1. 2.	□ 无　□ 有，原因： 1. 2.
护士签名			

（三）患者表单

食管平滑肌瘤临床路径患者表单

适用对象：第一诊断为食管平滑肌瘤（ICD-10：D13.0，M8890/0）
行食管肿瘤摘除术（ICD-9-CM-3：42.32）

患者姓名：	性别： 年龄： 门诊号：	住院号：
住院日期： 年 月 日	出院日期： 年 月 日	标准住院日：≤14天

时间	住院第1天	住院第2~4天	住院第3~5天（手术日）
医患配合	□ 配合询问病史、采集资料，请务必详细告知既往史、用药史、过敏史 □ 如服用抗凝剂，请明确告知 □ 配合进行体格检查 □ 有任何不适请告知护士	□ 配合完善术前相关检查，如采血、心电图、X线胸片、肺功能、上消化道造影、胃镜 □ 医师与患者及家属介绍病情及手术谈话，术前签字 □ 麻醉师与患者进行术前访视	□ 配合评估手术效果 □ 配合检查意识、疼痛、胸管情况、肢体活动 □ 需要时，配合复查X线胸片、上消化道造影 □ 有任何不适请告知医师
护患配合	□ 配合测量体温、脉搏、呼吸、血压、体重1次 □ 配合完成入院护理评估（简单询问病史、过敏史、用药史） □ 接受入院宣教（环境介绍、病室规定、订餐制度、贵重物品保管等） □ 有任何不适请告知护士 □ 测量体温、脉搏、呼吸、血压、体重1次 □ 重点诊疗 □ 三级护理 □ 既往基础用药	□ 配合测量体温、脉搏、呼吸、询问排便1次 □ 接受术前宣教 □ 接受配血，已备术中需要时用 □ 接受备皮 □ 接受胃肠道准备 □ 自行沐浴，加强腋窝清洁 □ 准备好必要用物，吸水管、纸巾等 □ 取下义齿、饰品等，贵重物品交家属保管 □ 每日测量生命体征、询问排便 □ 重点诊疗 □ 剃头 □ 药物灌肠术前签字	□ 清晨测量体温、脉搏、呼吸、血压1次 □ 接受置胃管 □ 送手术室前，协助完成核对，带齐影像资料，脱去衣物，上手术车 □ 返回病房后，协助完成核对，配合过病床 □ 配合检查意识、生命体征、疼痛、胃管及胸管情况、肢体活动，询问出入量 □ 配合术后吸氧、监护仪监测、输液、排尿用尿管、胸部有引流管、留置胃管 □ 遵医嘱采取正确体位 □ 配合缓解疼痛 □ 有任何不适请告知护士
饮食	流质饮食	□ 术前3日进流食 □ 术前1日禁食	□ 禁食、禁水
排泄	□ 正常排尿便	□ 正常排尿便	□ 保留尿管
活动	□ 正常活动	□ 正常活动	□ 根据医嘱半坐卧位 □ 卧床休息，保护管路 □ 双下肢活动

时间	住院第4~8天（术后第1~3天）	住院第5~13天（术后第2~10天）	住院第8~14天（出院日）
医患配合	□ 配合检查意识、生命体征、胸管及胃管情况、伤口、肢体活动、胃肠功能恢复情况 □ 需要时配合伤口换药 □ 配合拔除引流管、尿管 □ 配合伤口拆线	□ 配合检查意识、生命体征、胸管及胃管情况、伤口、肢体活动、胃肠功能恢复情况 □ 需要时配合伤口换药 □ 配合拔除引流管、尿管 □ 配合伤口拆线	□ 接受出院前指导 □ 知道复查程序 □ 获得出院诊断书
护患配合	□ 配合定时测量生命体征、每日询问排便 □ 配合检查意识、生命体征、疼痛、胸管及胃管情况、伤口、肢体活动，询问出入量 □ 接受输液、服药等治疗 □ 配合夹闭尿管，锻炼膀胱功能 □ 接受进食、进水、排便等生活护理 □ 配合活动，预防皮肤压力伤 □ 注意活动安全，避免坠床或跌倒 □ 配合执行探视及陪护 □ 接受呼吸功能锻炼	□ 配合定时测量生命体征、每日询问排气或排便 □ 配合检查意识、生命体征、疼痛、胸管及胃管情况、伤口、肢体活动，询问出入量 □ 接受输液、服药等治疗 □ 配合夹闭尿管，锻炼膀胱功能 □ 接受饮食等生活护理 □ 配合活动，尽早下床活动，预防皮肤压疮及下肢静脉血栓形成 □ 注意活动安全，避免坠床或跌倒 □ 配合执行探视及陪护 □ 接受呼吸功能锻炼	□ 接受出院宣教 □ 办理出院手续 □ 获取出院带药 □ 知道服药方法、作用、注意事项 □ 知道护理伤口方法 □ 知道复印病历方法 □ 二/三级护理 □ 普通饮食
饮食	□ 术后1日禁食、禁水 □ 根据情况饮食	□ 待排气后拔出胃管，胃管拔出后第1日可饮水 □ 胃管拔出后第2日可进流食 □ 胃管拔出后第3日可进半流食	根据医嘱，正常普食
排泄	□ 保留尿管，正常排尿便 □ 避免便秘	□ 拔除尿管，正常排尿便 □ 避免便秘	□ 正常排尿便 □ 避免便秘
活动	□ 根据医嘱，半坐位或下床活动 □ 保护管路，勿牵拉、脱出、打折等	□ 根据医嘱，半坐位或下床活动 □ 保护管路，勿牵拉、脱出、打折等	□ 正常适度活动，避免疲劳

附：原表单（2011 年版）

食管平滑肌瘤临床路径表单

适用对象：第一诊断为食管平滑肌瘤（ICD-10：D13.0，M8890/0）
行食管肿瘤摘除术（ICD-9-CM-3：42.32）

患者姓名：	性别： 年龄： 门诊号：	住院号：
住院日期： 年 月 日	出院日期： 年 月 日	标准住院日：≤14 天

时间	住院第 1 天	住院第 2~4 天	住院第 3~5 天（手术日）
主要诊疗工作	□ 询问病史及体格检查 □ 完成病历书写 □ 开检查申请单 □ 主管医师查房与术前评估 □ 初步确定手术方式和日期	□ 上级医师查房 □ 术前评估及讨论，确定手术方案 □ 术前准备 □ 完成病程记录、上级医师查房记录、术前小结等病历书写 □ 向患者及家属交代病情及围术期注意事项 □ 签署手术知情同意书、自费用品协议书、输血同意书、授权同意书	□ 手术 □ 术者完成手术记录 □ 住院医师完成术后病程 □ 上级医师查房 □ 向患者及家属交代病情、手术情况及术后注意事项
重点医嘱	**长期医嘱：** □ 胸外科二级护理 □ 饮食 □ 其他医嘱 **临时医嘱：** □ 血常规、尿常规、便常规+隐血 □ 血型、凝血功能、肝肾功能、电解质 □ 感染性疾病筛查 □ 胃镜、腹部 B 超（肝胆脾胰肾、腹膜后） □ 胸部 CT、上消化道钡餐 □ X 线胸片、心电图、肺功能 □ 超声胃镜、血气分析（酌情） □ 其他医嘱	**长期医嘱：** □ 患者既往基础用药 □ 其他医嘱 **临时医嘱：** □ 拟明日全麻下行食管平滑肌瘤摘除术 □ 术前禁食、禁水 □ 术前留置胃管、尿管 □ 备皮 □ 备血 □ 术中用药 □ 必要时术前肠道准备 □ 其他医嘱	**长期医嘱：** □ 胸外科特级或一级护理 □ 禁食、禁水 □ 吸氧 □ 心电监护 □ 持续胃肠减压，记量 □ 胸管引流，记量 □ 持续导尿，记 24 小时尿量 □ 静脉应用抗菌药物 □ 静脉营养 □ 其他医嘱 **临时医嘱：** □ 镇痛药物 □ 其他医嘱
主要护理工作	□ 介绍病房环境、设施和设备 □ 入院护理评估，护理计划 □ 辅助戒烟 □ 呼吸训练	□ 宣教、备皮等术前准备 □ 提醒患者禁饮食 □ 呼吸功能锻炼	□ 术晨留置胃管、尿管 □ 术后密切观察患者病情变化 □ 记录 24 小时出入水量 □ 术后心理和生活护理
病情变异记录	□ 无 □ 有，原因： 1. 2.	□ 无 □ 有，原因： 1. 2.	□ 无 □ 有，原因： 1. 2.
护士签名			
医师签名			

时间	住院第 4~8 天 （术后第 1~3 天）	住院第 5~13 天 （术后第 2~10 天）	住院第 8~14 天 （出院日）
主要诊疗工作	□ 上级医师查房 □ 住院医师完成上级医师查房记录等病历书写 □ 观察生命征、引流量、肺部呼吸音 □ 帮助患者咳嗽、咳痰，必要时床边纤支镜吸痰 □ 视情况拔尿管	□ 上级医师查房 □ 住院医师完成常规病历书写 □ 视病情复查 X 线胸片、血常规、肝肾功能、电解质及血糖 □ 视情况术后 3~5 天拔除胸腔引流管 □ 术后 3~5 天行食管造影 □ 视情况拔胃管，逐步恢复饮食 □ 视情况停抗菌药物和静脉营养	□ 上级医师查房，明确是否出院 □ 住院医师完成常规病历书写 □ 住院医师完成出院小结、病情证明单、病案首页等 □ 向患者及家属交代出院后的注意事项，如饮食、复诊时间、后续治疗等 □ 视切口愈合情况拆线
重点医嘱	**长期医嘱：** □ 胸外科一级护理 □ 停记尿量 □ 停吸氧 □ 停心电监护 □ 其他医嘱 **临时医嘱：** □ 拔尿管 □ 其他医嘱	**长期医嘱：** □ 胸外科二级护理 □ 停胸腔引流记量 □ 停胃肠减压、记量 □ 肠道排气后予肠内营养 □ 饮食：◎普通饮食 ◎半流质饮食 ◎流质饮食 ◎禁食 □ 其他医嘱 **临时医嘱：** □ 拔胸腔引流管 □ 换药 □ 胸片 □ 血常规、肝肾功能、电解质、血糖 □ 碘过敏试验 □ 食管造影 □ 拔胃管 □ 其他医嘱	**长期医嘱：** □ 胸外科二级护理 □ 饮食：◎普通饮食 ◎半流质饮食 ◎流质饮食 □ 其他医嘱 **临时医嘱：** □ 切口换药 □ 切口拆线 □ 通知出院 □ 出院带药 □ 其他医嘱
主要护理工作	□ 密切观察患者病情变化 □ 指导术后呼吸训练 □ 术后心理与生活护理	□ 密切观察患者病情变化 □ 指导术后呼吸训练 □ 术后心理与生活护理 □ 指导恢复饮食	□ 密切观察患者病情变化 □ 指导术后呼吸训练 □ 术后心理与生活护理 □ 指导恢复饮食 □ 帮助患者办理出院手续 □ 康复宣教
病情变异记录	□ 无 □ 有，原因： 1. 2.	□ 无 □ 有，原因： 1. 2.	□ 无 □ 有，原因： 1. 2.
护士签名			
医师签名			

第十八章

食管癌手术治疗临床路径释义

一、食管癌手术治疗编码

1. 卫计委原编码

疾病名称及编码：食管癌（ICD-10：C15/D00.1）

2. 修改编码：

疾病名称及编码：食管癌（ICD-10：C15）

手术操作名称及编码：食管切除术（ICD-9-CM-3：42.4）

二、临床路径检索方法

C15（除外 Z51）伴 42.4

三、食管癌手术治疗临床路径标准住院流程

（一）适用对象

第一诊断为食管癌拟行食管癌切除消化道重建术。

> **释义**
>
> ■ 本路径适用对象为临床诊断为食管癌拟行手术治疗患者，如完善检查后拟行其他治疗如放疗或化疗等，需进入其他相应路径。

（二）诊断依据

根据《临床诊疗指南-胸外科分册》（中华医学会编著，人民卫生出版社）《食管癌规范化诊治指南》（中国抗癌协会食管癌专业委员会编，中国协和医科大学出版社）等。

1. 临床症状：进食哽噎、异物感；进行性吞咽困难；逐渐消瘦、脱水、乏力。

2. 辅助检查：上消化道造影、内镜检查、颈胸腹 CT 或胸部 CT 并颈部及腹部 B 超。

3. 病理学诊断明确（组织病理学、细胞病理学）。

> **释义**
>
> ■ 本路径的制订主要参考国内权威参考书籍和诊疗指南。
>
> ■ 病史和临床症状是诊断食管癌的初步依据，进行性吞咽困难是食管癌的典型症状，可合并反酸、胃灼热、上腹部灼热感、呕吐等症状，胃镜下活检可明确诊断。

（三）治疗方案的选择。

根据《临床诊疗指南·胸外科分册》（中华医学会编著，人民卫生出版社），《食管癌规范化

诊治指南》（中国抗癌协会食管癌专业委员会编，中国协和医科大学出版社）等。

行食管癌切除消化道重建术：

1. 经左胸手术，食管癌切除+食管−胃胸内或颈部吻合，胸腹部淋巴结清扫术。
2. 经右胸手术，食管癌切除+食管−胃胸内或颈部吻合，胸腹两野淋巴结清扫术。

> **释义**
>
> ■ 本临床路径适用于食管癌手术治疗患者，开放手术微创手术均可，但要行规范化手术切除加淋巴结清扫。

（四）标准住院日 ≤28 天

> **释义**
>
> ■ 因食管癌手术术前需完善检查，明确诊断，对于入院检查患者可能术前时间较长，食管癌手术创伤大，术后恢复时间长，为保证医疗安全，术后需要较长住院时间，故临床路径设定标准住院时间较宽泛。

（五）进入路径标准

1. 第一诊断必须符合 ICD-10：C15/D00.1 食管癌疾病编码。
2. 符合手术适应证，无手术禁忌证。
3. 当患者合并其他疾病，但住院期间不需要特殊处理也不影响第一诊断的临床路径流程实施时，可以进入路径。

> **释义**
>
> ■ 本路径适用对象为临床诊断为食管癌拟行手术治疗患者，如完善检查后拟行其他治疗如放疗或化疗等，需进入其他相应路径。
>
> ■ 入院后常规检查发现有基础疾病，如心脑血管疾病、糖尿病、肝肾功能不全等，经系统评估后对诊断治疗无特殊影响者，可进入路径。但可能增加医疗费用，延长住院时间，临床路径产生变异。

（六）术前准备 ≤7 天

1. 必需的检查项目：
（1）血常规、尿常规+镜检、大便常规+隐血。
（2）凝血功能、血型、肝功能、肾功能、电解质、感染性疾病筛查（乙型肝炎、丙型肝炎、艾滋病病、梅毒等）、血气分析等。
（3）肺功能、心电图、X 线胸片正侧位、上消化道造影、内镜+组织活检、颈部超声或 CT、胸部 CT（平扫+增强扫描）、腹部超声或 CT（平扫+增强扫描）。
2. 根据患者情况可选择：
（1）食管内镜超声。

（2）超声心动、24小时动态心电图等心脑血管疾病检查项目，肿瘤标志物检测。

（3）全身骨显像，相关部位MRI。

（4）胸上段及邻近主支气管的胸中段食管癌，行支气管镜检查。

3. 营养状况评估：根据住院患者营养风险筛查NRS-2002评估标准进行营养评估，对营养不良患者酌情进行围术期营养支持。

> **释义**
>
> ■术前检查应明确临床分期，早中期食管癌可选择手术治疗，分期较晚可采用放化疗治疗或新辅助治疗。
>
> ■术前常规检查如心肺功能检查，血检查等，进入路径患者均需完成，以除外手术禁忌证。

（七）手术日为入院≤8天

1. 麻醉方式：全身麻醉。

2. 手术耗材：根据患者病情，可能使用吻合器和闭合器。

3. 术中用药：抗菌药物等。

4. 输血：视术中情况而定。

> **释义**
>
> ■食管癌手术治疗基本采用全身麻醉，根据医院条件及医师习惯可采用单腔插管，双腔插管等。
>
> ■手术耗材可根据医院条件、医师习惯及患者经济情况酌情使用，以医疗安全为第一选择标准。
>
> ■术中术后预防或治疗使用抗菌药物，严格依据《抗菌药物临床应用管理办法》（卫生部令第84号）等。

（八）术后住院恢复≤20天

1. 必须复查的检查项目：X线胸片、血常规、血生化、电解质、血气分析等。

2. 术后用药：

（1）抗菌药物使用：按照《抗菌药物临床应用指导原则》（卫医发〔2004〕285号）执行，进行预防及治疗性抗菌药物应用。

（2）根据患者情况选择抑酸、化痰、镇痛、解痉、抗气道炎症、抗凝等药物。

3. 营养支持：根据住院患者营养风险筛查NRS-2002评估标准进行营养评估，在围术期注重肠内外营养支持。

（九）出院标准

1. 患者一般情况良好，体温正常，X线胸片、血象提示无感染征象。

2. 可进流质饮食。

3. 切口愈合良好，或门诊可处理的愈合不良切口。

4. 没有需要住院处理的与本手术有关并发症。

（十）变异及原因分析

1. 有影响手术的合并疾病，需要进行相关的诊断和治疗。
2. 围术期并发症，可能造成住院日延长或费用超出参考费用标准。
3. 高级职称医师认可的变异原因。
4. 患者及其他方面的原因等。

> **释义**
>
> ■ 食管癌临床路径变异主要由于住院时间延长及住院费用超出产生，应严格实施医疗质控，把握手术适应证，减少并发症发生，降低住院费用。
>
> ■ 术前检查明确临床分期较晚是导致食管癌临床路径出径的主要原因。

（十一）参考费用标准：6~12 万元

> **释义**
>
> ■ 因现在国内经济发展不均，各地区医疗水平参差不齐，导致食管癌手术治疗费用差异较大，因此制订参考费用范围跨度较大，建议为 6~12 万。

四、食管癌手术治疗临床路径给药方案

1. 抗菌药物使用：按照《抗菌药物临床应用指导原则》（卫医发〔2004〕285 号）执行，进行预防及治疗性抗菌药物应用。
2. 根据患者情况选择抑酸、化痰、镇痛、解痉、抗气道炎症、抗凝等药物。
3. 营养支持：根据住院患者营养风险筛查 NRS-2002 评估标准进行营养评估，在围术期注重肠内外营养支持。

五、推荐表单

（一）医师表单

食管癌手术治疗临床路径医师表单

适用对象：第一诊断为食管癌行手术治疗

患者姓名：	性别： 年龄： 门诊号：	住院号：
住院日期： 年 月 日	出院日期： 年 月 日	标准住院日：≤28 天

时间	住院第 1 天	住院第 2~6 天	住院第 5~7 天 （手术前 1 天）
主要诊疗工作	□ 询问病史及体格检查 □ 完成病历书写 □ 开实验室检查单及检查申请单 □ 医师查房 □ 初步确定治疗方案	□ 上级医师查房 □ 临床分期与术前评估 □ 根据病情需要，完成相关科室会诊 □ 住院医师完成病程日志、上级医师查房记录等病历书写 □ 入院病历签字	□ 上级医师查房 □ 完成术前准备 □ 术前病例讨论，确定手术方案 □ 完成术前小结、签署手术知情同意书、输血同意书、授权同意书
重点医嘱	**长期医嘱：** □ 胸外科护理常规 □ 一/二级护理 □ 饮食 **临时医嘱：** □ 血常规、尿常规+镜检、大便常规+隐血 □ 凝血功能、肝肾功能、电解质、感染性疾病筛查 □ 肿瘤标志物（可选） □ 肺功能、动脉血气分析（吸氧前/吸氧后）、心电图 □ 食管内镜+活检 □ 影像学检查：X 线胸片正侧位、胸部 CT、上消化道造影、腹部超声或 CT、颈部超声或 CT	**长期医嘱：** □ 雾化吸入 □ 营养支持	**临时医嘱：** □ 拟明日全身麻醉下行胸腹两切口/左胸切口/颈胸腹三切口，食管癌切除+食管-胃吻合，淋巴结清扫术 □ 今晚流质饮食 □ 明晨禁食、禁水 □ 今晚镇静药物（地西泮） □ 明晨留置胃管 □ 明晨留置尿管 □ 备皮 □ 血型 □ 备血 □ 抗菌药物皮试 □ 带入手术室用物 □ 其他特殊医嘱
病情变异记录	□ 无 □ 有，原因： 1. 2.	□ 无 □ 有，原因： 1. 2.	□ 无 □ 有，原因： 1. 2.
医师签名			

时间	住院第 6~8 天 （手术日）	住院第 7~9 天 （术后第 1 天）	住院第 8~18 天 （术后第 2~9 天）
主要诊疗工作	□ 留置胃管、留置十二指肠营养管 □ 留置导尿管 □ 手术 □ 术者完成手术记录 □ 住院医师完成术后病程记录、术后医嘱 □ 上级医师查房 □ 观察生命体征 □ 向患者及家属交代病情、手术情况及术后注意事项 □ 置放深静脉导管	□ 上级医师查房 □ 住院医师完成病程书写 □ 观察胸腔引流及胃肠减压情况 □ 观测生命体征 □ 注意肺部呼吸音 □ 鼓励并协助患者排痰 □ 监测相关实验室检查结果 □ 切口换药 □ X 线胸片检查，确定十二指肠营养管位置	□ 上级医师查房 □ 住院医师完成病程书写 □ 视病情复查血常规、血生化及 X 线胸片 □ 营养支持（肠内/肠外） □ 视胸腔引流情况拔除胸腔引流管并切口换药 □ 视情况停用或调整抗菌药物 □ 视情况停用或调整抑酸药、镇痛药、止血药等 □ 视情况拔除胃管及十二指肠营养管
重点医嘱	长期医嘱： □ 食管癌术后护理常规 □ 特/一级护理 □ 禁食、禁水 □ 全身麻醉术后护理 □ 气管插管护理常规 □ 氧气吸入 □ 清醒后半卧位 □ 保留胃管 □ 保留十二指肠营养管 □ 持续胃肠减压 □ 记录出入量 □ 心电监护、血压监护、呼吸监护、血氧饱和度监护 □ 保留导尿接无菌袋 □ 会阴擦洗、会阴冲洗 □ 保留胸腔引流管（负压：有/无） □ 雾化吸入 □ 血气分析监测、血糖监测 □ 预防性应用抗菌药物 □ 镇痛、抑酸、化痰药物 □ 其他特殊医嘱 □ 中心静脉穿刺护理 □ CVP 监测 临时医嘱： □ 中心静脉穿刺置管 □ 明晨血常规、肝肾功能 □ X 线胸片 □ 其他特殊医嘱	长期医嘱： □ 半卧位 □ 鼻饲流质饮食 临时医嘱： □ 静脉营养支持 □ 换药 □ 其他特殊医嘱 □ 纤维支气管镜吸痰（酌情）	长期医嘱： □ 胸外科二级护理 □ 停胸腔闭式引流及负压吸引 □ 停胃肠减压 □ 停保留胃管 □ 停保留尿管 □ 术后 5~6 天进流质饮食 □ 术后 7~9 天进半流质饮食 □ 停记尿量、停吸氧、停心电监护 □ 停雾化 临时医嘱： □ 切口换药 □ 复查 X 线胸片、血常规、肝肾功能、电解质 □ 纤维支气管镜吸痰（可选） □ 泛影葡胺上消化道造影（可选）

续　表

时间	住院第 6~8 天 （手术日）	住院第 7~9 天 （术后第 1 天）	住院第 8~18 天 （术后第 2~9 天）
病情 变异 记录	□无　□有，原因： 1. 2.	□无　□有，原因： 1. 2.	□无　□有，原因： 1. 2.
医师 签名			

时间	住院第 18~28 天 （术后第 10~19 天）	出院日
主要诊疗工作	□ 上级医师查房 □ 住院医师完成病程书写 □ 视情况拔除十二指肠营养管，逐步恢复饮食 □ 视伤口愈合情况拆线 □ 病历及影像学资料留存	□ 上级医师查房，明确是否出院 □ 住院医师完成出院当日病程记录、出院小结、出院卡片、诊断证明、病历首页等，相关文件交予患者或家属 □ 向患者及家属交代出院后的注意事项，如饮食、复诊时间、后续治疗等 □ 各级医师完成相关病历签字
重点医嘱	**长期医嘱：** □ 胸外科二级护理常规 □ 半流质饮食/普通饮食 □ 停保留十二指肠营养管 □ 临时医嘱： □ 切口拆线换药 □ 明日出院、出院诊断及出院带药（出院日前 1 天）	**出院医嘱：** □ 出院医嘱 □ 带药医嘱
病情变异记录	□ 无 □ 有，原因： 1. 2.	□ 无 □ 有，原因： 1. 2.
医师签名		

（二）护士表单

食管癌手术治疗临床路径护士表单

适用对象：第一诊断为食管癌行手术治疗

患者姓名：	性别： 年龄： 门诊号：	住院号：
住院日期： 年 月 日	出院日期： 年 月 日	标准住院日：≤28 天

时间	住院第 1 天	住院第 2~6 天	住院第 5~7 天 （手术前 1 天）
健康宣教	□ 入院宣教 □ 介绍主管医师、护士 □ 介绍环境、设施 □ 介绍住院注意事项 □ 介绍探视和陪伴制度 □ 介绍贵重物品制度	□ 住院宣教 □ 戒烟宣教 □ 住院安全提示 □ 请假外出制度 □ 住院费用介绍 □ 护工制度介绍	□ 术前宣教 □ 术前准备事项 □ 术前饮食 □ 术前清洁 □ 术前睡眠 □ 呼吸功能锻炼 □ 术前物品准备
主要护理工作	□ 核对患者，佩戴腕带 □ 建立入院护理病历	□ 协助医师完成术前的相关实验室检查	□ 协助医师确定术前检查及实验室检查是否完备
基础护理	□ 三级护理 □ 晨晚间护理 □ 患者安全管理	□ 三级护理 □ 晨晚间护理 □ 患者安全管理	□ 三级护理 □ 晨晚间护理 □ 患者安全管理
专科护理	□ 护理查体 □ 病情观察 □ 需要时，填写跌倒及压疮防范表 □ 需要时，请家属陪伴 □ 确定饮食种类 □ 心理护理	□ 病情观察 □ 遵医嘱完成相关检查 □ 心理护理	□ 病情观察 □ 心理护理
重点医嘱	长期医嘱： □ 详见医嘱表单	长期医嘱： □ 详见医嘱表单	临时医嘱： □ 详见医嘱表单
病情变异记录	□ 无 □ 有，原因： 1. 2.	□ 无 □ 有，原因： 1. 2.	□ 无 □ 有，原因： 1. 2.
护士签名			
医师签名			

时间	住院第 6~8 天 （手术日）	住院第 7~9 天 （术后第 1 天）	住院第 8~18 天 （术后第 2~9 天）
健康宣教	□ 术后宣教 □ 疼痛 □ 康复锻炼 □ 引流管路 □ 禁食、禁水	□ 术后宣教 □ 疼痛 □ 康复锻炼 □ 引流管路 □ 禁食、禁水	□ 术后宣教 □ 疼痛 □ 康复锻炼 □ 引流管路 □ 禁食、禁水
主要护理工作	□ 送患者 □ 核对患者及资料 □ 摘除患者穿着及佩戴的所有物品 □ 接患者 □ 核对患者有无皮肤压疮 □ 确保管路安全	□ 遵医嘱输液 □ 观察输液情况 □ 观察生命体征变化 □ 观察各管路引流情况	□ 遵医嘱输液 □ 观察输液情况 □ 观察生命体征变化 □ 观察各管路引流情况 □ 协助患者早期活动
基础护理	□ 特级护理	□ 特/一级护理	□ 二级护理
专科护理	□ 遵医嘱予补液 □ 病情观察 □ 生命体征 □ 心电监测各数值 □ 引流情况 □ 胸部和（或）腹部、颈部引流 □ 胃肠减压	□ 遵医嘱予补液 □ 病情观察 □ 生命体征 □ 心电监测各数值 □ 引流情况 □ 胸部和（或）腹部、颈部引流 □ 胃肠减压 □ 肠内营养	□ 遵医嘱予补液 □ 病情观察 □ 生命体征 □ 心电监测各数值 □ 引流情况 □ 胸部和（或）腹部、颈部引流 □ 胃肠减压 □ 肠内营养
重点医嘱	□ 详见医嘱表单	□ 详见医嘱表单	□ 详见医嘱表单
病情变异记录	□ 无　□ 有，原因： 1. 2.	□ 无　□ 有，原因： 1. 2.	□ 无　□ 有，原因： 1. 2.
护士签名			

时间	住院第 18~28 天 （术后第 10~19 天）	出院日
主要诊疗工作	□ 上级医师查房 □ 住院医师完成病程书写 □ 视情况拔除十二指肠营养管，逐步恢复饮食 □ 视伤口愈合情况拆线 □ 病历及影像学资料留存	□ 上级医师查房，明确是否出院 □ 住院医师完成出院当日病程记录、出院小结、出院卡片、诊断证明、病历首页等，相关文件交予患者或家属 □ 向患者及家属交代出院后的注意事项，如饮食、复诊时间、后续治疗等 □ 各级医师完成相关病历签字
健康宣教	□ 术后宣教 □ 康复锻炼 □ 指导饮食	□ 出院宣教 □ 指导饮食 □ 身体锻炼 □ 复查 □ 随访
主要护理工作	□ 指导患者饮食过渡	□ 办理出院手续
基础护理	□ 二级护理 □ 晨晚间护理 □ 患者安全管理	□ 二级护理
专科护理	□ 遵医嘱予补液 □ 病情观察 □ 生命体征 □ 心电监测各数值 □ 引流情况 □ 胸部和（或）腹部、颈部引流 □ 胃肠减压 □ 肠内营养	□ 办理出院手续
重点医嘱	□ 详见医嘱表单	□ 详见医嘱表单
病情变异记录	□ 无　□ 有，原因： 1. 2.	□ 无　□ 有，原因： 1. 2.
护士签名		

（三）患者表单

食管癌手术治疗临床路径患者表单

适用对象：第一诊断为食管癌行手术治疗

患者姓名：	性别： 年龄： 门诊号：	住院号：
住院日期： 年 月 日	出院日期： 年 月 日	标准住院日：≤28 天

时间	住院第 1 天	住院第 2~6 天	住院第 5~7 天 （手术前 1 天）
医患配合	□ 配合询问病史、收集资料，务必详细告知既往史、用药史、过敏史 □ 配合进行体格检查 □ 有任何不适告知医师	□ 配合完善术前检查及相关实验室检查	□ 医师与患者及家属介绍病情及术前谈话签字
护患配合	□ 配合测量体温、脉搏、呼吸、血压、体重 1 次 □ 配合完成入院护理评估（简单询问病史、过敏史、用药史） □ 接受入院宣教（环境介绍、病室规定、订餐制度、贵重物品保管等） □ 配合执行探视和陪伴制度 □ 有任何不适告知护士	□ 配合测量体温、脉搏、呼吸、血压、询问饮食及排便情况 □ 接受饮食宣教 □ 接受药物宣教	□ 接受术查前宣教 □ 行术前准备 □ 备皮 □ 配血

时间	住院第 6~8 天 （手术日）	住院第 7~9 天 （术后第 1 天）	住院第 8~18 天 （术后第 2~9 天）
医患配合	□ 配合完成手术	□ 配合完成术后相关检查 □ 血 □ 床旁 X 线胸片	□ 配合完成术后相关检查 □ 血 □ 床旁 X 线胸片
医护配合	□ 配合观测生命体征 □ 配合观察引流情况 □ 配合输液	□ 配合定时测量生命体征 □ 配合接受输液治疗 □ 接受生活护理 □ 配合活动，预防皮肤压力伤 □ 注意活动安全，避免坠床或跌倒 □ 配合执行探视及陪伴	□ 配合定时测量生命体征 □ 配合接受输液治疗 □ 接受生活护理 □ 配合活动，预防皮肤压力伤 □ 注意活动安全，避免坠床或跌倒 □ 配合执行探视及陪伴

时间	住院第 18~28 天 （术后第 10~19 天）	出院日
医患配合	□ 配合完成术后相关检查 □ 血 □ 床旁 X 线胸片	□ 办理出院手续
医护配合	□ 配合定时测量生命体征 □ 配合接受输液治疗 □ 接受生活护理 □ 配合活动，预防皮肤压力伤 □ 注意活动安全，避免坠床或跌倒 □ 配合执行探视及陪伴	□ 办理出院手续

附：原表单（2012 年版）

食管癌手术治疗临床路径

适用对象：第一诊断为食管癌行手术治疗

患者姓名：	性别： 年龄： 门诊号：	住院号：
住院日期： 年 月 日	出院日期： 年 月 日	标准住院日：≤28 天

时间	住院第 1 天	住院第 2~6 天	住院第 5~7 天 （手术前 1 天）
主要诊疗工作	□ 询问病史及体格检查 □ 完成病历书写 □ 开实验室检查单及检查申请单 □ 医师查房 □ 初步确定治疗方案	□ 上级医师查房 □ 临床分期与术前评估 □ 根据病情需要，完成相关科室会诊 □ 住院医师完成病程日志、上级医师查房记录等病历书写 □ 入院病历签字	□ 上级医师查房 □ 完成术前准备 □ 术前病例讨论，确定手术方案 □ 完成术前小结、签署手术知情同意书、输血同意书、授权同意书
重点医嘱	**长期医嘱：** □ 胸外科护理常规 □ 一/二级护理 □ 饮食 **临时医嘱：** □ 血常规、尿常规+镜检、大便常规+隐血 □ 凝血功能、肝肾功能、电解质、感染性疾病筛查 □ 肿瘤标志物（可选） □ 肺功能、动脉血气分析（吸氧前/吸氧后）、心电图 □ 食管内镜+活检 □ 影像学检查：X 线胸片正侧位、胸部 CT、上消化道造影、腹部超声或 CT、颈部超声或 CT	**长期医嘱：** □ 雾化吸入 □ 营养支持	**临时医嘱：** □ 拟明日全身麻醉下行胸腹两切口/左胸切口/颈胸腹三切口，食管癌切除+食管-胃吻合，淋巴结清扫术 □ 今晚流质饮食 □ 明晨禁食、禁水 □ 今晚镇静药物（地西泮） □ 明晨留置胃管 □ 明晨留置尿管 □ 备皮 □ 血型 □ 备血 □ 抗菌药物皮试 □ 带入手术室用物 □ 其他特殊医嘱
主要护理工作	□ 介绍病房环境、设施和设备 □ 入院护理评估 □ 提醒患者转日空腹取血	□ 呼吸功能锻炼 □ 卧位咳痰锻炼	□ 宣教、备皮、洗肠等术前准备 □ 术后相关病房环境、情况介绍 □ 提醒患者禁食、禁水
病情变异记录	□ 无 □ 有，原因： 1. 2.	□ 无 □ 有，原因： 1. 2.	□ 无 □ 有，原因： 1. 2.

续　表

时间	住院第 1 天	住院第 2~6 天	住院第 5~7 天 （手术前 1 天）
护士 签名			
医师 签名			

时间	住院第 6~8 天 （手术日）	住院第 7~9 天 （术后第 1 天）	住院第 8~22 天 （术后第 2~14 天）
主要诊疗工作	□ 留置胃管、留置十二指肠营养管 □ 留置导尿管 □ 手术 □ 术者完成手术记录 □ 住院医师完成术后病程记录、术后医嘱 □ 上级医师查房 □ 观察生命体征 □ 向患者及家属交代病情、手术情况及术后注意事项 □ 置放深静脉导管	□ 上级医师查房 □ 住院医师完成病程书写 □ 观察胸腔引流及胃肠减压情况 □ 观测生命体征 □ 注意肺部呼吸音 □ 鼓励并协助患者排痰 □ 监测相关实验室检查结果 □ 切口换药 □ X 线胸片检查，确定十二指肠营养管位置	□ 上级医师查房 □ 住院医师完成病程书写 □ 视病情复查血常规、血生化及 X 线胸片 □ 营养支持（肠内/肠外） □ 视胸腔引流情况拔除胸腔引流管并切口换药 □ 视情况停用或调整抗菌药物 □ 视情况停用或调整抑酸药、镇痛药、止血药等 □ 视情况拔除胃管及十二指肠营养管
重点医嘱	长期医嘱： □ 食管癌术后护理常规 □ 特/一级护理 □ 禁食、禁水 □ 全身麻醉术后护理 □ 气管插管护理常规 □ 氧气吸入 □ 清醒后半卧位 □ 保留胃管 □ 保留十二指肠营养管 □ 持续胃肠减压 □ 记录出入量 □ 心电监护、血压监护、呼吸监护、血氧饱和度监护 □ 保留导尿接无菌袋 □ 会阴擦洗、会阴冲洗 □ 保留胸腔引流管（负压：有/无） □ 雾化吸入 □ 血气分析监测、血糖监测 □ 预防性应用抗菌药物 □ 镇痛、抑酸、化痰药物 □ 其他特殊医嘱 □ 中心静脉穿刺护理 □ CVP 监测 临时医嘱： □ 中心静脉穿刺置管 □ 明晨血常规、肝肾功能 □ X 线胸片 □ 其他特殊医嘱	长期医嘱： □ 半卧位 □ 鼻饲流质饮食 临时医嘱： □ 静脉营养支持 □ 换药 □ 其他特殊医嘱 □ 纤维支气管镜吸痰（酌情）	长期医嘱： □ 胸外科二级护理 □ 停胸腔闭式引流及负压吸引 □ 停胃肠减压 □ 停保留胃管 □ 停保留尿管 □ 术后 5~6 天进流质饮食 □ 术后 7~9 天进半流质饮食 □ 停记尿量、停吸氧、停心电监护 □ 停雾化 临时医嘱： □ 切口换药 □ 复查 X 线胸片、血常规、肝肾功能、电解质 □ 纤维支气管镜吸痰（可选） □ 泛影葡胺上消化道造影（可选）

续　表

时间	住院第 6~8 天 （手术日）	住院第 7~9 天 （术后第 1 天）	住院第 8~22 天 （术后第 2~14 天）
主要 护理 工作	□ 密切观察患者病情变化 □ 心理和生活护理	□ 密切观察患者病情变化 □ 指导术后咳嗽、呼吸训练 □ 术后心理与生活护理	□ 观察患者病情变化 □ 呼吸功能训练 □ 心理与生活护理
病情 变异 记录	□ 无　□ 有，原因： 1. 2.	□ 无　□ 有，原因： 1. 2.	□ 无　□ 有，原因： 1. 2.
护士 签名			
医师 签名			

时间	住院第 18~28 天 （术后第 10~19 天）	出院日
主要诊疗工作	□ 上级医师查房 □ 住院医师完成病程书写 □ 视情况拔除十二指肠营养管，逐步恢复饮食 □ 视伤口愈合情况拆线 □ 病历及影像学资料留存	□ 上级医师查房，明确是否出院 □ 住院医师完成出院当日病程记录、出院小结、出院卡片、诊断证明、病历首页等，相关文件交予患者或家属 □ 向患者及家属交代出院后的注意事项，如饮食、复诊时间、后续治疗等 □ 各级医师完成相关病历签字
重点医嘱	长期医嘱： □ 胸外科二级护理常规 □ 半流质饮食/普通饮食 □ 停保留十二指肠营养管 临时医嘱： □ 切口拆线换药 □ 明日出院、出院诊断及出院带药（出院日前 1 天）	出院医嘱：
主要护理工作	□ 观察患者病情变化 □ 指导术后呼吸训练 □ 心理与生活护理 □ 指导恢复饮食 □ 指导患者及家属做好出院准备	□ 指导患者办理出院手续 □ 交代出院后的注意事项 □ 出院后饮食指导 □ 病历排序及督促医师签字，尽快归档
病情变异记录	□ 无 □ 有，原因： 1. 2.	□ 无 □ 有，原因： 1. 2.
护士签名		
医师签名		

第十九章

食管癌化疗临床路径释义

一、食管癌化疗编码

1. 卫计委原编码

疾病名称及编码：食管癌（ICD-10：C15.9）

2. 修改编码

疾病名称及编码：食管癌：（ICD-10：C15）

　　　　　　　　恶性肿瘤化学治疗（ICD-10：Z51.1）

　　　　　　　　食管恶性肿瘤个人史（ICD-10：Z85.001）

二、临床路径检索方法

C15 伴 Z51.1/ Z51.1 伴 Z85.001

三、食管癌化疗标准住院流程

（一）适用对象

第一诊断为食管癌（ICD-10：C15.9）需要化疗的患者。包括术前化疗、术后化疗、姑息性化疗及同步放化疗者，但无化疗禁忌的患者。

> **释义**
>
> ■食管癌是发生于食管或食管胃连接部的癌，本路径是指病理类型是鳞状细胞癌的患者。
>
> ■对于手术困难或者局部分期晚的患者，术前化疗可以达到降期、缩小手术范围的作用。
>
> ■术后化疗的目的是杀灭手术残留的肿瘤细胞及消灭微小转移灶，减少局部复发和远端转移的机会，提高术后长期生存率。
>
> ■对于晚期、复发、转移性食管癌，姑息性化疗可以提高生活质量及延长生存期。

（二）诊断依据

根据《食管癌规范化诊治指南》（卫生部，2011 年）、《临床诊疗指南·胸外科分册》（中华医学会编著，人民卫生出版社）等。

1. 临床症状：食管癌可表现为胸骨后不适、疼痛或烧灼感、吞咽疼痛或吞咽不畅，呈间歇性，逐渐加重呈持续性，晚期可有背痛、声音嘶哑，进食呛咳或大呕血，体重减轻，有时可有黑便及贫血。

2. 临床体征：大多数食管癌患者无明显阳性体征，少数患者锁骨上淋巴结肿大、贫血、消瘦或恶病质。

3. 辅助检查：上消化道造影、胸部 CT 平扫+增强、磁共振成像（MRI）、胃镜检查及活检、内镜下超声检查。

4. 病理学诊断明确。

> **释义**
>
> ■ 结合症状、体征及活组织病理检查，绝大多数患者可以明确诊断。术前病理活检为必须项目，不建议采用术中冷冻病理的方法。活检不能诊断原位癌。
>
> ■ 内镜检查应包括整个上消化道，部分食管癌为多原发，临床上也会看到食管癌合并胃癌的病例。
>
> ■ 对于颈段或者胸上段食管癌伴有颈部淋巴结转移者，除胸部 CT 外还应做颈部 CT；对于食管胃连接部癌，还应加做腹部 CT。有条件的单位，可进行内镜超声、PET-CT 等检查。

（三）进入路径标准

1. 第一诊断符合食管癌化疗（ICD-10：C15.9）。

2. 符合化疗适应证，无化疗禁忌。

3. 当患者合并其他疾病，但住院期间不需要特殊处理也不影响第一诊断的临床路径流程实施时，可以进入路径。

> **释义**
>
> ■ 本路径主要是针对食管鳞癌的化疗。如果患者合并高血压、糖尿病、心脑血管疾病等慢性病，可以在化疗同时给予对症处理。但如果慢性病的存在使患者身体状况不具备化疗条件，则不能进入路径，需优先处理内科疾病。
>
> ■ 化疗前需评估患者各方面的身体条件，包括 ECOG 评分、骨髓功能、肝肾功能、心脏功能、凝血等。如果存在化疗的禁忌证，不能进入本临床路径。

（四）标准住院日 5~10 天

> **释义**
>
> ■ 住院时间的长短主要取决于化疗药物的选择和用法，推荐标准住院日为 5~10 天。部分药物需要提前进行预处理，比如紫杉醇提前应用地塞米松、大剂量顺铂需要水化。有些药物需要每周给药，比如紫杉醇每周方案，吉西他滨、博来霉素等。

（五）住院期间的检查项目

1. 必需的检查项目：

（1）血常规、尿常规、大便常规+隐血。

（2）肝肾功能、电解质、血糖、血脂、消化道肿瘤标志物（CEA、CA19-9、CA72-4、

CA242、SCC 等）。

（3）腹部及盆腔超声或（腹部及盆腔 CT）自选。

（4）胸部 CT、心电图。

2. 根据患者病情选择：

（1）超声心动图、肺功能检查等。

（2）其他病理检测包括相关的免疫组化等。

（3）骨扫描。

（4）PET-CT。

（5）胃镜。

> **释义**
>
> ■ 完善相关检查的目的包括：①评估患者的身体状况和各脏器功能，如血常规、肝肾功能、心电图等，患者是否存在化疗的禁忌证，是否能接受化疗；②评估化疗的疗效，如 CT、MRI、B 超、PET-CT、肿瘤标志物等，从而决定患者是否继续原方案化疗；③其他合并慢性疾病的相关检查。

（六）化疗前准备

1. 体格检查、体能状况评分。

2. 排除化疗禁忌。

3. 患者、监护人或被授权人签署相关同意书。

> **释义**
>
> ■ 化疗前需对患者身体状况进行总体评估，确定患者能够接受化疗。
>
> ■ 化疗前需签署知情同意书，内容包括：化疗的获益和风险；准备进行的化疗方案，包括药物名称、剂量、使用方法和天数；可能出现的不良反应的处理和监测。

（七）治疗方案的选择

根据《食管癌规范化诊治指南》（卫生部，2011 年）等，结合患者的病理分型、分期和身体状况选择方案和剂量。食管癌化疗方案包括：

1. 铂类（顺铂或卡铂或奈达铂）加氟尿嘧啶类（5-FU 或卡培他滨或替吉奥）方案。

2. 铂类（顺铂或卡铂或奈达铂）加紫杉类（紫杉醇或多西紫杉醇）方案。

> **释义**
>
> ■ 临床上用于食管癌治疗的主要化疗药物包括三大类：紫杉类、铂类和氟尿嘧啶类。紫杉类目前常用的药物有紫杉醇和多西紫杉醇；铂类常用的有顺铂、卡铂和奈达铂；氟尿嘧啶类包括 5-FU、卡培他滨和替吉奥。通常选择其中两种化疗药物联合治疗。每种药物的不良反应均有自身的特点，需熟悉药物不良反应的发生规律和处理方案。

（八）化疗后必须复查的检查项目

1. 血常规：建议每周复查 1~2 次。根据具体化疗方案及血象变化，复查时间间隔可酌情增减。

2. 肝肾功能：每化疗周期复查 1 次。根据具体化疗方案及血象变化，复查时间间隔可酌情增减。

> **释义**
>
> ■化疗后检查的主要目的是及时发现骨髓抑制、肝肾功能损害等不良事件，保证患者的安全，同时为后续周期治疗是否调整化疗方案提供依据。

（九）化疗中及化疗后治疗

化疗期间脏器功能损伤的相应防治：止吐、保肝、水化、抑酸、止泻、预防过敏、升白细胞及血小板、治疗贫血。

> **释义**
>
> ■化疗期间的治疗包含两部分内容：一是化疗药物本身的预处理，如水化、抗过敏等。大剂量顺铂需要水化，紫杉醇过敏反应发生率高，需要地塞米松预处理，多西他赛也需要地塞米松预处理减少水钠潴留的发生。二是不良反应的处理，如胃肠道反应处理、骨髓毒性及肝肾功能损害等对症治疗。恶心呕吐、食欲下降、腹泻等胃肠道反应的存在会明显降低患者的化疗依从性，使患者恐惧化疗。目前临床上常用的止吐药物包括甲氧氯普胺、苯海拉明、5-HT$_3$ 受体拮抗剂、NK1 受体拮抗剂、糖皮质激素等，可根据不同药物的致吐性强弱来选择相应的止吐方案。临床常用的保肝药包括：双环醇、甘草酸类、多烯磷脂酰胆碱、丁二磺酸腺苷蛋氨酸等，可根据患者肝功能情况合理应用，并不推荐常规预防治疗。

（十）出院标准

1. 完成既定化疗流程。
2. 无发热等感染表现。
3. 无Ⅲ度及以上的恶心、呕吐及腹泻（NCI 分级）。
4. 无未控制的癌痛。
5. 若行实验室检查，无需干预的异常结果。
6. 无需干预的其他并发症。

> **释义**
>
> ■化疗完成后，无特殊情况即可出院。需要住院处理的并发症一般包括Ⅳ度血液学毒性、Ⅲ度非血液学毒性。此外，如果患者化疗期间胃肠道反应明显，食欲下降，营养状况差，体重明显下降，可以住院给予营养支持治疗。

（十一）变异及原因分析

1. 治疗前、中、后有感染、贫血、出血、梗阻、穿孔（瘘）及其他合并症者，需进行相关的诊断和治疗，可能延长住院时间并导致费用增加。

2. 化疗后出现严重骨髓抑制，需要对症处理，导致治疗时间延长、费用增加。

3. 药物不良反应需要特殊处理，如过敏反应、神经毒性、心脏毒性等。

4. 高龄患者根据个体化情况具体实施。

5. 医师认可的变异原因分析，如药物减量使用。

6. 其他患者方面的出血、梗阻、吻合口漏等。

> **释义**
>
> ■患者入院后治疗过程中可能会出现感染、出血、梗阻、穿孔等严重并发症，需要及时控制、纠正。
>
> ■化疗过程中，少数患者会出现严重的或者少见的不良事件，如喉痉挛、心脏毒性、过敏性休克等，会导致原定治疗计划不能执行，需要进行调整，出现变异。

四、食管癌化疗临床路径给药方案

【用药选择】

20 世纪 70 年代，食管癌化疗以单药为主，常用药物包括博来霉素、氟尿嘧啶、丝裂霉素等，单药有效率在 15% 左右。20 世纪 80 年代，顺铂开始用于食管癌治疗，单药有效率提高到 20% 以上。近年来，多种新药应用于食管癌的化疗，包括紫杉醇、多西他赛、奈达铂、奥沙利铂、伊立替康、吉西他滨、5-FU 衍生物（卡培他滨、替吉奥）等。总体来看，晚期食管鳞癌至今未能确定标准的化疗方案。目前食管鳞癌一线化疗的主要药物包括紫杉类、铂类、氟尿嘧啶类，联合化疗的有效率可达到 50% 以上。联合化疗多数选择两药联合方案：紫杉类联合铂类，铂类联合氟尿嘧啶类。对于身体状况好的患者，也有三种化疗药物联合应用的尝试。伊立替康、吉西他滨常用于食管癌的二线化疗。在实际临床工作中，需根据患者不同的身体状况及治疗目标，确定化疗药物种类、剂量及具体用法。

常用化疗方案：

顺铂联合氟尿嘧啶方案

DDP 75~100mg/m^2，静滴，第 1 天

5-FU 750~1000mg/m^2，连续静滴，第 1~4 天

28 天为 1 个周期

紫杉醇联合顺铂方案 1

PTX 135~175mg/m^2，静滴，第 1 天

DDP 75mg/m^2，静滴，第 2 天

21 天为 1 个周期

紫杉醇联合顺铂方案 2

PTX 135~150mg/m^2，静滴，第 1 天

DDP 50mg/m^2，静滴，第 2 天

14 天为 1 个周期

多西他赛联合顺铂方案

TXT 70mg/m^2，静滴，第 1 天

DDP 70mg/m^2，静滴，第 2 天

21 天为 1 个周期

改良的 DCF 方案

TXT 60mg/m^2，静滴，第 1 天

DDP 60mg/m^2，静滴，第 2 天

5-FU 750mg/m^2，连续泵入 24 小时，第 1~4 天

21 天为 1 个周期

【药学提示】

紫杉醇：是一种抗微管药物，能特异的结合到微管的 β 位上，导致微管聚合成团块和束状并使其稳定，从而抑制微管网络的正常重组。紫杉醇对 G2 和 M 期细胞敏感，同时具有显著的放射增敏作用。紫杉醇联合用药常用剂量为 135~175mg/m^2，3~4 周重复。近来，许多研究采用每周疗法，剂量 60~90mg/m^2，也取得不错的疗效。紫杉醇的不良反应包括：过敏反应、骨髓抑制、神经毒性、心血管毒性及关节肌肉酸痛等。

多西他赛：作用机制与紫杉醇相同，稳定微管作用比紫杉醇大 2 倍，并能诱导微管束的装配。多西他赛也具有放射增敏作用。多西他赛国内单药常用剂量为 75mg/m^2，联合用药 60mg/m^2，每 3 周重复。近年来，国内、外许多学者采用每周疗法，一般剂量为 35~40mg/m^2，每周 1 次，连用 2 周，停 1 周。多西他赛最主要的剂量限制性毒性是中性粒细胞减少，呈剂量依赖性。多西他赛有两个独特的水肿综合征：一种是血管水肿，通常在用药后很快出现，用皮质激素后缓解；另一种是液体潴留综合征，特点是进行性外周水肿、胸腔积液和腹水，多见于多西他赛多程治疗的患者。

伊立替康：为半合成水溶性喜树碱衍生物，是 DNA 拓扑异构酶 I（Topo I）抑制剂。其抗肿瘤作用主要是通过其活性代谢产物 SN-38 发挥细胞毒作用。UGT1A1 是参与伊立替康在人体内失活代谢的最重要的酶。UGT1A1 基因多态性与伊立替康引起的迟发性腹泻和中性粒细胞减少具有相关性。伊立替康在不同肿瘤中的用药方法不一致，胃肠道肿瘤中常用的方法为 150~180mg/m^2，静滴，每 2 周重复，联合用药时剂量酌情降低。伊立替康的剂量限制性毒性是迟发性腹泻和骨髓抑制。其他的不良反应包括胆碱能综合征、胃肠道反应、乏力等。

【注意事项】

1. 紫杉醇的过敏反应发生率为 11%~20%，多数为 I 型变态反应，表现为支气管痉挛性呼吸困难、荨麻疹和低血压。为防止紫杉醇的过敏反应，应在紫杉醇用药前 12 小时给予地塞米松，治疗前 30~60 分钟给予苯海拉明肌注、静脉注射西咪替丁。

2. 对药物相互作用的研究表明，先用 DDP 会加重紫杉醇的主要不良反应。应先用紫杉醇后用铂类。

3. 伊立替康相关迟发性腹泻中位发生时间为用药后第 5 天，平均持续 4 天。大剂量洛哌丁胺治疗有效，不预防用药，一旦出现迟发性腹泻，首剂口服 4mg，以后每 2 小时口服 2mg，直至末次水样便后继续用药 12 小时。如腹泻 48 小时后仍未缓解，需应用生长抑素、抗菌药物、谷氨酰胺等帮助控制腹泻，同时予静脉营养支持，避免脱水及电解质紊乱。

4. 紫杉类、铂类、氟尿嘧啶通常用于鳞癌及腺癌，如果病理类型是小细胞癌，常用的化疗方案是铂类联合 Vp-16。

五、推荐表单

（一）医师表单

食管癌化疗临床路径医师表单

适用对象：第一诊断为食管癌（ICD-10：C15.9）

患者姓名：	性别： 年龄： 门诊号：	住院号：
住院日期： 年 月 日	出院日期： 年 月 日	标准住院日：5~15 天

时间	住院第 1 天	住院第 2 天	住院第 3~12 天（化疗日）	住院第 13~15 天
诊疗工作	□ 询问病史及体格检查 □ 完成病历书写 □ 开实验室检查单 □ 主管医师查房	□ 上级医师查房 □ 住院医师完成常规病历书写 □ 签署化疗知情同意书、自费用品协议书 □ 根据实验室检查结果，确定化疗方案 □ 完成化疗前准备 □ 交代化疗注意事项	□ 上级医师查房 □ 化疗 □ 住院医师完成常规病历书写	□ 复查血常规及肝肾功能 □ 根据患者检查结果及病情是否决定出院
重点医嘱	长期医嘱： □ 肿瘤内科二级护理常规 □ 饮食 临时医嘱： □ 胸部 CT 平扫+增强（酌情） □ 常规心电图（酌情） □ 腹部 B 超（肝胆胰脾）（酌情） □ 血、尿、大便常规 □ 凝血功能、血型 □ 生化全套 B □ 肿瘤标志物（酌情）	长期医嘱： □ 肿瘤内科二级护理常规 □ 饮食 □ 护胃（酌情） □ 升白细胞（酌情） □ 止吐（酌情） □ 既往基础用药	长期医嘱： □ 营养支持（酌情） □ 止吐（酌情） □ 补液（酌情） □ 护胃（酌情） □ 保肝（酌情） 临时医嘱： □ 紫杉类 □ 铂类 □ 氟尿嘧啶 □ 其他（酌情）	出院医嘱： □ 出院带药
变异	□ 无 □ 有，原因：	□ 无 □ 有，原因：	□ 无 □ 有，原因：	□ 无 □ 有，原因：
医师签名				

（二）护士表单

食管癌化疗临床路径护士表单

适用对象：第一诊断为食管癌（ICD-10：C15.9）

患者姓名：	性别：　　年龄：　　门诊号：		住院号：
住院日期：　　年　月　日	出院日期：　　年　月　日		标准住院日：5~15 天

时间	住院第 1 天	住院第 2 天	住院第 3~12 天 （化疗日）	住院第 13~15 天
主要护理工作	□ 介绍病房环境、设施和设备 □ 入院护理评估 □ 提醒患者完成抽血及其他检查等注意事项	□ 测量并记录患者生命体征 □ 协助患者完成检查 □ 化疗前宣教、交代化疗注意事项	□ 完成化疗，化疗期间测量并记录患者生命体征 □ 观察患者化疗相关不良事件，及时告知医师并协助医师完成治疗 □ 心理和生活护理	□ 测量和记录患者生命体征 □ 心理和生活护理 □ 协助患者办理出院手续 □ 出院指导，出院后用药方法
变异	□ 无　□ 有，原因：	□ 无　□ 有，原因：	□ 无　□ 有，原因：	□ 无　□ 有，原因：
护士签名				

（三）患者表单

食管癌化疗临床路径患者表单

适用对象：第一诊断为食管癌（ICD-10：C15.9）

患者姓名：		性别：	年龄：	门诊号：	住院号：
住院日期： 年 月 日		出院日期： 年 月 日			标准住院日：5~15 天

时间	住院第 1 天	住院第 2 天	住院第 3~12 天 （化疗日）	住院第 13~15 天
医患配合	□ 配合询问病史收集资料，详细告知既往史、用药史、过敏史等 □ 配合进行体格检查	□ 配合完善相关检查 □ 完成化疗前谈话，知情同意书签字 □ 完成化疗前准备	□ 接受化疗 □ 遵医嘱执行化疗注意事项 □ 有不适及时 + 告知医师	□ 配合化疗后检查 □ 接受出院指导 □ 明确出院后注意事项、检查时间及返院时间
护患配合	□ 配合生命体征检查 □ 配合完成入院护理评估 □ 接受入院宣教	□ 配合生命体征测量 □ 接受化疗前宣教 □ 明确化疗注意事项，完成化疗前准备	□ 接受化疗药物治疗 □ 必要时配合吸氧、心电监护等措施	□ 接受出院前指导 □ 办理出院手续
饮食	□ 按治疗要求饮食	□ 按治疗要求饮食	□ 按治疗要求饮食	□ 按治疗要求饮食
排泄	□ 记录大小便情况	□ 记录大小便情况	□ 记录大小便情况	□ 记录大小便情况
活动	□ 正常活动	□ 正常活动	□ 正常活动	□ 正常活动

附：原表单（2016 年版）

食管癌化疗临床路径表单

适用对象：第一诊断为食管癌（ICD-10：C15.9）

患者姓名：	性别： 年龄： 门诊号：	住院号：
住院日期： 年 月 日	出院日期： 年 月 日	标准住院日：5~10 天

时间	住院第 1 天	住院第 2 天	住院第 3~4 天（化疗日）	住院第 5~10 天
诊疗工作	□ 询问病史及体格检查 □ 完成病历书写 □ 开实验室检查单 □ 主管医师查房	□ 上级医师查房 □ 住院医师完成常规病历书写 □ 签署化疗知情同意书、自费用品协议书 □ 根据实验室检查结果，确定化疗方案	□ 上级医师查房 □ 住院医师完成常规病历书写	□ 复查血常规及肝肾功能 □ 根据患者检查结果及病情是否决定出院
重点医嘱	长期医嘱： □ 肿瘤内科二级护理常规 □ 饮食 临时医嘱： □ 胸部 CT 平扫+增强（酌情） □ 常规心电图（酌情） □ 腹部 B 超（肝胆胰脾）（酌情） □ 血、尿、大便常规 □ 凝血功能、血型 □ 生化全套 B □ 肿瘤标志物（酌情）	长期医嘱： □ 肿瘤内科二级护理常规 □ 饮食 □ 护胃（酌情） □ 升白细胞（酌情） □ 止吐（酌情）	长期医嘱： □ 营养支持（酌情） □ 止吐（酌情） □ 补液（酌情） □ 护胃（酌情） 临时医嘱： □ 氟尿嘧啶针 □ 亚叶酸钙针 □ 奥沙利铂针 □ 氨磷汀针（酌情）	出院医嘱： □ 出院带药
护理工作	□ 入院宣教（环境、设施、人员等） □ 入院护理评估	□ 观察患者病情变化	□ 观察患者病情变化	□ 协助患者办理出院手续 □ 进行出院后饮食、防护等健康宣教
变异	□ 无 □ 有，原因：	□ 无 □ 有，原因：	□ 无 □ 有，原因：	□ 无 □ 有，原因：
护士签名				
医师签名				

第二十章

食管癌放射治疗临床路径释义

一、食管癌放射治疗编码

1. 卫计委原编码

疾病名称与编码：食管癌（ICD-10：C15 伴 Z51.0，Z51.0 伴 Z85.001）

2. 修改编码

疾病名称与编码：食管癌：（ICD-10：C15）

恶性肿瘤放射治疗（ICD-10：Z51.0）

二、临床路径检索方法

C15 伴 Z51.0/Z51.0 伴 Z85.001

三、食管癌放射治疗临床路径标准住院流程

（一）适用对象

1. 第一诊断为食管癌（ICD-10：C15 伴 Z51.0，Z51.0 伴 Z85.001）。
2. 不适合手术治疗或患者不愿接受手术治疗的 I ~ Ⅲ期病例。
3. 不可切除的 T4 期肿瘤。

> **释义**
>
> ■ 不可手术切除的局部晚期食管癌。

4. 需要术前/术后放射治疗。

> **释义**
>
> ■ 可手术食管癌推荐治疗方案为术前同步放化疗或术前放疗；食管癌术后病理分期为Ⅱb（有淋巴结转移）或Ⅲ期、切缘不净或肿瘤残存患者需要术后预防性放射治疗。

5. 姑息性放疗。

> **释义**
>
> ■ 姑息放疗或放化疗包括术后瘤床复发、吻合口复发、淋巴结转移失败的挽救性治疗或减轻吞咽困难症状的局部姑息性放射治疗。

> **释义**
>
> ■ 适用对象编码参见第一部分。
>
> ■ 初次诊断的食管癌需要有病理组织学证据。
>
> ■ 本路径适用于如下情况：①不愿手术或因高龄或合并其他疾病等原因不能手术的早期食管癌患者，放射治疗或放化同步治疗为首选的治疗方案；②可手术食管癌术前放化同步为首选方案；③局部晚期食管癌经过（MDT 多学科会诊）有计划的术前放化同步后行手术或根治性放化同步治疗；④不能手术但没有广泛的区域外淋巴结转移的晚期食管癌；⑤术后有高危因素如淋巴结转移、残端不净或原发肿瘤/淋巴结残存患者；⑥姑息性放疗包括术后瘤床复发、吻合口复发、淋巴结转移失败或为减轻吞咽困难症状的局部姑息性治疗。
>
> ■ 放疗需要结合患者体力状况、症状、分期、复发转移类型等综合判断预期效果，并与患者及家属及时、充分的沟通病情及预后。

（二）诊断依据

根据《临床诊疗指南·胸外科分册》（中华医学会编著，人民卫生出版社）等。

1. 临床症状：进食哽噎、异物感；进行性吞咽困难；逐渐消瘦、脱水、乏力。

> **释义**
>
> ■ 临床症状：进食哽噎、异物感、吞咽疼痛和（或）合并声音嘶哑；进行性吞咽困难；逐渐消瘦、脱水、乏力等。

2. 辅助检查：食管造影、内镜检查、颈胸腹 CT 或胸部 CT 并颈部及腹部 B 超。

> **释义**
>
> ■ 食管造影、内镜检查、食管腔内超声（EUS）检查、颈部、胸部、腹部的增强 CT 检查或胸部增强 CT 检查和颈部及腹部 B 超检查。
>
> ■ 食管腔内超声（EUS）更能准确的 T 分期和了解淋巴结转移情况，必要时行淋巴结穿刺以获得淋巴结是否转移的病理或细胞学诊断。

3. 病理学诊断明确（组织病理学、细胞病理学）。

> **释义**
>
> ■ 早期可无症状和体征，但常出现吞咽粗、硬食物时可能有不同程度的不适感觉，包括咽下食物阻挡感，胸骨后烧灼样、针刺样或牵拉样疼痛，食物通过缓慢，并有停滞感或异物感。随着病情的进展出现哽噎感，但可通过喝水后缓解消失，症状时轻时重。晚期可出现持续胸痛或背痛，声音嘶哑、饮水呛咳，消瘦、脱水、乏力，最后出现恶病质状态。体格检查时应特别注意锁骨上区或颈部有无增大淋巴结。肿瘤标志物可能有异常增高。

> ■明确诊断主要依靠内镜活检的病理组织学或细胞学的诊断。
> ■影像学主要明确食管癌的临床分期及判断手术的可切除性，食管造影、CT 及内镜超声均为有效手段。影像学分期主要依靠对肿瘤局部情况、淋巴结及脏器转移情况综合判定，主要包括颈胸腹的增强 CT 或胸部增强 CT 以及颈部、腹部 B 超检查。必要时建议行脑 MRI、PET-CT 检查。
> ■在治疗前准确的分期对制订综合治疗方案具有重要的临床意义。

（三）放射治疗方案的选择

根据《临床诊疗指南·胸外科分册》（中华医学会编著，人民卫生出版社）等，实施规范化放射治疗：

1. 对于不适合外科手术或拒绝手术的病例，根据患者的身体条件，可以选择放化同步治疗或单纯放疗±化疗。

2. 颈部食管癌，T1b 分期及以上，可选放化综合治疗。

> **释义**
>
> ■颈段食管癌 $T_{1b\sim4}N_{0\sim1}M_0$ 期，可选放化同步治疗或单一放射治疗。

3. 对于 T2 期以上可手术的食管癌，可选择术前放化同步治疗。

> **释义**
>
> ■可手术的胸段食管癌，术前放化同步是 NCCN 推荐的标准治疗模式，不仅能降期，还能提高总生存率、降低复发转移率。

4. T_3 期以上或淋巴结阳性的，可选择术后放疗、化疗。

> **释义**
>
> ■胸段食管癌术后病理显示有淋巴结转移、Ⅲ期可选择术后放疗，如有血行转移，可先选择化疗。

5. 对于切缘阳性的病例，应接受术后放疗。

> **释义**
>
> ■对于手术切缘不净、肿瘤残存的患者，术后行放化疗或放射治疗。

6. Ⅳ期病例，可考虑局部姑息性放疗。

> **释义**
>
> ■放疗计划的制订应在多学科讨论的基础上进行，应充分考虑食管癌病变位置、病理类型、患者症状、肿瘤分期、放疗目的以及既往治疗经过，由包括放疗科、外科、肿瘤内科、影像科、病理科等在内的多学科讨论决定。
>
> ■患者病灶无法切除以及一般情况或脏器功能差不能耐受手术者，可行放化疗。不能耐受手术者，更应该重视患者脏器功能和营养状况的保护和改善，根据情况决定是否在放疗的同时合并化疗。单一放疗也是疗效较好的治疗方法。
>
> ■对于可手术切除的胸段食管癌，NCCN 推荐术前放化同步治疗能降低分期提高手术切除率和生存率，但要高度重视与治疗相关的并发症。
>
> ■手术后病理显示有高危因素包括淋巴结转移、Ⅲ期可选择术后预防性放疗；对于切缘不净、肿瘤残存的患者，术后行放化疗或放射治疗。
>
> ■晚期食管癌可姑息减症放疗。

（四）标准住院日为≤55 天

> **释义**
>
> ■患者收治入院后，放疗前准备（治疗前评估、模拟定位、靶区勾画、复位等）3~7 天，可根据临床科室不同的运行状况在此时间范围内完成诊治均符合路径要求。部分检查可在入院前完成。
>
> ■放疗相关的不良反应可发生在放疗过程中或放疗后，故应加强出院前患者及家属的沟通与宣教，及时检查、记录并与医师及时联系处理不良反应，避免严重不良反应的发生。
>
> ■放疗过程中患者住院并非必需，可根据医疗单位实际情况酌定，原则需保障患者医疗安全。

（五）进入路径标准

1. 第一诊断符合 ICD-10：C15 伴 Z51.0，Z51.0 伴 Z85.001 食管癌疾病编码。
2. 无放疗禁忌证。
3. 当患者合并其他疾病，但住院期间不需要特殊处理也不影响第一诊断的临床路径流程实施时，可以进入路径。

> **释义**
>
> ■进入路径前必须有确诊食管癌的临床病理证据以及明确的临床或病理的分期。
>
> ■食管癌放射治疗适合于病变局限或虽病变广泛、但局部症状严重影响患者生活质量者。放疗禁忌证包括：①穿孔：患者有发热、或呛咳的症状；检查发现已穿孔如纵隔炎，或食管气管瘘；②有严重的并发症且 KS≤60 分；③严重恶病质及严重的心肺、肝肾疾病不能耐受放射治疗的患者。

■ 如患者存在食管穿孔，应放置食管支架或鼻饲管改善症状后化疗，再根据情况姑息放疗；如患者恶病质状态，应经肠内（首选）或肠外营养治疗改善营养状态，为进一步放化疗创造条件。

■ 入院检查发现其他疾患或伴随疾病时，如该疾病必须于放疗前治疗或调整，否则增大放疗风险，增加并发症出现概率，则不宜进入路径。如：高血压三级，严重的未良好控制的糖尿病，心肺功能不全，肝肾功能不全，严重出血倾向，严重感染等。

（六）放射治疗前准备

1. 必需的检查项目：
（1）血常规、尿常规、大便常规。
（2）感染性疾病筛查、肝功能、肾功能。
（3）食管造影。
（4）胸部增强 CT 扫描。
（5）心电图、肺功能。
2. 根据患者情况，可选检查项目：
（1）凝血功能、肿瘤标志物。
（2）食管腔内超声检查。
（3）颅脑 MRI 检查。
（4）全身骨显像。

> **释义**
>
> ■ 放疗前需完善必要的基线检查，以便后期随访；治疗前检查血液肿瘤标志物有升高者。
>
> ■ 食管癌 NCCN 推荐的治疗方案为放化同步治疗，选择紫杉类或铂类等药物前必须询问药物过敏史、心脏等相关病史。放疗前的体格检查也是必需的，尤其应注意锁骨上区和颈部淋巴结是否肿大、腹部有无肿块等。
>
> ■ 高龄患者应进行心肺肾功能评价，治疗前征询患者及家属的治疗意见非常重要。
>
> ■ 大型医院食管腔内超声检查应作为常规检查手段之一，对肿瘤侵犯深度、淋巴结转移情况能够提供有效的证据，可进一步精确术前分期，明确治疗方向。

（七）放射治疗方案

1. 靶区的确定：CT 扫描、钡餐造影、食管内超声检查，均可以为靶体积及其边界的确定提供参考。

> **释义**
>
> ■ 照射范围即靶区的确定主要由食管钡餐、食管镜、食管内超声以及胸部增强 CT（必要时加颈部及上腹部强化 CT）多项检查的综合考虑为靶体积及其边界的确定提供参考。

2. 放射治疗计划：推荐使用 CT 模拟定位和三维计划系统，应该使用静脉或口服对比剂以增进显像。

3. 放射治疗剂量：术前放疗，总剂量 40Gy、常规分割；同期放化疗，总剂量 50.4~60Gy、常规分割；单纯放疗剂量 60~64Gy、常规分割。

> **释义**
>
> ■ 放射治疗剂量：术前放疗或放化同步的剂量为 40~41.4Gy；根治性同期放化疗的剂量为 50.4~60Gy；单纯根治性放疗的剂量为 60~64Gy；均为 1.8~2.0Gy 的常规分割。

4. 脏器保护：为了减少术后肺的并发症（比如有症状的肺炎），术前放疗推荐的剂量限制是全肺 $V_{20}<20\%$ 并且 $V_{10}<40\%$。根治性放射治疗推荐的剂量限制是全肺 $V_{20}<37\%$。一般情况下，肝脏应保证 60% 体积受照<30Gy，肾脏单侧应保证 2/3 体积受照<20Gy，脊髓剂量应<45Gy，心脏应保证 1/3 体积<50Gy，并且尽量降低左心室剂量。

> **释义**
>
> ■ 正常组织的限量与具体操作：放疗的处方剂量均按 95% PTV 体积 60Gy、常规分割的计划来评价正常组织的受量，要求正常组织的剂量在规定的安全范围内。而术前放疗的计划是将 95% PTV 体积 60Gy、常规分割的计划降到执行 40~41.4Gy 的计划，此时获得相应的正常组织剂量。
>
> ■ 正常组织的限量：双肺平均剂量 15~17Gy，双肺 $V_{20}\leqslant30\%$，双肺 $V_{30}\leqslant20\%$。同步放化疗患者双肺 $V_{20}\leqslant28\%$。脊髓剂量：平均剂量 9~21Gy 和 0 体积剂量 $\leqslant$ 45Gy/6 周。心脏：$V_{40}\leqslant30\%$。术后胸胃：$V_{40}\leqslant40\%~50\%$（不能有高剂量点）。肝脏：$V_{30}\leqslant50\%$。肾脏：$V_{20}\leqslant20\%$。

5. 同步放化疗的化疗方案按相应的指南、诊疗规范执行。

> **释义**
>
> ■ 放疗计划的制订应在多学科讨论的基础上进行，应充分考虑食管癌病变位置、病理类型、患者症状、肿瘤的分期、放疗目的以及既往治疗经过，由包括放疗科、外科、肿瘤内科、影像科、病理科等在内的多学科讨论决定。
>
> ■ 有条件的情况下尽量采用增强 CT 模拟定位和三维放疗技术，以保证肿瘤区域得到足量放疗剂量的前提下，尽量减少正常组织受照射的体积与剂量从而降低毒性反应。放疗的具体靶区勾画应由放疗医师和物理师共同完成，使周围脏器受照射的剂量在正常可接受的范围内。对于老年体弱患者严格控制正常组织受照射的剂量与体积；肺功能差的患者视肺功能的情况，常低于正常肺的限量。
>
> ■ 患者病灶无法切除或一般情况或脏器功能差不能耐受手术的患者，可行放化疗。后一种情况下更应该重视患者脏器功能和营养状况的保护和改善，根据情况决定是否合并化疗。

■ 根据循证医学证据建议联合应用复方苦参注射液，以提高放疗近期疗效及患者生存质量，减轻放射性食管炎等不良反应。

■ 姑息放疗、根治性放疗和术前放疗的剂量应据不同的目的有所不同。

（八）治疗中的检查和其他治疗

1. 至少每周 1 次体格检查。
2. 每周复查血常规。

释义

■ 同步放化疗采用每周化疗方案的患者，每周 2 次血常规检查。

3. 密切观察病情，针对急性不良反应，给予必要的治疗，避免可治疗的不良反应造成治疗中断和剂量缩减。
4. 监测体重及能量摄入，如果热量摄入不足（<1500kcal/d），则应考虑给予肠内（首选）或肠外营养支持治疗，可以考虑留置十二指肠营养管或胃造瘘进行肠内营养支持。
5. 治疗中根据病情复查影像学检查，酌情对治疗计划进行调整或重新定位。

释义

■ 注意询问患者放疗前后症状的变化如吞咽困难的改善是判断治疗疗效的重要依据；详细的体格检查和病史采集是发现远端转移、开具有针对性检查项目的基础。

■ 放疗前应根据卡氏评分和（或）ECOG 评分判断患者的体能状态，以评估患者的耐受程度、评估完成治疗计划全过程的关键。

■ 放疗前应客观地向患者和家属交代放疗必要性、风险，并签署相关同意书。

■ 放疗前以及放疗过程中的营养评估非常重要。在治疗过程中，因放化疗反应如急性放射性食管炎，出现饮食少影响体重时，建议积极给予胃肠外或肠内营养支持。建议在治疗开始前，能够预判并早作出相应处理。

■ 放疗常见的不良反应是放射性食管炎、血液学毒性、肝肾功能损害、放射性肺炎等。每周至少 1 次，对于每周方案化疗的患者，建议每周 2 次复查血常规；放疗中（40Gy）建议复查食管造影、胸部 CT 或模拟 CT 并与初始计划 CT 进行融合，更能直观肿瘤的变化情况，同时确定是否需要调整或更改治疗计划。放化同步治疗的患者，疗中复查肝肾功能或视患者的病情变化及时复查，可以及早发现、及时处理。在放疗期间，对患者应全面密切监测，并予以积极支持治疗。

（九）治疗后复查

治疗后复查及长期随访：
1. 血常规、肝功能、肾功能。
2. 胸部及上腹 CT。
3. 食管造影，必要时可行内镜检查。

释义

■ 颈部、腹部 B 超声检查。

■ 治疗疗效评价的手段：放疗结束后需要评估治疗疗效与治疗相关的不良反应包括症状的改善、影像学评价以及血液学的检查等。建议放疗结束后 1~2 个月复查并评价治疗效果。根据患者治疗后症状的改善如吞咽困难、体重、KS 评分等生活质量评价；影像学评价需要食管造影、胸部 CT（必要时加颈部及上腹部 CT）、建议增加食管腔内超声等检查并与治疗前的检查对比进行综合评价。

■ 评价内容：原发肿瘤和局部区域淋巴结。除对治疗前后靶区病灶的评价（是否有肿瘤或区域淋巴结的残存）外，全面的复查对比十分必要，以除外靶区外的新发病灶。

■ 根治性计划完成后，原则上不需要进一步的后续治疗。据目前国际上报道的结果显示仅 1/3 的食管癌患者经过治疗后没有肿瘤残存，70% 的患者或多或少有原发肿瘤或淋巴结的残存并带瘤生存，因此，预后较差，需要和患者及家属及时沟通。以后就是密切随访。98% 的患者在 3 年内复发或转移，因此，3 年内的随访非常重要。

■ 随访建议：放疗结束后的第 1~2 年，每 3 个月复查 1 次；放疗结束后第 3 年，每 6 个月复查 1 次；放疗结束后第 4 年以后，每 1 年复查 1 次。

（十）出院标准

1. 完成全部放射治疗计划。
2. 无严重毒性反应需要住院处理。
3. 无需要住院处理的其他合并症/并发症。

释义

■ 完成治疗计划后，患者一般情况良好，生命体征平稳，无明显不适即可达到出院标准。

■ 放疗相关的不良反应可发生在放疗后，故应加强出院前与患者、家属充分沟通与交流，并嘱咐出院后的一段时间必须注意的事项如体温的变化、咳嗽以及吞咽疼痛的程度，多数患者在放疗结束后 3~4 周，这些放疗期间的反应随时间的推移而减轻或消失。如有不正常情况及时到就近医院检查、记录并与治疗医师沟通和处理不良反应，避免严重不良反应的发生。

■ 建议出院应有详细的出院指导包括注意事项、复诊计划、应急处理方案及联系方式等。

（十一）参考费用标准

1. 二维外照射治疗：1.5 万~2.0 万元。
2. 三维适形放射治疗：4 万~7 万元。

> **释义**
>
> ■ 二维外照射治疗：1.5万~2.0万元。
> ■ 医科院肿瘤医院2017年5月起放疗收费：普通调强技术计划费：IMRT 2500元/次，放疗疗程6万封顶；旋转调强放疗技术计划费3000元/次，放疗疗程7.5万封顶。IGRT 850元/次，EPID 300元/野，人工制订计划费120元/次。

四、食管癌放射治疗临床路径给药方案

化疗药物：

根治性放化同步治疗方案中的化疗剂量：

紫杉醇（135~150mg/m^2）+DDP 或奈达铂（50mg/m^2）。

或者DDP 或奈达铂（50mg/m^2）+5-FU（750~1000mg/m^2），21天或28天为1个周期的方案，放疗期间为2个周期。

或者每周1次方案：紫杉醇（45~60mg/m^2）+DDP 或奈达铂（25mg/m^2），放疗期间共5~6次的每周方案。

术前同步放化疗的化疗方案：紫杉醇（45~60mg/m^2）+DDP 或奈达铂（25mg/m^2）每周方案，共4~5周，休息5~7周后手术。

五、推荐表单

（一）医师表单

食管癌放射治疗临床路径医师表单

适用对象：第一诊断为食管癌（ICD-10：C15 伴 Z51.0，Z51.0 伴 Z85.001）的患者。术前/术后放射治疗或术前同步放化疗；术后放射治疗；根治性放疗或放化同步治疗；姑息性放疗

患者姓名：	性别：　　年龄：　　门诊号：	住院号：
住院日期：　　年　月　日	出院日期：　　年　月　日	标准住院日：≤55 天

日期	住院第 1 天	住院第 2~3 天	住院第 3~7 天
主要诊疗工作	□ 询问病史及体格检查 □ 交代病情 □ 书写病历 □ 完善病理诊断与分期的相关检查	□ 上级医师查房和评估 □ 完成放疗前准备 □ 根据病理结果、影像资料等，结合患者的基础疾病和综合治疗方案，行放疗前讨论，确定放疗方案 □ 完成必要的相关科室会诊 □ 住院医师完成上级医师查房记录等病历书写 □ 上级医师查房除明确分期外、确定治疗原则如根治性或姑息性以及在治疗中可能出现的合并症或并发症 □ 上级医师查房确定放射治疗靶区和剂量 □ 签署放疗知情同意书、自费用品协议书（如有必要）、向患者及家属交代放疗注意事项、放疗费用和与治疗相关的主要常见或可能发生的并发症等	□ 放疗定位，可普通模拟剂定位，推荐模式 CT 室行增强 CT 定位 □ 住院医师完成放射治疗靶区的初步勾画、主任医师修改并确定靶区、确定处方剂量和正常组织的剂量限制并提交放疗计划 □ 物理师完成满意的物理计划 □ 主任医师评估并确认计划 □ 在模拟机和加速器分别由主管医师、物理师、技师共同参与的计划确认和核对 □ 住院医师完成必要病程记录 □ 上级医师查房 □ 向患者及家属交代病情及放疗注意事项 □ 明确分期
重点医嘱	**长期医嘱：** □ 放疗科__级护理常规 □ 饮食：普通饮食/糖尿病饮食/其他 **临时医嘱：** □ 血常规、尿常规、便常规 □ 肝功能、肾功能、肿瘤标志物 □ 胃镜或超声胃镜检查 □ 上消化道气钡双重造影 □ 胸部增强 CT 扫描	**长期医嘱：** □ 患者既往基础用药 □ 抗菌药物（必要时，如有溃疡、胸背疼痛时需要积极消炎治疗） □ 其他医嘱 **临时医嘱：** □ 其他特殊医嘱	

续　表

日期	住院第 1 天	住院第 2~3 天	住院第 3~7 天
	□ 腹部、颈部及锁骨上淋巴结 　B 超 □ 根据病情：骨 ECT、头 MRI、 　肺功能、心电图、必要时心脏 　超声心动 □ 备注：患者在入院前的门 　诊，已经完成上述检查后， 　入院后不必重复检查。		
病情 变异 记录	□ 无　□ 有，原因： 1. 2.	□ 无　□ 有，原因： 1. 2.	□ 无　□ 有，原因： 1. 2.
医师 签名			

日期	住院第 8~44 天 （放疗过程）	住院第 45~55 天 （出院日）
主 要 诊 疗 工 作	□ 放疗开始 □ 住院医师每天查房、注意患者病情变化并及时想向上级医师汇报 □ 上级医师每周查房，根据患者情况提出相应治疗方案 □ 住院医师如实、及时记录上级医师查房和处理的意见 □ 注意记录患者放疗后正常组织的不良反应的发生日期和程度以及对症治疗后的反应情况	□ 上级医师查房，对放疗区域不良反应等进行评估，明确是否出院 □ 住院医师完成常规病历书写及完成出院记录、病案首页、出院证明书等，向患者交代出院后的注意事项，如返院复诊的时间、地点，后续治疗方案及用药方案 □ 完善出院前检查并及时查看和记录出院前检查结果，有重要或异常的结果及时向上级医师汇报，并执行处理医嘱和意见
重 点 医 嘱	长期医嘱： □ 患者既往基础用药 □ 抗菌药物（必要时） □ 营养支持治疗 □ 其他医嘱 临时医嘱： □ 同步化疗 □ 正常组织放疗保护剂 □ 针对放疗急性反应的对症处理药物 □ 复查影像学检查 □ 调整治疗计划/重新定位 □ 其他特殊医嘱	长期医嘱： □ 患者既往基础用药 □ 抗菌药物（必要时） □ 其他医嘱，可包括内分泌治疗 临时医嘱： □ 血常规、肝肾功能 □ 胸部上腹 CT 检查 □ 肿瘤标志物 □ 出院医嘱 □ 出院带药
病情 变异 记录	□ 无　□ 有，原因： 1. 2.	□ 无　□ 有，原因： 1. 2.
医师 签名		

（二）护士表单

食管癌临床路径护士表单

适用对象：第一诊断为食管癌（ICD-10：C15 伴 Z51.0，Z51.0 伴 Z85.001）的患者。术前/术后同步放化疗，无法切除肿瘤放化同步治疗，姑息性放疗

患者姓名：	性别： 年龄： 门诊号：	住院号：
住院日期： 年 月 日	出院日期： 年 月 日	标准住院日：≤55 天

时间	住院第 1 天	住院第 2~3 天	住院第 3~7 天
健康宣教	□ 入院宣教 □ 介绍病房环境、设施 □ 介绍主管医师、责任护士、护士长 □ 介绍住院注意事项 □ 告知探视制度	□ 放疗前宣教 □ 告知放疗前检查项目及注意事项 □ 宣教疾病知识、说明术前放疗的目的 □ 放疗前准备及化疗过程 □ 告知相关药物知识及不良反应预防 □ 责任护士与患者沟通，了解心理反应指导应对方法 □ 告知家属等候区位置	□ 放疗后宣教 □ 告知监护设备的功能及注意事项 □ 告知输液管路功能及放疗过程中的注意事项 □ 告知放疗后可能出现情况的应对方式 □ 给予患者及家属心理支持 □ 再次明确探视陪伴须知
护理处置	□ 核对患者信息，佩戴腕带 □ 卫生处置：剪指（趾）甲、洗澡，更换病号服 □ 入院评估	□ 协助医师完成放疗前检查 □ 放疗前准备	□ 核对患者及资料，签字确认 □ 接通各管路，保持畅通 □ 心电监护
基础护理	□ 三级护理 □ 患者安全管理	□ 三级护理 □ 卫生处置 □ 患者睡眠管理 □ 患者安全管理	□ 特级护理 □ 患者安全管理
专科护理	□ 护理查体 □ 跌倒、压疮等风险因素评估，需要时安置危险标志 □ 心理护理	□ 相关指征监测，如血压、血糖等 □ 心理护理 □ 饮食指导	□ 病情观察，记特护记录 □ 评估生命体征、患者症状、穿刺输液部位 □ 心理护理
病情变异记录	□ 无 □ 有，原因 1. 2.	□ 无 □ 有，原因 1. 2.	□ 无 □ 有，原因 1. 2.
护士签名			

时间	住院第 8~44 天 （放疗过程）	住院第 45~55 天 （出院日）
健康宣教	□ 放疗后宣教 □ 药物作用及频率 □ 饮食、活动指导 □ 强调拍背咳嗽的重要性 □ 复查患者对放疗前宣教内容的掌握程度 □ 告知拔管后注意事项	□ 出院宣教 □ 复查时间 □ 服药方法 □ 活动指导 □ 饮食指导 □ 告知办理出院的流程 □ 指导出院带管的注意事项
护理处置	□ 遵医嘱完成相应检查及治疗	□ 办理出院手续
基础护理	□ 特/一级护理（根据患者病情和自理能力给予相应的护理级别） □ 晨晚间护理 □ 患者安全管理	□ 二级护理 □ 晨晚间护理 □ 协助进食 □ 患者安全管理
专科护理	□ 病情观察，记特护记录 □ 评估生命体征、穿刺输液部位、皮肤、水化情况 □ 心理护理	□ 病情观察 □ 心理护理
病情变异记录	□ 无　□ 有，原因： 1. 2.	□ 无　□ 有，原因： 1. 2.
护士签名		

（三）患者表单

食管癌临床路径患者表单

适用对象：第一诊断为食管癌（ICD-10：C15 伴 Z51.0，Z51.0 伴 Z85.001）的患者。术前/术后放射治疗或术前同步放化疗；术后放射治疗；根治性放疗或放化同步治疗；姑息性放疗

患者姓名：	性别：	年龄：	门诊号：	住院号：
住院日期：　　年　月　日	出院日期：　　年　月　日			标准住院日：≤55 天

时间	住院第 1 天	住院第 2~3 天
医患配合	□ 配合询问病史、收集资料，详细告知既往史、用药史、过敏史、家族史 □ 如服用抗凝药，明确告知 □ 配合进行体格检查 □ 有任何不适及时告知主管医师	□ 配合完善放疗前相关检查：采血、留尿便、心电图、肺功能、胸部 CT、胃镜、上消化道造影、腹部 B 超等常规项目。需要时完成特殊检查，如 CT、PET-CT、MRI 等 □ 医师与患者及家属介绍病情及放疗谈话及签字
护患配合	□ 配合测量体温、脉搏、呼吸、血压、体重 □ 配合完成入院护理评估 □ 接受入院宣教（环境介绍、病室规定、订餐制度、探视制度、贵重物品保管等） □ 有任何不适及时告知护士	□ 配合测量体温、脉搏、呼吸、询问排便次数 □ 接受放疗前宣教 □ 自行卫生处置：剪指（趾）甲、剃胡须、沐浴 □ 准备好必要用物、吸水管、纸巾
饮食	□ 正常饮食	□ 半流质饮食；术前 12 小时禁食、禁水
排泄	□ 正常排尿便	□ 正常排尿便
活动	□ 正常活动	□ 正常活动

时间	住院第 8~44 天 （放疗过程）	住院第 45~55 天 （出院日）
医患配合	□ 遵守医院的管理和查房制度，医师查房时患者应在病房本人的床位，等待上级医师的查房 □ 及时告知放疗过程中特殊情况和症状 □ 向患者及家属交代放疗中情况及放疗后注意事项 □ 完成病程记录和上级医师查房记录	□ 上级医师查房，对放疗近期反应进行评估 □ 完成病历书写 □ 根据情况决定是否需要复查实验室检查
护患配合	□ 配合定时测量生命体征、每日询问排便 □ 接受输液、注射、服药、雾化吸入等治疗 □ 配合晨晚间护理 □ 配合拍背咳痰，预防肺部并发症 □ 配合活动，预防压疮 □ 注意活动安全，避免坠床或跌倒 □ 配合执行探视及陪伴	□ 接受出院宣教 □ 办理出院手续 □ 获取出院带药 □ 知道服药方法、作用、注意事项 □ 知道复印病历方法
饮食	□ 普通饮食	□ 普通饮食
排泄	□ 保留尿管至正常排尿便	□ 正常排尿便
活动	□ 根据医嘱，半卧位至床边或下床活动 □ 注意保护管路，勿牵拉、脱出等	□ 正常适度活动，避免疲劳

附：原表单（2012 年版）

食管癌放射治疗临床路径表单

适用对象：第一诊断为食管癌（ICD-10：C15 伴 Z51.0，Z51.0 伴 Z85.001）的患者

患者姓名：	性别： 年龄： 门诊号：	住院号：
住院日期： 年 月 日	出院日期： 年 月 日	标准住院日：≤55 天

日期	住院第 1 天	住院第 2~3 天	住院第 3~7 天
主要诊疗工作	□ 询问病史及体格检查 □ 交代病情 □ 书写病历 □ 开具检查申请 □ 初步诊断	□ 上级医师查房和评估 □ 完成放疗前检查、准备 □ 根据病理结果影像资料等，结合患者的基础疾病和综合治疗方案，行放疗前讨论，确定放疗方案 □ 完成必要的相关科室会诊 □ 住院医师完成上级医师查房记录等病历书写 □ 签署放疗知情同意书、自费用品协议书（如有必要）、向患者及家属交代放疗注意事项	□ 放疗定位，定位后 CT 扫描或直接行模拟定位 CT，或模拟机定位 □ 医师勾画靶区 □ 物理师初步制订计划 □ 医师评估并确认计划 □ 模拟机及加速器计划确认和核对 □ 住院医师完成必要病程记录 □ 上级医师查房 □ 向患者及家属交代病情及放疗注意事项
重点医嘱	长期医嘱： □ 放疗科 □ 一/二/三级护理常规 □ 饮食：普通饮食/糖尿病饮食/其他 临时医嘱： □ 血、尿、便常规 □ 肝肾功能 □ 食管钡餐造影 □ 胸部增强 CT □ 根据病情：骨 ECT、头 MRI、肺功能、心电图、超声心动、腹部增强 CT 扫描 □ 其他	长期医嘱： □ 患者既往基础用药 □ 抗菌药物（必要时） □ 其他医嘱 临时医嘱： □ 其他特殊医嘱	
主要护理工作	□ 入院介绍 □ 入院评估 □ 指导患者进行相关辅助检查	□ 放疗前准备 □ 放疗前宣教（正常组织保护等） □ 心理护理	□ 观察患者病情变化 □ 定时巡视病房
病情变异记录	□ 无 □ 有，原因： 1. 2.	□ 无 □ 有，原因： 1. 2.	□ 无 □ 有，原因： 1. 2.

日期	住院第1天	住院第2~3天	住院第3~7天
护士 签名			
医师 签名			

日期	住院第 4~53 天 （放疗过程）	住院第 53~54 天 （出院日）
主要诊疗工作	□ 放疗开始 □ 上级医师查房，注意病情变化 □ 住院医师完成常规病历书写 □ 注意记录患者放疗后正常组织的不良反应的发生日期和程度	□ 上级医师查房，对放疗区域不良反应等进行评估，明确是否出院 □ 住院医师完成常规病历书写及完成出院记录、病案首页、出院证明书等，向患者交代出院后的注意事项，如返院复诊的时间、地点，后续治疗方案及用药方案 □ 完善出院前检查
重点医嘱	**长期医嘱：** □ 患者既往基础用药 □ 抗菌药物（必要时） □ 其他医嘱 **临时医嘱：** □ 同期化疗 □ 正常组织放疗保护剂 □ 针对放疗急性反应的对症处理药物 □ 复查影像学检查 □ 调整治疗计划/重新定位 □ 其他特殊医嘱	**长期医嘱：** □ 患者既往基础用药 □ 抗菌药物（必要时） □ 其他医嘱 **临时医嘱：** □ 血常规、肝肾功能 □ 胸部 CT 检查 □ 出院医嘱 □ 出院带药
主要护理工作	□ 观察患者病情变化 □ 定时巡视病房	□ 指导患者放疗结束后注意事项 □ 出院指导 □ 协助办理出院手续
病情变异记录	□ 无　□ 有，原因： 1. 2.	□ 无　□ 有，原因： 1. 2.
护士签名		
医师签名		

第二十一章

贲门癌（食管-胃交界部癌）临床路径释义

一、贲门癌编码

疾病名称及编码：贲门癌（食管-胃交界部癌）（ICD-10：C16.000/C16.001/C16.002）
手术操作及编码：贲门癌根治术（ICD-9-CM-3：42.41/42.5/43.5）

二、临床路径检索方法

C16.0 伴 42.41/42.5/43.5

三、贲门癌临床路径标准住院流程

（一）适用对象

第一诊断为贲门癌（ICD-10：C16.001/C16.002/C16.051），行贲门癌根治术（ICD-9-CM-3：42.41/42.5/43.5）。

> **释义**
>
> ■ 适用对象编码参见第一部分。
> ■ 本路径适用对象为原发的胃贲门部癌，也就是食管胃交界线下约 2cm 范围内的腺癌。治疗手段在本路径内是指经胸切口或经腹部切口的开放和腔镜手术，手术方式为食管次全切除+胃部分切除+胸腔、腹腔淋巴结清扫+食管胃吻合术。

（二）诊断依据

根据《临床诊疗指南·胸外科分册》（中华医学会编著，人民卫生出版社，2009）。
1. 临床症状：早期可无症状，随病情进展可出现上腹部不适或进行性吞咽困难、呕血或黑便。
2. 辅助检查：上消化道钡餐造影、胃镜检查、胸腹部 CT。

> **释义**
>
> ■ 进行性吞咽困难：贲门癌肿累及贲门全周 1/2 以上时才出现进食哽噎的症状；累及贲门全周，肿瘤完全堵塞贲门口，则出现严重吞咽困难。贲门癌呈菜花样突出到管腔内生长，特别是向上侵及食管下端，梗阻症状更为明显。呈溃疡型生长的贲门癌，溃疡面积可很大，梗阻症状较轻，但是消瘦和体重减轻更为突出。
> ■ 腰背部疼痛：提示贲门癌已经外侵，累及腹膜后脏器或胸腰椎体。有时贲门癌局部生长穿破胃后壁，侵犯胰腺、脾和结肠，呈巨大团块。如触到腹部包块则表明肿瘤侵犯胃体。
> ■ 钡剂造影检查：早期贲门癌的造影表现有贲门黏膜皱襞中断、破坏及不规则充盈缺损，有时可见到小龛影。中晚期贲门癌则显示贲门管腔狭窄，并有软组

织突向管腔。溃疡型则显示大小、深浅不一、形态不规则的龛影，周围黏膜有破坏和充盈缺损。

（三）治疗方案的选择

根据《临床诊疗指南·胸外科分册》（中华医学会编著，人民卫生出版社，2009）。

1. 经左胸或胸腹联合切口贲门癌切除，消化道重建，胸腔内吻合术（含腔镜）。

2. 经右胸-上腹两切口贲门癌切除，消化道重建，胸腔内吻合术（含腔镜）。

3. 经腹贲门癌切除，经食管裂孔消化道重建术（含腔镜）。

> **释义**
>
> ■贲门癌手术应距肿瘤边缘5cm以远切断胃及食管，如贲门癌浸润胃小弯超过1/3者，可考虑行全胃切除，并要有足够的切缘，以防切缘癌残留，必要时行术中冷冻切片检查。

（四）标准住院日≤18天

> **释义**
>
> ■术前准备1~5天，在第4~6天实施手术，术后恢复11~13天。总住院时间不超过18天均符合路径要求。

（五）进入路径标准

1. 第一诊断必须符合 ICD-10：C16.001/C16.002/C16.051 贲门癌疾病编码。

2. 当患者同时具有其他疾病诊断，但住院期间不需特殊处理也不影响第一诊断的临床路径流程实施时，可以进入此路径。

> **释义**
>
> ■对于所有能耐受手术且能手术切除的贲门癌患者为手术适应证。不能完全切除的贲门癌，为解除梗阻可行姑息性切除，该种情况也应进入此路径。
>
> ■贲门癌手术禁忌包括：①有远处脏器转移或锁骨上淋巴结转移；②肿瘤已经严重侵犯周围脏器，腹腔内淋巴结广泛转移；③严重恶病质，心肺功能不全，不能耐受手术。除非有确定的证据表明远处转移，所有贲门癌患者均应行探查，探查时如发现贲门肿瘤侵犯胰腺、肝、脾等脏器时，根据术中情况及医师经验，应尽可能争取行手术切除肿瘤，重建消化道的连续性，恢复经口进食，改善和提高患者的生活质量，延长患者生命。
>
> ■胃受侵严重，需行全胃切除，或合并胰腺、肝脏等脏器受侵，如术中人工材料增加，或临床医师判断术后治疗时间及费用将显著增加的，可不进入临床路径。

（六）术前准备（术前评估）≤7 天

1. 常规检查项目：
（1）血常规、尿常规、便常规+隐血。
（2）凝血功能、血型、肝肾功能、电解质、感染性疾病筛查（乙型肝炎、丙型肝炎、艾滋病、梅毒等）。
（3）肺功能、心电图。
（4）内镜检查+活检。
（5）影像学检查：X 线胸片正侧位、上消化道造影、胸腹部 CT（平扫+增强扫描）。
2. 根据患者病情可选择：超声心动图、冠脉 CTA、动脉血气分析、颈部超声、腹部超声、食管内镜超声等。

> **释义**
>
> ■ 必查项目是确保手术治疗安全、有效开展的基础，在术前必须完成。相关人员应认真分析检查结果，以便及时发现异常情况并采取对应处置。
> ■ 对于年龄大于 65 岁，或患者自述既往有明确的心绞痛，或入院检查心电图发现异常的，应行超声心动图检查。
> ■ 为缩短患者术前等待时间，检查项目可以在患者入院前于门诊完成。

（七）预防性抗菌药物选择与使用时机

抗菌药物按照《抗菌药物临床应用指导原则（2015 年版）》（国卫办医发〔2015〕43 号）执行。

> **释义**
>
> ■ 术前 30 分钟预防性使用抗菌药物；手术超时 3 小时加用 1 次抗菌药物。
> ■ 贲门癌根治术进入消化道腔内，属于 Ⅱ 类切口手术，需要预防性应用抗菌药物，通常选用第二代头孢菌素。

（八）手术日为入院第≤8 天

1. 麻醉方式：全麻。
2. 手术耗材：根据患者病情使用（圆形吻合器、闭合器、切割缝合器、止血材料、血管夹、超声刀等能量器械等）。
3. 术中用药：预防性应用抗菌药物。
4. 输血：视术中情况而定。

> **释义**
>
> ■ 本路径规定的贲门癌根治术均是在全身麻醉下实施。
> ■ 术中输血指征：①Hb > 100g/L，一般不必输血；②Hb < 70g/L，才需输血；③Hb 在 70~100g/L，结合患者心肺功能情况、年龄以及术后是否有继续出血可能而决定是否输血。

（九）术后住院恢复≤16天

1. 必须复查的项目：X线胸片，血常规、肝肾功能、电解质等。
2. 根据病情可选择的项目：胸腹部CT、上消化道造影、纤维支气管镜、胃镜、超声等。
3. 术后用药：
（1）抗菌药物使用，应按照《抗菌药物临床应用指导原则（2015年版）》（国卫办医发〔2015〕43号）执行。
（2）静脉和（或）肠内营养。

> **释义**
>
> ■结合患者病情术后行心电监护、胃肠减压。
> ■贲门癌手术对患者创伤较大，术后早期应对患者进行持续的监护，以便及时掌握病情变化，主管医师评估患者病情平稳后，方可中止持续监测。
> ■术后胃肠减压管应保持通畅，每日定期通管，术后1周左右饮水后未出现不适可拔除胃管。如术中留置十二指肠营养管，术后应尽早开始肠内营养支持治疗，早期肠内营养支持对于术后快速康复具有很大作用。
> ■根据患者病情需要，开展相应的检查及治疗。检查内容不只限于路径中规定的必需的复查项目，可根据需要增加可选择项目，如怀疑吻合口瘘可行消化道造影等。必要时可增加同一项目的检查频次。
> ■贲门癌切除后患者抗反流结构消失，往往合并反流性食管炎，术后建议加用抑酸药物。如为开胸或开腹手术，术后往往出现疼痛、不敢咳痰等表现，可酌情加用镇痛药物、化痰药物、雾化吸入药物。

（十）出院标准

1. 进流食顺利。
2. 切口愈合良好，或门诊可处理的愈合不良切口。
3. 体温正常，X线胸片提示术后改变。

> **释义**
>
> ■患者出院前完成必需的复查项目，且血常规、肝肾功能、电解质无明显异常。若检查结果明显异常，主管医师应进行仔细分析并做出对应处置。

（十一）变异及原因分析

1. 有影响手术的合并症，需要进行相关的诊断和治疗。
2. 术后出现肺部感染、呼吸衰竭、心脏衰竭、吻合口瘘等并发症，需要延长治疗时间。

释义

■ 变异是指入选临床路径的患者未能按路径流程完成医疗行为或未达到预期的医疗质量控制目标。这包括两方面的情况：①按路径流程完成治疗，但超出了路径规定的时限或限定的费用，如实际住院日超出标准住院日要求，或未能在规定的手术日时间限定内实施手术等；②不能按路径流程完成治疗，患者需要中途退出路径，如治疗过程中出现严重并发症，如吻合口瘘、乳糜胸等，导致必须终止路径或需要转入其他路径进行治疗等。对这些患者，主管医师均应进行变异原因的分析，并在临床路径的表单中予以说明。

■ 经入院常规检查发现以往所没有发现的疾病，而该疾病可能对患者生命威胁更为严重，或者该疾病可能影响手术实施、提高手术和麻醉风险、影响预后，则应优先考虑治疗该种疾病，暂不宜进入路径。如高血压、糖尿病、心功能不全、肝肾功能不全、凝血功能障碍等。若既往患有上述疾病，经合理治疗后达到稳定，抑或目前尚需要持续用药，经评估无手术及麻醉禁忌，则可进入路径。但可能会增加医疗费用，延长住院时间。

■ 因患者方面的主观原因导致执行路径出现变异，也需要医师在表单中予以说明。

四、贲门癌临床路径给药方案

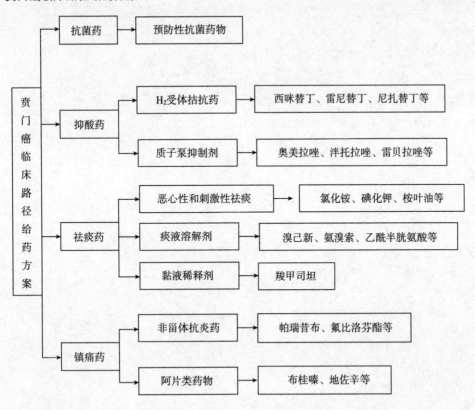

【用药选择】

1. 预防使用抗菌药物：一般选用第二代头孢菌素作为预防用药。

2. 抑酸药：常用的抑酸药包括 H_2 受体拮抗药和质子泵抑制剂，术后早期可用静脉输注，待胃肠功能恢复后可改用口服制剂鼻饲。

3. 祛痰药：呼吸道分泌物多、痰液黏稠、长期吸烟者可使用祛痰药。可以选用一种或多种药物，如氨溴索、乙酰半胱氨酸、胰蛋白酶、羧甲司坦等。

4. 镇痛药：可给予一种或多种镇痛方法，根据术后疼痛强度评分评价镇痛效果调整用药时间和剂量。

【药学提示】

1. 预防性抗菌药物：给药方法要按照《抗菌药物临床应用指导原则》，术前 0.5~2 小时，或麻醉开始时首次给药；手术时间超过 3 小时或失血量大于 1500ml，术中可给予第 2 剂。总预防用药时间一般不超过 24 小时，个别情况可延长至 48 小时。

2. 祛痰药：乙酰半胱氨酸。支气管哮喘患者禁用，偶可引起咯血，部分患者引起恶心、呕吐、流涕、胃炎等。

3. 镇痛药：阿片受体类激动剂镇痛药具有抑制呼吸中枢、镇咳的作用，应谨慎使用。

【注意事项】

1. 使用抗菌药物期间若患者出现发热、白细胞增多等感染迹象应根据药敏及时调整用药。

2. 奥美拉唑在 0.9% 氯化钠溶液中比 5% 葡萄糖溶液更稳定，最好选用 0.9% 氯化钠来配制静脉输注的奥美拉唑溶液，且 0.9% 氯化钠输液体积以 100ml 为宜；奥美拉唑溶液应单独使用，不应添加其他药物。

五、推荐表单

（一）医师表单

贲门癌临床路径医师表单

适用对象：第一诊断为贲门癌（ICD-10：C16.000/C16.001/C16.002）

行贲门癌根治术（ICD-9-CM-3：42.41/42.5/43.5）

患者姓名：	性别：　年龄：　门诊号：	住院号：
住院日期：　　年　月　日	出院日期：　　年　月　日	标准住院日：≤18天

时间	住院第1天	住院第2~4天	住院第3~5天（手术前1天）
主要诊疗工作	□ 询问病史及体格检查 □ 完成病历书写 □ 开检查申请单 □ 主管医师查房 □ 初步确定治疗方案	□ 上级医师查房 □ 临床分期与术前评估 □ 根据病情需要，完成相关科室会诊 □ 住院医师完成病程日志、上级医师查房记录等病历书写 □ 术前心肺功能准备，血糖血压调整等	□ 上级医师查房 □ 完成术前准备 □ 术前病例讨论，确定手术方案 □ 完成术前小结、签署手术知情同意书、输血同意书、授权同意书
重点医嘱	**长期医嘱：** □ 胸外科二级护理常规 □ 饮食：◎半流质饮食 ◎流质饮食 **临时医嘱：** □ 血常规、尿常规、便常规+隐血 □ 凝血功能、血型、肝肾功能、电解质 □ 感染性疾病筛查 □ 肺功能、动脉血气分析、心电图 □ 内镜检查+活检 □ 影像学检查：X线胸片正侧位、胸腹部CT（平扫+增强扫描） □ 上消化道造影超声心动图、食管内镜超声、颈部超声（可选）	**长期医嘱：** □ 呼吸道准备 □ 相关科室会诊	**临时医嘱：** □ 拟明日全麻下行贲门癌切除术 □ 术前禁食、禁水 □ 术前肠道准备 □ 术前留置胃管 □ 备血 □ 抗菌药物皮试 □ 其他特殊医嘱
病情变异记录	□无 □有，原因： 1. 2.	□无 □有，原因： 1. 2.	□无 □有，原因： 1. 2
医师签名			

时间	住院第 4~6 天（手术日）	住院 5~7 天（术后第 1 天）
主要诊疗工作	□ 留置胃管或加留置十二指肠营养管 □ 留置尿管 □ 手术 □ 术者完成手术记录 □ 住院医师完成术后病程 □ 主管医师查房 □ 观察生命体征 □ 向患者及家属交代病情、手术情况及术后注意事项 □ 呼吸道管理	□ 上级医师查房 □ 住院医师完成病程书写 □ 观察胸腔引流及胃肠减压情况 □ 观测生命体征 □ 注意生命体征及肺部呼吸音 □ 鼓励并协助患者排痰 □ 必要时纤支镜吸痰 □ 静脉和（或）肠内营养 □ 呼吸道管理
重点医嘱	长期医嘱： □ 特/一级护理 □ 禁食、禁水 □ 吸氧 □ 清醒后半卧位 □ 持续胃肠减压，心电监护 □ 体温、血压、呼吸、脉搏、血氧饱和度监测 □ 胸管引流记量 □ 持续导尿，记 24 小时出入量 □ 气道管理相应用药 □ 预防性应用抗菌药物 □ 镇痛药物 □ 抑酸药物 临时医嘱： □ 其他特殊医嘱	长期医嘱： □ 胸外科一级护理 □ 静脉或肠内营养支持 □ 抗凝药物（依据血栓风险可选） 临时医嘱： □ 复查血常规、肝肾功能、电解质 □ 胸片 □ 其他特殊医嘱
病情变异记录	□ 无　□ 有，原因： 1. 2.	□ 无　□ 有，原因： 1. 2.
医师签名		

时间	住院 6~17 天（术后第 2~15 天）	住院第 ≤18 天（出院日）
主要诊疗工作	□ 上级医师查房 □ 住院医师完成病程书写 □ 视病情复查血常规、血生化及胸片 □ 应用静脉和（或）肠内营养 □ 视胸腔引流情况拔除胸腔引流管并切口换药 □ 必要时纤支镜吸痰 □ 视情况停用或调整抗菌药物 □ 视情况拔除胃管及十二指肠营养管 □ 呼吸道管理	□ 上级医师查房，明确是否出院 □ 住院医师完成出院小结、出院证明、病历首页等 □ 向患者及家属交代出院后的注意事项，如饮食、复诊时间、后续治疗等
重点医嘱	长期医嘱： □ 胸外科二级护理 □ 停胸腔闭式引流计量 □ 停胃肠减压 □ 进流食 □ 停记尿量、停吸氧、停心电监护 临时医嘱： □ 拔胸腔闭式引流管 □ 拔除尿管 □ 拔除胃管 □ 切口换药 □ 胸片、血常规、肝肾功能、电解质 □ 必要时上消化道造影	出院医嘱： □ 注意饮食 □ 睡眠时头高位 □ 出院带药胃肠动力药、抗酸药、镇痛药等
病情变异记录	□ 无　□ 有，原因： 1. 2.	□ 无　□ 有，原因： 1. 2.
医师签名		

（二）护士表单

贲门癌临床路径护士表单

适用对象：第一诊断为贲门癌（ICD-10：C16.000/C16.001/C16.002）
行贲门癌根治术（ICD-9-CM-3：42.41/42.5/43.5）

患者姓名：	性别： 年龄： 门诊号：	住院号：
住院日期： 年 月 日	出院日期： 年 月 日	标准住院日：≤18 天

时间	住院第1天	住院第2~5天（术前）	住院第4~6天（手术当天）
健康宣教	□ 入院宣教 介绍主管医师、护士 介绍环境、设施 介绍住院注意事项	□ 术前宣教 宣教疾病知识、术前准备及手术过程 告知准备用物、沐浴 告知术后饮食、活动及探视注意事项 告知术后可能出现的情况及应对方式 □ 主管护士与患者沟通，了解并指导心理应对 □ 告知家属等候区位置	□ 术后当日宣教 告知监护设备、管路功能及注意事项 告知饮食、体位要求 告知疼痛注意事项 告知术后可能出现情况的应对方式 □ 给予患者及家属心理支持 □ 再次明确探视陪护须知
护理处置	□ 核对患者，佩戴腕带 □ 建立入院护理病历 □ 卫生处置：剪指（趾）甲、沐浴，患者更换病号服	□ 协助医师完成术前检查 □ 术前准备 配血 抗菌药物皮试 备皮 肠道准备 禁食、禁水	□ 送手术 术前置胃管 摘除患者各种活动物品 核对患者资料及带药 填写手术交接单，签字确认 □ 接手术 核对患者及资料，签字确认
基础护理	□ 三级护理 晨晚间护理 患者安全管理	□ 三级护理 晨晚间护理 患者安全管理	□ 特级护理 卧位护理：半坐卧位 排泄护理 患者安全管理
专科护理	□ 护理查体 □ 需要时，填写跌倒及压疮防范表 □ 需要时，请家属陪护 □ 心理护理 □ 辅助戒烟	□ 遵医嘱完成相关检查 □ 心理护理 □ 呼吸功能锻炼 □ 遵医嘱完成相关检查	□ 病情观察，写特护记录 q2h 评估生命体征、意识、疼痛、肢体活动、皮肤情况、伤口敷料、胸管及胃管情况、出入量 □ 遵医嘱予抗感染、雾化吸入、镇痛、抑制胃酸、呼吸功能锻炼 □ 心理护理 □ 保持呼吸道通畅
重点医嘱	□ 详见医嘱执行单	□ 详见医嘱执行单	□ 详见医嘱执行单
病情变异记录	□ 无 □ 有，原因： 1. 2.	□ 无 □ 有，原因： 1. 2.	□ 无 □ 有，原因： 1. 2.
护士签名			

时间	住院第 5~13 天（术后第 1~7 天）	第 12~18 天（术后第 8~13 天）
健康宣教	□ 术后宣教 　药物作用及频率 　饮食、活动指导 　复查患者对术前宣教内容的掌握程度 　呼吸功能锻炼的作用 　疾病恢复期注意事项 　拔尿管后注意事项 　下床活动注意事项	□ 出院宣教 　复查时间 　服药方法 　活动休息 　指导饮食 　指导办理出院手续
护理处置	□ 遵医嘱完成相关检查 □ 夹闭尿管，锻炼膀胱功能	□ 办理出院手续 □ 书写出院小结
健康宣教	□ 一/二级护理（根据患者病情和生活自理能力确定护理级别） 　晨晚间护理 　禁食、禁水 　协助坐起、床上或床旁活动，预防压疮 　排泄护理 　床上温水擦浴 　协助更衣 　患者安全管理	□ 三级护理 　晨晚间护理 　协助或指导进食、水 　协助或指导下床活动 　患者安全管理
专科护理	□ 病情观察，写特护记录 　q2h 评估生命体征、意识、胸管及胃管情况、肢体活动、皮肤情况、伤口敷料、出入量 □ 遵医嘱予抗感染、抑酸、镇痛、静脉补液、雾化吸入、呼吸功能锻炼治疗 □ 需要时，联系主管医师给予相关治疗及用药 □ 心理护理	□ 病情观察 　评估生命体征、意识、肢体活动、皮肤情况、伤口敷料 □ 心理护理
重点医嘱	□ 详见医嘱执行单	□ 详见医嘱执行单
病情变异记录	□ 无　□ 有，原因： 1. 2.	□ 无　□ 有，原因： 1. 2.
护士签名		

（三）患者表单

贲门癌临床路径患者表单

适用对象：第一诊断为贲门癌（ICD-10：C16.000/C16.001/C16.002）
行贲门癌根治术（ICD-9-CM-3：42.41/42.5/43.5）

患者姓名：	性别： 年龄： 门诊号：	住院号：
住院日期： 年 月 日	出院日期： 年 月 日	标准住院日：≤18 天

时间	入院	手术前	手术当天
医患配合	□ 配合病史询问、资料采集，请务必详细告知既往史、用药史、过敏史 □ 如服用抗凝药，请明确告知 □ 配合进行体格检查 □ 有任何不适请告知护士	□ 配合完善术前相关检查、化验，如采血、心电图、胸腹部CT、肺功能、上消化道造影、胃镜 □ 医师给患者及家属介绍病情及手术谈话、术前签字 □ 麻醉师对患者进行术前访视	□ 配合评估手术效果 □ 配合检查意识、疼痛、胸管情况、肢体活动 □ 需要时，配合复查X线胸片、上消化道造影 □ 有任何不适请告知医师
护患配合	□ 配合测量体温、脉搏、呼吸、血压、体重1次 □ 配合完成入院护理评估（简单询问病史、过敏史、用药史） □ 接受入院宣教（环境介绍、病室规定、订餐制度、贵重物品保管等） □ 有任何不适请告知护士 □ 既往重点诊疗病史 □ 三级护理 □ 既往基础用药	□ 配合测量体温、脉搏、呼吸、询问排便1次 □ 接受术前宣教 □ 接受配血，以备术中需要时用 □ 接受备皮 □ 接受胃肠道准备 □ 自行沐浴，加强腋窝清洁 □ 准备好必要用物，吸水管、纸巾等 □ 取下义齿、饰品等，贵重物品交家属保管 □ 既往重点诊疗病史 □ 剃头 □ 药物灌肠术前签字	□ 清晨测量体温、脉搏、呼吸、血压1次 □ 接受置胃管 □ 送手术室前，协助完成核对，带齐影像资料，脱去衣物，上手术车 □ 返回病房后，协助完成核对，配合过病床 □ 配合检查意识、生命体征、疼痛、胃管及胸管情况、肢体活动，询问出入量 □ 配合术后吸氧、监护仪监测、输液、排尿用尿管、胸部留置引流管、留置胃管 □ 遵医嘱采取正确体位 □ 配合缓解疼痛 □ 有任何不适请告知护士
饮食	□ 半流质饮食或流质饮食	□ 半流质饮食或流质饮食	□ 禁食、禁水
排泄	□ 正常排尿便	□ 正常排尿便	□ 保留尿管
活动	□ 正常活动	□ 正常活动	□ 根据医嘱半坐卧位 □ 卧床休息，保护管路 □ 双下肢活动

时间	手术后	出院
医患配合	□ 配合检查意识、生命体征、胸管及胃管情况、伤口、肢体活动、胃肠功能恢复情况 □ 需要时配合伤口换药 □ 配合拔除引流管、尿管 □ 配合伤口拆线	□ 接受出院前指导 □ 知晓复查程序 □ 获取出院诊断书
护患配合	□ 配合定时测量生命体征、每日询问排便 □ 配合检查意识、生命体征、疼痛、胸管及胃管情况、伤口、肢体活动，询问出入量 □ 接受输液、服药等治疗 □ 配合夹闭尿管，锻炼膀胱功能 □ 接受进食、进水、排便等生活护理 □ 配合活动，预防压疮 □ 注意活动安全，避免坠床或跌倒 □ 配合执行探视及陪护 □ 接受呼吸功能锻炼	□ 接受出院宣教 □ 办理出院手续 □ 获取出院带药 □ 知道服药方法、作用、注意事项 □ 知道护理伤口方法 □ 知道复印病历方法 □ 二/三级护理 □ 流质饮食或半流质饮食
饮食	□ 术后第1~6天，禁食、禁水 □ 术后第7~10天，逐渐从喝水过渡到流食 □ 术后10天以后，从流食过渡到半流食	□ 根据医嘱，流食或半流食
排泄	□ 保留尿管，正常排尿便 □ 避免便秘	□ 正常排尿便 □ 避免便秘
活动	□ 根据医嘱，半坐位或下床活动 □ 保护管路，勿牵拉、脱出、打折等	□ 正常适度活动，避免疲劳

附：原表单（2016 年版）

贲门癌临床路径表单

适用对象：第一诊断为贲门癌（ICD-10：C16.001/C16.002/C16.051）
行贲门癌根治术（ICD-9-CM-3：42.41/42.5/43.5）

患者姓名：		性别：	年龄：	门诊号：	住院号：
住院日期： 年 月 日		出院日期： 年 月 日			标准住院日：≤18 天

时间	住院第 1 天	住院第 2~7 天	住院第 3~8 天（手术前 1 天）
主要诊疗工作	□ 询问病史及体格检查 □ 完成病历书写 □ 开检查申请单 □ 主管医师查房 □ 初步确定治疗方案	□ 上级医师查房 □ 临床分期与术前评估 □ 根据病情需要，完成相关科室会诊 □ 住院医师完成病程日志、上级医师查房记录等病历书写 □ 术前心肺功能准备，血糖血压调整等	□ 上级医师查房 □ 完成术前准备 □ 术前病例讨论，确定手术方案 □ 完成术前小结、签署手术知情同意书、输血同意书、授权同意书
重点医嘱	**长期医嘱：** □ 胸外科二级护理常规 □ 饮食：◎半流质饮食 ◎流质饮食 **临时医嘱：** □ 血常规、尿常规、便常规+潜血 □ 凝血功能、血型、肝肾功能、电解质 □ 感染性疾病筛查 □ 肺功能、动脉血气分析、心电图 □ 内镜检查+活检 □ 影像学检查：X 线胸片正侧位、胸腹部 CT（平扫+增强扫描） □ 上消化道造影超声心动图、食管内镜超声、颈部超声（可选）	**长期医嘱：** □ 呼吸道准备 □ 相关科室会诊	**临时医嘱：** □ 拟明日全麻下行贲门癌切除术 □ 术前禁食、禁水 □ 术前肠道准备 □ 术前留置胃管 □ 备血 □ 抗菌药物皮试 □ 其他特殊医嘱
主要护理工作	□ 介绍病房环境、设施和设备 □ 入院护理评估 □ 宣教及辅助戒烟	□ 观察患者病情变化 □ 呼吸功能锻炼	□ 宣教等术前准备 □ 提醒患者禁食、禁水
病情变异记录	□ 无 □ 有，原因： 1. 2.	□ 无 □ 有，原因： 1. 2.	□ 无 □ 有，原因： 1. 2.
护士签名			
医师签名			

时间	住院第 2~8 天（手术日）	住院第 3~9 天（术后第 1 天）
主要诊疗工作	□ 留置胃管或加留置十二指肠营养管 □ 留置尿管 □ 手术 □ 术者完成手术记录 □ 住院医师完成术后病程 □ 主管医师查房 □ 观察生命体征 □ 向患者及家属交代病情、手术情况及术后注意事项 □ 呼吸道管理	□ 上级医师查房 □ 住院医师完成病程书写 □ 观察胸腔引流及胃肠减压情况 □ 观测生命体征 □ 注意生命体征及肺部呼吸音 □ 鼓励并协助患者排痰 □ 必要时纤支镜吸痰 □ 静脉或（和）肠内营养 □ 呼吸道管理
重点医嘱	**长期医嘱：** □ 特/一级护理 □ 禁食、禁水 □ 吸氧 □ 清醒后半卧位 □ 持续胃肠减压，心电监护 □ 体温、血压、呼吸、脉搏、血氧饱和度监测 □ 胸管引流记量 □ 持续导尿，记 24 小时出入量 □ 气道管理相应用药 □ 预防性应用抗菌药物 □ 镇痛药物 □ 抑酸药物 **临时医嘱：** □ 其他特殊医嘱	**长期医嘱：** □ 胸外科一级护理 □ 静脉或肠内营养支持 □ 抗凝药物（依据血栓风险可选） **临时医嘱：** □ 复查血常规、肝肾功能、电解质 □ X 线胸片 □ 其他特殊医嘱
主要护理工作	□ 术晨留置胃管、尿管 □ 密切观察患者病情变化 □ 心理和生活护理 □ 保持呼吸道通畅	□ 密切观察患者病情变化 □ 指导术后呼吸训练 □ 术后心理与生活护理 □ 鼓励患者咳嗽、下床活动
病情变异记录	□ 无　□ 有，原因： 1. 2.	□ 无　□ 有，原因： 1. 2.
护士签名		
医师签名		

时间	住院第 4~17 天（术后第 2~15 天）	住院第 ≤18 天（出院日）
主要诊疗工作	□ 上级医师查房 □ 住院医师完成病程书写 □ 视病情复查血常规、血生化及胸片 □ 应用静脉和（或）肠内营养 □ 视胸腔引流情况拔除胸腔引流管并切口换药 □ 必要时纤支镜吸痰 □ 视情况停用或调整抗菌药物 □ 视情况拔除胃管及十二指肠营养管 □ 呼吸道管理	□ 上级医师查房，明确是否出院 □ 住院医师完成出院小结、出院证明、病历首页等 □ 向患者及家属交代出院后的注意事项，如饮食、复诊时间、后续治疗等
重点医嘱	长期医嘱： □ 胸外科二级护理 □ 停胸腔闭式引流计量 □ 停胃肠减压 □ 进流食 □ 停记尿量、停吸氧、停心电监护 临时医嘱： □ 拔胸腔闭式引流管 □ 拔除尿管 □ 拔除胃管 □ 切口换药 □ X 线胸片、血常规、肝肾功能、电解质 □ 必要时上消化道造影	出院医嘱： □ 注意饮食 □ 睡眠时头高位 □ 出院带药胃肠动力药、抗酸药、镇痛药等
主要护理工作	□ 观察患者病情变化 □ 呼吸功能训练 □ 心理与生活护理	□ 指导患者办理出院手续 □ 交代出院后的注意事项 □ 出院后饮食指导
病情变异记录	□ 无　□ 有，原因： 1. 2.	□ 无　□ 有，原因： 1. 2.
护士签名		
医师签名		

第二十二章

胃部 ESD/EMR 术临床路径释义

一、胃部 ESD/EMR 术编码

1. 卫计委原编码：

未提供

2. 修改编码：

疾病名称及编码：消化道（不包括肛门）恶性肿瘤（ICD-10：C15-20）

结肠、直肠良性肿瘤（ICD-10：D12.0-D12.8）

食管良性肿瘤（ICD-10：D13.0）

胃良性肿瘤（ICD-10：D13.1）

十二指肠良性肿瘤（ICD-10：D13.2）

小肠良性肿瘤（ICD-10：D13.3）

食管交界恶性肿瘤（ICD-10：D37.701）

食管肿瘤（ICD-10：D37.702）

消化道交界恶性或性质未知的肿瘤（ICD-10：D37.1-D37.5）

手术操作名称及编码：内镜下胃黏膜下剥离术（ESD）（ICD-9-CM-3：43.4107）

内镜下胃黏膜切除术（EMR）（ICD-9-CM-3：43.4108）

二、临床路径检索方法

C15-20/D12.0-D12.8/D13.0-D13.3/D37.701/D37.702/D37.1-D37.5 伴 43.4107/43.4108

三、胃部 ESD/EMR 术临床路径标准住院流程

（一）适用对象

胃黏膜中高级别上皮内瘤变或早期胃癌拟行 ESD/EMR 术。

> **释义**
>
> ■ ESD/EMR，即内镜下黏膜剥离术/内镜下黏膜切除术，均可用于局限于消化道表浅肿瘤性病变的切除。EMR 可以对 2cm 以下的病变进行整块切除，而对 2cm 以上的病变往往需要 EMR 分片切除，不利于病理评估，且增加残留复发风险。与 EMR 相比，ESD 可以对较大面积的病变进行整块切除，包括合并溃疡甚至纤维化疤痕的病变，因此对于早期癌变病灶或怀疑癌变者更适合采用 ESD，但其操作难度及相关并发症风险较 EMR 均明显增高。
>
> ■ 胃癌的治疗主要包括内镜下治疗、手术治疗和化疗。根据中国早期胃癌筛查及内镜诊治共识意见（2014 年，长沙），内镜下治疗主要用于淋巴结转移风险低且可能完整切除的胃癌病变。国内参考日本胃癌指南（2010 年版），其绝对适应证为：病变最大径≤2cm 且无溃疡的分化型黏膜内癌。相对适应证为：①无溃疡性病灶，且最大径>2cm 的分化型黏膜内癌；②合并溃疡者，病变最大径≤3cm 的分化型黏膜

内癌；③无溃疡性病灶，且最大径≤2cm 的未分化型黏膜内癌。对于上述适应证以外的胃癌，仍以手术治疗为主，不适用于本路径。

■ 不同消化道部位的病变，其进行内镜下切除（ESD/EMR）的适应证有所不同。根据中国早期食管癌筛查及内镜诊治专家共识意见（2014 年，北京），早期食管癌和癌前病变内镜下切除的绝对适应证为：病变局限于上皮层或黏膜固有层（M_1、M_2）；食管黏膜重度异型增生。相对适应证为：病变浸润黏膜肌层或黏膜下层（M_3、SM_1），未发现淋巴结转移征象；病变范围大于 3/4 环周、切除后狭窄风险大者亦为相对适应证。根据中国早期结直肠癌及癌前病变筛查与诊治共识，推荐结直肠腺瘤、黏膜内癌为内镜下治疗的绝对适应证；向黏膜下层轻度浸润的 SM_1 癌为内镜下治疗的相对适应证。

（二）诊断依据

根据《中华胃肠外科杂志》2012 年 10 月第 15 期第 10 卷等国内、外临床、内镜诊断及治疗指南。

1. 胃镜发现胃黏膜中高级别上皮内瘤变或早期癌病变。
2. 病理证实。
3. 必要时超声内镜明确病变浸润深度不超过 SM_1。

释义

■ 内镜下治疗前，通常需要活检病理证实为肿瘤性病变或癌前病变。同时，应结合内镜下病变大体形态、色素和放大内镜下的表面微细结构及血管形态，以及超声内镜检查，对组织病理分化类型、浸润深度等进行临床判断。

（三）治疗方案的选择

根据《中华胃肠外科杂志》2012 年 10 月第 15 期第 10 卷等国内、外临床、内镜诊断及治疗指南。

1. 内科基本治疗（包括生活方式、饮食等）。
2. 内镜下治疗。

释义

■ 内科一般治疗包括生活方式改变及饮食习惯的调整，如：戒烟、戒酒，不吃腌制食品，增加新鲜蔬菜水果的摄入等。此外，对于合并 Hp 感染者，推荐予以根除治疗。

■ 根据病变大小、是否合并溃疡和（或）瘢痕等因素，选择 EMR 或 ESD。

（四）标准住院日 5~7 天

> **释义**
>
> ■ 内镜下切除（ESD/EMR）标准住院时间为 5~7 天：第 1~2 天完善操作前准备；第 3 天行内镜下治疗；第 4~7 天监测术后并发症，逐渐过渡经口进食后可准予出院。总住院时间不超过 7 天者均可进入本路径。

（五）进入临床路径标准

1. 第一诊断必须符合胃黏膜中高级别上皮内瘤变或早期胃癌。
2. 符合内镜下治疗的适应证。
3. 当患者同时具有其他疾病诊断时，但在住院期间不需要特殊处理也不影响第一诊断的临床路径流程实施时，可以进入路径。

> **释义**
>
> ■ 入院常规检查发现其他基础疾病，如高血压、糖尿病、心功能不全、心律失常、肝肾功能不全、心脑血管疾病、凝血功能障碍等，对患者健康影响严重，影响手术实施、增加手术和麻醉风险、影响预后，则应优先考虑治疗该基础疾病，暂不宜进入路径。近期因各种原因使用抗凝血或抗血小板药物者，亦不宜进入本路径。
>
> ■ 若既往患有上述基础疾病，经治疗后病情稳定，经评估无手术及麻醉禁忌证，可以进入路径，但可能增加围术期并发症及医疗费用，延长住院时间。

（六）住院期间检查项目

1. 必需的检查项目：
（1）血常规，血型及 Rh 因子。
（2）尿常规。
（3）大便常规+隐血。
（4）肝肾功能、电解质、血糖。
（5）感染指标筛查（乙型肝炎病毒、丙型肝炎病毒，艾滋病，梅毒）。
（6）凝血功能。
（7）心电图、腹部超声、X 线胸片。
2. 根据病情可选择的检查项目：
（1）消化道肿瘤指标筛查（CA19-9、CA242、CEA 等）。
（2）超声内镜检查。
（3）腹部增强 CT
（4）动脉血气分析（既往有基础肺病的患者）。

> **释义**
>
> ■ 必查项目是确保手术治疗安全、有效的基础，在术前必须完成。
>
> ■ 应认真分析检查结果，及时发现异常情况并采取对应处置。重要的异常发现，若可能影响手术实施、增加操作风险时，应权衡利弊，可暂不进入本路径。为缩短患者术前等待时间，检查项目可以在患者入院前于门诊完成。

■超声内镜检查可以进一步了解病变在胃壁的浸润层次，尤其对于内镜下大体形态有可疑黏膜下累及的病例，有助于治疗方案的选择。

■腹部CT可以显示胃及周围脏器的结构，有利于除外区域性淋巴结转移。

（七）内镜下治疗

住院后第2~3天。

1. 术前完成胃镜检查和治疗同意书、全麻同意书。
2. 使用镇静或麻醉药：术中需监测生命体征，术后要在内镜室观察至清醒后返回病房；麻醉药品及麻醉操作费、监护费用另行收取。
3. 按顺序进行常规胃镜检查。
4. 根据术中所见病灶形态、大小、数目等决定内镜下治疗方案并按内镜治疗规范实施治疗，围术期采用适当措施避免可能的治疗并发症。
5. 切除标本送病理检查，报告包括切缘及浸润深度。
6. 术后密切观察病情，及时发现并处理可能的并发症。

> **释义**
>
> ■内镜下治疗属于有创性操作，有潜在并发症的风险，必须在患者充分知情并签署知情同意书后才可以进行。
>
> ■采用麻醉状态下进行内镜下切除的患者，术前需经麻醉科医师会诊评估麻醉风险，并充分告知麻醉风险及注意事项，并签署麻醉同意书。
>
> ■各医疗单位应根据自身设备条件、治疗经验及病变形态类型、大小、部位等因素，合理选择内镜下治疗器械及设备参数，按照治疗规范安全有效地进行内镜下切除，并采取适当措施［如金属钛夹钳夹和（或）尼龙圈套封闭创面］处理/避免出血、穿孔等治疗相关并发症，可能会由此增加一定医疗费用。
>
> ■病变范围广泛、局部黏膜下层粘连/浸润、困难部位、出血倾向明显者，往往造成内镜下操作困难，将延长操作时间、增加操作及麻醉并发症，并增加医疗费用。
>
> ■应及时妥善处理切除后标本以便病理组织学评估，包括展平固定、测量观察、标记口侧/肛侧等多个环节。
>
> ■术后1天禁食，密切观察生命体征，并进行相关检查（血常规、便常规与隐血、腹平片等），必要时可以增加同一检查的频次。术后应注意休息，避免剧烈运动，根据术中切除情况短期禁食或进流食-少渣半流食。

（八）选择用药

1. 术后使用静脉PPI 3天。
2. 黏膜保护剂。
3. 必要时抗菌药物治疗。

> **释义**
>
> ■ 内镜下治疗后，局部将形成溃疡，因此推荐使用 PPI 治疗。个别创面较大，延迟出血或迟发穿孔风险高者，可以酌情加大 PPI 剂量。联合使用黏膜保护剂如瑞巴派特能有效提高人工溃疡的愈合速度和质量。对于切除范围大、操作时间长、术中曾有/可能穿孔、有误吸导致肺部感染风险、免疫力低下等易合并感染的患者可以酌情使用抗菌药物治疗。

（九）出院标准

1. 无出血、穿孔、感染等并发症。
2. 患者一般情况允许。

> **释义**
>
> ■ 患者出院前应完成必须的复查项目，且无明显异常。检查结果明显异常者，应进行仔细分析并做出相应处置。内镜治疗后无相关并发症但合并其他基础疾病者，如病情稳定不影响出院；对于病情不稳定或恶化，需住院处理者，转入相应基础疾病治疗临床路径流程。
>
> ■ 出院时获得病理检查结果者，主管医生应为其制订进一步治疗及随诊方案。出院时尚未获得病理诊断者，应约定患者近期门诊复诊。

（十）变异及原因分析

1. 患者年龄小于 18 岁或大于 75 岁者，进入特殊人群临床路径。
2. 具有胃镜操作禁忌证的患者进入特殊人群临床路径：如心肺等重要脏器功能障碍及凝血功能障碍，有精神疾患不能配合者，上消化道穿孔的急性期或消化道手术的围术期，严重咽喉部疾患内镜不能插入，腐蚀性食管损伤的急性期等。
3. 应用影响血小板及凝血功能药物者，进入特殊人群临床路径。
4. 病变不符合内镜治疗指征，或患者存在内镜治疗禁忌证，出院或转外科，进入胃肿瘤外科治疗临床路径。
5. 合并急性消化道大出血，进入消化道出血临床路径，进行内镜下止血，必要转外科手术。
6. 合并感染，需要继续抗感染治疗，进入消化道感染临床路径。
7. 合并消化道穿孔，转外科手术，进入相应临床路径。

> **释义**
>
> ■ 变异是指入选临床路径的患者未能按路径流程完成医疗行为或未达到预期的医疗质量控制目标。包含三方面情况：①按路径流程完成治疗，但出现非预期结果，可能需要后续进一步处理。如本路径治疗后出现并发症等；②按路径流程完成治疗，但超出了路径规定的时限或限定的费用。如实际住院日超出标准住院日要求或未能在规定的时间限定内实施内镜下治疗等；③不能按路径流程完成治疗，患者需要中途退出路径。如治疗过程中出现严重并发症（如消化道大出血、胃穿孔），导致必须终止路径或需要转入其他路径进行治疗等。对这些患者，均应进行变异原因的分

析，并在临床路径的表单中予以说明。

■患者入选路径后，在检查及治疗过程中发现患者合并事前未预知的对本路径治疗可能产生影响的情况，需中止执行路径或延长治疗时间、增加治疗费用等，医师需在表单中明确说明。如本路径术前检查发现严重凝血功能障碍；如胃镜检查发现病变不符合内镜治疗指征等。

■患者原因导致执行路径出现变异，如未按要求进行胃镜的术前准备，不能配合进行内镜下治疗等，需医师在表单中予以说明。

■其他意外情况导致执行路径出现变异，需医师在表单中予以说明。

■患者年龄小于 18 岁的患者，不适用本路径。老年患者（>65 岁）需要在内镜下治疗前充分地评估风险，并及时治疗合并疾病。

四、胃部 ESD/EMR 临床路径给药方案

【用药选择】

1. 内镜下黏膜切除术后，局部形成溃疡，应采用 PPI 或者 H_2 受体拮抗剂进行抗溃疡治疗。在预防胃部 ESD 术后出血方面，PPI 疗效优于 H_2 受体拮抗剂。常用的 PPI 药物包括奥美拉唑、埃索美拉唑、泮托拉唑、雷贝拉唑、兰索拉唑、艾普拉唑等。术后短期可以予以 PPI 静脉输注，如奥美拉唑或埃索美拉唑 40mg，每 12 小时 1 次；如出血明显，可予以静脉持续泵入。经口进食后，可序贯口服 PPI 药物，每日 1~2 次，或 H_2 受体拮抗剂，如法莫替丁 20mg，每日 2 次。

2. 黏膜保护剂联合抑酸药，可促进黏膜溃疡愈合。常用的黏膜保护剂有胶体铋、硫糖铝等。

3. 切除范围大、操作时间长、并发消化道穿孔风险高者，可以预防性使用抗菌药物。切除术后可酌情应用抗菌药物。

【药学提示】

1. 奥美拉唑常见不良反应包括：头痛、腹泻、恶心、呕吐、便秘、腹痛及腹胀等。长期用药可能造成骨质疏松症和肠道菌群紊乱。对该药品过敏者禁用，过敏体质者慎用。法莫替丁不良反应较少，最常见的有头痛、头晕、便秘和腹泻，偶有皮疹、荨麻疹、白细胞减少、转氨酶升高等。

2. 黏膜保护剂不良反应少，少数患者可以出现黑便、恶心等不适。

【注意事项】

1. 奥美拉唑具有酶抑制作用，可延缓经肝脏细胞色素 P450 系统代谢的药物（如双香豆素、地西泮、苯妥英钠、华法林、硝苯地平）在体内的消除。当本药品与上述药物一起使用时，应酌情减轻后者用量。

2. 铋剂服用后可以造成粪便呈灰黑色，停药后可自行消失。硫糖铝应不宜与多酶片合用，否则二者疗效均有所下降。

五、推荐表单

（一）医师表单

胃部 ESD/EMR 临床路径医师表单

适用对象：胃黏膜中、高级别上皮内瘤变或早期胃癌
　　　　　拟行 ESD/EMR 术

患者姓名：		性别：　　年龄：　　门诊号：	住院号：
住院日期：	年　月　日	**出院日期：**　　年　月　日	**标准住院日：5~7 天**

日期	住院第 1 天	住院第 2 天	住院第 3 天
主要诊疗工作	□ 完成询问病史和体格检查 □ 完成病历书写 □ 开据检查单，完善术前检查 □ 确认停止服用阿司匹林、波利维等抗血小板药物至少 7 天以上	□ 上级医师查房 □ 评估内镜下治疗的指征与风险 □ 确定胃镜检查时间、落实术前检查 □ 确定内镜下治疗方案，向患者及其家属交代手术前、手术中和手术后注意事项 □ 与患者及家属签署胃镜检查及治疗同意书，全麻同意书 □ 签署自费用品协议书 □ 完成上级医师查房记录 □ 根据需要，请相关科室会诊	□ 术前禁食、禁水 8 小时 □ 上级医师查房 □ 完成查房记录 □ 行胃镜检查治疗，酌情行超声内镜检查，根据检查所见采用相应内镜下治疗措施 □ 将回收标本送病理检查 □ 观察有无胃镜治疗后并发症（如穿孔、出血等） □ 病程记录
重点医嘱	**长期医嘱：** □ 消化内科护理常规 □ 二级护理 □ 少渣饮食 **临时医嘱：** □ 血常规；血型、Rh 因子 □ 尿常规 □ 大便常规+隐血 □ 肝肾功能、电解质、血糖 □ 凝血功能 □ 感染指标筛查 □ 心电图、腹部超声、X 线胸片 □ 肿瘤指标筛查 □ 超声内镜 □ 动脉血气分析	**长期医嘱：** □ 消化内科护理常规 □ 一级护理 □ 少渣饮食 **临时医嘱：** □ 次晨禁食、禁水	**长期医嘱：** □ 消化内科护理常规 □ 特级护理 □ 禁食，不禁水（检查治疗后） □ 酌情予静脉输液治疗 □ PPI 治疗 □ 黏膜保护剂 **临时医嘱：** □ 利多卡因胶浆
主要护理工作	□ 协助患者及家属办理入院手续 □ 进行入院宣教 □ 准备次晨空腹静脉抽血	□ 基本生活和心理护理 □ 进行关于胃镜检查宣教	□ 基本生活和心理护理 □ 检查及治疗后常规护理 □ 治疗后饮食生活宣教 □ 并发症观察

续　表

日期	住院第1天	住院第2天	住院第3天
病情 变异 记录	□无　□有，原因： 1. 2.	□无　□有，原因： 1. 2.	□无　□有，原因： 1. 2.
护士 签名			
医师 签名			

日期	住院第 4 天	住院第 5 天	住院第 6~7 天（出院日）
主要诊疗工作	□ 观察患者生命体征、腹部症状和体征，观察大便性状，注意有无消化道出血、感染及穿孔 □ 上级医师查房 □ 完成病程记录	□ 继续观察患者腹部症状和体征，注意观察有无并发症情况 □ 上级医师查房 □ 完成查房记录	□ 继续观察患者腹部症状和体征，注意观察有无并发症 □ 如果患者可以出院 □ 通知出院处 □ 通知患者及家属今日出院 □ 向患者及家属交代出院后注意事项，不适及时就诊；饮食宣教，预约复诊时间，随诊切除病变病理报告 □ 将出院记录的副本交给患者 □ 准备出院带药及出院证明 □ 如果患者不能出院，在病程记录中说明原因和继续治疗的方案
重点医嘱	长期医嘱： □ 消化内科护理常规 □ 一级护理 □ 半流食 □ PPI 治疗 □ 黏膜保护剂 临时医嘱： □ 复查血常规	长期医嘱： □ 消化内科护理常规 □ 二级护理 □ 少渣饮食 □ PPI 治疗 □ 黏膜保护剂	长期医嘱： □ 消化内科护理常规 □ 二级护理 □ 少渣饮食 □ PPI 治疗 □ 黏膜保护剂 临时医嘱： □ 出院带药
主要护理工作	□ 基本生活和心理护理 □ 检查治疗后常规护理 □ 饮食生活宣教、并发症观察	□ 基本生活和心理护理 □ 检查治疗后常规护理	□ 帮助患者办理出院手续、交费等事宜 □ 出院指导
病情变异记录	□ 无　□ 有，原因： 1. 2.	□ 无　□ 有，原因： 1. 2.	□ 无　□ 有，原因： 1. 2.
护士签字			
医师签字			

（二）护士表单

胃部 ESD/EMR 术临床路径护士表单

适用对象：胃黏膜中、高级别上皮内瘤变或早期胃癌
拟行 ESD/EMR 术

患者姓名：	性别： 年龄： 门诊号：	住院号：
住院日期： 年 月 日	出院日期： 年 月 日	标准住院日：5~7 天

时间	住院第 1 天	住院第 2 天	住院第 3 天
健康宣教	□ 入院宣教 　介绍主管医师、责任护士 　介绍环境、设施、贵重物品保管 　介绍注意事项、探视和陪护制度 □ 饮食宣教：少渣饮食 □ 出入量宣教，留取标本的宣教 □ 确认停用阿司匹林、氯吡格雷等抗血小板药物至少 7 天以上	□ 宣教用药知识 □ 宣教疾病知识 □ 宣教胃镜的注意事项 □ 宣教麻醉的注意事项 □ 主管护士与患者沟通，了解并指导心理应对	□ 宣教用药知识 □ 宣教疾病知识 □ 宣教胃镜的注意事项 □ 宣教麻醉的注意事项 □ 主管护士与患者沟通，了解并指导心理应对
护理处置	□ 核对患者姓名，佩戴腕带 □ 建立入院护理病历 □ 卫生处置：前指（趾）甲、沐浴，更换病号服 □ 静脉抽血	□ 遵医嘱记录 24 小时出入量 □ 遵医嘱完成相关检查 □ 正确执行医嘱 □ 静脉抽血（备血）	□ 术前禁食、禁水 6~8 小时 □ 核对患者资料及带药 □ 送患者至内镜中心 □ 嘱患者摘除义齿 □ 内镜治疗后记护理记录 □ 记录 24 小时出入量 □ 遵医嘱完成相关检查 □ 正确执行医嘱
基础护理	□ 二级护理 □ 晨晚间护理 □ 患者安全管理	□ 一级护理 □ 晨晚间护理 □ 患者安全管理	□ 特级护理 □ 晨晚间护理 □ 患者安全管理
专科护理	□ 监测生命体征、测量体重 □ 少渣食物 □ 需要时，填写跌倒及压疮防范表 □ 需要时，请家属陪护 □ 心理护理	□ 监测生命体征 □ 观察腹部体征 □ 少渣食物，次日晨禁食、禁水 □ 心理护理	□ 监测生命体征 □ 胃镜护理 □ 观察患者神志情况 □ 观察腹部体征 □ 禁食、禁水，出入量护理 □ 遵医嘱静脉输液治疗 □ 遵医嘱 PPI 治疗遵医嘱黏膜保护剂 □ 遵医嘱抗菌药物、心电监护（必要时） □ 心理护理

时间	住院第 1 天	住院第 2 天	住院第 3 天
重点 医嘱	□ 详见医嘱执行单	□ 详见医嘱执行单 □ 次日晨禁食、禁水	□ 详见医嘱执行单
病情 变异 记录	□ 无　□ 有，原因： 1. 2.	□ 无　□ 有，原因： 1. 2.	□ 无　□ 有，原因： 1. 2.
护士 签名			

时间	住院第 4 天	住院第 5 天	住院第 6~7 天
健康宣教	□ 药物宣教 □ 饮食宣教	□ 药物宣教 □ 饮食宣教	□ 出院宣教 □ 复查时间 □ 服药方法 □ 活动休息 □ 指导饮食 □ 指导办理出院手续 □ 对患者进行坚持治疗和预防复发的宣教
护理处置	□ 遵医嘱完成相关检查 □ 正确完成医嘱 □ 静脉抽血	□ 遵医嘱完成相关检查 □ 正确完成医嘱 □ 静脉抽血（必要时） □ 留取大便（必要时）	□ 办理出院手续 □ 书写出院小结
基础护理	□ 一级护理 □ 晨晚间护理 □ 患者安全管理	□ 二级护理 □ 晨晚间护理 □ 患者安全管理	□ 二级护理 □ 晨晚间护理 □ 患者安全管理
专科护理	□ 监测生命体征、观察腹部体征及大便 □ 遵嘱饮食 □ 遵医嘱 PPI 治疗 □ 遵医嘱予黏膜保护剂 □ 心理护理	□ 生命体征、观察腹部体征及大便 □ 遵嘱饮食 □ 遵医嘱 PPI 治疗 □ 遵医嘱予黏膜保护剂 □ 心理护理	□ 监测生命体征、测量体重 □ 遵嘱饮食 □ 心理护理
重点医嘱	□ 详见医嘱执行单	□ 详见医嘱执行单	□ 详见医嘱执行单
病情变异记录	□ 无 □ 有，原因： 1. 2.	□ 无 □ 有，原因： 1. 2.	□ 无 □ 有，原因： 1. 2.
护士签名			

（三）患者表单

胃部 ESD/EMR 术临床路径患者表单

适用对象：胃黏膜中、高级别上皮内瘤变或早期胃癌
　　　　　拟行 ESD/EMR 术

患者姓名：		性别：	年龄：	门诊号：	住院号：
住院日期：	年 月 日	出院日期：	年 月 日		标准住院日：5~7 天

时间	入院	内镜治疗当天
医患配合	□ 配合询问病史、收集资料，请务必详细告知既往史、用药史、过敏史 □ 配合进行体格检查 □ 有任何不适请告知医生	□ 配合完善内镜治疗前相关检查、化验，医生与患者及家属介绍病情及内镜治疗前谈话、签字
护患配合	□ 配合测量体温、脉搏、呼吸频率、血压、体重 1 次 □ 配合完成入院护理评估（简单询问病史、过敏史、用药史） □ 接受入院宣教（环境介绍、病室规定、订餐制度、贵重物品保管等） □ 有任何不适请告知护士	□ 配合测量体温、脉搏、呼吸频率 3 次，询问大便 1 次 □ 接受穿刺前相关知识的宣教 □ 去掉活动性义齿 □ 配合内镜治疗及麻醉时的注意事项
饮食	□ 少渣饮食	□ 遵嘱禁食
排泄	□ 正常排尿便 □ 避免便秘	□ 正常排尿便 □ 避免便秘
活动	□ 正常活动，避免疲劳	□ 正常活动，避免疲劳

时间	内镜治疗后	出院
医患配合	□ 配合腹部查体 □ 配合完成相关检查	□ 接受出院前指导 □ 知道复查程序 □ 获取出院诊断书
护患配合	□ 配合定时测量生命体征、每日询问大便 □ 配合测量体重，询问出入量 □ 接受静脉输液等治疗 □ 接受必要的生活护理 □ 配合检查穿刺处情况 □ 注意活动安全，避免坠床或跌倒 □ 配合执行探视及陪护	□ 接受出院宣教 □ 办理出院手续 □ 获取出院带药 □ 知道服药方法、作用、注意事项 □ 知道复印病历程序
饮食	□ 遵嘱饮食并逐渐过渡	□ 遵嘱饮食
排泄	□ 正常排尿便 □ 避免便秘	□ 正常排尿便 □ 避免便秘
活动	□ 避免剧烈活动，避免疲劳	□ 避免剧烈活动，避免疲劳

附：原表单（2016 年版）

胃部 ESD/EMR 术临床路径表单

适用对象：胃黏膜中、高级别上皮内瘤变或早期胃癌
拟行 ESD/EMR 术

患者姓名：		性别：	年龄：	门诊号：		住院号：
住院日期：	年　月　日	出院日期：		年　月　日		标准住院日：5~7 天

日期	住院第 1 天	住院第 2 天	住院第 3 天
主要诊疗工作	□ 完成询问病史和体格检查 □ 完成病历书写 □ 开据检查单，完善术前检查 □ 确认停止服用阿司匹林、硫酸氢氯吡格雷等抗血小板药物至少 7 天以上	□ 上级医师查房 □ 评估内镜下治疗的指征与风险 □ 确定胃镜检查时间、落实术前检查 □ 确定内镜下治疗方案，向患者及其家属交代手术前、手术中和手术后注意事项 □ 与患者及家属签署胃镜检查及治疗同意书，全麻同意书 □ 签署自费用品协议书 □ 完成上级医师查房记录 □ 根据需要，请相关科室会诊	□ 术前禁食、禁水 8 小时 □ 上级医师查房 □ 完成查房记录 □ 行胃镜检查治疗，酌情行超声内镜检查，根据检查所见采用相应内镜下治疗措施 □ 将回收标本送病理检查 □ 观察有无胃镜治疗后并发症（如穿孔、出血等） □ 病程记录
重点医嘱	长期医嘱： □ 消化内科护理常规 □ 二级护理 □ 少渣饮食 临时医嘱： □ 血常规；血型、Rh 因子 □ 尿常规 □ 大便常规+隐血 □ 肝肾功能、电解质、血糖 □ 凝血功能 □ 感染指标筛查 □ 心电图、腹部超声、X 线胸片 □ 肿瘤指标筛查 □ 超声内镜 □ 动脉血气分析	长期医嘱： □ 消化内科护理常规 □ 一级护理 □ 少渣饮食 临时医嘱： □ 次晨禁食、禁水	长期医嘱： □ 消化内科护理常规 □ 特级护理 □ 禁食，不禁水（检查治疗后） □ 酌情予静脉输液治疗 □ PPI 治疗 □ 黏膜保护剂 临时医嘱： □ 利多卡因胶浆
主要护理工作	□ 协助患者及家属办理入院手续 □ 进行入院宣教 □ 准备次晨空腹静脉抽血	□ 基本生活和心理护理 □ 进行关于胃镜检查宣教	□ 基本生活和心理护理 □ 检查及治疗后常规护理 □ 治疗后饮食生活宣教 □ 并发症观察

续　表

日期	住院第1天	住院第2天	住院第3天
病情 变异 记录	□无　□有，原因： 1. 2.	□无　□有，原因： 1. 2.	□无　□有，原因： 1. 2.
护士 签名			
医师 签名			

日期	住院第 4 天	住院第 5 天	住院第 6~7 天（出院日）
主要诊疗工作	□ 观察患者生命体征、腹部症状和体征，观察大便性状，注意有无消化道出血、感染及穿孔 □ 上级医师查房 □ 完成病程记录	□ 继续观察患者腹部症状和体征，注意观察有无并发症情况 □ 上级医师查房 □ 完成查房记录	□ 继续观察患者腹部症状和体征，注意观察有无并发症 □ 如果患者可以出院 □ 通知出院处 □ 通知患者及家属今日出院 □ 向患者及家属交代出院后注意事项，不适及时就诊；饮食宣教，预约复诊时间，随诊切除病变病理报告 □ 将出院记录的副本交给患者 □ 准备出院带药及出院证明 □ 如果患者不能出院，在病程记录中说明原因和继续治疗的方案
重点医嘱	长期医嘱： □ 消化内科护理常规 □ 一级护理 □ 半流食 □ PPI 治疗 □ 黏膜保护剂 临时医嘱： □ 复查血常规	长期医嘱： □ 消化内科护理常规 □ 二级护理 □ 少渣饮食 □ PPI 治疗 □ 黏膜保护剂	长期医嘱： □ 消化内科护理常规 □ 二级护理 □ 少渣饮食 □ PPI 治疗 □ 黏膜保护剂 临时医嘱： □ 出院带药
主要护理工作	□ 基本生活和心理护理 □ 检查治疗后常规护理 □ 饮食生活宣教、并发症观察	□ 基本生活和心理护理 □ 检查治疗后常规护理	□ 帮助患者办理出院手续、交费等事宜 □ 出院指导
病情变异记录	□ 无 □ 有，原因： 1. 2.	□ 无 □ 有，原因： 1. 2.	□ 无 □ 有，原因： 1. 2.
护士签字			
医师签字			

第二十三章

胃癌根治手术临床路径释义

一、胃癌编码

疾病名称及编码：胃癌（ICD-10：C16）

手术操作及编码：胃癌根治术（ICD-9-CM-3：43.5-43.9）

二、临床路径检索方法

C16 伴（43.5-43.9）

三、胃癌根治手术临床路径标准住院流程

（一）适用对象

1. 第一诊断为胃癌（ICD-10：C16）。

2. 行胃癌根治术（ICD-9-CM-3：43.5-43.9）。

3. 肿瘤分期为 $cT_{1 \sim 4a}N_{0 \sim 3}M_0$（根据 AJCC 第 8 版）。

> **释义**
>
> ■ 适用对象编码参见第一部分。
>
> ■ 本路径适用于外科手术途径（包括开腹手术、腹腔镜辅助手术和机器人腹腔镜辅助手术）治疗胃癌患者。手术切除是胃癌的主要治疗手段，也是目前能治愈胃癌的唯一方法。NCCN 对胃癌外科手术指征具有严格的适应证原则。
>
> ■ 早期局限于黏膜层和黏膜下层的部分 T_1 期肿瘤可分别考虑内镜下黏膜切除术（EMR）和内镜下黏膜下层切除术（ESD），需要在有经验的单位进行诊断评估和治疗，但不进入本路径。不适合内镜手术的早期胃癌患者，应行标准胃癌根治术，进入路径。
>
> ■ 早期胃癌的诊断需要在有经验的医院和医师经过超声胃镜等分期检查确定。对于进展期胃癌，应实行标准胃癌根治术或扩大的胃癌根治术，推荐适用于临床 I B 期、II 期，III 期即 $T_{1b \sim 4a}N_{0 \sim 3}$ 的胃癌。临床 T_{4b} 期胃癌在 AJCC 第 8 版分期中为临床 IV A 期不纳入临床路径，可以考虑腹腔镜探查灌洗细胞学检查或组织学检查，如果证实转移，分期为 $cT_eN_pM_1$，既是临床 IV 期，也是病理学 IV 期，应该接受内科治疗或进入临床试验；即使无腹腔转移，也可以考虑将受侵部位联合切除，但不纳入临床路径。目前对临床 I B 期以上的胃癌进行围术期化疗也是治疗的选择之一，因此接受围术期化疗的患者如果在术前化疗结束后，再次入院拟行根治性手术治疗也可纳入本路径。手术方式为胃切除术加合理范围的区域淋巴结清扫术（D），进展期胃癌需行 D_2 淋巴结清扫手术。淋巴结检出数目一般应超过 15 枚。
>
> ■ 对于无法切除的肿瘤，短路手术有助于缓解梗阻症状，胃造口术和放置空肠营养管可改善患者生活质量，但不进入本路径。

（二）诊断依据

根据原卫生部《胃癌诊疗规范（2011 年)》、NCCN《胃癌临床实践指南中国版（2011 年)》等。

1. 临床表现：上腹不适、隐痛、贫血等。

2. 大便隐血试验多呈持续阳性。

3. 胃镜及超声胃镜（必要时）检查明确肿瘤情况，取活组织检查作出病理学诊断。

4. 影像学检查提示并了解有无淋巴结及脏器转移；钡剂造影、CT 或 MRI 检查了解肿瘤大小、形态和病变范围。

5. 根据上述检查结果进行术前临床分期。

> **释义**
>
> ■ 早期可无症状和体征，常见的症状为无规律性上腹部疼痛、饱胀不适、食欲减退、消瘦，晚期可出现呕血、黑便。贲门部癌可引起吞咽困难。幽门部癌可出现幽门梗阻症状和体征。实验室检查大便隐血（+)。肿瘤标志物可有异常增高。
>
> ■ 影像学主要明确胃癌的临床分期及判断手术切除性，CT、内镜超声、双重对比造影、PET-CT、MRI 等均为参考手段，CT 腹部增强一般作为必需手段。影像学分期主要依靠对肿瘤局部情况、淋巴结及脏器转移情况综合判定。近年来 NCCN 推荐腹腔镜探查及腹腔游离细胞学检测亦可作为治疗前分期的手段。
>
> ■ 确诊主要依赖胃镜活检病理组织学诊断。
>
> ■ 正确的治疗前分期对指导选择手术适应证及制订综合治疗方案具有重要的临床意义。
>
> ■ 术前评估还应包括营养风险评估、心肺功能、是否伴随其他基础疾病（如糖尿病、高血压）等综合评估。

（三）治疗方案的选择

根据《临床诊疗指南·外科学分册》（中华医学会编著，人民卫生出版社)，《临床诊疗指南·肿瘤分册》（中华医学会编著，人民卫生出版社)，《NCCN 胃癌临床实践指南》（中国版，2012 年）等。

1. 胃癌根治手术（胃癌 D_2 根治术，缩小/扩大胃癌根治术)：早期胃癌或进展期胃癌，无远端转移。

2. 胃切除范围：全胃切除、远端胃大部切除、近端胃大部切除、胃部分切除。

> **释义**
>
> ■ 国际、国内胃癌指南对不同分期的胃癌手术方式均有明晰的介绍，因此，术前分期对进入临床路径至关重要。
>
> ■ 胃癌手术治疗方式近年有较大进步，早期胃癌腹腔镜和机器人腔镜切除手术的安全和有效性已经得到证实，但需要在有经验的单位进行。进展期胃癌应行标准的开腹胃癌根治术，确保阴性的外科切缘（R0)、淋巴结清扫范围以及合理的消化道重建。

（四）标准住院日

16~18 天。

> **释义**
>
> ■患者收治入院后，术前准备（术前评估）2~3 天，手术日为入院第 4~6 天，术后住院恢复 12~14 天，各医疗机构根据临床科室不同的运行状况在此时间范围内完成诊治均符合路径要求。可能包括确诊性质的部分检查需在入院前完成，且患者术后需正常恢复，无影响住院日的并发症出现。

（五）进入路径标准

1. 第一诊断必须符合 ICD-10：C16 胃癌疾病编码。
2. 术前评估肿瘤切除困难者可先行新辅助化疗后再次评估，符合手术条件者可以进入路径（包括新辅助化疗后符合手术条件者）。
3. 当患者合并其他疾病，但住院期间不需要特殊处理也不影响第一诊断的临床路径流程实施时，可以进入路径。
4. 早期患者行胃镜下肿物切除术，不进入本路径。

> **释义**
>
> ■无论患者是否已经入院，进入路径前必须有确诊胃癌的临床病理证据。
>
> ■具备手术适应证，且无下列禁忌证：①全身状况恶化无法耐受手术；②局部浸润过于广泛已无法切除；③已有远端转移的确切证据，包括 D_2 手术范围外的淋巴结转移、腹腔转移（包括肉眼转移和腹腔游离细胞学检测阳性）和肝脏转移等；④心、肺、肝、肾等重要脏器功能有明显缺陷；⑤存在营养风险需要进行营养支持或存在严重的低蛋白血症和贫血、营养不良无耐受手术之可能者。
>
> ■对部分局部晚期胃癌（无法切除或切除困难者，胃周淋巴结转移较多）一般为经病理证实的进展期（Ⅱ、ⅢA、ⅢB、ⅢC 期）的胃癌患者，经多学科联合讨论（MDT）纳入术前化疗（新辅助化疗）但需有客观的基线检测水平（如可测量的病灶）便于评价效果，患者的其他脏器功能可以耐受化疗，经过 2~4 个周期治疗后，再次经 MDT 讨论后，对可获得手术治疗机会者亦可进入路径。接受新辅助放疗或放化疗的患者应参照上述原则。
>
> ■入院检查发现其他疾患或伴随疾病时，如该疾病必须于术前治疗或调整，否则增大手术风险，增加并发症出现概率，延长术前准备时间及住院时间影响患者预后，则不宜进入路径，如高血压三级、严重的未良好控制的糖尿病、心肺功能不全、肝肾功能不全、严重出血倾向、严重感染等。
>
> ■部分预约时间较长的检查以及活检病理等耗时较长的检查，应争取门诊完成。

（六）术前准备（术前评估）2~3 天

1. 必需的检查项目：
（1）血常规、尿常规、大便常规+隐血。

（2）肝功能、肾功能、电解质、凝血功能、消化道肿瘤标志物、幽门螺杆菌检查、感染性疾病筛查（乙型肝炎、丙型肝炎、艾滋病、梅毒等）。

（3）胃镜、腹部及盆腔超声（女性）、腹部及盆腔CT平扫+增强。

（4）心电图、胸部X线检查或胸部CT。

（5）病理学活组织检查与诊断。

2. 根据患者病情可选择的检查：

（1）血型、交叉配血、血糖、血脂。

（2）年龄>60岁或既往有心肺疾患病史，行超声心动图、肺功能、动脉血气分析。

（3）根据患者病情必要时行钡剂造影、超声内镜检查等鉴别诊断。

> **释义**
>
> ■ 必需检查项目旨在术前明确诊断、明确手术指征、排除手术禁忌证并指导术后治疗和随访，不可或缺。对疑难者或出现指标明显异常者必要时复查明确，且应采取相应处置措施直至指标符合手术要求。
>
> ■ 多学科术前讨论能有效控制质量。
>
> ■ 胃癌肿瘤标志物检查是评价手术、放化疗效果及随访的重要指标。
>
> ■ 详细询问病情，了解患者既往史、家族史及用药情况是术前准备基础性的重要工作，也是保障围术期安全的重要因素。
>
> ■ 高龄患者应进行心肺肾功能评价，术前征询患者及家属的治疗意见非常重要。
>
> ■ PET-CT对发现微小病变或转移灶，超声内镜对早期病变及肿瘤侵犯深度，淋巴结转移情况能够提供有效的证据，可进一步精确术前分期，明确治疗方向。有条件的医疗机构可以根据诊断具体需要添加。
>
> ■ 超声内镜检查（EUS）对于检测肿瘤浸润深度及周边淋巴结转移具有较好的指示意义，腹腔镜探查及腹腔脱落细胞学检查对于检测腹膜转移及远端转移具有较好的指示意义，各医疗机构可以根据具体需要添加，但尚不能替代上述传统的诊断手段。

（七）预防性抗菌药物选择与使用时机

抗菌药物使用：按照《抗菌药物临床应用指导原则》（卫医发〔2004〕285号）执行，并结合患者的病情决定抗菌药物的选择与使用时间。建议使用第一、二代头孢菌素。

> **释义**
>
> ■ 胃癌手术切口为Ⅱ类切口，术后有发生感染的风险，按照规定于围术期可预防性使用抗菌药物，可选用第一代或第二代头孢菌素或改良的青霉素类，但应严格掌握使用指征，使用剂量及疗程根据患者身体状况，手术分级，发热情况，血象情况综合判断。胃肠道内存在厌氧菌属，通常情况下应联合抗厌氧菌药物。
>
> ■ 围术期可根据患者情况预防性应用重组人粒细胞巨噬细胞集落刺激因子（rhGM-CSF）皮下注射$2\sim3\mu g/(kg \cdot d)$，以增加体内巨噬细胞、中性粒细胞及树突状细胞数量并增强其活性、提高机体免疫抗感染能力，降低术后感染风险。

（八）手术日为入院第 4~6 天（检查齐全可提前）

1. 麻醉方式：连续硬膜外麻醉或全身麻醉。
2. 手术耗材：根据患者病情，可能使用吻合器和闭合器（肠道重建用）。
3. 术中用药：麻醉常规用药，腹腔化疗、腹腔热灌注化疗相关耗材及药物。
4. 术中病理：冷冻（必要时），腹腔灌洗液细胞学检查（必要时）。
5. 输血：视术中情况而定。

> **释义**
>
> ■ 应用外科器械进行切除吻合目前在具备相当条件的医疗机构中已经逐步成为常规，特别是对困难吻合者（近端胃切除高位吻合，全胃切除吻合等），可减少创伤，缩短手术时间。但这不意味着排斥传统的手工吻合。器械吻合会增加相应的治疗费用。
>
> ■ 术中行腹腔化疗或腹腔热灌注化疗，可预防或阻止腹膜转移和淋巴转移，减少或杀死腹腔脱落肿瘤细胞，如氟尿嘧啶植入剂以清除残留癌细胞，降低局部复发率。
>
> ■ 术中如发现可疑转移病灶（淋巴结、腹腔转移等）、术前未取得明确病理者、为明确肿瘤切除范围（切缘）等需术中获得病理证据时，应进行术中冷冻病理或细胞学检查，根据结果明确诊断，修正分期，明确治疗包括手术方式及范围。
>
> ■ 由于胃癌肿瘤的大小、浸润深度和范围、部位等会影响淋巴转移，因此肿瘤的淋巴流注及淋巴结转移有不确定性。为了彻底清除转移淋巴结，提高微转移淋巴结的清除率，明确病理分期，必要时可在术中采用淋巴示踪技术，为术后治疗方案的选择提供指南（放疗方案、化疗方案）。
>
> ■ 严重贫血影响手术治疗者应术前输注血制品纠正，除非出现急性失血状况或预计出现手术失血较多的情况下，否则不鼓励术中常规输血。
>
> ■ NCCN 不推荐腹腔化疗和腹腔热灌注化疗。各医疗单位可以根据经验选择，并鼓励进行深入的临床研究。

（九）术后住院恢复 12~14 天

1. 术后病理：病理学检查与诊断包括：
（1）切片诊断（分类、分型、分期、切缘、脉管侵犯、淋巴结情况、神经纤维受侵情况）。
（2）免疫组化指标，包括诊断、治疗、预后相关指标，如 HER2、CK 等。
2. 必须复查的检查项目：血常规、肝肾功能、电解质、消化道肿瘤标志物、幽门螺杆菌检查。
3. 术后抗菌药物使用：按照《抗菌药物临床应用指导原则》（卫医发〔2004〕285 号）执行，并结合患者的病情决定抗菌药物的选择与使用时间。

> **释义**
>
> ■ 胃癌术后获取足够数目的淋巴结需要病理科、外科共同配合，是诊疗单位胃癌诊治质量的关键指标。

■ 胃癌标准的病理报告应包括大体标本描述及病理诊断内容。Lauren 分型应作为病理常规报告。淋巴结应描述为：受累淋巴结数目/检取淋巴结总数目，应分组报告淋巴结转移情况。

■ 原发瘤的 HER2 免疫组织化学检测应作为常规，为指导下一步治疗提供依据。

■ 术后 1~7 天应根据患者的恢复状况按时复查，包括血象、肝肾功能、电解质情况、血糖等，及时掌握患者状态并完成相应处置。若患者出现水电解质紊乱，应及时考虑使用复方（糖）电解质注射液，如醋酸钠林格注射液等用于液体补充治疗。除此常规项目外，可根据患者围术期出现的异常情况添加相关检查以便准确把握并正确处理。

（十）出院标准

1. 伤口愈合好：引流管拔除，无伤口感染、无皮下积液。
2. 患者恢复经口进流质饮食，无需肠外营养支持，满足日常能量和营养素供给。
3. 没有需要住院处理的并发症。

释义

■ 在伤口基本愈合，无感染、无积液及脂肪液化情况下，如患者同意且条件允许，可出院后拆线。

■ 对于肠内营养管饲患者，在本人或家属掌握肠内营养流程情况下，可出院继续予以肠内营养，直到恢复经口进食。

■ 出院证明材料中，应包括：手术时间及方式、肿瘤的详细病理诊断、出院注意事项、下一步治疗方案及复查计划等。

■ 无需住院处理的并发症包括胃肠道功能紊乱（便秘、腹泻）、食欲缺乏、近端胃切除患者胃灼热、术后轻度贫血、引流管口尚未完全愈合、营养不良等。

（十一）变异及原因分析

1. 围术期的合并症和（或）并发症，需要进行相关的诊断和治疗，导致住院时间延长、费用增加。
2. 胃癌根治术中，胃的切除范围根据肿瘤部位、大小、浸润程度等决定，可分为根治性远端胃大部切除、近端胃大部切除、全胃切除术、胃部分切除。
3. 营养不良、贫血或幽门梗阻者术前准备阶段可延长 7 天。

释义

■ 围术期时伴随疾病，住院期间必须予以治疗或调整改善，否则增加手术风险或术后增加患者出现并发症概率，影响恢复。如高血压、未良好控制的糖尿病、呼吸道感染、梗阻造成营养不良、出血、贫血、术前放化疗等情况，造成延长术前准备时间及住院时间，以及增加住院费用，应视为变异情况。

■ 术后出现并发症，包括感染情况（腹腔、伤口等）、出血（急性出血、慢性失血）、吻合口漏、机械性梗阻、伤口延迟愈合等情况，部分并发症需进行再次手术解决，部分需经过相应的非手术治疗，造成延长准备时间及术后住院时间以及增加住院费用，应视为变异情况。

■ 手术方式（开腹手术、腹腔镜手术、机器人腔镜辅助手术）不同会造成住院费用的差异。

■ 患者或家属于术前准备期间因自身原因提出放弃手术或终止治疗出院，患者或家属术后恢复期间在尚未达到出院标准因自身原因提出终止治疗自动出院情况，应视为变异情况。

（十二）参考费用标准

3 万~5 万元。

四、胃癌根治手术给药方案

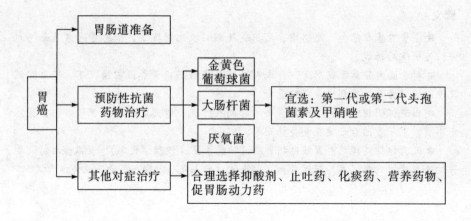

（一）抗菌药物使用

【用药选择】

1. 为预防术后切口感染，应针对金黄色葡萄球菌、大肠埃希菌等革兰阴性杆菌以及部分厌氧菌选用药物。

2. 进入消化道的手术可以用第一代头孢菌素，常用的注射剂有头孢唑林、头孢噻吩、头孢拉定等，口服制剂有头孢拉定、头孢氨苄和头孢羟氨苄等。但考虑到深部器官或腔隙感染常由革兰阴性杆菌引起，可以选用第二代头孢菌素，注射剂有头孢呋辛、头孢替安等，口服制剂有头孢克洛、头孢呋辛酯和头孢丙烯等。考虑到厌氧菌感染，可以给予口服甲硝唑等。

【药学提示】

1. 接受胃癌根治手术者，应在术前 0.5~2 小时内给药，或麻醉开始时给药，使手术切口暴露时局部组织中已达到足以杀灭手术过程中入侵切口细菌的药物浓度。

2. 若手术时间超过 3 小时，或失血量大（>1500ml），可手术中给予第 2 剂。

3. 接受胃癌根治手术者，抗菌药物的有效覆盖时间应包括整个手术过程和手术结束后 4 小时。总的预防用药时间不超过 24 小时，必要情况下可延长至 48 小时。

【注意事项】

1. 胃癌根治手术属于Ⅱ类切口，由于手术部位存在大量人体寄生菌群，手术时可能污染手术野，导致感染，故需要常规预防性使用抗菌药物。

2. 用药前必须详细询问患者先前有否对头孢菌素类、青霉素类或其他药物的过敏史，并做相应的皮试。

（二）根据病情，按照《国家基本药物》目录要求选择

（1）抑酸剂，如奥美拉唑、兰索拉唑等。

（2）止吐药，如甲氧氯普胺等。

（3）止血药或抗凝药：因为肿瘤患者常存在高凝状态，应该评估静脉血栓形成风险。对存在中高风险者，应用止血药可能增加手术后下肢静脉血栓形成甚至肺栓塞风险，因此建议不要常规使用止血药。

（4）化痰药。

（5）镇痛药。

（6）肠内肠外营养药物等，术后加强营养支持治疗，按照能量估计分配原则给与肠外营养，肠内营养应尽早给与以维持肠屏障功能，待患者能经口进食后停用。

（7）注意调节水、电解质和酸碱平衡紊乱。

五、推荐表单

（一）医师表单

胃癌根治手术临床路径医师表单

适用对象：第一诊断胃癌（ICD-10：C16）

行胃癌根治术（ICD-9-CM-3：43.5-43.9）

患者姓名：	性别： 年龄： 门诊号：	住院号：
住院日期： 年 月 日	出院日期： 年 月 日	标准住院日：16~18 天

时间	住院第 1 天	住院第 2 天	住院第 3 或 4 天 （手术准备日）
主要诊疗工作	□ 询问病史及体格检查 □ 完成病历书写 □ 完善检查 □ 上级医师查房与初步术前评估 □ 初步确定手术方式和日期	□ 上级医师查房，根据检查结果完善诊疗方案 □ 根据检查结果进行术前分期，判断手术切除的可能性 □ 完成必要的会诊，综合评估身体健康状况 □ 完成上级医师查房记录等病历书写	□ 术前讨论，确定手术方案 □ 签署手术知情同意书、自费用品协议书、输血同意书 □ 麻醉科医师访视患者并完成麻醉前评估 □ 向患者及家属交代围术期注意事项
重点医嘱	**长期医嘱：** □ 外科护理常规 □ 二级护理 □ 饮食：根据患者情况 **临时医嘱：** □ 血、尿、大便常规+隐血 □ 肝肾功能、电解质、凝血功能、消化道肿瘤标志物 □ 乙型肝炎两对半、肝炎系列抗体、抗 HIV 抗体、梅毒抗体 □ X 线胸片、胸部 CT（可选）、心电图 □ 胃镜、幽门螺杆菌、腹部及盆腔超声、腹部及盆腔 CT 平扫+增强 □ 病理或会诊病理 □ 上消化道造影 □ PET-CT、EUS、MRI（可选） □ 营养风险筛查	**长期医嘱：** □ 外科护理常规 □ 二级护理 □ 饮食：根据患者情况 □ 患者既往疾病基础用药 **临时医嘱：** □ 纠正水电解质紊乱（酌情） □ 必要时行血型、配血、肺功能、超声心动图 □ 请相关科室会诊、MDT 讨论	**长期医嘱：** □ 同前 **临时医嘱：** □ 术前医嘱 □ 拟明日在连续硬膜外或气管插管全身麻醉下行胃部分切除术/胃大部切除术/胃癌根治术 □ 明晨禁食、禁水 □ 明晨术前置胃管 □ 中心静脉置管 □ 术前留置导尿管 □ 手术区域皮肤准备 □ 肠道准备抗菌药物皮试 □ 阿托品 0.5mg im，术前 30 分钟 □ 备血 □ 其他特殊医嘱
病情变异记录	□无 □有，原因： 1. 2.	□无 □有，原因： 1. 2.	□无 □有，原因： 1. 2.
医师签名			

时间	住院第 4~6 天 （手术日）	住院第 5~7 天 （术后第 1 天）	住院第 6~8 天 （术后第 2 天）
主要诊疗工作	□ 进行术中分期，根据分期决定手术范围 □ 确定有无手术或麻醉并发症 □ 向患者及家属交代术中情况及术后注意事项 □ 术者完成手术记录 □ 上级医师查房 □ 完成术后病程记录和上级医师查房记录	□ 上级医师查房，对手术及手术伤口进行评估 □ 完成病历书写 □ 注意观察胃液、腹腔引流液的量、颜色、性状 □ 观察胃肠功能恢复情况 □ 注意观察生命体征 □ 根据情况决定是否需要复查实验室检查	□ 上级医师查房，进行手术及伤口评估 □ 完成病历书写 □ 观察胃肠功能恢复情况，决定是否拔除胃管 □ 注意观察胃液、腹腔引流液的量、颜色、性状 □ 注意观察生命体征 □ 根据情况决定是否需要复查
重点医嘱	长期医嘱： □ 外科手术术后护理常规 □ 一级护理 □ 手术后半卧位（血压平稳后） □ 心电监护、SpO_2 监护 □ 持续吸氧 □ 禁食、禁水 □ 胃肠减压记量 □ 腹腔引流记量 □ 尿管记量 □ 保留中心静脉置管、肠外营养 □ 记录 24 小时出入量 □ 补液、补钾 临时医嘱： □ 酌情抑酸 □ 镇痛 □ 止血 □ 抗菌药物	长期医嘱： □ 同前 临时医嘱： □ 复查血常规、电解质、血糖，根据结果决定是否需要输血，调整电解质、血糖等 □ 换药 □ 镇痛 □ 抗菌药物 □ 改善呼吸功能，祛痰，雾化	长期医嘱： □ 同前 □ 饮食：禁食或流质饮食 □ 拔尿管，停尿管接袋记量 临时医嘱： □ 测心率、血压 □ 开始肠内营养，补液 □ 改善呼吸功能，祛痰，雾化
病情变异记录	□ 无　□ 有，原因： 1. 2.	□ 无　□ 有，原因： 1. 2.	□ 无　□ 有，原因： 1. 2.
医师签名			

时间	住院第 7~9 天 （术后第 3 天）	住院第 8 或 9~15、16、17 天 （术后第 4~12 天）	住院第 16、17 或 18 天 （出院日）
主要诊疗工作	□ 上级医师查房，进行术后恢复及伤口评估 □ 完成常规病历书写 □ 根据腹腔引流液情况，拔除部分引流管 □ 根据胃肠功能恢复情况，决定是否拔除胃管 □ 注意观察生命体征 □ 根据情况决定是否需要复查实验室检查等	□ 上级医师查房，进行手术及伤口评估 □ 完成常规病历书写 □ 根据腹腔引流液情况，拔除全部引流管 □ 根据情况决定是否需要复查血常规、肝肾功能、电解质、血糖等	□ 上级医师查房，进行手术后评估，明确是否出院 □ 根据术后病理进行最终病理分期，制订进一步治疗计划及随访计划 □ 完成出院记录、病案首页、出院证明书等 □ 向患者交代出院后注意事项，预约复诊日期，告知化疗方案
重点医嘱	长期医嘱： □ 二级护理 □ 饮食：禁食或流质饮食 □ 腹腔引流接引流袋，记量 □ 保留中心静脉置管 □ 记录 24 小时出入量 □ 根据肠道功能恢复情况，拔除胃管者，停胃肠减压 临时医嘱： □ 测心率、血压 □ 肠内营养	长期医嘱： □ 二级护理 □ 饮食：禁食或流质饮食或半流质饮食 □ 保留中心静脉置管 □ 记录 24 小时出入量 临时医嘱： □ 必要时复查血常规、肝肾功能、电解质、血糖 □ 换药 □ 拔引流管，根据肠道功能恢复情况，拔除胃管者，停胃肠减压 □ 逐渐减少肠外营养，直至完全停止	出院医嘱： □ 门诊随诊 临时医嘱： □ 复查血常规、肝功能、肿瘤标志物
病情变异记录	□ 无 □ 有，原因： 1. 2.	□ 无 □ 有，原因： 1. 2.	□ 无 □ 有，原因： 1. 2.
医师签名			

（二）护士表单

胃癌根治手术临床路径护士表单

适用对象：第一诊断胃癌（ICD-10：C16）

行胃癌根治术（ICD-9-CM-3：43.5-43.9）

患者姓名：	性别：	年龄：	门诊号：	住院号：

住院日期：	年　月　日	出院日期：	年　月　日	标准住院日：16~18 天

时间	住院第 1 天	住院第 2 天	住院第 3 或 4 天 （手术准备日）
主要诊疗工作	□ 询问病史及体格检查 □ 完成病历书写 □ 完善检查 □ 上级医师查房与初步术前评估 □ 初步确定手术方式和日期	□ 上级医师查房，根据检查结果完善诊疗方案 □ 根据检查结果进行术前分期，判断手术切除的可能性 □ 完成必要的会诊，综合评估身体健康状况 □ 完成上级医师查房记录等病历书写	□ 术前讨论，确定手术方案 □ 签署手术知情同意书、自费用品协议书、输血同意书 □ 麻醉科医师访视患者并完成麻醉前评估 □ 向患者及家属交代围术期注意事项
重点医嘱	**长期医嘱：** □ 外科护理常规 □ 二级护理 □ 饮食：根据患者情况 **临时医嘱：** □ 血、尿、大便常规+隐血 □ 肝肾功能、电解质、凝血功能、消化道肿瘤标志物 □ 乙型肝炎两对半、肝炎系列抗体、抗 HIV 抗体、梅毒抗体 □ X 线胸片、胸部 CT（可选）、心电图 □ 胃镜、幽门螺杆菌、腹部及盆腔超声、腹部及盆腔 CT 平扫+增强 □ 病理或会诊病理 □ 上消化道造影 □ PET-CT、EUS、MRI（可选） □ 营养风险筛查	**长期医嘱：** □ 外科护理常规 □ 二级护理 □ 饮食：根据患者情况 □ 患者既往疾病基础用药 **临时医嘱：** □ 纠正水电解质紊乱（酌情） □ 必要时行血型、配血、肺功能、超声心动图 □ 请相关科室会诊、MDT 讨论	**长期医嘱：** □ 同前 **临时医嘱：** □ 术前医嘱 □ 拟明日在连续硬膜外或气管插管全身麻醉下行胃部分切除术/胃大部切除术/胃癌根治术 □ 明晨禁食、禁水 □ 明晨术前置胃管 □ 中心静脉置管 □ 术前留置导尿管 □ 手术区域皮肤准备 □ 肠道准备抗菌药物皮试 □ 阿托品 0.5mg im，术前 30 分钟 □ 备血 □ 其他特殊医嘱
主要护理工作	□ 入院宣教 □ 入院护理评估 □ 实施相应级别护理及饮食护理 □ 告知相关检验项目及注意事项，指导并协助患者到相关科室进行检查	□ 晨起空腹留取实验室检查 □ 实施相应级别护理及饮食护理 □ 告知特殊检查注意事项 □ 指导并协助患者进行检查 □ 相关治疗配合及用药指导 □ 心理疏导	□ 手术前皮肤准备、交叉配血、抗菌药物皮试 □ 手术前肠道准备 □ 手术前物品准备 □ 手术前心理疏导及手术相关知识的指导 □ 告知患者明晨禁食、禁水

续　表

时间	住院第1天	住院第2天	住院第3或4天 （手术准备日）
病情 变异 记录	□无　□有，原因： 1. 2.	□无　□有，原因： 1. 2.	□无　□有，原因： 1. 2.
护士 签名			

时间	住院第 4~6 天 （手术日）	住院第 5~7 天 （术后第 1 天）	住院第 6~8 天 （术后第 2 天）
主要诊疗工作	□ 进行术中分期，根据分期决定手术范围 □ 确定有无手术、麻醉并发症 □ 向患者及家属交代术中情况及术后注意事项 □ 术者完成手术记录 □ 上级医师查房 □ 完成术后病程记录和上级医师查房记录	□ 上级医师查房，对手术及手术伤口进行评估 □ 完成病历书写 □ 注意观察胃液、腹腔引流液的量、颜色、性状 □ 观察胃肠功能恢复情况 □ 注意观察生命体征 □ 根据情况决定是否需要复查实验室检查	□ 上级医师查房，进行手术及伤口评估 □ 完成病历书写 □ 观察胃肠功能恢复情况，决定是否拔除胃管 □ 注意观察胃液、腹腔引流液的量、颜色、性状 □ 注意观察生命体征 □ 根据情况决定是否需要复查
重点医嘱	**长期医嘱：** □ 外科手术术后护理常规 □ 一级护理 □ 手术后半卧位（血压平稳后） □ 心电监护、SpO$_2$ 监护 □ 持续吸氧 □ 禁食、禁水 □ 胃肠减压记量 □ 腹腔引流记量 □ 尿管记量 □ 保留中心静脉置管、肠外营养 □ 记录 24 小时出入量 □ 补液、补钾 **临时医嘱：** □ 酌情抑酸 □ 镇痛 □ 止血 □ 抗菌药物	**长期医嘱：** □ 同前 **临时医嘱：** □ 复查血常规、电解质、血糖，根据结果决定是否需要输血，调整电解质、血糖等 □ 换药 □ 镇痛 □ 抗菌药物 □ 改善呼吸功能，祛痰，雾化	**长期医嘱：** □ 同前 □ 饮食：禁食或流质饮食 □ 拔尿管，停尿管接袋记量 **临时医嘱：** □ 测心率、血压 □ 开始肠内营养，补液 □ 改善呼吸功能，祛痰，雾化
主要护理工作	□ 晨起完成术前常规准备 □ 术前置胃管、营养管、尿管，术前 30 分钟静脉输注抗菌药物 □ 全身麻醉复苏物品准备 □ 与医师进行术后患者交接 □ 书写重症护理记录 □ 各种管道的观察与护理 □ 观察患者病情变化 □ 准确记录出入量	□ 各种管道的观察与护理 □ 观察患者病情变化 □ 书写重症护理记录 □ 准确记录出入量 □ 协助患者床上活动，促进肠蠕动恢复，预防并发症发生 □ 用药及相关治疗指导	□ 各种管道的观察与护理 □ 观察患者病情变化 □ 书写护理记录 □ 准确记录出入量 □ 协助患者活动，促进肠蠕动恢复，预防并发症发生 □ 用药及相关治疗指导
病情变异记录	□ 无　□ 有，原因： 1. 2.	□ 无　□ 有，原因： 1. 2.	□ 无　□ 有，原因： 1. 2.
护士签名			

时间	住院第 7~9 天 （术后第 3 天）	住院第 8 或 9~15、16、17 天 （术后第 4~11 天）	住院第 16、17 或 18 天 （出院日）
主要诊疗工作	□ 上级医师查房，进行术后恢复及伤口评估 □ 完成常规病历书写 □ 根据腹腔引流液情况，拔除部分引流管 □ 根据胃肠功能恢复情况，决定是否拔除胃管 □ 注意观察生命体征 □ 根据情况决定是否需要复查实验室检查等	□ 上级医师查房，进行手术及伤口评估 □ 完成常规病历书写 □ 根据腹腔引流液情况，拔除全部引流管 □ 根据情况决定是否需要复查血常规、肝肾功能、电解质、血糖等	□ 上级医师查房，进行手术后评估，明确是否出院 □ 根据术后病理进行最终病理分期，制订进一步治疗计划及随访计划 □ 完成出院记录、病案首页、出院证明书等 □ 向患者交代出院后注意事项，预约复诊日期，告知化疗方案
重点医嘱	**长期医嘱：** □ 二级护理 □ 饮食：禁食或流质饮食 □ 腹腔引流接引流袋，记量 □ 保留中心静脉置管 □ 记录 24 小时出入量 □ 根据肠道功能恢复情况，拔除胃管者，停胃肠减压 **临时医嘱：** □ 测心率、血压 □ 肠内营养	**长期医嘱：** □ 二级护理 □ 饮食：禁食或流质饮食或半流质饮食 □ 保留中心静脉置管 □ 记录 24 小时出入量 **临时医嘱：** □ 必要时复查血常规、肝肾功能、电解质、血糖 □ 换药 □ 拔引流管，根据肠道功能恢复情况，拔除胃管者，停胃肠减压 □ 逐渐减少肠外营养，直至完全停止	**出院医嘱：** □ 门诊随诊 **临时医嘱：** □ 复查血常规、肝功能、肿瘤标志物
主要护理工作	□ 做好饮食指导 □ 拔除胃管后的观察 □ 各种管道的观察与护理 □ 观察患者病情变化 □ 书写护理记录 □ 准确记录出入量 □ 协助患者活动，促进肠蠕动恢复，预防并发症发生 □ 肠内营养液灌注后的观察 □ 心理及生活护理	□ 做好饮食指导 □ 各种管道的观察与护理 □ 定时观察患者病情变化 □ 书写一般护理记录 □ 准确记录出入量 □ 鼓励患者下床活动，并逐步增加活动量 □ 肠内营养液灌注后的观察 □ 心理及生活护理	□ 告知拆线及拔管后相关注意事项 □ 对即将出院的患者进行出院指导
病情变异记录	□ 无 □ 有，原因： 1. 2.	□ 无 □ 有，原因： 1. 2.	□ 无 □ 有，原因： 1. 2.
护士签名			

时间	住院第 1 天	住院第 2~4 天	住院第 4 或 5 天（手术日）
健康宣教	□ 入院宣教 □ 介绍病房环境、设施 □ 介绍主管医师、责任护士、护士长 □ 介绍住院注意事项 □ 告知探视制度	□ 术前宣教 □ 告知术前检查项目及注意事项 □ 宣教疾病知识、说明手术的目的；术前准备及手术过程；强调洗胃的重要性 □ 告知围术期营养支持重要性 □ 告知相关药物知识及不良反应预防 □ 训练床上排尿便、深呼吸、咳嗽 □ 责任护士与患者沟通，了解心理反应指导应对方法 □ 告知家属等候区位置	□ 术后当日宣教 □ 告知监护设备的功能及注意事项 □ 告知胃管、营养管、引流管等管路的功能及注意事项 □ 告知饮食、体位的要求 □ 告知术后可能出现情况的应对方式 □ 给予患者及家属心理支持 □ 再次明确探视陪伴须知
护理处置	□ 核对患者信息，佩戴腕带 □ 卫生处置：剪指（趾）甲、沐浴，更换病号服 □ 入院评估	□ 协助医师完成术前检查 □ 术前准备 □ 交叉配血 □ 皮肤准备 □ 抗菌药物皮试 □ 洗胃 □ 肠道准备 □ 术前晚禁食、禁水	□ 术前置胃管 □ 送手术 □ 摘除患者各种活动物品 □ 核对患者资料及药物 □ 核对手术交接单，签字确认 □ 接手术 □ 核对患者及资料，签字确认 □ 接通各管路，保持畅通 □ 给予吸氧、心电监护
基础护理	□ 三级护理 □ 患者安全管理	□ 三级护理 □ 卫生处置 □ 患者睡眠管理 □ 患者安全管理	□ 特级护理 □ 卧位护理：协助翻身、床上移动、预防压疮 □ 排泄护理 □ 患者安全管理
专科护理	□ 护理查体 □ 跌倒、压疮等风险因素评估需要时安置危险标志 □ 心理护理	□ 相关指征监测，如血压、血糖等 □ 心理护理 □ 饮食指导	□ 病情观察，记特护记录 □ 评估生命体征、引流液性质及量、出入量、伤口敷料、皮肤情况 □ 遵医嘱给予抗感染、营养支持治疗 □ 心理护理
病情变异记录	□ 无 □ 有，原因 1. 2.	□ 无 □ 有，原因 1. 2.	□ 无 □ 有，原因 1. 2.
护士签名			

时间	住院第 6~15 天 （术后第 1~10 天）	住院第 16、17 或 18 天（出院日）
健康宣教	□ 术后宣教 □ 药物作用及频率 □ 饮食、活动指导 □ 强调拍背咳嗽的重要性 □ 复查患者对术前宣教内容的掌握程度 □ 指导下床活动注意事项 □ 告知拔管后注意事项 □ 告知拆线注意事项 □ 疾病恢复期注意事项	□ 出院宣教 □ 复查时间 □ 服药方法 □ 活动指导 □ 饮食指导 □ 告知办理出院的流程 □ 指导出院带管的注意事项
护理处置	□ 遵医嘱完成相应检查及治疗 □ 夹闭尿管，训练膀胱功能	□ 办理出院手续
基础护理	□ 特/一级护理（根据患者病情和自理能力给予相应的护理级别） □ 晨晚间护理 □ 协助翻身、下床活动 □ 排泄护理 □ 协助进食、进水 □ 患者安全管理	□ 二级护理 □ 晨晚间护理 □ 协助进食、进水 □ 患者安全管理
专科护理	□ 病情观察，记特护记录 □ 评估生命体征、引流液性质及量、出入量、伤口敷料、皮肤情况 □ 遵医嘱给予抗感染、营养支持治疗 □ 鼓励患者下床活动 □ 肠内营养的护理 □ 心理护理	□ 病情观察 □ 心理护理
病情变异记录	□ 无 □ 有，原因： 1. 2.	□ 无 □ 有，原因： 1. 2.
护士签名		

（三）患者表单

胃癌根治手术临床路径患者表单

适用对象：第一诊断胃癌（ICD-10：C16）

　　　　　行胃癌根治术（ICD-9-CM-3：43.5-43.9）

患者姓名：		性别：	年龄：	门诊号：	住院号：
住院日期：　　年　月　日		出院日期：　　年　月　日			标准住院日：16~18 天

时间	入院	住院第 2~3 天
医患配合	□ 配合询问病史、收集资料，详细告知既往史、用药史、过敏史、家族史 □ 如服用抗凝药，明确告知 □ 配合进行体格检查 □ 有任何不适告知医师	□ 配合完善术前相关检查：采血、留尿便、心电图、肺功能、X 线胸片、胃镜、上消化道造影、腹部、盆腔 B 超和 CT 等常规项目。需要时完成特殊检查，如 PET-CT、MRI 等（腹部检查要空腹） □ 医师与患者及家属介绍病情及手术谈话、术前签字 □ 麻醉师与患者进行术前访视
护患配合	□ 配合测量体温、脉搏、呼吸、血压、体重 □ 配合完成入院护理评估 □ 接受入院宣教（环境介绍、病室规定、订餐制度、探视制度、贵重物品保管等） □ 有任何不适告知护士	□ 配合测量体温、脉搏、呼吸、询问排便次数 □ 接受术前宣教 □ 接受配血，以备术中需要时用 □ 抗菌药物皮试 □ 接受备皮 □ 自行卫生处置：剪指（趾）甲、剃胡须、沐浴 □ 肠道准备 □ 准备好必要用物、吸水管、纸巾 □ 取下义齿、饰品等，贵重物品交家属保管
饮食	□ 正常饮食	□ 半流质饮食；术前 12 小时禁食、禁水
排泄	□ 正常排尿便	□ 正常排尿便
活动	□ 正常活动	□ 正常活动

时间	手术后	出院
医患配合	□ 术中分期，根据分期决定手术范围 □ 确定有无手术、麻醉并发症 □ 向患者及家属交代术中情况及术后注意事项 □ 术者完成手术记录 □ 上级医师查房 □ 完成术后病程记录和上级医师查房记录	□ 上级医师查房，对手术及手术伤口进行评估 □ 完成病历书写 □ 注意观察胃液、腹腔引流液的量、颜色、性状 □ 观察胃肠功能恢复情况 □ 注意观察生命体征 □ 根据情况决定是否需要复查实验室检查
护患配合	□ 配合定时测量生命体征、每日询问排便 □ 配合冲洗胃管，查看引流管，检查伤口情况 □ 接受输液、注射、服药、雾化吸入等治疗 □ 接受营养管注入肠内营养液 □ 配合夹闭尿管，训练膀胱功能 □ 配合晨晚间护理 □ 接受进食、进水、排便等生活护理 □ 配合拍背咳痰，预防肺部并发症 □ 配合活动，预防压疮 □ 注意活动安全，避免坠床或跌倒 □ 配合执行探视及陪伴	□ 接受出院宣教 □ 办理出院手续 □ 获取出院带药 □ 知道服药方法、作用、注意事项 □ 知道护理伤口方法 □ 知道复印病历方法
饮食	□ 肛门排气前禁食、禁水 □ 肠道功能恢复后，根据医嘱试饮水，无恶心呕吐可进少量清流质饮食，到流质饮食再过渡到半流质饮食	□ 根据医嘱，从半流质饮食过渡到普通饮食
排泄	□ 保留尿管至正常排尿便	□ 正常排尿便
活动	□ 根据医嘱，半卧位至床边或下床活动 □ 注意保护管路，勿牵拉、脱出等	□ 正常适度活动，避免疲劳

附：原表单（2012年版）

胃癌根治性手术临床路径表单

适用对象：第一诊断胃癌（ICD-10：C16）
行胃癌根治术（ICD-9-CM-3：43.5-43.9）

患者姓名：	性别：　　年龄：　　门诊号：	住院号：
住院日期：　　年　月　日	出院日期：　　年　月　日	标准住院日：16~18天

时间	住院第1天	住院第2天	住院第3或4天（手术准备日）
主要诊疗工作	□ 询问病史及体格检查 □ 完成病历书写 □ 完善检查 □ 上级医师查房与初步术前评估 □ 初步确定手术方式和日期	□ 上级医师查房，根据检查结果完善诊疗方案 □ 根据检查结果进行术前分期，判断手术切除的可能性 □ 完成必要的会诊 □ 完成上级医师查房记录等病历书写	□ 术前讨论，确定手术方案 □ 签署手术知情同意书、自费用品协议书、输血同意书 □ 麻醉科医师看患者并完成麻醉前评估 □ 向患者及家属交代围术期注意事项
重点医嘱	长期医嘱： □ 外科护理常规 □ 二级护理 □ 饮食：根据患者情况 临时医嘱： □ 血、尿、大便常规+隐血 □ 肝肾功能、电解质、凝血功能、消化道肿瘤标志物 □ X线胸片、胸部CT（可选）、心电图 □ 胃镜、幽门螺杆菌、腹部及盆腔超声、CT平扫+增强 □ 病理或会诊病理 □ 钡餐造影（可选）	长期医嘱： □ 外科护理常规 □ 二级护理 □ 饮食：根据患者情况 □ 患者既往疾病基础用药 临时医嘱： □ 术前营养支持（营养不良或幽门梗阻者） □ 纠正贫血、低蛋白血症、水电解质紊乱（酌情） □ 必要时行血型、配血、肺功能、超声心动图、超声内镜检查	长期医嘱： □ 同前 临时医嘱： □ 术前医嘱 □ 拟明日在连续硬膜外或全身麻醉下行胃部分切除术/胃大部切除术/胃癌根治术 □ 明晨禁食、禁水 □ 明晨置胃管、营养管、尿管 □ 手术区域皮肤准备 □ 肠道准备（口服药物或灌肠） □ 抗菌药物皮试 □ 备血 □ 其他特殊医嘱
主要护理工作	□ 入院宣教 □ 入院护理评估 □ 实施相应级别护理及饮食护理 □ 告知相关检验项目及注意事项，指导并协助患者到相关科室进行检查	□ 晨起空腹留取实验室检查 □ 实施相应级别护理及饮食护理 □ 告知特殊检查注意事项 □ 指导并协助患者进行检查 □ 相关治疗配合及用药指导 □ 心理疏导	□ 手术前皮肤准备、交叉配血、抗菌药物皮试 □ 手术前肠道准备 □ 手术前物品准备 □ 手术前心理疏导及手术相关知识的指导 □ 告知患者明晨禁食、禁水
病情变异记录	□ 无　□ 有，原因： 1. 2.	□ 无　□ 有，原因： 1. 2.	□ 无　□ 有，原因： 1. 2.

续　表

时间	住院第 1 天	住院第 2 天	住院第 3 或 4 天 （手术准备日）
护士 签名			
医师 签名			

时间	住院第4或5天 （手术日）	住院第5或6天 （术后第1天）	住院第6或7天 （术后第2天）
主要诊疗工作	□ 进行术中分期，根据分期决定手术范围 □ 确定有无手术或麻醉并发症 □ 向患者及家属交代术中情况及术后注意事项 □ 术者完成手术记录 □ 上级医师查房 □ 完成术后病程记录和上级医师查房记录	□ 上级医师查房，对手术及手术伤口进行评估 □ 完成病历书写 □ 注意观察胃液、腹腔引流液的量、颜色、性状 □ 观察胃肠功能恢复情况 □ 注意观察生命体征 □ 根据情况决定是否需要复查实验室检查	□ 上级医师查房，进行手术及伤口评估 □ 完成病历书写 □ 观察胃肠功能恢复情况，决定是否拔除胃管 □ 注意观察胃液、腹腔引流液的量、颜色、性状 □ 注意观察生命体征 □ 根据情况决定是否需要复查
重点医嘱	**长期医嘱：** □ 外科手术术后护理常规 □ 一级护理 □ 心电监护、SpO_2 监护 □ 禁食、禁水 □ 胃肠减压接袋记量 □ 腹腔引流接袋记量 □ 尿管接袋记量 □ 保留营养管 □ 记录出入量 **临时医嘱：** □ 手术后半卧位 □ 心电、SpO_2 监护 □ 持续吸氧 □ 酌情抑酸 □ 镇痛、补液 □ 抗菌药物	**长期医嘱：** □ 同前 **临时医嘱：** □ 心电监护、SpO_2 监护 □ 持续吸氧 □ 复查血常规、电解质、血糖，根据结果决定是否需要输血，调整电解质、血糖等 □ 换药 □ 镇痛、补液 □ 抗菌药物 □ 改善呼吸功能，祛痰，雾化	**长期医嘱：** □ 同前 □ 饮食：禁食或流质饮食 **临时医嘱：** □ 测心率、血压 □ 持续吸氧 □ 开始肠内营养，补液 □ 抗菌药物 □ 改善呼吸功能，祛痰，雾化
主要护理工作	□ 晨起完成术前常规准备 □ 术前置胃管、营养管、尿管，术前30分钟静脉输注抗菌药物 □ 全身麻醉复苏物品准备 □ 与医师进行术后患者交接 □ 书写重症护理记录 □ 各种管道的观察与护理 □ 观察患者病情变化 □ 准确记录出入量	□ 各种管道的观察与护理 □ 观察患者病情变化 □ 书写重症护理记录 □ 准确记录出入量 □ 协助患者床上活动，促进肠蠕动恢复，预防并发症发生 □ 用药及相关治疗指导	□ 各种管道的观察与护理 □ 观察患者病情变化 □ 书写护理记录 □ 准确记录出入量 □ 协助患者活动，促进肠蠕动恢复，预防并发症发生 □ 用药及相关治疗指导
病情变异记录	□ 无 □ 有，原因： 1. 2.	□ 无 □ 有，原因： 1. 2.	□ 无 □ 有，原因： 1. 2.
护士签名			
医师签名			

时间	住院第 7 或 8 天 （术后第 3 天）	住院第 7 或 8~15、16 或 17 天 （术后第 4~11、12、13 或 14 天）	住院第 16、17 或 18 天 （出院日）
主要诊疗工作	□ 上级医师查房，进行术后恢复及伤口评估 □ 完成常规病历书写 □ 根据腹腔引流液情况，拔除部分引流管 □ 根据胃肠功能恢复情况，决定是否拔除胃管 □ 注意观察生命体征 □ 根据情况决定是否需要复查实验室检查等	□ 上级医师查房，进行手术及伤口评估 □ 完成常规病历书写 □ 根据腹腔引流液情况，拔除全部引流管 □ 根据情况决定是否需要复查血常规、肝肾功能、电解质、血糖等	□ 上级医师查房，进行手术后评估，明确是否出院 □ 根据术后病理进行最终病理分期，制订进一步治疗计划 □ 完成出院记录、病案首页、出院证明书等 □ 向患者交代出院后注意事项，预约复诊日期，告知化疗方案
重点医嘱	**长期医嘱：** □ 二级护理 □ 饮食：禁食或流质饮食 □ 腹腔引流接袋记量 □ 保留营养管 □ 记录出入量 □ 根据肠道功能恢复情况，拔除胃管者，停胃肠减压 □ 拔尿管，停尿管接袋记量 **临时医嘱：** □ 测心率、血压 □ 肠内营养	**长期医嘱：** □ 二级护理 □ 饮食：禁食或流质饮食或半流质饮食 □ 保留营养管 □ 记录出入量 **临时医嘱：** □ 必要时复查血常规、肝肾功能、电解质、血糖 □ 换药 □ 拔引流管，根据肠道功能恢复情况，拔除胃管者，停胃肠减压 □ 逐渐减少肠外营养，直至完全停止	**出院医嘱：** □ 门诊随诊 **临时医嘱：** □ 复查血常规、肝功能、肿瘤标志物
主要护理工作	□ 做好饮食指导 □ 拔除胃管后的观察 □ 各种管道的观察与护理 □ 观察患者病情变化 □ 书写护理记录 □ 准确记录出入量 □ 协助患者活动，促进肠蠕动恢复，预防并发症发生 □ 肠内营养液灌注后的观察 □ 心理及生活护理	□ 做好饮食指导 □ 各种管道的观察与护理 □ 定时观察患者病情变化 □ 书写一般护理记录 □ 准确记录出入量 □ 鼓励患者下床活动，并逐步增加活动量 □ 肠内营养液灌注后的观察 □ 心理及生活护理	□ 告知拆线及拔管后相关注意事项 □ 对即将出院的患者进行出院指导
病情变异记录	□ 无 □ 有，原因： 1. 2.	□ 无 □ 有，原因： 1. 2.	□ 无 □ 有，原因： 1. 2.
护士签名			
医师签名			

第二十四章

胃癌联合脏器切除手术临床路径释义

一、胃癌联合脏器切除手术编码

1. 卫计委原编码

疾病名称及编码：胃癌（ICD-10：C16）

手术操作及编码：胃癌根治术（ICD-9-CM-3：43.5-43.9）

2. 修改编码

疾病名称及编码：胃癌（ICD-10：C16）肿瘤分期为 T4

手术操作及编码：胃癌根治术（ICD-9-CM-3：43.5-43.9）

　　　　　　　　脾切除术（ICD-9-CM-3：41.43/41.5）

　　　　　　　　胰腺部分切除术（ICD-9-CM-3：52.5）

　　　　　　　　胰十二指肠切除术（ICD-9-CM-3：52.6/52.7）

　　　　　　　　横结肠切除术（ICD-9-CM-3：45.74）

　　　　　　　　部分肝切除术（ICD-9-CM-3：50.22/50.3）

二、临床路径检索方法

C16 伴（43.5-43.9）+（41.43/405/52.5-52.7/45.74/5022/50.3）

三、胃癌联合脏器切除手术临床路径标准住院流程

（一）适用对象

1. 第一诊断为胃癌（ICD-10：C16）。

2. 肿瘤分期为 T_4，与周围脏器浸润，无远端转移。

3. 需行联合脏器切除的扩大胃癌根治术（ICD-9-CM-3：43.5-43.9），或联合脏器切除的姑息性胃切除术（ICD-9-CM-3：43.5-43.9）。

> **释义**
>
> ■ 适应对象编码参见第一部分。
>
> ■ 本路径适用于术前判断有可能需行联合脏器切除术手术者，包括胃肿瘤直接侵犯脏器和（或）脏器转移。
>
> ■ 术前的分期检查至关重要，根据最新 NCCN 指南，临床分期为 T_{4b} 考虑进入此临床路径，术前的增强影像学检查是必须的，临床分期未达到 T_4，但存在符合下述条件（治疗方案选择）肿瘤转移的胃癌病例也可酌情纳入临床路径。
>
> ■ 对脏器转移病灶的同期切除要慎重考虑，应在术前充分讨论、综合评价患者联合脏器切除后的生存或生活质量获益后决定。
>
> ■ 联合脏器切除实施应在保障患者安全的前提下，保证手术的根治性，不推荐姑息性联合脏器切除。联合脏器切除应当由有经验的外科医师完成，必要时请相关学科术中会诊，以减少术后并发症。

■ 多数 T_4 期患者，可首先考虑术前治疗，包括术前化疗或放化疗，然后再进入临床路径，以期达到术前降期和长期生存获益的目标。

■ 对于无法切除的肿瘤，短路手术有助于缓解梗阻症状，胃造口术和放置空肠营养管可改善患者生活质量，但不进入本路径。

（二）诊断依据

根据原卫生部《胃癌诊疗规范（2011 年）》、NCCN《胃癌临床实践指南中国版（2011 年）》等。

1. 临床表现：上腹不适、隐痛、贫血等。
2. 大便隐血试验多呈持续阳性。
3. 胃镜检查明确肿瘤情况，取活组织检查作出病理学诊断。
4. 影像学检查提示并了解有无淋巴结及肝脏转移，肿瘤局部脏器浸润；钡餐检查了解肿瘤大小、形态和病变范围。
5. 根据上述检查结果进行临床分期。

释义

■ 根据原卫生部《胃癌诊疗规范（2015 年）》、NCCN《胃癌临床实践指南中国版（2015 年）》等。

■ 早期可无症状和体征，常见的症状为无规律性上腹部疼痛、饱胀不适、食欲减退、消瘦，晚期可出现呕血、黑便。贲门部癌可引起吞咽困难。幽门部癌可出现幽门梗阻症状和体征。实验室检查大便隐血（+）。肿瘤标志物可有异常增高。

■ 影像学主要明确胃癌的临床分期及判断手术切除性，腹部及盆部超声、CT 平扫及增强、内镜超声及以上消化道造影，PET-CT、MRI 等均为有效手段，其中 PET-CT 不推荐常规使用，但对于常规检查无法明确的转移复发病灶可作为有效的辅助检查。影像学分期主要对肿瘤局部情况、淋巴结及脏器转移情况进行综合判定。近年来 NCCN 推荐腹腔镜探查及腹腔游离细胞学检测亦可作为治疗分期的手段。

■ 确诊主要依赖胃镜活检病理组织学诊断，应充分掌握肿瘤的浸润与远端转移情况。

■ 不能忽略充分的体格检查，如锁骨上窝淋巴结转移、盆腔转移等可通过查体发现。

■ 正确的治疗前分期对指导选择手术适应证及制订综合治疗方案具有重要的临床意义。

■ 术前评估还应包括营养风险评估、心肺功能、是否伴随其他基础疾病（如糖尿病、高血压）等综合评估。

（三）治疗方案的选择

根据原卫生部《胃癌诊疗规范（2011 年）》、NCCN《胃癌临床实践指南中国版（2011 年）》等。

1. 根治性手术：对于 T_4 期胃癌，行根治性联合脏器切除手术。

（1）胃癌根治联合脾脏切除：胃癌直接侵犯脾实质或脾门，或脾门区转移淋巴结融合成团。

（2）胃癌根治联合胰体尾加脾切除：胃癌直接侵犯胰腺体尾部实质或脾血管。

（3）胃癌根治联合部分肝切除：胃癌直接侵犯肝脏。

（4）胃癌根治联合横结肠及其系膜切除：胃癌直接侵犯横结肠或横结肠系膜。

（5）胃癌根治联合胰十二指肠切除：胃癌直接侵犯胰头区的胰腺实质。

2. 姑息手术：仅对于非手术治疗无法控制的出血、梗阻症状，且肿瘤与周围脏器浸润的胃癌患者。

释义

■ 根据原卫生部《胃癌诊疗规范（2015 年）》、NCCN《胃癌临床实践指南中国版（2015 年）》等。

目前没有明确指南指示胃癌联合脏器切除术的适应证，多数数据来自临床报道和专家共识。胃癌联合脏器切除术后并发症发生率相应增加，应在术前与患者和家属充分沟通。

■ 术前或术中判断胃肿瘤直接侵犯脾脏、胰腺、肝脏、结肠及结肠系膜，需要综合评估患者病期、手术麻醉风险及手术团队能力及患者可能获益后决定是否行联合脏器切除。

■ 联合脾脏切除至今存在争议，目前保留脾脏的脾门淋巴结清扫术也已可行，若①脾门淋巴结转移、粘连并侵犯脾门血管或脾动脉干；②肿瘤直接侵犯脾脏或脾脏发生转移，可以进行联合脾脏切除，但不建议以淋巴结清扫为目的的预防性脾脏切除。

■ 胃癌根治联合胰体尾切除尤其适合淋巴结转移数目较少的情况，若胰尾、脾门明显肿大，淋巴结无法分离应加脾脏切除。

■ 胃癌根治联合部分肝切除适用于胃癌直接侵犯肝脏以及转移灶局限于 1 个肝叶内（H1）或 2 叶内散在的少数转移灶（H2）的患者，但是肝脏多灶性转移是本路径的禁忌证，若胃癌肝转移灶为单个或局限于单叶，在不存在其他非治愈因素时，可采用包含外科切除的综合治疗。临床肝转移手术成功的前提，往往具备以下的一个条件：①HER2 阳性、肝转移灶数目少，局限在 1 个肝叶或肝段，在肝转移灶切除前，经过多个周期的曲妥珠单抗联合化疗治疗有效，或者是在肝转移灶切除后，以曲妥珠单抗联合化疗巩固治疗的患者；②个别病例经过术前化疗后，肝转移灶明显缩小，缓解期较长。故肝转移灶的个数少，不存在其他非治愈因素时，经过全身治疗后病灶能获长期缓解时，可选择包含外科切除的综合治疗。

■ 胃癌根治联合横结肠及其系膜切除：胃癌直接侵犯横结肠或横结肠系膜、结肠中动脉。

■ 胃癌根治联合胰十二指肠切除：胃癌或转移的淋巴结侵犯十二指肠，淋巴结转移局限于第二站以内，原发灶及淋巴结能行根治性切除，无远端转移，且患者一般情况良好可以耐受手术。要强调的是此类手术创伤大，应该由有经验的医师实施。

■ 肝十二指肠韧带有肿瘤侵犯者慎行联合脏器切除。

■ 胃癌的姑息性切除应仅限于非手术治疗无法控制的出血、梗阻等症状，目标在于减轻患者症状和严重并发症，并改善患者生活质量。

（四）标准住院日 18~20 天

> **释义**
>
> ■患者收治入院后，术前准备（术前评估）3~4 天，手术日为入院第 5~7 天，术后住院恢复 8~10 天，各医疗机构根据临床科室不同的运行状况在此时间范围内完成诊治均符合路径要求。推荐标准住院日为 14~16 天可能包括确诊性质的部分检查需在入院前完成，且患者术后需正常恢复，无影响住院目的并发症出现。

（五）进入路径标准

1. 第一诊断必须符合 ICD-10：C16 胃癌疾病编码。
2. 术前评估肿瘤切除困难者可先行新辅助化疗后再次评估，符合手术条件者可以进入路径。
3. 当患者合并其他疾病，但住院期间不需要特殊处理也不影响第一诊断的临床路径流程实施时，可以进入路径。

> **释义**
>
> ■无论患者是否已经入院，进入路径前必须有确诊胃癌的临床病理证据。
>
> ■具备手术适应证，且无下列禁忌证：①全身状况恶化无法耐受手术；②局部浸润过于广泛已无法切除；③已有远端转移的确切证据，包括 D_2 手术范围外的淋巴结转移、腹腔转移（包括肉眼转移和腹腔游离细胞学检测阳性）和多发肝脏转移等；④心、肺、肝、肾等重要脏器功能有明显缺陷，或严重的低蛋白血症和贫血或营养不良等无法纠正、无法耐受手术之情况者。
>
> ■对部分局部晚期胃癌（无法切除或切除困难者，胃周淋巴结转移较多）一般为经病理证实的进展期的胃癌患者，经多学科联合讨论（MDT）纳入术前化疗（新辅助化疗），但需有客观可测量的病灶便于评价效果，患者的其他脏器功能可以耐受化疗，经过 2~4 周期治疗，再次经 MDT 讨论后，对可获得手术治疗机会者亦可进入路径。接受新辅助放疗或放化疗的患者应参照上述原则。
>
> ■入院检查发现其他疾患或伴随疾病时，如该疾病必须于术前治疗或调整，否则增大手术风险，增加并发症出现概率，延长术前准备时间及住院时间影响患者预后，则不宜进入路径，如高血压三级；严重的未良好控制的基础病，如糖尿病、心肺功能不全、肝肾功能不全、严重出血倾向、严重感染等；患有免疫系统疾病需服用糖皮质激素类药物患者可能影响愈合等情况。
>
> ■部分预约时间较长的检查，及活检病理等耗时较长的检查，应争取门诊完成。

（六）住院期间检查项目

1. 术前准备：
（1）血常规、尿常规、大便常规+隐血。
（2）肝功能、肾功能、电解质、凝血功能、消化道肿瘤标志物、感染性疾病筛查（乙型肝炎、丙型肝炎、艾滋病、梅毒等）、幽门螺杆菌检查。
（3）胃镜、钡餐造影。

（4）腹部及盆腔超声、CT 平扫+强化，全身 PET-CT。

（5）X 线胸片、心电图。

（6）病理学活组织检查与诊断。

（7）CVS 或 PICC 或输液港等深静脉输液通道的建立。

2. 根据患者病情可选择的检查：

（1）年龄>50 岁或既往有心肺疾患的患者，还需行肺功能、血气分析、超声心动图检查。

（2）超声胃镜检查、腹部及盆腔 MRI 平扫+增强、胸部 CT 平扫+增强等，腹腔血管重建（CTA）。

> **释义**
>
> ■ 必须检查的项目旨在术前明确诊断、明确手术指征、排除手术禁忌证并指导术后治疗和随访，不可或缺。对疑难者或出现指标明显异常者必要时复查明确，且应采取相应处置措施直至指标符合手术要求。
>
> ■ 多学科术前讨论能有效控制质量。
>
> ■ 胃癌肿瘤标志物检查是评价手术、放化疗效果及随访的重要指标。
>
> ■ 详细询问病情，了解患者既往史、家族史及用药史是术前准备基础性的重要工作，也是保障围术期安全的重要因素。
>
> ■ 高龄患者应进行心、肺、肾功能评价，术前征询患者及家属的治疗意见非常重要。
>
> ■ PET-CT 对发现微小病变或转移灶，有助于预测胃癌患者术前化疗的疗效及评估复发。尽管可能存在假阳性，但其对隐匿性转移也有价值。因此，对于 CT 疑诊全身转移时，推荐对 PET 浓聚的潜在隐匿性转移灶进行组织学确认。超声内镜对早期病变及肿瘤侵犯深度、淋巴结转移情况能够提供有效的证据，可进一步精确术前分期，明确治疗方向。有条件的医疗机构可以根据诊断具体需要添加。

（七）预防性抗菌药物选择与使用时机

抗菌药物使用：按照《抗菌药物临床应用指导原则》（卫医发〔2004〕285 号）执行，并结合患者的病情决定抗菌药物的选择与使用时间。建议使用第一、二代头孢菌素。

> **释义**
>
> ■ 胃癌手术切口为Ⅱ类切口，术后有发生感染的风险，按照规定围术期可预防性使用抗菌药物，可选用第一代或第二代头孢菌素，或改良的青霉素类，但应严格掌握使用指征，使用剂量及疗程根据患者身体状况、手术分级、发热情况、血象情况综合判断。单一药物可有效的治疗的感染不需要联合用药，仅在有指征联合用药情况下才用联合用药。胃肠道内存在厌氧菌属，在联合脏器切除手术中涉及下消化道的手术，如联合阑尾、结直肠切除时，通常情况下应联合抗厌氧菌药物。

（八）手术日为入院第 5~6 天

1. 麻醉方式：全身麻醉。

2. 手术耗材：根据患者病情，可能使用吻合器和闭合器（肠道重建用）。

3. 术中用药：麻醉常规用药。

4. 术中病理：冷冻（必要时），腹腔灌洗液细胞学检查（必要时）。

5. 输血：视术中情况而定。

> **释义**
>
> ■ 术前预防性抗菌药物的使用应在术前 0.5~2 小时或麻醉开始时首次给药；手术时间超过 3 小时或失血量>1500ml，术中可给予第二剂；总预防用药时间一般不超过 24 小时，个别情况可延长至 48 小时。
>
> ■ 低分子肝素预防 VTE，皮下注射，推荐术前 12 小时给药。
>
> ■ 术中应根据探查情况决定手术方式，应该提前与患者家属做好沟通。对于 CT 疑诊腹膜转移时可选择运用进行腹腔镜探查。
>
> ■ 应用外科器械进行切除吻合目前在具备相当条件的医疗机构中已经逐步成为常规，特别是对吻合困难者（近端胃切除高位吻合、全胃切除吻合等），可减少创伤，缩短手术时间。但这不意味着排斥传统的手工吻合。器械吻合会增加相应的治疗费用。
>
> ■ 术中如发现可疑转移病灶（淋巴结、腹腔转移等），术前未取得明确病理者，为明确肿瘤切除范围（切缘）等需术中获得病理证据时，应进行术中冷冻病理或细胞学检查，根据结果明确诊断，修正分期，明确治疗包括手术方式及范围。
>
> ■ 严重贫血影响手术治疗者，应术前输注血制品、纠正缺铁性。除非出现急性失血状况或预计手术失血较多的情况，否则不鼓励术中常规输血。

（九）术后住院恢复 15~16 天

1. 术后病理：病理学检查与诊断包括：

（1）切片诊断（分类分型、分期、切缘、脉管侵犯、淋巴结情况、神经纤维受侵情况）。

（2）免疫组化指标，包括诊断、治疗、预后相关指标，如 HER2、CK 等。

2. 必须复查的检查项目：血常规、肝肾功能、电解质，引流液淀粉酶。

3. 术后用药：按照《抗菌药物临床应用指导原则》（卫医发〔2004〕285 号）执行，并结合患者的病情决定抗菌药物的选择与使用时间。

> **释义**
>
> ■ 胃癌术后获取足够数目（不少于 15 枚）的淋巴结需要、外科共同配合，是诊疗单位胃癌诊治质量的关键指标。
>
> ■ 胃癌标准的病理报告应包括大体标本描述及病理诊断内容。Lauren 分型应作为病理报告常规。淋巴结应描述为：受累淋巴结数目/检取淋巴结总数目。
>
> ■ 应分组报告淋巴结转移情况；原发肿瘤的 HER2 免疫组织化学检测应作为常规。
>
> ■ 术后 1~7 天应根据患者的恢复状况按时复查，包括血象、肝肾功能、电解质情况、血糖等，及时掌握患者状态并完成相应处置。除常规项目外，可根据患者围术期出现的异常情况添加相关检查以便准确把握并正确处理。
>
> ■ 患者因手术导致免疫功能低下，可考虑选用免疫调节药，如脾多肽注射液等，以提高免疫功能，利于疾病恢复。

(十) 出院标准

1. 伤口愈合好：引流管拔除，伤口无感染、无皮下积液。
2. 患者恢复经口进食，无需静脉输液，可以满足日常能量和营养素供给。
3. 没有需要住院处理的并发症。

> **释义**
>
> ■ 在伤口基本愈合，无感染、无积液及脂肪液化情况下，如患者同意且条件允许，可出院后拆线。
>
> ■ 对于肠内营养管饲患者，在本人或家属掌握肠内营养流程情况下，可出院继续予以肠内营养，直到恢复经口进食。
>
> ■ 出院证明材料中，应包括手术时间及方式、肿瘤的详细病理诊断、出院注意事项、下一步治疗方案及复查计划等。
>
> ■ 无需住院处理的并发症包括胃肠道功能紊乱（便秘、腹泻）、食欲缺乏、近端胃切除患者反酸、术后轻度贫血、引流管口尚未完全愈合、营养不良等。

(十一) 变异及原因分析

1. 围术期的合并症或并发症，需要进行相关的诊断和治疗，导致住院时间延长、费用增加。
2. 胃癌根治术中，胃的切除范围根据肿瘤部位、大小、浸润程度等决定，联合脏器切除术根据胃癌浸润脏器而定。

> **释义**
>
> ■ 围术时伴随疾病，住院期间必须予以治疗或调整改善，否则增加手术风险或术后增加患者出现并发症概率，影响恢复。如高血压、未良好控制的糖尿病、呼吸道感染、梗阻造成营养不良、出血、贫血、术前放化疗等情况，造成术前准备时间及住院时间延长，以及住院费用增加，应视为变异情况。
>
> ■ 术后出现并发症，包括感染情况（肺部感染、泌尿系统感染等）、出血（急性出血、慢性失血及延迟出血）、吻合口漏、胰漏、胆漏、机械性梗阻、伤口延迟愈合等情况，部分并发症需进行再次手术解决，部分需经过相应的非手术治疗，造成准备时间及术后住院时间延长，以及住院费用增加，应视为变异情况。
>
> ■ 患者或家属于术前准备期间因自身原因提出放弃手术或终止治疗出院，患者或家属术后恢复期间在尚未达到出院标准因自身原因提出终止治疗自动出院，应视为变异情况。

(十二) 参考费用标准

4万~7万元。

> **释义**
>
> ■ 建议参考费用标准为：8万~12万元。

四、胃癌联合脏器切除术临床路径给药方案

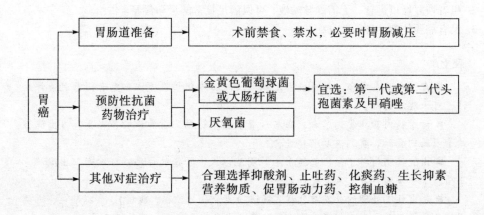

【用药选择】

1. 为预防术后切口感染，应针对金黄色葡萄球菌，大肠埃希菌等革兰阴性杆菌以及部分厌氧菌选用药物。

2. 进入消化道的手术可以用第一代头孢菌素，常用的注射剂有头孢唑林、头孢噻肟、头孢拉定等，口服制剂有头孢拉定、头孢氨苄和头孢羟氨苄等。但考虑到深部器官或腔隙感染常由革兰阴性杆菌引起，可以选用第二代头孢菌素，注射剂有头孢呋辛、头孢替安等，口服制剂有头孢克洛、头孢呋辛酯和头孢丙烯等。考虑到厌氧菌感染，可以给予口服甲硝唑等。

3. 根据病情，按照《国家基本药物》目录要求选择

（1）抑酸剂，如奥美拉唑、兰索拉唑等。

（2）止吐药，如甲氧氯普胺等。

（3）纠正贫血。

（4）化痰药。

（5）镇痛药，若患者术后疼痛剧烈，给予术后镇痛泵或吗啡皮下注射，常用量：一次 5~15mg，一日 10~40mg；极量：一次 20mg，一日 60mg。

（6）肠内肠外营养药物等，术后加强营养支持治疗，按照能量估计分配原则给予肠外营养，肠内营养应尽早给予以维持肠屏障功能，待患者能经口进食后停用。

（7）注意调节水、电解质和酸碱平衡紊乱。

（8）生长抑素或生长抑素类似物：静脉给药，通过慢速冲击注射（3~5 分钟）0.25mg 或以每小时 0.25mg 的速度连续滴注给药（一般是每小时每千克体重用药量为 0.0035mg），3mg 配备够使用 12 小时的药液。

（9）Caprini 评分≥3 分的运用低分子肝素钠，<3 分的不推荐使用。低分子肝素钠预防 VTE，皮下注射，1 次/天。建议术前 12 小时开始给药，4000~4500IU。

【抗菌药物药学提示】

1. 接受胃癌联合脏器切除手术者，应在术前 0.5~2 小时内给药，或麻醉开始时给药，使手术切口暴露时局部组织中已达到足以杀灭手术过程中入侵切口细菌的药物浓度。

2. 若手术时间超过 3 小时，或失血量大（>1500ml），可手术中予以第 2 剂。

3. 接受胃癌联合脏器切除术者，抗菌药物的有效覆盖时间应包括整个手术过程和手术结束

后 4 小时。总的预防用药时间不超过 24 小时，必要情况下可延长至 48 小时。

【注意事项】

1. 胃癌联合脏器切除术属于 Ⅱ 类切口，由于手术部位存在大量人体寄生菌群，手术时可能污染手术野，导致感染，故需要常规预防性使用抗菌药物。

2. 用药前必须详细询问患者先前有否对头孢菌素类、青霉素类或其他药物的过敏史，并作相应的皮试。

五、推荐表单

（一）医师表单

胃癌联合脏器切除术临床路径医师表单

适用对象：第一诊断胃癌（ICD-10：C16）

行胃癌联合脏器切除术（ICD-9-CM-3：43.5-43.9）

患者姓名：	性别： 年龄： 门诊号：	住院号：
住院日期： 年 月 日	出院日期： 年 月 日	标准住院日：18~20 天

时间	住院第 1 天	住院第 2 天	住院第 3~4 天
主要诊疗工作	□ 询问病史及体格检查 □ 完成病历书写 □ 完善检查 □ 上级医师查房与初步术前评估 □ 初步确定手术方式和日期	□ 上级医师查房，根据检查结果完善诊疗方案 □ 根据检查结果进行术前分期，判断手术切除的可能性 □ 完成必要的会诊 □ 完成上级医师查房记录等病历书写	□ 上级医师查房，根据检查结果完善诊疗方案 □ 根据检查结果进行术前分期，判断手术切除的可能性 □ 完成必要的会诊 □ 完成上级医师查房记录等病历书写
重点医嘱	**长期医嘱：** □ 外科护理常规 □ 一/二级护理 □ 饮食：禁食、禁水或软质半流质为主，根据患者情况 □ 雾化、肺功能锻炼 **临时医嘱：** □ 血常规、尿常规、大便常规+隐血 □ 肝功能、肾功能、电解质、凝血功能、生化全套、消化道肿瘤标志物、感染性疾病筛查，血型，必要时备皮 □ 胃镜、钡餐造影，必要时行超声内镜检查； □ 腹部及盆腔超声、CT 平扫+强化 □ 应激反应 □ X 线胸片、心电图；有条件时建议选择 PET-CT 查转移灶	**长期医嘱：** □ 外科护理常规 □ 二级护理 □ 饮食：根据患者情况 □ 患者既往疾病基础用药 **临时医嘱：** □ 开始术前营养支持（营养不良或幽门梗阻者） □ 继续完善术前检查盆腔超声、CT，肺功能，超声心动图 □ 病理或会诊病理 □ 行血型、配血	**长期医嘱：** □ 外科护理常规 □ 二级护理 □ 饮食：根据患者情况 □ 患者既往疾病基础用药 **临时医嘱：** □ 继续术前营养支持（营养不良或贲门幽门梗阻者） □ 纠正贫血、低蛋白血症、水电解质紊乱（酌情） □ 抑酸护胃 □ 必要时免疫治疗 □ 检验（急） □ 输血，白蛋白

续　表

时间	住院第 1 天	住院第 2 天	住院第 3~4 天
主要护理工作	□ 入院宣教 □ 入院护理评估 □ 实施相应级别护理及饮食护理 □ 告知相关检验项目及注意事项，指导并协助患者到相关科室进行检查 □ 入院处置（卫生处置，戴腕带） □ 执行医嘱，抽血	□ 病情观察 □ 晨起空腹留取实验室检查 □ 实施相应级别护理及饮食护理 □ 告知特殊检查注意事项 □ 指导并协助患者进行检查 □ 相关治疗配合及用药指导 □ 心理疏导	□ 病情观察 □ 必要时肠道准备 □ 根据患者血红蛋白，血白蛋白情况予以其他相关处置 □ 晨起空腹留取实验室检查 □ 实施相应级别护理及饮食护理 □ 告知特殊检查注意事项 □ 指导并协助患者进行检查 □ 相关治疗配合及用药指导 □ 心理疏导
病情变异记录	□ 无　□ 有，原因： 1. 2.	□ 无　□ 有，原因： 1. 2.	□ 无　□ 有，原因： 1. 2.
医师签名			

时间	住院第 4~5 天 （手术准备日）	住院第 5~6 天 （手术日）	住院第 6~7 天 （术后第 1 天）
主要诊疗工作	□ 术前讨论：确定手术方案 □ 签署手术知情同意书、自费用品协议书、输血同意书 □ 麻醉科医师看患者并完成麻醉前评估 □ 向患者及家属交代围术期注意事项 □ 备皮	□ 导尿，插胃管或营养管 □ 补充液体 □ 进行术中分期，根据分期决定手术范围 □ 确定有无手术、麻醉并发症 □ 向患者及家属交代术中情况及术后注意事项 □ 术者完成手术记录 □ 上级医师查房 □ 完成术后病程记录和上级医师查房记录	□ 上级医师查房，对手术及手术伤口进行评估 □ 完成病历书写 □ 注意观察胃液、腹腔引流液的量、颜色、性状 □ 观察胃肠功能恢复情况 □ 注意观察生命体征 □ 根据情况决定是否需要复查实验室检查
重点医嘱	长期医嘱： □ 同前 临时医嘱： □ 术前医嘱 □ 拟明日在连续硬膜外或全身麻醉下行扩大胃癌根治术 □ 通知麻醉会诊 □ 营养支持 □ 流质饮食 □ 术前小时禁食、禁水 □ 明晨置胃管、营养管、尿管 □ 手术区域皮肤准备 □ 肠道准备（口服药物或灌肠） □ 抗菌药物皮试 □ 备血 □ 通知血库手术用血 □ 其他特殊医嘱 □ 快速康复［术前 12 小时饮 800ml 清亮碳水化合物（12.5%）饮品，术前 2~3 小时再饮 400ml］	长期医嘱： □ 胃外科手术术后护理常规 □ 一级护理 □ 心电监护、SpO$_2$ 监护 □ 禁食、禁水 □ TPN □ 胃管护理 □ 胃肠减压接袋记量 □ 腹腔引流接袋记量 □ 尿管接袋记量 □ 中心静脉置管护理 □ 肠外静脉营养支持治疗 □ 保留营养管 □ 记录出入量 □ 肝素钠；必要时生长抑素 临时医嘱： □ 术前 30 分钟抗菌药物使用 □ 手术后半卧位 □ 心电、SpO$_2$ 监护 □ 持续吸氧 □ 持续胃肠减压 □ 抑酸（胃次全切除者）可选 □ 镇痛、补液 □ 抗菌药物	长期医嘱： □ 同前 □ TPN 临时医嘱： □ 心电监护、SpO$_2$ 监护 □ 持续吸氧 □ 复查血常规、电解质、血糖，根据结果决定是否需要输血，调整电解质、血糖等 □ 镇痛、补液、支持治疗 □ 术后 24 小时内进行鼻饲 □ 改善呼吸功能，祛痰，雾化 □ 根据情况决定是否给予保肝治疗

续　表

时间	住院第 4~5 天 （手术准备日）	住院第 5~6 天 （手术日）	住院第 6~7 天 （术后第 1 天）
主要护理工作	□ 病情观察 □ 流质饮食 □ 手术前皮肤准备、交叉配血、抗菌药物皮试 □ 手术前肠道准备 □ 手术前物品准备 □ 手术前心理疏导及手术相关知识的指导 □ 告知患者术前 8 小时禁食、禁水 □ 促进睡眠（环境、药物）	□ 晨起完成术前常规准备 □ 置胃管、营养管、尿管，术前 30 分钟静脉输注抗菌药物 □ 全身麻醉复苏物品准备 □ 与医师进行术后患者交接 □ 书写重症护理记录 □ 各种管道的观察与护理 □ 观察患者病情变化 □ 准确记录出入量	□ 各种管道的观察与护理 □ 观察患者病情变化 □ 书写重症护理记录 □ 准确记录出入量 □ 协助患者床上活动，促进肠蠕动恢复，预防并发症发生 □ 用药及相关治疗指导
病情变异记录	□ 无　□ 有，原因： 1. 2.	□ 无　□ 有，原因： 1. 2.	□ 无　□ 有，原因： 1. 2.
医师签名			

时间	住院第 7 或 8 天 （术后第 2 天）	住院第 8 或 9 天 （术后第 3 天）	住院第 9 或 10~12 天 （术后第 4~6 天）
主要诊疗工作	□ 上级医师查房，进行手术及伤口评估 □ 完成病历书写 □ 观察胃肠功能恢复情况，决定是否拔除胃管 □ 注意观察胃液、腹腔引流液的量、颜色、性状 □ 注意观察生命体征 □ 根据情况决定是否需要复查	□ 上级医师查房，进行术后恢复及伤口评估 □ 完成常规病历书写 □ 根据腹腔引流液情况，拔除部分引流管 □ 根据胃肠功能恢复情况，决定是否拔除胃管 □ 注意观察生命体征 □ 根据情况决定是否需要复查实验室检查等	□ 上级医师查房，进行手术及伤口评估 □ 完成常规病历书写 □ 根据腹腔引流液情况，拔除全部引流管 □ 根据情况决定是否需要复查血常规、肝肾功能、电解质、血糖等
重点医嘱	**长期医嘱：** □ 同前 □ 饮食：禁经口饮食 **临时医嘱：** □ 测心率、血压 □ 持续吸氧 □ 改善呼吸功能，祛痰，雾化	**长期医嘱：** □ 一级护理 □ 腹腔引流接袋记量 □ 保留营养管 □ 记录出入量 □ 观察引流情况，肠道功能恢复情况 **临时医嘱：** □ 排除吻合口漏 □ 测心率、血压 □ 继续营养支持	**长期医嘱：** □ 二级护理 □ 饮食：全胃切除者，禁食或流质饮食；远侧胃大部切除者，经口流质饮食 □ 保留营养管 □ 停心电监护，停尿管，远侧胃大部切除者拔胃管 □ 记录出入量 **临时医嘱：** □ 必要时复查血常规、肝肾功能、电解质、血糖 □ 伤口换药 □ 拔引流管 □ 逐渐减少肠外营养
主要护理工作	□ 各种管道的观察与护理 □ 观察患者病情变化 □ 书写护理记录 □ 准确记录出入量 □ 协助患者活动，促进肠蠕动恢复，预防并发症发生 □ 用药及相关治疗指导	□ 做好饮食指导 □ 拔除胃管后的观察 □ 各种管道的观察与护理 □ 观察患者病情变化 □ 书写护理记录 □ 准确记录出入量 □ 协助患者活动，促进肠蠕动恢复，预防并发症发生 □ 肠内营养液灌注后的观察 □ 心理及生活护理	□ 做好饮食指导 □ 各种管道的观察与护理 □ 定时观察患者病情变化 □ 书写一般护理记录 □ 准确记录出入量 □ 鼓励患者下床活动，并逐步增加活动量 □ 肠内营养液灌注后的观察 □ 心理及生活护理
病情变异记录	□ 无　□ 有，原因： 1. 2.	□ 无　□ 有，原因： 1. 2.	□ 无　□ 有，原因： 1. 2.
医师签名			

时间	住院第 13 天 （术后 7 天）	住院第 14~16 天 （术后 8~10 天，出院日）
主要诊疗工作	□ 上级医师查房，进行手术及伤口评估 □ 完成常规病历书写 □ 根据腹腔引流液情况，拔除全部引流管 □ 根据情况决定是否需要复查血常规、肝肾功能、电解质、血糖等	□ 根据术后病理进行病理分期，制订进一步治疗计划 □ 上级医师查房，进行手术后评估，明确是否出院 □ 评估切口恢复情况 □ 完成出院记录、病案首页、出院证明书等 □ 向患者交代出院后注意事项，及进一步治疗计划，预约复诊日期，告知化疗方案
重点医嘱	**长期医嘱：** □ 二级护理 □ 饮食：远侧胃大部切除者经口半流质，全胃切除者经口流质 □ 停营养管 **临时医嘱：** □ 必要时复查血常规、肝肾功能、电解质、血糖、引流液实验室检查，腹部超声或 CT □ 换药 □ 远侧胃大部切除者拔鼻饲管 □ 全胃切除者拆线 □ 逐渐减少肠外营养 □ 促进排气 □ 可能需要的检查 □ 可疑腹腔感染检查 □ 雾化吸入 □ 化痰 □ 保肝 □ 纠正贫血 □ 补液，升白蛋白 □ 营养支持 □ 抗感染	**出院医嘱：** □ 8 天，远侧胃大部切除者出院；9 天，全胃切除者经口半流质饮食；10 天，全胃切除者出院 □ 出院带药 □ 门诊随诊，定期化疗 □ 门诊随诊，定期复查 □ 快速检验：复查血常规、肝功能、肿瘤标志物 □ 临出院治疗
主要护理工作	□ 做好饮食指导 □ 各种管道的观察与护理 □ 定时观察患者病情变化 □ 书写一般护理记录 □ 准确记录出入量 □ 肠内营养液灌注后的观察 □ 心理及生活护理	□ 告知拆线及拔管后相关注意事项 □ 对即将出院的患者进行出院指导
病情变异记录	□ 无　□ 有，原因： 1. 2.	□ 无　□ 有，原因： 1. 2.
医师签名		

（二）护士表单

胃癌联合脏器切除术临床路径护士表单

适用对象：第一诊断胃癌（ICD-10：C16）

　　　　　行胃癌联合脏器切除术（ICD-9-CM-3：43.5-43.9）

患者姓名：	性别：　　年龄：　　门诊号：	住院号：
住院日期：　　年　月　日	出院日期：　　年　月　日	标准住院日：18~20 天

时间	住院第 1 天	住院第 2~4 天	住院第 4 或 5 天（手术日）
主要诊疗工作	□ 入院宣教 □ 介绍病房环境、设施 □ 介绍主管医师、责任护士、护士长 □ 介绍住院注意事项 □ 告知探视制度	□ 术前宣教 □ 告知术前检查项目及注意事项 □ 宣教疾病知识、说明手术的目的 □ 术前准备及手术过程；强调洗胃的重要性 □ 告知围术期营养支持的重要性 □ 告知相关药物知识及不良反应预防 □ 训练床上排尿便、深呼吸、咳嗽 □ 责任护士与患者沟通，了解心理反应，指导应对方法 □ 告知家属等候区位置	□ 术后当日宣教 □ 告知监护设备的功能及注意事项 □ 告知胃管、营养管、引流管等管路的功能及注意事项 □ 告知饮食、体位的要求 □ 告知术后可能出现情况的应对方式 □ 给予患者及家属心理支持 □ 再次明确探视陪伴须知
护理处置	□ 核对患者信息，佩戴腕带 □ 卫生处置：剪指（趾）甲、沐浴，更换病号服 □ 入院评估	□ 协助医师完成术前检查实验室检查 □ 术前准备 □ 交叉配血 □ 皮肤准备 □ 抗菌药物皮试 □ 洗胃 □ 肠道准备 □ 术前晚禁食、禁水	□ 术前置胃管 □ 送手术 □ 摘除患者各种活动物品 □ 核对患者资料及药物 □ 核对手术交接单，签字确认 □ 接手术 □ 核对患者及资料，签字确认 □ 接通各管路，保持畅通 □ 给予吸氧、心电监护
基础护理	□ 三级护理 □ 患者安全管理	□ 三级护理 □ 卫生处置 □ 患者睡眠管理 □ 患者安全管理	□ 特级护理 □ 卧位护理：协助翻身、床上移位、预防压疮 □ 排泄护理 □ 患者安全管理
专科护理	□ 护理查体 □ 跌倒、压疮等风险因素评估，需要时安置	□ 护理查体 □ 跌倒、压疮等风险因素评估，需要时安置	□ 护理查体 □ 跌倒、压疮等风险因素评估，需要时安置

续 表

时间	住院第 1 天	住院第 2~4 天	住院第 4 或 5 天（手术日）
病情 变异 情况	□ 无 □ 有，原因： 1. 2.	□ 无 □ 有，原因： 1. 2.	□ 无 □ 有，原因： 1. 2.
护士 签名			

时间	住院第 6~13 天 （术后第 1~7 天）	住院第 14、15 或 16 天（出院日）
健康宣教	□ 术后宣教 □ 药物作用及频率 □ 饮食、活动指导 □ 强调拍背咳嗽的重要性 □ 复查患者对术前宣教内容的掌握程度 □ 指导下床活动注意事项 □ 告知拔管后注意事项 □ 告知拆线注意事项 □ 疾病恢复期注意事项	□ 出院宣教 □ 复查时间 □ 服药方法 □ 活动方法 □ 饮食指导 □ 告知办理出院的流程 □ 指导出院带管的注意事项
护理处置	□ 遵医嘱完成相应检查及治疗 □ 拔导尿管，训练膀胱功能	□ 办理出院手续
基础护理	□ 特/一级护理（根据患者病情和自理能力给予相应的护理级别） □ 晨晚间护理 □ 协助翻身、下床活动 □ 排泄护理 □ 协助进食、进水 □ 患者安全管理	□ 二级护理 □ 晨晚间护理 □ 协助进食、进水 □ 患者安全管理
专科护理	□ 病情观察，记特护记录 □ 评估生命体征、引流液性质及量、出入量、伤口敷料、皮肤情况 □ 遵医嘱给予抗感染、营养支持治疗 □ 鼓励患者下床活动 □ 肠内营养的护理 □ 心理护理	□ 病情观察 □ 心理护理
病情变异情况	□ 无　□ 有，原因： 1. 2.	□ 无　□ 有，原因： 1. 2.
护士签名		

（三）患者表单

胃癌联合脏器切除术临床路径患者表单

适用对象：第一诊断胃癌（ICD-10：C16）

　　　　　行胃癌联合脏器切除术（ICD-9-CM-3：43.5-43.9）

患者姓名：		性别：　　年龄：　　门诊号：	住院号：
住院日期：　　年　月　日		出院日期：　　年　月　　日	标准住院日：18~20 天

时间	入院	住院第 2~3 天
医患配合	□ 配合询问病史、收集资料，详细告知既往史、用药史、过敏史、家族史 □ 如服用抗凝药，明确告知 □ 配合进行体格检查 □ 有任何不适告知医师	□ 配合完善术前相关检查、实验室检查：采血、留尿便、心电图、肺功能、X 线胸片、胃镜、上消化道造影、腹部及盆部 B 超和 CT 等常规项目。需要时完成特殊检查，如 PET-CT、MRI 等（腹部检查要空腹） □ 医师与患者及家属介绍病情及手术谈话、术前签字 □ 麻醉师对患者进行术前访视
护患配合	□ 配合测量体温、脉搏、呼吸、血压、体重 □ 配合完成入院护理评估 □ 接受入院宣教（环境介绍、病室规定、订餐制度、探视制度、贵重物品保管等） □ 有任何不适告知护士	□ 配合测量体温、 □ 脉搏、呼吸、询问排便次数 □ 接受术前宣教，接受配血，以备术中需要时用 □ 抗菌药物皮试 □ 接受备皮 □ 自行卫生处置：剪指（趾）甲、剃胡须、沐浴 □ 肠道准备 □ 准备好必要用物、吸水管、纸巾 □ 取下义齿、饰品等，尊重物品交家属保管
饮食	□ 正常饮食	□ 正常饮食或半流质饮食：术前 12 小时禁食、禁水
排泄	□ 正常排尿便	□ 正常排尿便
医师签名	□ 正常活动	□ 正常活动

时间	手术后	出院
医患配合	□ 术中分期，根据分期决定手术范围 □ 确定有无手术、麻醉并发症 □ 向患者及家属交代术中情况及术后注意事项 □ 术者完成手术记录 □ 上级医师查房 □ 完成术后病程记录和上级医师查房记录	□ 上级医师查房，对手术及手术伤口进行评估 □ 完成病历书写 □ 注意观察胃液、腹腔引流液的量、颜色、性状 □ 观察胃肠功能恢复情况 □ 注意观察生命体征 □ 根据情况决定是否需要复查实验室检查
护患配合	□ 配合定时测量生命体征、每日询问排便 □ 配合冲洗胃管，查看引流管，检查伤口情况 □ 接受输液、注射、服药、雾化吸入等治疗 □ 配合营养管注入肠内营养液 □ 配合夹闭尿管，训练膀胱功能 □ 配合晨晚间护理 □ 接受进食、进水、排便等生活护理 □ 配合拍背咳嗽，预防肺部并发症 □ 配合活动，预防压疮 □ 注意活动安全，避免坠床或跌倒 □ 配合执行探视及陪伴	□ 接受出院宣教 □ 办理出院手续 □ 获取出院带药 □ 知道服药方法、作用、注意事项 □ 知道护理伤口方法 □ 知道复印病历方法
饮食	□ 肛门排气前禁食、禁水 □ 肠道功能恢复后，根据医嘱试饮水，无恶心呕吐可进少量清流质饮食，到流质饮食再过渡到半流质饮食	□ 根据医嘱，从半流质饮食过渡到普通饮食
排泄	□ 保留尿管至正常排尿便	□ 正常排尿便
活动	□ 根据医嘱，半卧位至床边或下床活动 □ 注意保护管路，无牵拉、脱出等	□ 正常适度活动，避免疲劳

附：原表单（2012 年版）

胃癌联合脏器切除术临床路径表单

适用对象：第一诊断胃癌（ICD-10：C16）

行胃癌联合脏器切除术（ICD-9-CM-3：43.5-43.9）

患者姓名：	性别：　　年龄：　　门诊号：	住院号：
住院日期：　　　年　月　日	出院日期：　　　年　月　日	标准住院日：18~20 天

时间	住院第 1 天	住院第 2 天	住院第 3~4 天
主要诊疗工作	□ 询问病史及体格检查 □ 完成病历书写 □ 完善检查 □ 上级医师查房与初步术前评估 □ 初步确定手术方式和日期	□ 上级医师查房，根据检查结果完善诊疗方案 □ 根据检查结果进行术前分期，判断手术切除的可能性 □ 完成必要的会诊 □ 完成上级医师查房记录等病历书写	□ 上级医师查房，根据检查结果完善诊疗方案 □ 根据检查结果进行术前分期，判断手术切除的可能性 □ 完成必要的会诊 □ 完成上级医师查房记录等病历书写
重点医嘱	**长期医嘱：** □ 外科护理常规 □ 二级护理 □ 饮食：根据患者情况 **临时医嘱：** □ 血常规、尿常规、大便常规+隐血 □ 肝功能、肾功能、电解质、凝血功能、消化道肿瘤标志物、感染性疾病筛查、幽门螺杆菌检查 □ 胃镜、钡餐造影 □ 腹部及盆腔（妇科）超声（女性）、或腹部及盆腔 CT 平扫+强化 □ X 线胸片、心电图	**长期医嘱：** □ 外科护理常规 □ 二级护理 □ 饮食：根据患者情况 □ 患者既往疾病基础用药 **临时医嘱：** □ 开始术前营养支持（营养不良或幽门梗阻者） □ 继续完善术前检查盆腔超声、盆腔强化 CT，肺功能，超声心动图 □ 病理或会诊病理 □ 必要时行血型、配血	**长期医嘱：** □ 外科护理常规 □ 二级护理 □ 饮食：根据患者情况 □ 患者既往疾病基础用药 **临时医嘱：** □ 继续术前营养支持（营养不良或幽门梗阻者） □ 纠正贫血、低蛋白血症、水电解质紊乱（酌情）
主要护理工作	□ 入院宣教 □ 入院护理评估 □ 实施相应级别护理及饮食护理 □ 告知相关检验项目及注意事项，指导并协助患者到相关科室进行检查	□ 晨起空腹留取实验室检查 □ 实施相应级别护理及饮食护理 □ 告知特殊检查注意事项 □ 指导并协助患者进行检查 □ 相关治疗配合及用药指导 □ 心理疏导	□ 晨起空腹留取实验室检查 □ 实施相应级别护理及饮食护理 □ 告知特殊检查注意事项 □ 指导并协助患者进行检查 □ 相关治疗配合及用药指导 □ 心理疏导
病情变异记录	□ 无　□ 有，原因： 1. 2.	□ 无　□ 有，原因： 1. 2.	□ 无　□ 有，原因： 1. 2.

续　表

时间	住院第1天	住院第2天	住院第3~4天
护士 签名			
医师 签名			

时间	住院第 4~5 天 （手术准备日）	住院第 5~6 天 （手术日）	住院第 6~7 天 （术后第 1 天）
主要诊疗工作	□ 术前讨论，确定手术方案 □ 签署手术知情同意书、自费用品协议书、输血同意书 □ 麻醉科医师看患者并完成麻醉前评估 □ 向患者及家属交代围术期注意事项	□ 进行术中分期，根据分期决定手术范围 □ 确定有无手术、麻醉并发症 □ 向患者及家属交代术中情况及术后注意事项 □ 术者完成手术记录 □ 上级医师查房 □ 完成术后病程记录和上级医师查房记录	□ 上级医师查房，对手术及手术伤口进行评估 □ 完成病历书写 □ 注意观察胃液、腹腔引流液的量、颜色、性状 □ 观察胃肠功能恢复情况 □ 注意观察生命体征 □ 根据情况决定是否需要复查实验室检查
重点医嘱	长期医嘱： □ 同前 临时医嘱： □ 术前医嘱 □ 拟明日在连续硬膜外或全身麻醉下行扩大胃癌根治术 □ 明晨禁食、禁水 □ 明晨置胃管、营养管、尿管 □ 手术区域皮肤准备 □ 肠道准备（口服药物或灌肠） □ 抗菌药物皮试 □ 备血，其他特殊医嘱	长期医嘱： □ 外科手术术后护理常规 □ 一级护理 □ 心电监护、SpO_2 监护 □ 禁食、禁水 □ 胃肠减压接袋记量 □ 腹腔引流接袋记量 □ 尿管接袋记量 □ 保留营养管 □ 记录出入量 临时医嘱： □ 手术后半卧位 □ 心电、SpO_2 监护 □ 持续吸氧 □ 抑酸（胃次全切除者） □ 镇痛、补液 □ 抗菌药物	长期医嘱： □ 同前 临时医嘱： □ 心电监护、SpO_2 监护 □ 持续吸氧 □ 复查血常规、电解质、血糖，根据结果决定是否需要输血，调整电解质、血糖等 □ 换药 □ 镇痛、补液、支持治疗 □ 抗菌药物 □ 改善呼吸功能，祛痰，雾化 □ 根据情况决定是否给予保肝治疗
主要护理工作	□ 手术前皮肤准备、交叉配血、抗菌药物皮试 □ 手术前肠道准备 □ 手术前物品准备 □ 手术前心理疏导及手术相关知识的指导 □ 告知患者明晨禁食、禁水	□ 晨起完成术前常规准备 □ 置胃管、营养管、尿管，术前30 分钟静脉输注抗菌药物 □ 全身麻醉复苏物品准备 □ 与医师进行术后患者交接 □ 书写重症护理记录 □ 各种管道的观察与护理 □ 观察患者病情变化 □ 准确记录出入量	□ 各种管道的观察与护理 □ 观察患者病情变化 □ 书写重症护理记录 □ 准确记录出入量 □ 协助患者床上活动，促进肠蠕动恢复，预防并发症发生 □ 用药及相关治疗指导
病情变异记录	□ 无 □ 有，原因： 1. 2.	□ 无 □ 有，原因： 1. 2.	□ 无 □ 有，原因： 1. 2.
护士签名			
医师签名			

时间	住院第 7 或 8 天 （术后第 2 天）	住院第 8 或 9 天 （术后第 3 天）	住院第 9 或 10~15 天 （术后第 4~9 天）
主要诊疗工作	□ 上级医师查房，进行手术及伤口评估 □ 完成病历书写 □ 观察胃肠功能恢复情况，决定是否拔除胃管 □ 注意观察胃液、腹腔引流液的量、颜色、性状 □ 注意观察生命体征 □ 根据情况决定是否需要复查	□ 上级医师查房，进行术后恢复及伤口评估 □ 完成常规病历书写 □ 根据腹腔引流液情况，拔除部分引流管 □ 根据胃肠功能恢复情况，决定是否拔除胃管 □ 注意观察生命体征 □ 根据情况决定是否需要复查实验室检查等	□ 上级医师查房，进行手术及伤口评估 □ 完成常规病历书写 □ 根据腹腔引流液情况，拔除全部引流管 □ 根据情况决定是否需要复查血常规、肝肾功能、电解质、血糖等
重点医嘱	长期医嘱： □ 同前 □ 饮食：禁食 临时医嘱： □ 测心率、血压 □ 持续吸氧 □ 考虑开始肠内营养，继续支持治疗 □ 抗菌药物 □ 改善呼吸功能，祛痰，雾化	长期医嘱： □ 一级护理 □ 饮食：禁食 □ 腹腔引流接袋记量 □ 保留营养管 □ 记录出入量 □ 观察引流情况，肠道功能恢复情况 临时医嘱： □ 测心率、血压 □ 继续营养支持	长期医嘱： □ 二级护理 □ 饮食：禁食或流质饮食 □ 保留营养管 □ 停心电监护，停尿管，停胃管 □ 记录出入量 临时医嘱： □ 必要时复查血常规、肝肾功能、电解质、血糖 □ 伤口换药 □ 拔引流管 □ 逐渐减少肠外营养
主要护理工作	□ 各种管道的观察与护理 □ 观察患者病情变化 □ 书写护理记录 □ 准确记录出入量 □ 协助患者活动，促进肠蠕动恢复，预防并发症发生 □ 用药及相关治疗指导	□ 做好饮食指导 □ 拔除胃管后的观察 □ 各种管道的观察与护理 □ 观察患者病情变化 □ 书写护理记录 □ 准确记录出入量 □ 协助患者活动，促进肠蠕动恢复，预防并发症发生 □ 肠内营养液灌注后的观察 □ 心理及生活护理	□ 做好饮食指导 □ 各种管道的观察与护理 □ 定时观察患者病情变化 □ 书写一般护理记录 □ 准确记录出入量 □ 鼓励患者下床活动，并逐步增加活动量 □ 肠内营养液灌注后的观察 □ 心理及生活护理
病情变异记录	□ 无　□ 有，原因： 1. 2.	□ 无　□ 有，原因： 1. 2.	□ 无　□ 有，原因： 1. 2.
护士签名			
医师签名			

时间	住院第 16~18 天 （术后 10~12 天）	住院第 18~20 天 （术后 12~14 天，出院日）
主要诊疗工作	□ 上级医师查房，进行手术及伤口评估 □ 完成常规病历书写 □ 根据腹腔引流液情况，拔除全部引流管 □ 根据情况决定是否需要复查血常规、肝肾功能、电解质、血糖等	□ 完成出院记录、病案首页、出院证明书等 □ 向患者交代出院后注意事项及进一步治疗计划，预约复诊日期，告知化疗方案
重点医嘱	**长期医嘱：** □ 二级护理 □ 饮食：流质饮食 □ 停营养管 **临时医嘱：** □ 必要时复查血常规、肝肾功能、电解质、血糖、引流液实验室检查，腹部超声或 CT □ 换药 □ 拔引流管，拆线 □ 逐渐减少肠外营养	**出院医嘱：** □ 门诊随诊 □ 复查血常规、肝功能、肿瘤标志物
主要护理工作	□ 做好饮食指导 □ 各种管道的观察与护理 □ 定时观察患者病情变化 □ 书写一般护理记录 □ 准确记录出入量 □ 肠内营养液灌注后的观察 □ 心理及生活护理	□ 告知拆线及拔管后相关注意事项 □ 对即将出院的患者进行出院指导
病情变异记录	□ 无　□ 有，原因： 1. 2.	□ 无　□ 有，原因： 1. 2.
护士签名		
医师签名		

第二十五章

胃癌术前化疗临床路径释义

一、胃癌术前化疗编码

1. 卫计委原编码

疾病名称及编码：胃癌（ICD-10：C16 伴 Z51.1）

2. 修改编码

疾病名称及编码：胃癌（ICD-10：C16）

恶性肿瘤术前化学化疗（ICD-10：Z51.101）

二、临床路径检索方法

C16 伴 Z51.101

三、胃癌术前化疗临床路径标准住院流程

（一）适用对象

1. 第一诊断为胃癌（ICD-10：C16 伴 Z51.1）。

2. 术前化疗：无远端转移、身体状况良好、肿瘤潜在可切除或无法切除的胃癌患者，即术前临床分期 T_2 或 T_2 以上、N+患者。

> **释义**
>
> ■ 适用对象编码参见第一部分。
>
> ■ 本路径适用于术前评估无远端转移、身体状况良好、肿瘤可切除或潜在可切除，术前分期 T_{2-4}、N+、M_0 患者，化疗近期目的是缩小肿瘤、降期并观察肿瘤生物学特性。因此，术前化疗应明确治疗目的，充分权衡疗效、安全性及化疗周期数。
>
> ■ 术前分期检查至关重要，应包括胸腹部及盆腔增强 CT，超声内镜作为推荐，对于临床怀疑但无转移证据者可行 PET-CT 为分期提供参考依据。必要时行腹腔镜检查进行分期。
>
> ■ 治疗前的病理组织学证据是必要的。临床高度怀疑但多次活检无法证实胃癌的不建议术前化疗。

（二）诊断依据

根据原卫生部《胃癌诊疗规范（2011 年）》、NCCN《胃癌临床实践指南（2017 年）》等。

1. 临床表现：上腹不适、隐痛、贫血等。

2. 大便隐血试验多呈持续阳性。

3. 胃镜及超声胃镜检查明确肿瘤情况，取活组织检查作出病理学诊断。

4. 影像学检查提示并了解有无淋巴结及脏器转移，肿瘤局部脏器浸润；气钡双重造影检查了解肿瘤大小、形态和病变范围。

5. 根据上述检查结果进行临床分期。

　　■ 早期可无症状和体征，常见的症状为无规律性上腹部疼痛（对于有消化性溃疡病史者可表现为疼痛规律改变）、上腹部饱胀不适、食欲减退、胃灼热、嗳气、消瘦、贫血，严重时可出现呕血、黑便。胃食管结合部肿瘤可引起吞咽困难。幽门部肿瘤可出现幽门梗阻症状和体征。实验室检查大便隐血可持续阳性。肿瘤标志物可有异常升高。

　　■ 影像学主要明确胃癌的临床分期及判断手术切除的可能性。CT、PET-CT、超声内镜（EUS）、MRI、腹腔镜等检查有助于临床分期的确立。EUS 可用于评估肿瘤浸润深度及胃周淋巴结转移情况，腹腔镜可发现其他影像学检查无法发现的腹腔内转移灶。影像学分期主要依靠对肿瘤局部情况、淋巴结受累及脏器远端转移等情况综合判定。

　　■ 确诊依靠活检病理组织学诊断。对于转移性胃癌推荐 HER2 检测。

　　■ 正确的治疗前分期对指导选择手术适应证及制订综合治疗方案具有重要临床意义。

（三）标准住院日 5~9 天

　　■ 患者收治入院后，进行全面的化疗前评估（2~4 天），根据临床科室的运行状况在此时间范围内完成诊治均符合路径要求。部分确诊性质的检查可在入院前完成。

　　■ 化疗相关的不良反应可能发生在化疗过程中或化疗后，应加强患者宣教，及时检测、记录和处理不良反应，避免严重不良反应的发生。

（四）进入路径标准

1. 第一诊断必须符合 ICD-10：C16 伴 Z51.1 胃癌疾病编码。
2. 无远端转移。
3. 无需特殊处理的合并症，如消化道大出血、梗阻、穿孔等。
4. 当患者合并其他疾病，但住院期间不需要特殊处理也不影响第一诊断的临床路径流程实施时，可以进入路径。

　　■ 进入路径前患者必须有确诊胃癌的病理组织学证据。

　　■ 无远端转移、身体状况良好、可切除或潜在可切除的胃癌患者，且无下列禁忌证：①全身状况恶化无法耐受手术；②具有远端转移的确切证据，包括 D2 手术范围外的淋巴结转移、腹腔转移（包括肉眼转移和腹腔游离细胞学检测阳性）和脏器转移等；③心、肺、肝、肾等重要脏器功能有明显缺陷，严重的低蛋白血症、贫血、营养不良，无法耐受手术者。

> ■入院检查发现其他疾病或伴随疾病时，如该疾病必须于化疗前治疗或调整，否则增加化疗风险，增加并发症发生概率，则不宜进入路径，如未控制的高血压三级、严重的未控制的糖尿病、心肺功能不全、肝肾功能不全、严重出血倾向、严重感染等。
>
> ■部分预约周期较长的检查以及活检病理等耗时较长的检查，应于门诊完成。

（五）明确诊断及入院常规检查需 1~3 天

1. 基线检查项目（第一次化疗前）：
(1) 胃镜、胸腹部及盆腔增强 CT、颈部及锁骨上淋巴结超声。
(2) 病理学活组织检查与诊断。
(3) 心肺功能评估。
2. 每周期化疗前检查项目：
(1) 血常规、尿常规、大便常规+隐血。
(2) 肝肾功能、电解质、血糖、凝血功能、CEA。
(3) 心电图。
3. 根据情况可选择的检查项目：
(1) AFP、CA19-9、CA125、CA72-4、CA242、HER2 免疫组化检测。
(2) 上消化道造影，特别是气钡双重造影（对疑有幽门梗阻的患者建议使用水溶性对比剂）。
(3) 必要时可以于基线和评效时行超声胃镜检查。
(4) 必需检查的项目提示肿瘤有转移时，可进行相关部位 CT 或 MRI。
(5) 骨扫描：对怀疑有骨转移的胃癌患者，应骨扫描筛查。
(6) 合并其他疾病相关检查。

释义

> ■胃镜、胸腹部及盆腔增强 CT 等必需检查项目旨在术前明确诊断、明确肿瘤基线状态、是否具有手术指征，并指导化疗疗程、手术时机、术后治疗和随访，不可或缺。
>
> ■高龄患者应进行心肺肾功能评价，治疗前征询患者及家属的治疗意见非常重要。
>
> ■PET-CT 有助于发现部分微小转移灶，超声内镜有助于评价早期病变、肿瘤浸润深度及胃周淋巴结转移情况，可进一步明确术前分期。有条件的医疗机构可根据具体情况添加。
>
> ■对于转移性胃癌推荐 HER2 检测，局部晚期患者亦可行 HER2 检测。

（六）化疗前准备

1. 体格检查、体能状况评分。
2. 排除化疗禁忌。
3. 患者、监护人或被授权人签署相关同意书。

释义

■ 注意询问患者化疗前后症状的变化是判断术前化疗患者临床获益的重要依据；详细的体格检查和病史采集是发现远端转移、开具有针对性检查项目的基础。

■ 化疗前应根据卡氏评分和（或）ECOG 评分判断患者的体能状态，以评估患者对化疗的耐受程度和获益风险。化疗药物剂量应根据体表面积等进行计算，需要完善身高、体重、年龄等信息的收集，并根据化疗不良反应类型及程度适时调整用药剂量。

■ 化疗前应客观地向患者和家属交代化疗的必要性及风险，并签署相关知情同意书。

（七）化疗药物

药物	给药剂量（mg/m²）及给药途径	给药时间及周期间隔
替吉奥	40 bid po（体表面积<1.25） 50 bid po（1.25≤体表面积<1.5） 60 bid po（体表面积≥1.5）	d1~14 q3w
卡培他滨	1000　bid po	d1~14 q3w
5-FU	425~750 civ 24h 800~1200 civ 22h	d1~5 q3w d1~2 q2w
顺铂	60~80 iv drip	d1 或分 2~3d q3w
奥沙利铂	130iv drip 85 iv drip	d1 q3w d1 q2w
紫杉醇	150~175 iv drip	d1 或分为 d1、d8 q3w
多西紫杉醇	60~75 iv drip	d1 q3w
表柔比星	50~60 iv	d1 q3w
四氢叶酸	20~200 iv	d1~2 q2w

释义

■ 胃癌化疗常用的推荐药物如上表所示，大多经大样本临床研究证实其有效性及安全性，具体使用应按照化疗组合方案中的剂量实施。

■ 不同药物和方案的选择需考虑胃癌的临床病理学特征、患者年龄及脏器功能，由肿瘤内科专科医师制订。

■ 不同化疗方案具有不同的毒性反应，应就此和患者及家属充分沟通交代，减少患者的恐惧，防范相关风险。

（八）选择化疗方案。

依据原卫生部《胃癌诊疗规范（2011年）》等。

1. 推荐使用3药或两药联合方案，不推荐使用单药化疗。
2. 3药方案包括：ECF及其衍生方案（EOX、ECX、EOF），DCF及其改良方案等。
3. 两药方案包括：5-FU+顺铂、卡培他滨+顺铂、替吉奥+顺铂、卡培他滨+奥沙利铂（XELOX）、FOLFOX、替吉奥+奥沙利铂（SOX）、卡培他滨+紫杉醇。

释义

■ 胃癌术前化疗建议使用联合方案，不推荐单药化疗，不能耐受联合化疗者不推荐进行术前化疗。

■ 不同药物和方案的选择需考虑胃癌的临床病理学特征、患者年龄及脏器功能，化疗方案应由肿瘤内科专科医师制订。

■ 不同化疗方案具有不同的毒性反应，应就此和患者及家属充分沟通交代，减少患者的恐惧，防范相关风险，尤其应注意化疗药物的剂量限制性毒性。

■ 术前化疗并不增加手术的并发症，但存在个体差异。

（九）化疗后必须复查的检查项目

1. 血常规：建议每周复查1~2次。根据具体化疗方案及血象变化，复查时间间隔可酌情增减。
2. 肝肾功能：每化疗周期复查1次。根据具体化疗方案及血象变化，复查时间间隔可酌情增减。
3. 每6~8周，行疗效评估。

释义

■ 化疗毒性因方案及药物的不同而有所不同，胃癌术前化疗方案中常见的不良反应包括胃肠道反应、骨髓抑制、肝肾功能损害、神经毒性、手足综合征、黏膜损伤等。定期复查血常规及肝肾功能有助于不良反应的及早发现和纠正。

■ 术前化疗需要对化疗效果和毒性进行定期评估，包括临床获益、影像学评价等，一般每6周进行1次疗效评价（3周方案每2周期评价1次，双周方案每3周期评价1次）。必要时可根据临床具体情况缩短评效间隔。临床获益是化疗评效的重要指标，影像学评价相对客观，但目前WHO及RESIST标准仍存在一定的局限性，应综合评价。

■ 疗效评价无效者，若患者经外科评估仍可手术，应及时予以终止化疗改行手术治疗。若患者疾病进展，经评估无法手术，则应按晚期胃癌予以系统性治疗。不能耐受者应及时调整药物剂量或化疗方案。必要时予以停止化疗，及时对相应不良反应进行处理。化疗评效及具体治疗方案的制订建议由多学科查房讨论制订。

（十）化疗中及化疗后治疗

化疗期间脏器功能损伤的相应防治：止吐、保肝、水化、抑酸、预防过敏、止泻、通便、营养神经、升白细胞及血小板、纠正贫血。

> **释义**
>
> ■ 预防性治疗的选择应针对不同的化疗方案可能出现的毒性反应合理应用。
>
> ■ 化疗期间预防性的治疗如止吐、抑酸、预防过敏，化疗后及时予以保肝、升白细胞、升血小板等对症治疗，以期保护脏器功能，减轻患者不适，有助于化疗顺利进行。

（十一）出院标准

1. 患者一般情况良好，生命体征平稳正常。
2. 没有需要住院处理的并发症。

> **释义**
>
> ■ 患者一般情况良好，生命体征平稳，未出现明显不良反应，或不良反应经处理已明显缓解，无明显不适即可达到出院标准。
>
> ■ 化疗相关的不良反应可发生于化疗之后，故应加强出院前患者教育，及时检测、记录和处理不良反应，避免严重不良反应的发生。
>
> ■ 建议出院应有详细的出院指导，包括化疗后相关注意事项、复诊及后续治疗计划、不良反应应急处理方案及联系方式等。

（十二）变异及原因分析

1. 治疗前、中、后有感染、严重贫血、出血、梗阻及其他合并症者，需进行相关的诊断和治疗，可能延长住院时间并致费用增加。
2. 化疗后出现骨髓抑制，需要对症处理，导致治疗时间延长、费用增加。
3. 药物不良反应需要特殊处理，如过敏反应、神经毒性、心脏毒性等。
4. 高龄患者根据个体化情况具体实施。
5. 医师认可的变异原因分析，如药物使用减量。
6. 其他患者方面的原因等。

> **释义**
>
> ■ 治疗前存在感染、严重贫血、出血、梗阻及其他合并症者，需要在及时控制、纠正的前提下进行术前化疗。有大出血病史、完全性梗阻者不宜进行术前化疗。
>
> ■ 治疗期间出现感染者需积极寻找感染部位，控制感染。及时完善血常规、感染相关实验室检查及病原学检查，警惕化疗引起的粒细胞减少合并感染，可予以升白细胞及抗感染治疗，必要时可采取隔离等保护措施。

■化疗中极少数可出现喉痉挛、视物障碍、过敏性休克、腹泻所致脱水、严重凝血障碍、精神障碍等严重不良反应，一旦出现应及时终止化疗，及时处理，待不良反应恢复后，经多学科讨论调整治疗策略。

（十二）参考费用标准

每周期2000~15 000元。

四、推荐表单

（一）医师表单

胃癌术前化疗临床路径医师表单

适用对象：第一诊断胃癌（ICD-10：C16 伴 Z51.1）
　　　　　行术前化疗

患者姓名：		性别：	年龄：	门诊号：	住院号：
住院日期：　　年　月　日		出院日期：　　年　月　日			标准住院日：6~9 天

时间	住院第 1~2 天	住院第 2~5 天	住院第 5~8 天
主要诊疗工作	□ 询问病史及体格检查 □ 完成病历书写 □ 完善检查 □ 交代病情	□ 上级医师查房，根据检查结果完善诊疗方案 □ 完成化疗前准备 □ 根据体检、影像学检查、病理结果等，行病例讨论，确定化疗方案 □ 完成必要的相关科室会诊 □ 住院医师完成上级医师查房记录等病历书写 □ 签署化疗知情同意书、自费用品协议书 □ 向患者及家属交代化疗注意事项、可能出现的不良反应及应对措施	□ 化疗 □ 住院医师完成病程记录 □ 上级医师查房 □ 向患者及家属交代病情及化疗后注意事项、可能出现的不良反应及应对措施
重点医嘱	**长期医嘱：** □ 肿瘤内科护理常规 □ 三级护理 □ 饮食：根据患者情况 **临时医嘱：** □ 胃镜、胸腹部增强 CT、盆腔增强 CT、颈部及锁骨上淋巴结超声，必要时 PET-CT、全身骨 ECT □ 病理学活组织检查与诊断 □ 每周期化疗前检查项目：血常规、尿常规、大便常规+隐血、肝肾功能、电解质、血糖、CEA 等肿瘤标志物 □ 心电图	**长期医嘱：** □ 患者既往基础用药 □ 补液治疗（水化、碱化） □ 其他医嘱（化疗期间二级护理） **临时医嘱：** □ 化疗 □ 重要脏器保护 □ 止吐 □ 其他特殊医嘱	**长期医嘱：** □ 患者既往基础用药 □ 补液治疗（水化、碱化） □ 其他医嘱（化疗期间二级护理） **临时医嘱：** □ 化疗 □ 复查血常规、肝肾功能 □ 重要脏器保护 □ 止吐、止泻 □ 其他特殊医嘱
主要护理工作	□ 入院介绍 □ 入院评估 □ 指导患者进行相关辅助检查	□ 化疗前准备 □ 宣教	□ 观察患者病情变化

续　表

时间	住院第1~2天	住院第2~5天	住院第5~8天
病情 变异 记录	□无　□有，原因： 1. 2.	□无　□有，原因： 1. 2.	□无　□有，原因： 1. 2.
护士 签名			
医师 签名			

时间	住院第 9 天（出院日）
主要诊疗工作	□ 上级医师查房确定能否出院 □ 通知患者及家属准备出院 □ 向患者及家属交代出院后注意事项，不良反应及应对措施，预约复诊时间 □ 指导患者出院后监测血常规、血生化 □ 指导患者出院后完善影像学复查（疗效评估时） □ 将出院记录的副本交给患者 □ 如果患者不能出院，在病程记录中说明原因和继续治疗的方案
重点医嘱	出院医嘱： □ 出院带药 □ 门诊随诊
病情变异记录	□ 无　□ 有，原因： 1. 2.
医师签名	

（二）护士表单

胃癌术前化疗临床路径护士表单

适用对象：第一诊断为胃癌（ICD-10：C16 伴 Z51.1）
行术前化疗

患者姓名：	性别：　年龄：	住院号：
住院日期：　　年　月　日	出院日期：　　年　月　日	标准住院日：6~9 天

时间	住院第 1 天	住院第 2~4 天	住院第 5~8 天（化疗日）
健康宣教	□ 入院宣教 □ 介绍主管医师、护士 □ 介绍环境、设施 □ 介绍住院注意事项 □ 介绍探视和陪伴制度 □ 介绍贵重物品制度	□ 化疗前宣教 □ 告知化疗前检查、实验室检查项目及注意事项 □ 宣教疾病知识、说明术前化疗的目的 □ 化疗前准备及化疗过程 □ 告知相关药物知识及不良反应预防 □ 责任护士与患者沟通，了解心理反应指导应对方法	□ 化疗后宣教 □ 告知监护设备的功能及注意事项 □ 告知输液管路功能及化疗过程中的注意事项 □ 告知化疗后可能出现的情况的应对方式 □ 给予患者及家属心理支持 □ 再次明确探视陪伴须知
护理处置	□ 核对患者信息，佩戴腕带 □ 卫生处置：剪指（趾）甲、沐浴、更换病号服 □ 入院评估 □ 测量体重、身高	□ 协助医师完成化疗前检查 □ 化疗前准备	□ 核对患者资料，签字确认 □ 接通各管路，保持通畅 □ 心电监护（必要时）
基础护理	□ 三级护理 □ 患者安全管理	□ 三级护理 □ 卫生处置 □ 患者睡眠管理 □ 患者安全管理	□ 二/一级护理 □ 患者安全管理
专科护理	□ 护理查体 □ 病情观察 □ 呕吐物及大便性状的观察 □ 腹部体征的观察 □ 跌倒及压疮等风险因素评估，需要时，安置危险标志 □ 心理护理	□ 相关指标监测，如血压、血糖等 □ 病情观察 □ 呕吐物及大便性状的观察 □ 腹部体征的观察 □ 心理护理 □ 饮食指导	□ 评估生命体征、患者症状、穿刺输液部位 □ 病情观察 □ 呕吐物及大便的观察 □ 腹部体征的观察 □ 心理护理
病情变异记录	□ 无　□ 有，原因： 1. 2.	□ 无　□ 有，原因： 1. 2.	□ 无　□ 有，原因： 1. 2.
护士签名			

时间	住院第9天 （出院日）
健康宣教	□ 出院宣教 □ 复查时间 □ 服药方法 □ 活动休息 □ 指导饮食 □ 指导办理出院手续 □ 指导出院带管的注意事项
护理处置	□ 办理出院手续
基础护理	□ 三级护理 □ 晨晚间护理 □ 协助或指进食、进水 □ 患者安全管理
专科护理	□ 病情观察 □ 监测生命体征 □ 出血、穿孔、感染等并发症的观察 □ 大便的观察 □ 腹部体征的观察 □ 心理护理 □ 出院指导（告知化疗后可能出现的情况的应对方式）
病情变异记录	□ 无　□ 有，原因： 1. 2.
护士签名	

（三）患者表单

胃癌术前化疗临床路径患者表单

适用对象：第一诊断为胃癌（ICD-10：C16 伴 Z51.1）

行术前化疗

| 患者姓名： | | 性别：　　年龄：　　门诊号： | | 住院号： |
| 住院日期：　　年　月　日 | | 出院日期：　　年　月　日 | | 标准住院日：6~9 天 |

时间	入院第 1 天	住院第 2~4 天	住院第 5~8 天
医患配合	□ 配合询问病史、收集资料，详细告知既往史、用药史、过敏史、家族史 □ 配合进行体格检查 □ 有任何不适告知医师	□ 配合完善化疗前相关检查：采血、留尿便、心电图、胃镜、胸腹部增强 CT、盆腔增强 CT 等 □ 医师与患者及家属介绍病情及化疗谈话及签字	□ 及时告知化疗过程中的特殊情况和症状 □ 医师向患者及家属交代化疗中及化疗后注意事项、不良反应及应对措施
护患配合	□ 配合测量体温、脉搏、呼吸、血压、体重 □ 配合完成入院护理评估 □ 接受入院宣教（环境介绍、病室规定、订餐制度、贵重物品保管等） □ 配合执行探视和陪伴制度 □ 有任何不适告知护士	□ 配合测量体温、脉搏、呼吸、询问排便次数及性状 □ 接受化疗前宣教 □ 接受饮食宣教 □ 自行卫生处置：剪指（趾）甲、剃胡须、沐浴 □ 配合执行探视和陪伴制度	□ 配合测量体温、脉搏、呼吸、询问排便次数及性状 □ 接受输液、注射、服药等治疗 □ 接受药物宣教 □ 接受饮食宣教 □ 有任何不适告知护士 □ 配合执行探视和陪伴制度
饮食	□ 遵医嘱饮食	□ 遵医嘱饮食	□ 遵医嘱饮食
排泄	□ 正常排尿便	□ 正常排尿便	□ 正常排尿便
活动	□ 正常活动	□ 正常适度活动，避免疲劳	□ 正常适度活动，避免疲劳

时间	住院第 9 天（出院日）
医患配合	□ 接受出院前指导 □ 获取出院诊断证明书 □ 指导化疗后可能出现的不良反应及应对措施 □ 指导出院后复查项目及流程
护患配合	□ 接受出院宣教 □ 办理出院手续 □ 获取出院带药 □ 指导服药方法、作用、注意事项 □ 指导复印病历程序
饮食	□ 遵医嘱饮食
排泄	□ 正常排尿便
活动	□ 正常适度活动，避免疲劳

附：原表单（2012 年版）

胃癌术前化疗临床路径表单

适用对象：第一诊断胃癌（ICD-10：C16 伴 Z51.1）
　　　　行术前化疗

患者姓名：	性别：　　年龄：　　门诊号：	住院号：
住院日期：　　年　月　日	出院日期：　　年　月　日	标准住院日：6~9 天

时间	住院第 1~2 天	住院第 2~5 天	住院第 5~8 天
主要诊疗工作	□ 询问病史及体格检查 □ 完成病历书写 □ 完善检查 □ 交代病情	□ 上级医师查房，根据检查结果完善诊疗方案 □ 完成化疗前准备 □ 根据体检、影像学检查、病理结果等，行病例讨论，确定化疗方案 □ 完成必要的相关科室会诊 □ 住院医师完成上级医师查房记录等病历书写 □ 签署化疗知情同意书、自费用品协议书、输血同意书 □ 向患者及家属交代化疗注意事项	□ 化疗 □ 住院医师完成病程记录 □ 上级医师查房 □ 向患者及家属交代病情及化疗后注意事项
重点医嘱	**长期医嘱：** □ 肿瘤内科护理常规 □ 二级护理 □ 饮食：根据患者情况 **临时医嘱：** □ 胃镜、X 线胸片（正侧位）或胸部 CT、腹部增强 CT、盆腔超声、颈部及锁骨上淋巴结超声 □ 病理学活组织检查与诊断 □ 每周期化疗前检查项目： □ 血常规、尿常规、大便常规+隐血 □ 肝肾功能、电解质、血糖、凝血功能、CEA □ 心电图	**长期医嘱：** □ 患者既往基础用药 □ 补液治疗（水化、碱化） □ 其他医嘱（化疗期间一级护理） **临时医嘱：** □ 化疗 □ 重要脏器保护 □ 止吐 □ 其他特殊医嘱	**长期医嘱：** □ 患者既往基础用药 □ 补液治疗（水化、碱化） □ 其他医嘱（化疗期间一级护理） **临时医嘱：** □ 化疗 □ 复查血常规、肝肾功能 □ 重要脏器保护 □ 止吐、止泻 □ 其他特殊医嘱
主要护理工作	□ 入院介绍 □ 入院评估 □ 指导患者进行相关辅助检查	□ 化疗前准备 □ 宣教	□ 观察患者病情变化

时间	住院第 1~2 天	住院第 2~5 天	住院第 5~8 天
病情 变异 记录	□无　□有，原因： 1. 2.	□无　□有，原因： 1. 2.	□无　□有，原因： 1. 2.
护士 签名			
医师 签名			

时间	住院第6~9天
主要 诊疗 工作	□ 上级医师查房，评估患者化疗后病情变化情况，确定是否转手术治疗及手术治疗方案
重点 医嘱	**出院医嘱：** □ 转手术治疗
主要 护理 工作	□ 术前准备
病情 变异 记录	□ 无　□ 有，原因： 1. 2.
护士 签名	
医师 签名	

第二十六章

胃癌术后辅助化疗临床路径释义

一、胃癌术后辅助化疗编码

1. 卫计委原编码

疾病名称及编码：胃癌（ICD-10：Z51.101）

2. 修改编码

疾病名称及编码：恶性肿瘤术后化疗（ICD-10：Z51.102）

二、临床路径检索方法

Z51.102

三、胃癌术后辅助化疗临床路径标准住院流程

（一）适用对象

第一诊断为胃或食管胃结合部恶性肿瘤（ICD-10：Z51.101）

符合术后辅助化疗条件：术后病理证实胃或食管胃结合部腺癌，术后分期为ⅠB期、Ⅱ期、Ⅲ期（T_3、T_4 或任何 T、N+）、Ⅳ期不含远端转移行术后辅助化疗。

> **释义**
>
> ■ 适用对象编码参见第一部分。
> ■ 本路径适用于接受根治性手术切除的胃癌患者。根治性切除包括肿瘤的完整切除，阴性的外科切缘（如胃切缘，食管切缘，十二指肠切缘等），足够的淋巴结清扫范围。
> ■ 进入路径前必须有手术记录，详细的病理报告。术后病理为确认的ⅠB至Ⅳ期的胃或食管胃结合部腺癌。且术后 CT 或 MRI 等确认为根治术后无远端转移。

（二）诊断依据

根据《临床诊疗指南·肿瘤分册》（中华医学会编著，人民卫生出版社），《AJCC 癌症分期手册》（第 7 版）。

1. 症状：早期胃癌多数患者无明显症状，腹部疼痛与体重减轻是进展期胃癌最常见的临床症状。

2. 体格检查：腹部检查，左锁骨上淋巴结检查，直肠指诊。

3. 一般情况评估：体力状态评估。

4. 实验室检查：大便隐血试验，胃镜检查，腹部 B 超或 CT，胸部 X 线片或 CT，血清肿瘤标志物检查如 CEA、CA72-4 及 CA19-9，三大常规，心电图等。

5. 病理证实胃或食管胃结合部腺癌。

> **释义**
>
> ■ 进入路径前必须有确诊胃或食管胃结合部腺癌的临床病理证据。

（三）进入路径标准

1. 第一诊断必须符合（ICD-10：Z51.101）胃癌疾病编码。
2. 符合化疗适应证，无化疗禁忌。
3. 当患者同时具有其他疾病诊断，但在住院期间不需要特殊处理也不影响第一诊断的临床路径流程实施时，可以进入路径。

> **释义**
>
> ■ 无明确的化疗禁忌，如血常规、血生化等符合化疗基本要求。
>
> ■ 患者根治术后体力恢复，可进半流质饮食或普通饮食，无需要特殊处理的合并症如消化道出血、梗阻、腹水、感染等。
>
> ■ 患者存在其他疾病，如高血压、糖尿病、冠心病等，必须调整控制良好，在住院期间不需要特殊处理。

（四）标准住院日 5~7 天

> **释义**
>
> ■ 患者收治入院后，化疗前准备（化疗前评估）2~4 天，可根据临床科室不同的运行状况在此时间范围内完成诊治均符合路径要求。
>
> ■ 化疗相关的不良反应可发生在化疗后，故应加强出院前患者教育，强调及时检测，记录和处理不良反应，避免严重不良反应的发生。

（五）住院期间的检查项目

1. 必需的检查项目：
(1) 血常规、尿常规、大便常规+隐血。
(2) 肝肾功能、电解质、血糖、血脂、消化道肿瘤标志物（CEA 必查，而 CA19-9、CA72-4、CA125、CA15-3 选查）。
(3) 腹部及盆腔超声或增强 CT。
(4) X 线胸片或 CT、心电图。
2. 根据患者病情选择：
(1) 胃镜、幽门螺杆菌检测、超声心动图、肺功能检查等。
(2) 胃癌术后定期随访肿标和影像学检查：所有胃癌患者都应接受系统的随访。随访内容包括全面的病史询问和体格检查，每 3~6 个月随访 1 次，共 1~2 年；之后每 6~12 个月随访 1 次，共 3~5 年；以后每年 1 次。同时根据临床情况，建议不超过 6 个月行影像学检查（首选 CT 或 MRI，超声次选）或内镜检查（术后半年可以首次复查）。
(3) 治疗或随访过程中有骨痛症状患者，加做骨扫描，不作为常规检查。
(4) PET-CT 不作为辅助治疗随访的常规检查。

> **释义**
>
> ■ 胃或食管胃结合部癌根治术后 4~8 周应完善必要的基线检查，以便后期随访。最主要的是评估患者处于根治术后状态，无肿瘤残留和远端转移。
>
> ■ 对于治疗前检查肿瘤标志物有升高者，术后可定期复查监测。
>
> ■ 建议按照上述建议进行随访检查。

（六）化疗前准备

1. 体格检查、体能状况评分。
2. 排除化疗禁忌。
3. 患者、监护人或被授权人签署相关同意书。

> **释义**
>
> ■ 化疗前应根据卡氏评分和（或）ECOG 评分判断患者的体能状态，以评估患者的耐受程度和获益风险。术后患者化疗耐受性可能较差，每次化疗前需仔细评估。化疗药物使用剂量需要计算体表面积等，需要完善年龄、身高、体重等信息的收集。
>
> ■ 化疗前根据常规检查，如血常规、肝肾功能、心电图等，排除有化疗禁忌的患者。
>
> ■ 化疗前应客观地向患者和家属交代化疗的必要性、风险和获益，以及相关注意事项，并签署化疗知情同意书。

（七）治疗方案的选择

根据《临床诊疗指南·肿瘤分册》（中华医学会编著，人民卫生出版社），《NCCN 胃癌临床实践指南》（每年更新）。

1. 术后分期 $T_2N_0M_0$：辅助化疗（以氟尿嘧啶为基础的单药化疗）或观察。
2. 术后分期 T_3、T_4 或任何 T、N+：S1 单药 1 年或 XELOX 方案 8 周期或 ECF 方案围术期化疗 6 周期。

> **释义**
>
> ■ 胃癌术后辅助化疗方案如上所示，经过Ⅲ期临床研究证实有效性和安全性的方案即为 S1 和 XELOX 方案。围术期化疗为 ECF 方案。对于病理残留及肉眼残留的早期胃癌患者，术后推荐行氟尿嘧啶或紫杉类为基础的同步放化疗。与普通紫杉醇药物相比，注射用紫杉醇脂质体具有超敏风险较低、不良反应减轻、耐受性更好、半衰期延长、总有效率更高等优势，需结合肿瘤情况、患者对化疗的耐受性和经济承受能力综合考量选择使用。
>
> ■ $T_2N_0M_0$ 的患者 D_2 术后辅助化疗的证据不足，可根据情况建议氟尿嘧啶单药治疗或观察。
>
> ■ 根据患者的年龄和脏器状态，建议由肿瘤内科专科医师会诊确定方案。具体使用按照标准的剂量执行。
>
> ■ 不同的化疗方案具有不同的毒性反应，充分和患者及家属沟通交代，避免其恐慌，预防并减少不良反应的发生。

（八）化疗后必须复查的检查项目

1. 血常规：建议每周复查 1 次。根据具体化疗方案及血象变化，复查时间间隔可酌情增减。
2. 肝肾功能：每化疗周期复查 1 次。根据具体化疗方案及血象变化，复查时间间隔可酌情增减。

> **释义**
>
> ■ 化疗最常见的不良反应是胃肠道反应、骨髓毒性、肝肾功能损害等，定期复查血常规和肝肾功能，以便及早发现和对症处理。
> ■ 不同的化疗药物和化疗方案导致的不良反应出现的时间有差异，需密切监测。
> ■ 化疗后需要定期评估毒性反应，评价标准可参照 CTC-AE 4.0 进行。化疗后患者一般情况和体能状况也必须同期观察，如有变化及时调整治疗方案。

（九）化疗中及化疗后治疗

化疗期间脏器功能损伤的相应防治：止吐、保肝、水化、抑酸、止泻、预防过敏、升白细胞及血小板、纠正贫血。

> **释义**
>
> ■ 化疗期间预防性的治疗如止吐、保肝、抑酸、预防过敏、预防术后并发症、升白细胞及血小板等治疗以期保护脏器功能，减轻患者不适，有助于化疗顺利进行。5-HT$_3$ 受体拮抗剂多拉司琼、格拉司琼，NK-1 受体拮抗剂等的使用均有助于预防化疗呕吐的发生。磷酸肌酸的使用有助于修复化疗损伤的细胞，减轻患者术后炎症反应，改善胃癌术后疲劳综合征症状。
> ■ 预防性治疗的选择应针对不同的化疗方案可能出现的不良反应合理应用。
> ■ 化疗期间出现脏器功能损伤根据 CTC-AE 4.0 版进行评估，及时对症处理和调整治疗方案。

（十）出院标准

1. 完成既定化疗流程。
2. 无发热等感染表现。
3. 无Ⅱ度及以上的严重不良反应（根据 NCICTCAE 分级）。
4. 无未控制的疼痛。
5. 若行实验室检查，无需干预的异常结果。
6. 无需干预的其他并发症。

> **释义**
>
> ■ 患者完成了相关化疗流程，一般情况良好、生命体征平稳、无明显不适、无检验异常，即可达到出院标准。
> ■ 化疗相关不良反应可发生在出院后，故需要加强出院前教育，有详细的出院指导。包括注意事项、复诊计划、应急处理方案及联系方式等。

（十一）变异及原因分析

1. 化疗期间的合并症和（或）并发症，需要进行相关的诊断和治疗，导致住院时间延长、费用增加。

2. 因化疗严重不良反应导致的方案、药物或剂量的临时调整。

3. 消化道出血、穿孔，肠梗阻、粘连等。

> 释义
>
> ■ 化疗期间出现出血、梗阻、穿孔及其他合并症者，需要及时控制和对症治疗，并对化疗及时调整。
>
> ■ 化疗中出现严重不良反应如过敏性休克、粒细胞缺乏伴发热等，立即终止化疗，及时处理，并应将不良反应的具体情况上报相关部门。

四、胃癌术后辅助化疗给药方案

【用药选择】

1. S-1（替吉奥）：按体表面积给药，$<1.25m^2$，每次40mg；$1.25\sim1.5\ m^2$，每次50mg；$\geqslant$ $1.5\ m^2$，每次60mg，每日2次。早餐晚餐后30分钟服用。连续口服28天，休息14天为1个周期，共8个周期。

2. XELOX方案（奥沙利铂+卡培他滨）：奥沙利铂130mg/m²，第1天；卡培他滨1000mg/m²，每天2次，早餐晚餐后30分钟服用，第1~14天。21天为1个周期，共8个周期。

【药学提示】

1. S-1：单药使用不良反应较轻，耐受性较好。最常见的为消化道反应，如恶心、呕吐、食欲缺乏、黏膜炎等；还可见骨髓抑制和色素沉着。

2. 奥沙利铂：最常见的不良反应为胃肠道（腹泻、恶心、呕吐以及黏膜炎）、血液系统（中性粒细胞减少、血小板减少）以及神经系统反应（急性、剂量累积性外周感觉神经病变）。

3. 卡培他滨：与S-1相同，为氟尿嘧啶类的口服制剂。常见的不良反应与S-1类似。比较特殊的是手足综合征。

【注意事项】

1. 药物剂量建议足量足疗程，根据不良反应的分级，再调整剂量。剂量减量后，无特殊情况不再加量。

2. 奥沙利铂必须在5%葡萄糖溶液里配制。其神经毒性与冷刺激相关，故输注奥沙利铂后不应接触任何冷刺激，注意保暖，以免诱发和加重神经毒性。主要表现为手足的麻木、触电感，以外周感觉神经为主。

3. 卡培他滨的手足综合征主要表现在手足的皮肤，轻度的为皮肤红斑、干裂、脱皮和肿胀，严重者渗液、脱甲。建议使用凡士林等预防性涂抹保护，严重者停用药物。

五、推荐表单

（一）医师表单

胃癌术后辅助化疗临床路径医师表单

适用对象：第一诊断为胃癌（ICD-10：Z51.101）行胃局部切除术、胃癌根治术或扩大胃癌根治术术后患者（ICD-9-CM-3：43.4-43.9）进行首次辅助化疗

患者姓名：		性别： 年龄： 门诊号：		住院号：
住院日期： 年 月 日		出院日期： 年 月 日		标准住院日：5~7 天

时间	住院第 1 天	住院第 2 天	住院第 3~4 天	住院第 5~7 天
诊疗工作	□ 询问病史 □ 体格检查 □ 开出各项检验检查项目 □ 完善医患沟通和病历书写 □ 上级医师查房	□ 查看检查/检验报告，明确有无化疗禁忌 □ 上级医师查房，并制订化疗方案，交待化疗不良反应及注意事项 □ 签署化疗同意书 □ 完善病历书写	□ 给予化疗及对症治疗 □ 观察患者化疗过程中的病情变化及不良反应 □ 上级医师查房，完善病历书写	□ 复查血常规及肝肾功能 □ 根据患者检查结果及病情是否决定出院 □ 若出院，则交代出院随访事宜，并开具出院证明 □ 若病情不允许出院，根据病情制订下一步治疗方案 □ 完善病历书写
重点医嘱	长期医嘱： □ 肿瘤科护理常规 □ 二级护理 □ 饮食 □ 根据患者一般情况给予相应治疗 临时医嘱： □ 血、尿、大便常规+隐血 □ 肝肾功能、电解质、血糖、消化道肿瘤标志物 □ X 线胸片或胸 CT、心电图 □ 腹部及盆腔 CT □ 病理或会诊病理 □ 必要时超声心动图、PET-CT、超声内镜检查	长期医嘱： □ 肿瘤科护理常规 □ 二级护理 □ 饮食 □ 根据患者一般情况给予相应治疗 临时医嘱： □ 明日行化疗	长期医嘱： □ 肿瘤科护理常规 □ 二级护理 □ 饮食 □ 根据患者一般情况给予相应治疗 □ 化疗药物 □ 止吐药物 □ 其他对症治疗药物 临时医嘱： □ 化疗药物 □ 其他对症治疗药物	出院医嘱： □ 出院带药
变异	□ 无 □ 有，原因：	□ 无 □ 有，原因：	□ 无 □ 有，原因：	□ 无 □ 有，原因：
医师签名				

（二）护士表单

胃癌术后辅助化疗临床路径护士表单

适用对象：第一诊断为胃癌（ICD-10：Z51.101）行胃局部切除术、胃癌根治术或扩大胃癌根治术术后患者（ICD-9-CM-3：43.4-43.9）进行首次辅助化疗

患者姓名：		性别：　　　年龄：　　　门诊号：　　　住院号：		
住院日期：　　　年　月　日		出院日期：　　　年　月　日		标准住院日：5~7天

时间	住院第1天	住院第2天	住院第3~4天	住院第5~7天
健康宣教	□ 入院宣教 □ 介绍主管医师、护士 □ 介绍环境、设施 □ 介绍住院注意事项 □ 介绍探视和陪伴制度	□ 指导患者到相关科室进行检查并讲明各种检查的目的	□ 进行化疗期间饮食、防护及心理宣教	□ 进行出院后饮食、防护等健康宣教
护理处置	□ 核对患者，佩戴腕带 □ 建立入院护理病历	□ 抽血，大小便常规检查	□ 执行医嘱单	□ 协助患者办理出院手续
基础护理	□ 三级护理	□ 三级护理	□ 二级护理	□ 三级护理
专科护理	□ 病情观察 □ 需要时，填写跌倒及压疮防范表 □ 需要时，请家属陪伴 □ 确定饮食种类 □ 心理护理	□ 病情观察 □ 遵医嘱完成相关检查 □ 心理护理	□ 遵医嘱治疗 □ 观察不良反应的发生 □ 心理护理	□ 观察不良反应的发生 □ 出院指导 □ 心理护理
重点医嘱	□ 详见医嘱执行单	□ 详见医嘱执行单	□ 详见医嘱执行单	□ 详见医嘱执行单
护士签名				

（三）患者表单

胃癌术后辅助化疗临床路径患者表单

适用对象：第一诊断为胃癌（ICD-10：Z51.101）行胃局部切除术、胃癌根治术或扩大胃癌根治术术后患者（ICD-9-CM-3：43.4-43.9）进行首次辅助化疗

患者姓名：		性别：	年龄：	门诊号：	住院号：

住院日期： 年 月 日	出院日期： 年 月 日	标准住院日：5~7 天

时间	住院第 1 天	住院第 2 天	住院第 3~4 天	住院第 5~7 天
医患配合	□ 配合病史采集 □ 配合体格检查	□ 配合完善相关检查 □ 医师与患者及家属介绍病情及化疗谈话签字	□ 配合化疗药物的治疗 □ 配合治疗注意事项	□ 接受出院前指导 □ 知道下次返院时间 □ 了解出院后定期复查时间和项目
护患配合	□ 配合测量生命体征 □ 配合完成入院护理评估（简单询问病史、过敏史、用药史） □ 接受入院宣教（环境介绍、病室规定等） □ 配合执行探视和陪伴制度 □ 有任何不适告知护士	□ 配合测量体温、脉搏、呼吸 □ 接受化疗前宣教 □ 接受饮食宣教	□ 配合测量体温、脉搏、呼吸 □ 接受化疗宣教 □ 接受饮食宣教 □ 接受心理宣教	□ 接受出院宣教 □ 办理出院手续 □ 获取出院带药 □ 知道服药方法、作用、注意事项 □ 知道复印病历程序
饮食	□ 遵医嘱饮食	□ 遵医嘱饮食	□ 遵医嘱饮食	□ 遵医嘱饮食
活动	□ 正常适度活动	□ 正常适度活动	□ 正常适度活动，避免疲劳	□ 正常适度活动，避免疲劳

附：原表单（2016年版）

胃癌术后辅助化疗临床路径表单

适用对象：第一诊断为胃癌（ICD-10：Z51.101）行胃局部切除术、胃癌根治术或扩大胃癌根治术术后患者（ICD-9-CM-3：43.4-43.9）进行首次辅助化疗

患者姓名：		性别：　年龄：　门诊号：		住院号：
住院日期：　年　月　日		出院日期：　年　月　日		标准住院日：5~7天

时间	住院第1天	住院第2天	住院第3~4天	住院第5~7天
诊疗工作	□ 询问病史 □ 体格检查 □ 开出各项检验检查项目 □ 完善医患沟通和病历书写 □ 上级医师查房	□ 查看检查/检验报告，明确有无化疗禁忌 □ 上级医师查房，并制订化疗方案，交待化疗不良反应及注意事项 □ 签署化疗同意书 □ 完善病历书写	□ 给予化疗及对症治疗 □ 观察患者化疗过程中的病情变化及不良反应 □ 上级医师查房，完善病历书写	□ 复查血常规及肝肾功能 □ 根据患者检查结果及病情是否决定出院 □ 若出院，则交待出院随访事宜，并开具出院证明 □ 若病情不允许出院，根据病情制订下一步治疗方案 □ 完善病历书写
重点医嘱	**长期医嘱：** □ 肿瘤科护理常规 □ 二级护理 □ 饮食 □ 根据患者一般情况给予相应治疗 **临时医嘱：** □ 血、尿、大便常规+隐血 □ 肝肾功能、电解质、血糖、血脂、消化道肿瘤标志物 □ X线胸片、心电图 □ 腹部及盆腔超声、CT或浅表淋巴结超声 □ 病理或会诊病理 □ 必要时超声心动图、PET-CT、超声内镜检查	**长期医嘱：** □ 肿瘤科护理常规 □ 二级护理 □ 饮食 □ 根据患者一般情况给予相应治疗 **临时医嘱：** □ 明日行化疗	**长期医嘱：** □ 肿瘤科护理常规 □ 二级护理 □ 饮食 □ 根据患者一般情况给予相应治疗 □ 化疗药物 □ 止吐药物 □ 其他对症治疗药物 **临时医嘱：** □ 化疗药物 □ 其他对症治疗药物	**出院医嘱：** □ 出院带药

续　表

时间	住院第 1 天	住院第 2 天	住院第 3~4 天	住院第 5~7 天
护理工作	□ 按入院流程做入院介绍 □ 入院评估 □ 进行入院健康教育	□ 抽血，大小便常规检查 □ 指导患者到相关科室进行检查并讲明各种检查的目的 □ 进行化疗期间饮食、防护及心理宣教	□ 进行化疗期间饮食、防护及心理宣教	□ 协助患者办理出院手续 □ 进行出院后饮食、防护等健康宣教
变异	□ 无　□ 有，原因：	□ 无　□ 有，原因：	□ 无　□ 有，原因：	□ 无　□ 有，原因：
护士签名				
医师签名				

第二十七章

晚期胃癌姑息化疗临床路径释义

一、晚期胃癌姑息化疗编码

疾病名称及编码：胃癌（ICD-10：C16 伴 Z51..1）

恶性肿瘤化学治疗（ICD-10：Z51.1）

二、临床路径检索方法

C16 伴 Z51.1

三、晚期胃癌姑息化疗临床路径标准住院流程

（一）适用对象

1. 第一诊断为胃癌（ICD-10：C16 伴 Z51.1）

2. 姑息化疗：有复发转移胃癌患者，或因其他原因无法根治手术的患者。

> **释义**
>
> ■ 适用对象编码参见第一部分。
>
> ■ 初次诊断的胃癌需要有病理组织学证据。
>
> ■ 本路径适用于初诊时伴有远处脏器或组织转移（包括肝、肺、卵巢、骨、脑、腹膜、腹膜后、锁骨上、颈部淋巴结转移）、胃癌根治术后出现的复发和转移或因各种原因无法行根治手术的患者。但部分孤立单发转移或潜在可切除患者，需进入其他相应路径。
>
> ■ 姑息化疗要结合患者体力状况、症状和体征、病理类型、肿瘤负荷、肿瘤发展速度、经济状况和患者意愿，与患者及家属充分沟通疾病预后和治疗预期效果和风险后制订和实施。

（二）诊断依据

根据原卫生部《胃癌诊疗规范（2011 年）》、NCCN《胃癌临床实践指南中国版（2017 年）》等。

1. 临床表现：上腹不适、隐痛、贫血等。

2. 大便隐血试验多呈持续阳性。

3. 胃镜检查明确肿瘤情况，取活组织检查作出病理学诊断。

4. 影像学检查提示并了解有无淋巴结及脏器转移、肿瘤局部脏器浸润，气钡双重造影检查了解肿瘤大小、形态和病变范围。

5. 根据上述检查结果进行临床分期。

> **释义**
>
> ■ 本路径的制定主要参考国内权威参考书籍和诊疗指南。
>
> ■ 症状和体征是诊断胃癌的初步依据，常见症状为无规律的上腹疼痛、食欲缺乏、饱胀不适、消瘦、贫血，晚期可以出现呕血和黑便。食管胃结合部癌可出现进食哽噎，胃窦幽门癌可出现上腹胀、呕吐等幽门梗阻症状。体征包括腹部包块，颈部和锁骨上肿大淋巴结，移动性浊音和腹膜转移引起的肠梗阻表现。
>
> ■ 实验室检查大便隐血可为阳性，肿瘤标志物 CEA 和 CA19-9 常见升高。
>
> ■ 确诊主要病理组织活检，常规胃镜活检病理阴性而其他影像学检查结果提示肿瘤者应重复胃镜活检或改行超声内镜活检。活检癌组织除了常规 HE 染色，应行 HER2 基因检测。
>
> ■ 应行充分影像学检查以明确分期，原发灶和转移灶情况。腹盆腔 CT 检查如无禁忌证应行增强 CT。

（三）标准住院日 5~9 天

> **释义**
>
> ■ 患者收治入院后，化疗前准备（化疗前评估）2~4 天，可根据临床科室不同的运行情况在此时间范围内完成诊治均符合路径要求。可能包括确诊性质的部分检查需在入院前完成。
>
> ■ 化疗相关的不良反应可发生在化疗后，故应加强出院前患者教育，以及时检测、记录和处理不良反应，避免严重不良反应的发生。

（四）进入路径标准

1. 第一诊断必须符合 ICD-10：C16 伴 Z51.1 胃癌疾病编码。
2. 有复发转移或准备入院检查确认复发转移，或因其他原因无法根治手术
3. 无需特殊处理的合并症，如消化道大出血、幽门梗阻、胸腹腔积液、肠梗阻等。
4. 当患者合并其他疾病，但住院期间不需要特殊处理也不影响第一诊断的临床路径流程实施时，可以进入路径。

> **释义**
>
> ■ 进入路径前必须有明确的胃癌病理证据。
>
> ■ 本路径适用于初诊时伴有远处脏器或组织转移（包括肝、肺、卵巢、骨、脑、腹膜、腹膜后、锁骨上、颈部淋巴结转移）、胃癌根治术后出现的复发和转移或因各种原因无法行根治手术的患者。但部分孤立单发转移或潜在可切除患者，需进入其他相应路径。
>
> ■ 如患者存在需要立即处理的合并症，如消化道大出血、幽门梗阻、肠梗阻、大量胸腹腔积液影响心肺功能，不建议化疗。应给予相应药物、手术、介入、穿刺引流等手段改善症状后再行化疗。

■ 如患者入院诊治时存在伴随疾病，要正确评估伴随疾病的严重程度。严重的高血压、糖尿病、冠心病、心律失常、心肺功能不全、肝肾功能不全、感染、出血倾向患者不宜马上进入路径。应给予相应的积极治疗明显改善上述疾病并达到化疗标准后方可考虑进入路径，否则将增大化疗风险。

（五）明确诊断及入院常规检查需 1~3 天

1. 基线及评效检查项目：

（1）胃镜、X 线胸片（正侧位）或胸部 CT、腹部增强 CT、盆腔增强 CT、颈部及锁骨上淋巴结超声。

（2）病理学活组织检查与诊断（必要时）。

2. 每周期化疗前检查项目：

（1）血常规、尿常规、大便常规+隐血。

（2）肝肾功能、电解质、血糖、凝血功能、CEA。

（3）心电图。

3. 根据情况可选择的检查项目：

（1）AFP、CA19-9、CA125、CA72-4、CA242、HER2 免疫组化检测。

（2）上消化道造影，特别是气钡双重造影（对疑有幽门梗阻的患者，建议使用水溶性对比剂）。

（3）必要时可以在基线和评效时行超声胃镜检查。

（4）骨扫描：对怀疑有骨转移的胃癌患者，应行骨扫描筛查。

（5）合并其他疾病的相关检查。

释义

■ 化疗前的基线检查是评价疗效的重要依据，要尽可能的充分，不同医院可以根据自己的实际条件有所不同。腹盆腔检查推荐强化的 CT 或 MRI，但 CT 更为常用。肝脏、脑和骨转移首选 MRI。

■ 建议常规检测 HER2 状态，如 HER2 免疫组化为（++），应进一步 FISH/SISH 检测。

■ PET-CT 在胃癌有一定的假阴性和假阳性率，尤其直径<1cm 的病灶漏诊率较高，因此 PET-CT 并非常规检查。但对于常规检查不能明确的可疑病灶，PET-CT 仍有重要的价值。

■ 血常规、肝肾功能、电解质、血糖、出凝血功能、心肺功能必须有基本的评估，是否能够接受化疗。

（六）化疗前准备

1. 体格检查、体能状况评分。

2. 排除化疗禁忌。

3. 患者、监护人或被授权人签署相关同意书。

> **释义**
>
> ■ 详细的体格检查和病史采集是发现病灶、准确判断患者身体状态、合理开具检查和治疗的基础。化疗剂量的制订需要根据患者的体表面积计算。
>
> ■ 化疗前应根据卡氏评分或 ECOG 评分判断患者的体能状态，并充分排查化疗禁忌证，以准确评估患者化疗的风险和获益。
>
> ■ 化疗前医师应充分客观地与患者及家属沟通化疗的风险获益和花费等信息，并签署相关同意书。

（七）化疗药物

药物	给药剂量（mg/m²）及给药途径	给药时间及周期间隔
替吉奥	40, bid, po	d1~14, q3w
卡培他滨	1000, bid, po	d1~14, q3w
5-FU	425~750, civ, 24h 800~1200, civ, 22h	d1~5, q3w d1~2, q2w
顺铂	60~80, iv drip	d1 或分 2~3d, q3w
奥沙利铂	130, iv drip 85, iv drip	d1, q3w d1, q2w
紫杉醇	150~175, iv drip	d1 或分为 d1、d8, q3w
多西紫杉醇	60~75, iv drip	d1, q3w
表柔比星	50~60, iv	d1, q3w
醛氢叶酸	20~200, iv	d1~2, q2w
伊立替康	180mg, iv	d1, q2w

> **释义**
>
> ■ 胃癌化疗常用药物大多经过大样本的前瞻性随机对照研究证实了有效性和安全性，具体用药及剂量参见上表。
>
> ■ 不同的化疗方案具有不同的毒性特点，应根据患者年龄、体力状态、伴随疾病、病理特征、肿瘤负荷和伴随症状等综合考量选择和制订。如有心脏基础疾病者不宜选用蒽环类药物，消化道通畅程度不佳者不宜选用口服药，合并消化道出血的深大溃疡型胃癌不宜选用紫杉类药物等。

（八）选择化疗方案

1. 推荐使用两药或3药联合方案，对体力状态差、高龄患者，可以考虑采用口服氟尿嘧啶类药物或紫杉类药物的单药化疗方案。

2. 两药方案包括：5-FU+顺铂、卡培他滨+顺铂、替吉奥+顺铂、卡培他滨+奥沙利铂（XE-LOX）、FOLFOX、替吉奥+奥沙利铂、卡培他滨+紫杉醇、FOLFIRI。

3. 3药方案包括：ECF及其衍生方案（EOX、ECX、EOF），DCF及其改良方案等。

释义

■ 姑息化疗要结合患者体力状况、症状和体征、病理类型、肿瘤负荷、肿瘤发展速度、经济状况和患者意愿，与患者及家属充分沟通疾病预后和治疗预期效果和风险后制订和实施。

■ 胃癌姑息化疗方案参考原卫生部《胃癌诊疗规范（2011年）》和《NCCN胃癌指南（2017）》制订。胃癌姑息化疗联合方案疗效优于单药，但对于体力状态差、年老体弱者，单药方案更为适宜，此类患者可以选用口服氟尿嘧啶类药物或紫杉类单药方案。对于体力状态好、症状明显、肿瘤负荷大、疾病发展迅速的患者，建议给予两药或者3药的联合方案化疗。化疗耐受性差时，可考虑加用抗肿瘤植物化学药榄香烯乳注射液、口服乳，协同增强抗肿瘤疗效，并减轻化疗不良反应。

■ 伊立替康单药方案目前仅用于胃癌二线治疗。

（九）化疗后必须复查的检查项目

1. 血常规：建议每周复查1~2次。根据具体化疗方案及血象变化，复查时间间隔可酌情增减。

2. 肝肾功能：每周期复查1次。根据具体化疗方案及结果，复查时间间隔可酌情增减。

释义

■ 化疗引起的骨髓抑制是最常见的不良反应，发生时间多在化疗开始后7~14天，第2周血常规复查建议查2次。但不同方案不同剂量强度化疗带来骨髓抑制出现早晚不一、程度不一，可以根据实际情况酌情增减复查频率。

■ 肝肾功能损伤是化疗常见不良反应之一，大多数胃癌化疗药物都经肝脏代谢，而顺铂的肾脏毒性较为明显，因此肝肾功能需要定期检测。

（十）化疗中及化疗后治疗

化疗期间脏器功能损伤的相应防治：止吐、保肝、水化、抑酸、止泻、预防过敏、升白细胞及血小板、纠正贫血。

> **释义**
>
> ■化疗可以引起各系统不良反应，包括恶心呕吐、肝肾功能损伤、胃肠黏膜炎症、过敏、骨髓抑制等。止吐药物可以预防给药，紫杉类药物要给予抗过敏预处理，大剂量顺铂需要同步水化利尿，但是并不推荐常规给予预防性保肝、升血、止泻和抑酸治疗。

（十一）出院标准

1. 患者一般情况良好，生命体征平稳正常。
2. 没有需要住院处理的并发症。

> **释义**
>
> ■患者一般情况良好、生命体征平稳、无明显不适可以出院。
> ■化疗相关不良反应可以发生在化疗后，故应加强出院前患者教育，以及时检查、发现、记录和处理不良反应。
> ■出院指导应包括注意事项、复诊计划、应急处理方案和联系方式等。

（十二）变异及原因分析

1. 治疗前、中、后有感染、严重贫血、出血、梗阻及其他合并症者，需进行相关的诊断和治疗，可能延长住院时间并致费用增加。
2. 化疗后出现骨髓抑制，需要对症处理，导致治疗时间延长、费用增加。
3. 药物不良反应需要特殊处理，如过敏反应、神经毒性、心脏毒性等。
4. 对 HER2 表达呈阳性（免疫组化染色呈+++，或免疫组化染色呈++且 FISH 检测呈阳性）的晚期胃癌患者，可考虑在化疗的基础上，联合使用分子靶向治疗药物曲妥珠单抗，导致费用增加。
5. 高龄患者根据个体化情况具体实施。
6. 医师认可的变异原因分析，如药物减量使用。
7. 其他患者方面的原因等。

> **释义**
>
> ■化疗后出现骨髓抑制为最常见不良反应，需要密切监测、及时治疗，否则易合并感染甚至严重不良事件发生，导致治疗时间延长、费用增加。
> ■胃癌化疗方案中部分药物较易发生过敏，如紫杉类药物和奥沙利铂。严重的过敏反应可以导致休克甚至死亡，相应的处理有可能导致住院时间延长和费用增加。蒽环类药物具有剂量限制性心脏毒性，奥沙利铂具有剂量累积性神经毒性，这些毒性反应的处理都可能导致住院时间延长和费用增加。
> ■高龄患者由于脏器功能退化，化疗过程中易出现耐受不良、不良反应大、恢复慢、并发症多等情况导致剂量下调和化疗间期拉长，住院时间延长和费用增加。

（十三）参考费用标准

每周期 2000~15 000 元。

四、晚期胃癌姑息化疗方案

【方案和基本原则】

1. 参考《胃癌诊疗规范（2011 年）》《NCCN 胃癌指南（2017）》和《中华人民共和国药典临床用药须知（2015）》。晚期胃癌姑息化疗的主要化疗药物包括紫杉类药物、铂类药物、氟尿嘧啶类药物、蒽环类药物和拓扑异构酶抑制剂。姑息化疗前应充分考虑和评估患者的体力状态、伴随疾病、肿瘤负荷、肿瘤发展速度和症状、患者的意愿和经济条件，进而合理选择。年老体弱者选择单药化疗，身体耐受性良好可以考虑选择双药联合或 3 药联合方案。HER2 阳性者应考虑给予曲妥珠单抗联合化疗。曲妥珠单抗 8mg/kg，静脉滴注，d1，第 1 周期；第 2 周期及以后 6mg/kg，静脉滴注，q3w。或者曲妥珠单抗 6mg/kg，静脉滴注，d1，第 1 周期；第 2 周期及以后 4mg/kg，静脉滴注，q2w。

（1）双药方案

PF：

顺铂 75mg/m^2，iv，d1（亦可分 3 天输注）

5-FU 600~750mg/m^2，iv，持续 24 小时，d1~5，q4w

XP：

顺铂 75mg/m^2，iv，d1（亦可分 3 天输注）

卡培他滨 1000mg/m^2，po，bid，d1~14，q3w

mFOLFOX6：

奥沙利铂 85mg/m^2，iv，d1

四氢叶酸 400mg/m^2，iv，d1

5-FU 400mg/m^2，iv（团注），d1

5-FU 1200mg/m^2，iv，持续 24 小时，d1~2，q2w

XELOX：

卡培他滨 1000mg/m^2，po，bid，d1~14

奥沙利铂 130mg/m^2，iv，d1，q3w

XP：

卡培他滨 1000mg/m^2，po，bid，d1~14

顺铂 75mg/m^2，iv，d1（可分 3 天输注），q3w

SP：

顺铂 75mg/m^2，iv，d1（可分 3 天输注），q3w

替吉奥 40mg，po，bid，d1~14，q3w（BSA ≤ 1.25m^2）；50mg，po，bid，d1~14，q3w（1.25m^2<BSA≤1.5m^2）；60mg，po，bid，d1~14，q3w（BSA>1.5m^2）

TP：

紫杉醇 175mg/m^2，iv，d1

顺铂 75mg/m^2，iv，d1（可分 3 天输注），q3w

DP：

多西他赛 70~85mg/m^2，iv，d1

顺铂 70~75mg/m^2，iv，d1（可分 3 天输注），q3w

PX：

紫杉醇 175mg/m^2，iv，d1

卡培他滨 1000mg/m^2，po，bid，d1~14

TS：

多西他赛 75mg/m^2，iv，d1

替吉奥 40mg，po，bid，d1～14，q3w（BSA≤1.25m^2）；50mg，po，bid，d1～14，q3w
（1.25m^2<BSA≤1.5m^2）；60mg，po，bid，d1～14，q3w（BSA>1.5m^2）

（2）3 药方案

DCF：

多西他赛 60～75mg/m^2，iv，d1

顺铂 60～75mg/m^2，iv，d1（可分 3 天输注）

5-FU 600～750mg/m^2，iv，持续 24 小时，d1～5，q4w

ECF 改良方案：

表柔比星 50mg/m^2，iv，d1

顺铂 60mg/m^2，iv，d1

5-FU 600～750mg/m^2，iv，持续 24 小时，d1～5，q3w

EOF：

表柔比星 50mg/m^2，iv，d1

奥沙利铂 100～130mg/m^2，iv，d1

5-FU 600～750mg/m^2，iv，持续 24 小时，d1～5，q3w

ECX：

表柔比星 50mg/m^2，iv，d1

顺铂 60mg/m^2，iv，d1

卡培他滨 625～825mg/m^2，po，bid，d1～21，q3w

EOX：

表柔比星 50mg/m^2，iv，d1

奥沙利铂 100～130mg/m^2，iv，d1

卡培他滨 625～825mg/m^2，po，bid，d1～21，q3w

（3）单药方案

卡培他滨 1000～1250mg/m^2，po，bid，d1～14，q3w

替吉奥 40mg，po，bid，d1～14，q3w（BSA≤1.25m^2）；50mg，po，bid，d1～14，q3w
（1.25m^2<BSA≤1.5m^2）；60mg，po，bid，d1～14，q3w（BSA>1.5m^2）。或者连续服用 4 周
休息 2 周后重复

多西他赛 60～75mg/m^2，iv，d1，q3w

紫杉醇 150～175mg/m^2，iv，d1，q3w

紫杉醇 80mg/m^2，iv，d1、8、15，q4w

2. 二线治疗：可以选用未使用过的一线联合化疗方案或选择单药方案。

单药方案

多西他赛 75mg/m^2，iv，d1，q3w

伊立替康 180mg/m^2，iv，d1，q2w

3. 三线治疗：阿帕替尼 500～850mg，po，qd

【注意事项】

1. 铂类药物是胃癌化疗的基础药物之一，但不同铂类药物毒性特征并不相同。顺铂具有较
明显的消化道不良反应和肾毒性，奥沙利铂具有剂量累积性外周神经毒性。

2. 紫杉类药物是胃癌化疗的基础药物之一，包括紫杉醇和多西紫杉醇。过敏、骨髓抑制、
神经毒性、脱发是紫杉类药物常见的特征性不良反应。紫杉醇的过敏反应发生率高于多西紫
杉醇。此外紫杉醇可出现关节肌肉疼痛，多西紫杉醇可有水钠潴留。

3. 氟尿嘧啶类包括氟尿嘧啶及其衍生物卡培他滨、替吉奥等。氟尿嘧啶类药物常见不良反应包括恶心、呕吐、食欲缺乏、腹痛、腹泻等消化道不良反应。与其他氟尿嘧啶类药物不同，卡培他滨常见手足综合征。

4. 蒽环类药物主要的不良反应为消化道反应、骨髓抑制、心脏毒性、脱发。多柔比星累积剂量达到 $450\sim500mg/m^2$ 时心脏不良事件发生率明显增加，表柔比星的心脏毒性明显小于多柔比星。曲妥珠单抗不宜与蒽环类药物联合，以免增加心脏的不良反应。

5. 伊立替康常见消化道反应、骨髓抑制和脱发。值得注意的是，伊立替康可以发生迟发性腹泻，严重时可导致死亡。

五、推荐表单

（一）医师表单

胃癌姑息化疗临床路径医师表单

适用对象：第一诊断胃癌（ICD-10：C16 伴 Z51.1）
　　　　　行姑息化疗

患者姓名：	性别：　　年龄：　　门诊号：	住院号：
住院日期：　　年　月　日	出院日期：　　年　月　日	标准住院日：6~9 天

时间	住院第 1~2 天	住院第 2~5 天	住院第 5~8 天
主要诊疗工作	□ 询问病史及体格检查 □ 完成病历书写 □ 完善检查 □ 交代病情	□ 上级医师查房，根据检查结果完善诊疗方案 □ 完成化疗前准备 □ 根据体检、影像学检查、病理结果等，行病例讨论，确定化疗方案 □ 完成必要的相关科室会诊 □ 住院医师完成上级医师查房记录等病历书写 □ 签署化疗知情同意书、自费用品协议书、输血同意书 □ 向患者及家属交代化疗注意事项	□ 化疗 □ 住院医师完成病程记录 □ 上级医师查房 □ 向患者及家属交代病情及化疗后注意事项
重点医嘱	**长期医嘱：** □ 肿瘤内科护理常规 □ 二级护理 □ 饮食：根据患者情况 **临时医嘱：** □ 胃镜、X 线胸片（正侧位）或胸部 CT、腹部增强 CT、盆腔超声、颈部及锁骨上淋巴结超声 □ 病理学活组织检查与诊断 □ 每周期化疗前检查项目：血常规、尿常规、大便常规＋隐血、肝肾功能、电解质、血糖、凝血功能、CEA □ 心电图	**长期医嘱：** □ 患者既往基础用药 □ 补液治疗（水化、碱化） □ 其他医嘱（化疗期间一级护理） **临时医嘱：** □ 化疗 □ 重要脏器保护 □ 止吐 □ 其他特殊医嘱	**长期医嘱：** □ 患者既往基础用药 □ 补液治疗（水化、碱化） □ 其他医嘱（化疗期间一级护理） **临时医嘱：** □ 化疗 □ 复查血常规、肝肾功能 □ 重要脏器保护 □ 止吐、止泻 □ 其他特殊医嘱
主要护理工作	□ 入院介绍 □ 入院评估 □ 指导患者进行相关辅助检查	□ 化疗前准备 □ 宣教	□ 观察患者病情变化

续 表

时间	住院第 1~2 天	住院第 2~5 天	住院第 5~8 天
病情 变异 记录	□ 无 □ 有，原因： 1. 2.	□ 无 □ 有，原因： 1. 2.	□ 无 □ 有，原因： 1. 2.
医师 签名			

时间	住院第6~9天
主要 诊疗 工作	□ 完成出院记录、病案首页、出院证明等书写 □ 向患者交代出院后的注意事项，重点交代复诊时间及发生紧急情况时处理方法
重点 医嘱	**出院医嘱：** □ 出院带药
主要 护理 工作	□ 协助患者办理出院手续 □ 出院指导，重点出院后用药方法
病情 变异 记录	□ 无　□ 有，原因： 1. 2.
医师 签名	

（二）护士表单

胃癌姑息化疗临床路径护士表单

适用对象：第一诊断胃癌（ICD-10：C16 伴 Z51.1）
行姑息化疗

患者姓名：		性别： 年龄： 门诊号：	住院号：
住院日期： 年 月 日		出院日期： 年 月 日	标准住院日：6~9 天

时间	住院第 1 天	住院第 2~4 天	住院第 5~8 天（化疗日）
健康宣教	□ 入院宣教 □ 介绍病房环境、设施 □ 介绍主管医师、责任护士、护士长 □ 介绍住院注意事项 □ 告知探视制度	□ 化疗前宣教 □ 告知化疗前检查项目及注意事项 □ 宣教疾病知识，说明术前化疗的目的、化疗前准备及化疗过程 □ 告知相关药物知识及不良反应预防 □ 责任护士与患者沟通，了解心理反应指导应对方法 □ 告知家属等候区位置	□ 化疗后宣教 □ 告知监护设备的功能及注意事项 □ 告知输液管路功能及化疗过程中的注意事项 □ 告知化疗后可能出现情况的应对方式 □ 给予患者及家属心理支持 □ 再次明确探视陪伴须知
护理处置	□ 核对患者信息，佩戴腕带 □ 卫生处置：剪指（趾）甲、沐浴，更换病号服 □ 入院评估	□ 协助医师完成化疗前检查 □ 化疗前准备	□ 核对患者及资料，签字确认 □ 接通各管路，保持畅通 □ 心电监护
基础护理	□ 三级护理 □ 患者安全管理	□ 三级护理 □ 卫生处置 □ 患者睡眠管理 □ 患者安全管理	□ 特级护理 □ 患者安全管理
专科护理	□ 护理查体 □ 跌倒、压疮等风险因素评估需要时安置危险标志 □ 心理护理	□ 相关指征监测，如血压、血糖等 □ 心理护理 □ 饮食指导	□ 病情观察，记特护记录 □ 评估生命体征、患者症状、穿刺输液部位 □ 心理护理
病情变异记录	□ 无 □ 有，原因 1. 2.	□ 无 □ 有，原因 1. 2.	□ 无 □ 有，原因 1. 2.
护士签名			

时间	住院第 6~9 天 （术后第 1~10 天）	住院第 9 天（出院日）
健康宣教	□ 化疗后宣教 □ 药物作用及频率 □ 饮食、活动指导 □ 强调拍背咳嗽的重要性 □ 复查患者对化疗前宣教内容的掌握程度 □ 告知拔管后注意事项	□ 出院宣教 □ 复查时间 □ 服药方法 □ 活动指导 □ 饮食指导 □ 告知办理出院的流程 □ 指导出院带管的注意事项
护理处置	□ 遵医嘱完成相应检查及治疗	□ 办理出院手续
基础护理	□ 特/一级护理（根据患者病情和自理能力给予相应的护理级别） □ 晨晚间护理 □ 患者安全管理	□ 二级护理 □ 晨晚间护理 □ 协助进食 □ 患者安全管理
专科护理	□ 病情观察，记特护记录 □ 评估生命体征、穿刺输液部位、皮肤、水化情况 □ 心理护理	□ 病情观察 □ 心理护理
病情变异记录	□ 无 □ 有，原因： 1. 2.	□ 无 □ 有，原因： 1. 2.
护士签名		

（三）患者表单

胃癌姑息化疗临床路径患者表单

适用对象：第一诊断胃癌（ICD-10：C16 伴 Z51. 1）
　　　　　行姑息化疗

患者姓名：	性别：	年龄：	门诊号：	住院号：
住院日期：　　年　月　日	出院日期：　　年　月　日		标准住院日：6~9 天	

时间	入院	住院第 2~3 天
医患配合	□ 配合询问病史、收集资料，详细告知既往史、用药史、过敏史、家族史 □ 如服用抗凝药，明确告知 □ 配合进行体格检查 □ 有任何不适告知医师	□ 配合完善化疗前相关检查：采血、留尿便、心电图、肺功能、X 线胸片、胃镜、上消化道造影、腹部 B 超等常规项目。需要时完成特殊检查，如 CT、MRI 等 □ 医师与患者及家属介绍病情及化疗谈话及签字
护患配合	□ 配合测量体温、脉搏、呼吸、血压、体重 □ 配合完成入院护理评估 □ 接受入院宣教（环境介绍、病室规定、订餐制度、探视制度、贵重物品保管等） □ 有任何不适告知护士	□ 配合测量体温、脉搏、呼吸、询问排便次数 □ 接受化疗前宣教 □ 自行卫生处置：剪指（趾）甲、剃胡须、沐浴 □ 准备好必要用物、吸水管、纸巾
饮食	□ 正常饮食	□ 半流质饮食；术前 12 小时禁食、禁水
排泄	□ 正常排尿便	□ 正常排尿便
活动	□ 正常活动	□ 正常活动

时间	化疗后	出院
医患配合	□ 及时告知化疗过程中特殊情况和症状 □ 向患者及家属交代化疗中情况及化疗后注意事项 □ 上级医师查房 □ 完成病程记录和上级医师查房记录	□ 上级医师查房，对化疗近期反应进行评估 □ 完成病历书写 □ 根据情况决定是否需要复查实验室检查
护患配合	□ 配合定时测量生命体征、每日询问排便 □ 配合冲洗胃管，查看引流管，检查伤口情况 □ 接受输液、注射、服药、雾化吸入等治疗 □ 接受营养管注入肠内营养液 □ 配合夹闭尿管，训练膀胱功能 □ 配合晨晚间护理 □ 接受进食、进水、排便等生活护理 □ 配合拍背咳痰，预防肺部并发症 □ 配合活动，预防压疮 □ 注意活动安全，避免坠床或跌倒 □ 配合执行探视及陪伴	□ 接受出院宣教 □ 办理出院手续 □ 获取出院带药 □ 知道服药方法、作用、注意事项 □ 知道复印病历方法
饮食	□ 清淡饮食	□ 普通饮食
排泄	□ 保留尿管至正常排尿便	□ 正常排尿便
活动	□ 根据医嘱，半卧位至床边或下床活动 □ 注意保护管路，勿牵拉、脱出等	□ 正常适度活动，避免疲劳

附：原表单（2012 年版）

胃癌姑息化疗临床路径表单

适用对象：第一诊断胃癌（ICD-10：C16 伴 Z51.1）
行姑息化疗

患者姓名：	性别： 年龄： 门诊号：	住院号：
住院日期： 年 月 日	出院日期： 年 月 日	标准住院日：6~9 天

时间	住院第 1~2 天	住院第 2~5 天	住院第 5~8 天
主要诊疗工作	□ 询问病史及体格检查 □ 完成病历书写 □ 完善检查 □ 交代病情	□ 上级医师查房，根据检查结果完善诊疗方案 □ 完成化疗前准备 □ 根据体检、影像学检查、病理结果等，行病例讨论，确定化疗方案 □ 完成必要的相关科室会诊 □ 住院医师完成上级医师查房记录等病历书写 □ 签署化疗知情同意书、自费用品协议书、输血同意书 □ 向患者及家属交代化疗注意事项	□ 化疗 □ 住院医师完成病程记录 □ 上级医师查房 □ 向患者及家属交代病情及化疗后注意事项
重点医嘱	长期医嘱： □ 肿瘤内科护理常规 □ 二级护理 □ 饮食：根据患者情况 临时医嘱： □ 胃镜、X 线胸片（正侧位）或胸部 CT、腹部增强 CT、盆腔超声、颈部及锁骨上淋巴结超声 □ 病理学活组织检查与诊断 □ 每周期化疗前检查项目：血常规、尿常规、大便常规+隐血、肝肾功能、电解质、血糖、凝血功能、CEA □ 心电图	长期医嘱： □ 患者既往基础用药 □ 补液治疗（水化、碱化） □ 其他医嘱（化疗期间一级护理） 临时医嘱： □ 化疗 □ 重要脏器保护 □ 止吐 □ 其他特殊医嘱	长期医嘱： □ 患者既往基础用药 □ 补液治疗（水化、碱化） □ 其他医嘱（化疗期间一级护理） 临时医嘱： □ 化疗 □ 复查血常规、肝肾功能 □ 重要脏器保护 □ 止吐、止泻 □ 其他特殊医嘱
主要护理工作	□ 入院介绍 □ 入院评估 □ 指导患者进行相关辅助检查	□ 化疗前准备 □ 宣教 □ 心理护理	□ 观察患者病情变化 □ 定时巡视病房
病情变异记录	□ 无 □ 有，原因： 1. 2.	□ 无 □ 有，原因： 1. 2.	□ 无 □ 有，原因： 1. 2.

续 表

时间	住院第1~2天	住院第2~5天	住院第5~8天
护士 签名			
医师 签名			

时间	住院第 6~9 天 （出院日）
主要 诊疗 工作	□ 完成出院记录、病案首页、出院证明等书写 □ 向患者交代出院后的注意事项，重点交代复诊时间及发生紧急情况时处理方法
重点 医嘱	**出院医嘱：** □ 出院带药
主要 护理 工作	□ 协助患者办理出院手续 □ 出院指导，重点出院后用药方法
病情 变异 记录	□ 无　□ 有，原因： 1. 2.
护士 签名	
医师 签名	

第二十八章

胃癌放射治疗临床路径释义

一、胃癌编码

1. 卫计委原编码

疾病名称及编码：胃癌（ICD-10：C16 伴 Z51.1，Z51.0 伴 Z85.002）

2. 修改编码

疾病名称及编码：胃癌（ICD-10：C16）

恶性肿瘤放射治疗（ICD-10：Z51.0）

二、临床路径检索方法

C16 伴 Z51.0

三、胃癌临床路径标准住院流程

（一）适用对象

第一诊断为胃癌（ICD-10：C16 伴 Z51.0，Z51.0 伴 Z85.002），符合以下情形：

1. 无法切除的局部晚期胃癌。

2. 手术困难的局部晚期胃癌推荐术前放化疗。

3. D_1 术后或局部复发高危患者，应推荐术后放化疗。

4. 或符合姑息性放疗指征，无放疗禁忌。

> **释义**
>
> ■ 适用对象编码参见第一部分。
>
> ■ 本路径适用对象为临床病理诊断为胃癌的局部晚期患者，如合并消化道出血、消化道穿孔、梗阻等并发症，需进入其他相应路径。
>
> ■ 无法切除的局部晚期胃癌患者应进行同步放化疗以期达到减轻疼痛、止血、缓解症状等姑息治疗的目的。
>
> ■ 直接手术困难的局部晚期胃癌患者应进行术前放化疗以期达到术前降期，减低手术种植的发生，提高手术切除率的目的。
>
> ■ D_1 术后或局部复发高危患者，应进行术后放化疗，术后同步放化疗可降低远端转移率，提高患者的局部控制率和生存率。
>
> ■ 对于一般状况差的晚期胃癌患者，如无姑息放疗禁忌证，应进行姑息性放疗，姑息放疗具有止血、镇痛的作用，从而达到缓解症状，提高生存质量的目的。

（二）诊断依据

根据原卫生部《胃癌诊疗规范（2011 年)》、NCCN《胃癌临床实践指南中国版（2011年)》等。

1. 临床表现：上腹痛、胃胀、恶心、呕吐、黑便、消瘦、隐痛、贫血等。

2. 体格检查：

（1）一般情况评价：体力状况评分、是否有贫血、全身浅表淋巴结肿大。

（2）腹部检查：是否看到胃型及胃蠕动波、触及肿块、叩及鼓音等。

3. 实验室检查：大便隐血试验多呈持续阳性；血清肿瘤标志物 CEA 和 CA19-9，必要时可查 CA242、CA72-4、AFP 和 CA125。

4. 辅助检查：治疗前肿瘤定性及 TNM 分期，指导选择正确的治疗方式。

（1）胃镜检查明确肿瘤情况，取活组织检查作出病理学诊断。

（2）影像学检查提示并了解有无淋巴结及肝脏转移，肿瘤局部脏器浸润；钡餐检查了解肿瘤大小、形态和病变范围。

> **释义**
>
> ■ 本路径的制订主要参考国内权威参考书籍和诊疗指南。
>
> ■ 病史和临床症状是诊断胃癌的初步依据，多数患者表现为上腹饱胀、不适，甚至疼痛，可伴有胃灼热、上腹部灼热感、呕吐等症状。胃镜检查可见黏膜溃疡、隆起，X 线钡餐检查提示溃疡。而病理诊断是最终确诊的金标准，诊断依据可参考最新颁布的《国家卫生和计划生育委员会 2016 年胃癌诊疗指南》和《胃癌诊疗规范（2011 年）》、NCCN《胃癌临床实践指南中国版（2011 年）》。
>
> ■ 大便常规+隐血可作为简单的筛查指标；肿瘤标志物检查可了解肿瘤负荷，进行病情诊断和预后判断。
>
> ■ 放疗前病理诊断和 TNM 分期，指导选择正确的治疗方式。分期手段包括胃镜取活检、肝脏 B 超或 CT、胸部 CT 等，依据病情和条件综合选择使用。

（三）放射治疗方案的选择

根据原卫生部《胃癌诊疗规范（2011 年）》《肿瘤放射治疗学（第四版）》、NCCN《胃癌临床实践指南中国版（2011 年）》等。

1. 术前化放疗：T_2 以上或者 N+的局部进展期病灶，术前放化疗可能降低分期、提高手术切除率。

2. 不能耐受手术治疗，或者虽然能耐受手术但病灶不可切除的病例，可以选择放化同步治疗。

3. 术后放射治疗：术后病理分期为 T_3、T_4，或姑息切除，或切缘阳性，或具危险因素者、侵犯全层、区域淋巴结阳性的，需要放疗+氟尿嘧啶或紫杉类为基础的增敏剂行同步放化治疗。

4. 局部复发的病例，可以考虑放疗或者放化疗。

5. 为减轻症状，病变相对局限时，可以考虑局部姑息性放疗。

> **释义**
>
> ■ 放疗计划的制订应在多学科讨论的基础上进行，应充分考虑胃癌病变位置、病理类型、患者症状、肿瘤分期、放疗目的以及既往治疗经过，由包括放疗科、外科、肿瘤内科、影像科、病理科等在内的多学科讨论决定。
>
> ■ 对食管胃结合部腺癌有较多研究支持术前化放疗的价值，T_2 以上或者 N+的局部进展期病灶，术前放化疗可能降低分期提高手术切除率。胃中下部的肿瘤术前较少采用术前放疗。

■ 患者一般情况或器官功能差不能耐受手术者，或者病灶无法切除者可行放化疗。前一种情况下更应该重视患者脏器功能和营养状况的保护和改善。

■ 欧美研究认为，术后放化疗可降低胃癌根治手术淋巴结清扫范围和局部复发率，改善患者生存情况。亚洲国家研究结果认为辅助放化疗不能改善 D2 淋巴结清扫手术后患者生存情况。非根治性手术尤其局部肉眼或镜下残留或术后局部复发者可考虑放疗或放化疗。

（四）标准住院日≤45~60 天

释义

■ 患者收治入院后，放疗前准备（治疗前评估、模拟定位、靶区勾画、制订放疗方案、复位等）3~7 工作日，可根据临床科室不同的运行状况在此时间范围内完成诊治均符合路径要求。部分检查可在门诊完成。

■ 放疗相关的不良反应可发生在放疗过程中或放疗后，应加强放疗前及出院前患者教育，以及时检测、记录和处理不良反应，避免严重不良反应的发生，放疗期间如无严重不良反应，即可如上述日程顺利完成治疗。如发生不良反应需住院治疗者可适当延长住院时间，发生严重不良反应者需要退出本路径。

（五）进入路径标准

1. 第一诊断必须符合 ICD-10：C16 伴 Z51.0，Z51.0 伴 Z85.002 胃癌疾病编码。
2. 无放疗禁忌证，如恶病质、大量腹水、广泛转移。
3. 当患者同时具有其他疾病诊断，但在住院期间不需要特殊处理也不影响第一诊断的临床路径流程实施时，可以进入路径。

释义

■ 进入路径前必须有确诊胃癌的临床病理证据。

■ 胃癌放疗适合于病变局限，或虽病变广泛但局部症状严重影响患者生活质量者。

■ 放疗禁忌证包括：恶病质、大量腹水、广泛转移、存在消化道大出血、幽门梗阻、肠梗阻等。

■ 入院常规检查发现以往没有发现的疾病，该疾病可能影响放疗计划的实施、影响预后，应先治疗该疾病，暂时不宜进入路径。经合理治疗后伴随疾病达稳定或目前尚需要持续用药，经评估无放疗禁忌证，则可进入路径。但可能增加医疗费用，延长住院时间。

（六）放疗前准备项目

1. 必需的检查项目：

（1）血常规、尿常规、大便常规加隐血。

（2）肝功能、肾功能、肿瘤标志物。

（3）胃镜或超声胃镜检查。

（4）上消化道气钡双重造影。

（5）腹部增强 CT 扫描。

（6）胸部 X 线平片。

（7）锁骨上和盆腔 B 超。

2. 根据患者情况可选检查项目：

（1）肺功能、超声心动图。

（2）凝血功能。

（3）ECT 扫描。

（4）临床需要的其他检查项目，如 PET-CT。

释义

■ 血常规、尿常规、大便常规+隐血是最基本的三大常规检查，涉及身体状况评估、病情诊断以及分期，因此进入路径的患者均需完成。大便隐血试验和血红蛋白检测可以进一步了解患者有无急性或慢性失血；肝肾功能、电解质、血糖、凝血功能、心电图、X 线胸片可评估有无基础疾病，是否影响住院时间、费用及其治疗预后；血型、Rh 因子、感染性疾病筛查用于胃镜检查前和输血前准备；无禁忌证患者均应行胃镜或 X 线钡餐检查，同时行 ^{13}C 或 ^{14}C 尿素呼气试验或者快速尿素酶试验检测幽门螺杆菌感染。

■ 肿瘤标志物检查可了解肿瘤负荷，有助于进行病情诊断和预后判断；X 线胸片检查可评价患者心肺基础疾病。心电图检查可了解有无心律失常、心肌缺血和电解质紊乱等；盆腔增强 CT 或 MRI 扫描可了解肿瘤部位、肌肉侵犯程度、淋巴结转移情况、周围组织受侵情况等，准确进行临床分期，指导放疗方式的合理使用。上腹部 CT 增强扫描或腹部超声检查有助于了解肝脏和腹膜后淋巴结转移情况，合理进行临床分期。

■ PET-CT 对发现微小病变或转移灶，超声内镜对早期病变及肿瘤侵犯深度，淋巴结转移情况能够提供有效的证据，可进一步精确术前分期，明确治疗方向。有条件的医疗机构可以根据需要添加。

（七）放射治疗方案

1. 靶区确定：可以通过腹部 CT、内镜超声、内镜等技术确定原发肿瘤和淋巴结区。术后患者照射范围应包括瘤床、吻合口和部分残胃，可以通过术中留置标志物确定瘤床、吻合口/残端位置。根据肿瘤位置不同，照射范围和淋巴结引流区亦不相同：胃近 1/3 或贲门食管交界肿瘤，应包括原发肿瘤及食管下段 3~5cm、左半膈肌和邻近胰体，高危淋巴结包括邻近食管周围、胃周、胰腺上、腹腔干区、脾动脉和脾门淋巴结区；胃中 1/3 肿瘤或胃体癌，靶区应包括原发肿瘤及胰体部，淋巴结区应包括邻近的胃周、胰腺上、腹腔干区和脾门、肝门以及十二指肠淋巴结区；远端 1/3 肿瘤，如果累及胃-十二指肠结合部，照射野应包括原发肿瘤及胰头、十二指肠第一段和第二段，淋巴结区包括胃周、胰腺上、腹腔干、肝门、胰十二指肠淋巴结，术后病例应该包括十二指肠残端 3~5cm，高危淋巴结区相同。制订治疗计划时，还应考虑胃充盈变化和呼吸运动的影响。

2. 推荐使用 CT 模拟定位和三维适形放疗技术，有条件的医院可考虑使用调强放疗技术。如使用二维照射技术，应设计遮挡保护正常组织，减轻毒性反应。

3. 治疗剂量：45～50.4Gy/25～28 次/5～5.5 周，单次 1.8Gy 常规分割，必要时局部可加量到 55～60 Gy。同步化放疗同期给予氟尿嘧啶类或紫杉类为基础的化疗方案。

4. 正常组织保护：采用三维适形放疗技术，正常组织的剂量限制为：肝脏 $V_{30}<60\%$，肾脏至少一侧肾脏其 2/3<20Gy，脊髓<45Gy，1/3 心脏<50Gy，尽量降低左心室剂量。

> **释义**
>
> ■放疗计划的制订应在多学科讨论的基础上进行，应充分考虑胃癌病变位置、病理类型、患者状况、肿瘤分期、放疗目的及既往治疗经过，由包括放疗科、外科、肿瘤内科、影像科、病理科等在内的多学科讨论决定。
>
> ■有条件的情况下尽量采用 CT 模拟定位和三维适形技术，以保证肿瘤区域得到足量放疗剂量的前提下，减少放疗不良反应，放疗靶区应由放疗医师、放射医师和物理师共同完成，注意危及器官受量。
>
> ■签订放射治疗及其他相关知情同意书的同时，告知患者诊断及治疗过程中的相关风险及获益，加强医患沟通，有助于患者及家属进一步了解病情，积极配合治疗。
>
> ■化疗药物：根据病情常选择化疗药物推荐采用氟尿嘧啶类或紫杉类为基础的化疗方案，化疗过程中及放疗中，常使用降低胃酸药物（质子泵抑制剂和 H_2 受体拮抗剂）、胃黏膜保护药物、止吐药、对症治疗药物。
>
> ■含氟尿嘧啶方案包括：①氟尿嘧啶一日 425～600mg/m² 加亚叶酸钙一日 20mg/m²，静脉滴注，第 1～5 天，每周重复 1 次；②卡培他滨一次 625mg/m²，口服，一日 2 次，放疗期间每周第 1～5 天；③氟尿嘧啶联合顺铂（FP）方案：氟尿嘧啶一日 425～750mg/m²，静脉滴注 24 小时，第 1 天。顺铂 60～80mg/m²，静脉滴注，第 1 天（或分 2～3 天用）；或顺铂一日 15～20mg/m²，静脉滴注，第 1～5 天，每 3 周重复 1 次，共 6～8 周期；④卡培他滨联合奥沙利铂（XELOX/CapeOX）：卡培他滨 850～1000mg/m²，口服，一日 2 次，第 1～14 天，间歇 7 天。奥沙利铂 130mg/m²，第 1 天；或奥沙利铂 65mg/m²，静脉滴注，第 1、8 天；每 3 周重复 1 次，共 6～8 周期。氟尿嘧啶应静点 4～6 小时，使用前常规静点亚叶酸钙 2 小时，以增强疗效，两种化疗药物之间需用普通液体冲管。
>
> ■含紫杉醇方案包括：①紫杉醇 145 mg/m² d1+顺铂 60～75 mg/m² d1～2 方案；②紫杉醇 145 mg/m² d1+5-FU 300 mg/m² 静脉滴注；③多西他赛 60～75 mg/m² d1+顺铂 60～75mg/m² d1～2 方案。使用紫杉类药物时，均须预防性用药，以防止严重的过敏反应发生。每一治疗周期前须预防性用药如下：①地塞米松：紫杉醇开始输注前 12 小时和 6 小时，口服；②异丙嗪：紫杉醇开如输注前 30 分钟，静脉输注；③西咪替丁或雷尼替丁：紫杉醇开始输注前 20 分钟，静脉输注持续 15 分钟以上。

（八）治疗中的检查和治疗

1. 每周体格检查 1 次。

2. 每周复查血常规，必要时复查肝肾功能。注意血清铁、钙，尤其术后患者，必要时给予维生素 B_{12} 治疗。

3. 密切观察病情，针对急性毒性反应，给予必要的治疗，如止吐、抑酸和止泻药物，避免可治疗的毒性反应造成治疗中断和剂量缩减。

4. 治疗中根据病情复查影像学检查，酌情对治疗计划进行调整或重新定位。

5. 监测体重及能量摄入，如果热量摄入不足，则应考虑给予肠内（首选）或肠外营养支持治疗，必要时可以考虑留置十二指肠营养管进行管饲。对于同期放化疗的患者，治疗中和治疗后早期恢复，营养支持更加重要。

> **释义**
>
> ■ 患者体质状况是保证放疗顺利完成的保证，放疗前、放疗中详细的体格检查和病史采集、体能状态评估是必须的。
>
> ■ 放疗前及放疗过程中营养评估非常重要，因为受放疗过程中可能出现急性放射性胃炎或食管炎，影响进食，必要时需要给予胃肠外或肠内营养支持。
>
> ■ 放疗或放化疗常见的不良反应是胃肠道反应、骨髓抑制、肝肾功能损害等，应定期复查血常规、肝肾功能及早发现及治疗。放疗期间密切观察病情，及时给予对症、支持治疗。
>
> ■ 胃癌放疗过程中应根据肿瘤变化情况及时校位、调整放疗计划。
>
> ■ 大出血和胃穿孔较常见，此时出现严重的呕血和便血。这种大出血均由癌性溃疡所致，同放射剂量无关，不论放射剂量大小均可见到。穿孔常在放射治疗过程的后期出现，射线使病灶消退，被癌破坏的胃壁产生缺损，即出现穿孔。放疗期间应密切观察和及时外科处理。
>
> ■ 胃癌放疗可致腹痛、腹泻、腹胀等，这些不良反应，中药常有较好的效果。其次在放疗后应用中药治疗，其目的是提高远期疗效，减少复发与转移。
>
> ■ 胃癌患者在放疗中常有一部分患者可出现不同程度的不良反应，表现为放射性胃炎。常见症状有食欲减退、恶心、呕吐、腹泻、腹胀等。放射治疗时，胰腺部位受到大量的放射线照射，可引起胰淀粉酶升高及出现上腹部疼痛的急性胰腺炎或慢性胰腺炎的症状。常见的还有全身乏力、精神不振、心悸、气短、咽干、舌燥、虚汗不止的虚弱之症。另外还可出现发热及白细胞降低。

（九）治疗后复查

1. 血常规、肝肾功能。
2. 胸部及上腹 CT。
3. 肿瘤标志物。

> **释义**
>
> ■ 放疗结束 1 个月应进行第一次放疗疗效和不良反应评估，包括临床获益、上腹部 CT、肿瘤标志物评效等。
>
> ■ 首次放疗评估后，以后 2 年内每 3 个月全面评估 1 次，如出现疾病进展或靶区外新发转移者经多学科讨论制订综合治疗方案。

（十）出院标准

1. 完成全部放射治疗计划。

2. 无严重毒性反应需要住院处理。

3. 无需要住院处理的其他合并症/并发症。

释义

■ 患者完成放疗，如一般状况良好，生命体征平稳，无明显不适即可达到出院标准。

■ 放疗相关不良反应可能发生在放疗结束后，故应加强患者出院前教育、院外注意事项等；告知患者复诊计划、应急处理方案及联系方式。

■ 对于有严重毒性反应或并发症的患者应转入相应科室继续治疗。

（十一）参考费用标准

1. 常规外照射：0.5万~2万元。

2. 适形/调强外照射：4万~7万元。

释义

■ 推荐参考费用标准

1. 常规外照射：1.0万~2万元。

2. 适形/调强外照射：5万~8万元。

四、推荐表单

（一）医师表单

胃癌放射治疗临床路径医师表单

适用对象：第一诊断为胃癌（ICD-10：C16 伴 Z51.0，则 1.0 伴 Z85.002），术前/术后同步放化疗，无法切除肿瘤放化疗同步治疗，姑息性放疗。

患者姓名：	性别： 年龄： 门诊号：	住院号：
住院日期： 年 月 日	出院日期： 年 月 日	标准住院日：≤49 天

时间	住院第 1 天	住院第 2~3 天	住院第 3~7 天
主要诊疗工作	□ 完成询问病史和体格检查 □ 交代病情 □ 书写病历 □ 开具检查申请	□ 上级医师查房和评估 □ 完成放疗前准备 □ 根据病理结果影像资料等，结合患者的基础疾病和综合治理方案，行放疗前讨论，确定放疗方案 □ 完成必要的相关科室会诊 □ 住院医师完成上级医师查房记录等 □ 病历书写 □ 向患者及家属交代病情，签署放疗、化疗知情同意书、自费用品协议书、向患者及家属交代放疗注意事项	□ 放疗定位，可普通模拟机定位，推荐 CT 定位，定位后 CT 扫描或直接模拟定位 CT □ 医师勾画靶区 □ 物理师完成放疗计划 □ 医师评估并确认计划 □ 模拟机及加速器计划确认和核对 □ 住院医师完成必要病程记录 □ 上级医师查房 □ 向患者及家属交代病情及放疗注意事项
重点医嘱	长期医嘱： □ 放疗科护理常规 □ 饮食：普通饮食、糖尿病饮食及其他 临时医嘱： □ 血、尿、便常规+隐血 □ 肝肾功能、电解质、血糖、凝血功能、血型、Rh 因子、感染性疾病筛查 □ 心电图、X 线胸片或胸部 CT □ 胃镜或超声胃镜检查 □ 上消化道钡餐 □ 腹部增强 CT □ 盆腔 B 超/盆腔 CT 或 MRI	长期医嘱： □ 患者既往基础用药 □ 抗菌药物（必要时） □ 其他医嘱 临时医嘱： □ 其他特殊医嘱	
主要护理工作	□ 入院介绍 □ 入院评估 □ 指导患者进行相关辅助检查	□ 放疗前准备 □ 放疗前宣教（正常组织保护等） □ 心理护理	□ 观察患者病情变化 □ 定期巡视病房

续　表

时间	住院第 1 天	住院第 2~3 天	住院第 3~7 天
病情 变异 记录	□无　□有，原因： 1. 2.	□无　□有，原因： 1. 2.	□无　□有，原因： 1. 2.
护士 签名			
医师 签名			

日期	住院第 8~44 天	住院第 45~49 天 （出院日）
主要诊疗工作	□ 放疗开始 □ 上级医师查房，注意病情变化 □ 住院医师完成常规病历书写 □ 注意记录患者放疗后正常组织的不良反应的发生日期和程度	□ 上级医师查房，对放疗区域不良反应等进行评估，明确是否出院 □ 住院医师完成常规病历书写及完成出院记录、病案首页、出院证明等，向患者交代出院后的注意事项，如返院复诊的时间、地点，后续治疗方案及用药方案，完善出院前检查
重点医嘱	长期医嘱： □ 患者既往基础用药 □ 抗菌药物（必要时） □ 营养支持治疗 □ 其他医嘱 □ 同步化疗 临时医嘱： □ 正常组织放疗保护剂 □ 针对放疗急性反应的对症处理药物 □ 复查影像学检查 □ 调整放疗计划/重新定位 □ 其他特殊医嘱	长期医嘱： □ 患者既往基础用药 □ 抗菌药物（必要时） □ 其他医嘱，可包括内分泌治疗 临时医嘱： □ 血常规、肝肾功能 □ 胸/腹/盆腔 CT □ 肿瘤标志物 □ 出院医嘱 □ 出院带药
主要护理工作	□ 观察患者病情变化 □ 定时巡视病房	□ 指导患者放疗结束后注意事项 □ 出院指导 □ 协助办理出院手续
病情变异记录	□ 无　□ 有，原因： 1. 2.	□ 无　□ 有，原因： 1. 2.
护士签名		
医师签名		

（二）护士表单

胃癌放射治疗临床路径护士表单

适用对象：第一诊断为胃癌（ICD-10：C16 伴 Z51.0，则 1.0 伴 Z85.002），术前/术后同步放化疗，无法切除肿瘤放化疗同步治疗，姑息性放疗。

患者姓名：		性别：　　年龄：　　门诊号：		住院号：
住院日期：　　年　月　日		出院日期：　　年　月　日		标准住院日：≤49 天

时间	住院第 1 天	住院第 2~3 天	住院第 3~7 天
健康宣教	□ 入院宣教 □ 介绍病房环境、设施 □ 介绍主管医师、责任护士、护士长 □ 介绍住院注意事项 □ 告知探视制度	□ 化疗前宣教 □ 告知化疗前检查项目及注意事项 □ 宣教疾病知识、说明同步化疗的目的 □ 化疗前准备及化疗过程 □ 告知相关药物知识及不良反应预防 □ 责任护士与患者沟通，了解心理反应指导应对方法 □ 告知家属等候区位置	□ 化疗后宣教 □ 告知监护设备的功能及注意事项 □ 告知输液管路功能及化疗中的注意事项 □ 告知化疗后可能出现情况的应对方式 □ 给予患者及家属心理支持 □ 再次明确探视陪伴须知
护理处置	□ 核对患者信息，佩戴腕带 □ 卫生处置 □ 入院评估	□ 协助医师完成化疗前检查 □ 化疗前准备	□ 核对患者及资料，签字确认 接通各管路、保持畅通 □ 心电监护
基础护理工作	□ 三级护理 □ 患者安全管理	□ 三级护理 □ 卫生处置 □ 患者睡眠管理 □ 患者安全管理	□ 特级护理 □ 患者安全管理
专科护理	□ 护理查体 □ 跌倒、压疮等风险因素评估 □ 心理护理	□ 相关指征检测，如血压 □ 心理护理 □ 饮食指导	□ 病情观察，记特护记录 □ 评估生命体征、患者状态、穿刺输液部位 □ 心理护理
病情变异记录	□ 无　□ 有，原因 1. 2.	□ 无　□ 有，原因 1. 2.	□ 无　□ 有，原因 1. 2.
护士签名			

日期	住院第 8~44 天	住院第 45~49 天 （出院日）
健康宣教	□ 化疗后宣教 □ 药物作用及频率 □ 饮食、活动指导 □ 强调拍背咳嗽的重要性 □ 复查患者对化疗前宣教内容的掌握程度 □ 告知拔管后注意事项	□ 出院宣教 □ 复查时间 □ 服药方法 □ 活动指导 □ 饮食指导 □ 告知办理出院流程 □ 指导出院后注意事项
护理处置	□ 遵医嘱完成相应检查及治疗	□ 办理出院
主要护理工作	□ 观察患者病情变化 □ 定时巡视病房	□ 指导患者放疗结束后注意事项 □ 出院指导 □ 协助办理出院手续
病情变异记录	□ 无　□ 有，原因： 1. 2.	□ 无　□ 有，原因： 1. 2.
护士签名		

（三）患者表单

胃癌放射治疗临床路径患者表单

适用对象：第一诊断为胃癌（ICD-10：C16 伴 Z51.0，则 1.0 伴 Z85.002），术前/术后同步放化疗，无法切除肿瘤放化疗同步治疗，姑息性放疗。

患者姓名：		性别： 年龄： 门诊号：	住院号：
住院日期： 年 月 日		出院日期： 年 月 日	标准住院日：≤49 天

时间	住院第 1 天	住院第 2~3 天
医患配合	□ 配合询问病史、收集资料，详细告知既往史、用药史、过敏史、家族史 □ 配合进行体格检查 □ 有任何不适告知医师	□ 配合完成放化疗前的相关实验室检查 □ 放化疗知情同意书签字
护患配合	□ 配合测量生命体征 □ 配合完成入院护理评估 □ 结束入院宣教 □ 有任何不适告知护士	□ 配合测量生命体征 □ 接受放化疗前宣教
饮食	□ 正常饮食	□ 特殊饮食
排泄	□ 正常排尿便	□ 正常排尿便
活动	□ 正常活动	□ 正常活动

时间	住院第 8~44 天	住院第 45~49 天 （出院日）
医患配合	□ 及时告知放化疗过程中的特殊情况及症状 □ 向患者及家属交代放化疗中的情况及化疗后注意事项 □ 上级医师查房 □ 完成病程记录和上级医师查房记录	□ 上级医师查房，对放化疗近期反应评估 □ 完成病历书写 □ 根据情况决定是否需要复查实验室检查
护患配合	□ 配合生命体征检查 □ 配合护理检查	□ 接受出院宣教 □ 办理出院手续 □ 告知出院注意事项
饮食	□ 正常饮食	□ 特殊饮食
排泄	□ 正常排尿便	□ 正常排尿便
活动	□ 正常活动	□ 正常活动
病情变异记录	□ 无　□ 有，原因： 1. 2.	□ 无　□ 有，原因： 1. 2.
护士签名		

附：原表单（2012 年版）

胃癌放疗临床路径表单

适用对象：第一诊断为胃癌（ICD-10：C16 伴 Z51.0，Z51.0 伴 Z85.002），术前/术后同步放化疗，无法切除肿瘤放化同步治疗，姑息性放疗。

患者姓名：	性别： 年龄： 门诊号：	住院号：
住院日期： 年 月 日	出院日期： 年 月 日	标准住院日：≤49 天

日期	住院第 1 天	住院第 2~3 天	住院第 3~7 天
主要诊疗工作	□ 询问病史及体格检查 □ 交代病情 □ 书写病历 □ 开具检查申请	□ 上级医师查房和评估 □ 完成放疗前准备 □ 根据病理结果影像资料等，结合患者的基础疾病和综合治疗方案，行放疗前讨论，确定放疗方案 □ 完成必要的相关科室会诊 □ 住院医师完成上级医师查房记录等病历书写 □ 初步确定放射治疗靶区和剂量 □ 签署放疗知情同意书、自费用品协议书（如有必要）、向患者及家属交代放疗注意事项	□ 放疗定位，可普通模拟剂定位，推荐 CT 定位，定位后 CT 扫描或直接行模拟定位 CT □ 医师勾画靶区 □ 物理师完成计划制订 □ 医师评估并确认计划 □ 模拟机及加速器计划确认和核对 □ 住院医师完成必要病程记录 □ 上级医师查房 □ 向患者及家属交代病情及放疗注意事项
重点医嘱	**长期医嘱：** □ 放疗科_级护理常规 □ 饮食：普通饮食/糖尿病饮食/其他 **临时医嘱：** □ 血常规、尿常规、大便常规 □ 肝功能、肾功能、肿瘤标志物 □ 胃镜或超声胃镜检查 □ 上消化道气钡双重造影 □ 腹部增强 CT 扫描 □ 胸部 X 线平片 □ 锁骨上和盆腔 B 超	**长期医嘱：** □ 患者既往基础用药 □ 抗菌药物（必要时） □ 其他医嘱 **临时医嘱：** □ 其他特殊医嘱	
主要护理工作	□ 入院介绍 □ 入院评估 □ 指导患者进行相关辅助检查	□ 放疗前准备 □ 放疗前宣教（正常组织保护等） □ 心理护理	□ 观察患者病情变化 □ 定时巡视病房

续　表

日期	住院第 1 天	住院第 2~3 天	住院第 3~7 天
病情 变异 记录	□无　□有，原因： 1. 2.	□无　□有，原因： 1. 2.	□无　□有，原因： 1. 2.
护士 签名			
医师 签名			

日期	住院第 8~44 天 （放疗过程）	住院第 45~49 天 （出院日）
主要诊疗工作	□ 放疗开始 □ 上级医师查房，注意病情变化 □ 住院医师完成常规病历书写 □ 注意记录患者放疗后正常组织的不良反应的发生日期和程度	□ 上级医师查房，对放疗区域不良反应等进行评估，明确是否出院 □ 住院医师完成常规病历书写及完成出院记录、病案首页、出院证明书等，向患者交代出院后的注意事项，如返院复诊的时间、地点，后续治疗方案及用药方案 □ 完善出院前检查
重点医嘱	长期医嘱： □ 患者既往基础用药 □ 抗菌药物（必要时） □ 营养支持治疗 □ 其他医嘱 临时医嘱： □ 同步化疗 □ 正常组织放疗保护剂 □ 针对放疗急性反应的对症处理药物 □ 复查影像学检查 □ 调整治疗计划/重新定位 □ 其他特殊医嘱	长期医嘱： □ 患者既往基础用药 □ 抗菌药物（必要时） □ 其他医嘱，可包括内分泌治疗 临时医嘱： □ 血常规、肝肾功能 □ 胸部上腹 CT 检查 □ 肿瘤标志物 □ 出院医嘱 □ 出院带药
主要护理工作	□ 观察患者病情变化 □ 定时巡视病房	□ 指导患者放疗结束后注意事项 □ 出院指导 □ 协助办理出院手续
病情变异记录	□ 无　□ 有，原因： 1. 2.	□ 无　□ 有，原因： 1. 2.
护士签名		
医师签名		

第二十九章

乳腺良性肿瘤临床路径释义

一、乳腺良性肿瘤编码

1. 卫计委原编码：

疾病名称及编码：乳腺良性肿瘤（ICD-10：D24）

手术操作名称及编码：乳腺肿瘤切除术或病变导管切除术（ICD-9-CM-3：85.21）

2. 修改编码：

疾病名称及编码：乳腺良性肿瘤（ICD-10：D24）

乳腺发育不良（ICD-10：N60）

手术操作名称及编码：乳腺肿瘤切除术（ICD-9-CM-3：85.21）

病变导管切除术（ICD-9-CM-3：85.22）

二、临床路径检索方法

（D24/N60）伴（85.21/85.22）

三、乳腺良性肿瘤临床路径标准住院流程

（一）适用对象

第一诊断为乳腺良性肿瘤（ICD-10：D24），行乳腺肿瘤切除术或病变导管切除术（ICD-9-CM-3：85.21）。

> **释义**
>
> ■ 适用对象编码参见第一部分。
>
> ■ 本路径适用对象为乳腺良性肿瘤及乳腺发育不良等良性疾病拟行开放性手术的患者，包括纤维腺瘤、导管内乳头状瘤、良性叶状肿瘤、现为囊性乳腺病、硬化性腺病、乳腺囊肿等。
>
> ■ 乳腺良性肿瘤根据病变分布范围手术方式可分为乳腺肿瘤切除术或乳腺区段切除术或病变导管切除术。导管内乳头状瘤手术除切除病变导管外，还需切除部分腺体。

（二）诊断依据

根据《临床诊疗指南·外科学分册（第1版）》（中华医学会编著，人民卫生出版社，2006），本组疾病包括乳房纤维腺瘤、乳管内乳头状瘤等。

1. 症状：乳房肿物，乳头溢液或溢血。

2. 体征：乳房单发或多发肿物，质地中等，表面光滑，有活动度；边界清楚，可呈分叶状；挤压乳晕周围，病变乳管可出现溢液。

3. 影像学检查：B超和钼靶检查。

4. 病理检查：乳头溢液细胞学检查未见肿瘤细胞。

> **释义**
>
> ■ 乳腺良性肿瘤中最常见的为纤维腺瘤，多见于18~25岁的年轻女性，可双侧发病。良性叶状肿瘤也较为常见，特点为肿瘤分叶状，生长较快，切除后反复发作应警惕交界性叶状肿瘤或肉瘤可能，后者为恶性病变。导管内乳头状瘤也是常见的乳腺良性肿瘤，肿瘤可沿导管蔓延生长，临床表现常有乳头溢液或溢血。伴有重度非典型增生时视为癌前病变。
>
> ■ 乳房良性肿物的钼靶表现常为边界清楚形态规则的中高密度影，有时有分叶。彩超有助于判断肿物的囊实性，多表现为边界清楚包膜完整的低回声区，后方回声可增强。乳管镜检查及乳管造影对于诊断导管内占位性病变有帮助。
>
> ■ 乳腺癌、乳房肉瘤、淋巴瘤或乳房内转移瘤均属于恶性病变，不属于本路径范畴。

（三）治疗方案的选择

根据《临床技术操作规范·普通外科分册》（中华医学会编著，人民军医出版社，2007）。
1. 乳房肿物切除术：体检可扪及的乳房肿物。
2. 乳腺病变导管切除术：适合乳管内乳头状瘤。

> **释义**
>
> ■ 各医疗单位执行乳腺良性瘤临床路径时，可根据肿瘤的具体部位制订具体的入路名称。
>
> ■ 纤维腺瘤及叶状肿瘤均可行肿物切除术。导管内乳头状瘤因病变沿导管走行分布，推荐行病变导管及支配腺体区的区段切除术。
>
> ■ 对于叶状肿瘤尤其是怀疑交界性叶状肿瘤，应完整切除肿瘤及其包膜，并切除一部分周边正常腺体，以减少术后局部复发风险。

（四）标准住院日3~5天

> **释义**
>
> ■ 乳腺良性肿瘤患者入院后行术前常规检查，包括乳腺彩超及钼靶，需1~2天，术后恢复1~2天，符合出院标准后可出院。总住院天数应不超过5天。

（五）进入路径标准

1. 第一诊断必须符合 ICD-10：D24 乳腺良性肿瘤疾病编码。
2. 当患者合并其他疾病，但住院期间不需要特殊处理也不影响第一诊断的临床路径流程实施时，可以进入路径。

释义

■ 本路径适用乳腺良性肿瘤患者，如纤维腺瘤、导管内乳头状瘤、良性叶状肿瘤等。

■ 患者如果合并高血压、糖尿病、冠心病、慢性阻塞性肺炎、慢性肾病等其他慢性疾病，需术前对症治疗时，如果不影响麻醉和手术，不影响术前准备时间，可进入本路径。上述慢性疾病如果需要经治疗稳定后才能手术，或抗凝、抗血小板治疗等，术前需特殊准备的，先进入其他相应内科疾病的诊疗路径。

（六）术前准备 1~2 天

1. 必需的检查项目：
（1）血常规、尿常规。
（2）肝功能、肾功能、电解质、凝血功能、感染性疾病筛查（乙型肝炎、丙型肝炎、艾滋病、梅毒等）。
（3）心电图、胸部 X 线检查。
（4）乳腺彩超及术前定位。
2. 根据患者病情可选择：
（1）钼靶检查。
（2）乳头溢液时行乳管镜检查。
（3）肺功能、超声心动图等。

释义

■ 必查项目是确保手术治疗安全、有效开展的基础，术前必须完成。

■ 为缩短患者住院等待时间，检查项目可以在患者入院前于门诊完成。

■ 高龄患者或有心肺功能异常患者，术前根据病情增加超声心动、肺功能、血气分析等检查。

（七）预防性抗菌药物选择与使用时机

按照《抗菌药物临床应用指导原则》（卫医发〔2004〕285 号）执行。通常不需预防用抗菌药物。

释义

■ 乳腺良性肿瘤手术为Ⅰ级切口，不需要预防性使用抗菌药物。

（八）手术日

入院 2~3 天。
1. 麻醉方式：局部麻醉（必要时区域阻滞麻醉或全身麻醉）。
2. 手术方式：乳腺肿物切除术或病变导管切除术。

3. 术中用药：麻醉常规用药。

4. 手术内固定物：无。

5. 输血：根据术前血红蛋白状况及术中出血情况而定。

6. 病理：术后标本送病理学检查（视术中情况行术中冰冻病理检查）。

> **释义**
>
> ■ 局部扩大切除可采用静脉麻醉。
>
> ■ 术前用抗菌药物参考《抗菌药物临床应用指导原则》执行。
>
> ■ 纤维腺瘤及良性叶状肿瘤均可行肿物切除术。导管内乳头状病变可沿导管分布走行，推荐行病变导管及所辖腺体区域的区段切除术。
>
> ■ 对于良性叶状肿瘤或怀疑交界性叶状肿瘤，应完整切除肿瘤及其包膜，并切除一部分周围正常腺体，以减少术后局部复发风险。

（九）术后住院恢复

1 天。

1. 必须复查的检查项目：血常规。

2. 术后用药：抗菌药物：按照《抗菌药物临床应用指导原则》（卫医发〔2004〕285 号）执行。通常不需预防用抗菌药物。

3. 严密观察有无出血等并发症，并作相应处理。

> **释义**
>
> ■ 多数生长缓慢的小纤维腺瘤，尤其是多发纤维腺瘤的患者，可观察。
>
> ■ 术后可对手术区域加压包扎 24 小时预防伤口积血或血肿形成。
>
> ■ 手术为 I 级切口，不需要预防性使用抗菌药物。

（十）出院标准

1. 伤口愈合好：无积血，无感染征象。

2. 没有需要住院处理的并发症和（或）合并症。

> **释义**
>
> ■ 乳腺良性肿瘤患者入院后行术前常规检查需 1~2 天，术后恢复 1~2 天，总住院天数小于 5 天符合本路径要求。
>
> ■ 出院时应伤口愈合良好，无伤口感染或严重脂肪液化、血肿。如有门诊可处理的伤口愈合不良情况，应嘱患者返院时间和频率。

（十一）变异及原因分析

1. 有影响手术的合并症，需要进行相关的诊断和治疗。

2. 病理报告为恶性病变，需要按照乳腺癌进入相应路径治疗。

> 释义

　　■ 对于轻微变异，如由于某种原因，路径指示应当于某一天的操作不能如期进行而要延期的，这种改变不会对最终结果产生重大改变，也不会更多的增加住院天数和住院费用，可不出本路径。

　　■ 除以上所列变异及原因外，如还出现医疗、护理、患者、环境等多方面的变异原因，应阐明变异相关问题的重要性，必要时须及时退出本路径，并应将特殊的变异原因进行归纳总结。

四、推荐表单

（一）医师表单

乳腺良性肿瘤临床路径医师表单

适用对象：第一诊断为乳腺良性肿瘤（ICD-10：D24）

　　　　　行乳腺肿物切除术或病变导管切除术（ICD-9-CM-3：85.21）

患者姓名：		性别：	年龄：	门诊号：	住院号：
住院日期： 年 月 日		出院日期： 年 月 日			标准住院日：3~5 天

日期	住院第 1 天	住院第 2 天 （手术准备日）
主要诊疗工作	□ 询问病史及体格检查 □ 完成住院病历和首次病程记录 □ 开检查检验单 □ 上级医师查房 □ 初步确定诊治方案和特殊检查项目	□ 手术医嘱 □ 上级医师查房 □ 完成术前准备与术前评估 □ 根据检查检验结果，行术前讨论，确定手术方案 □ 完成必要的相关科室会诊 □ 住院医师完成上级医师查房记录、术前小结 □ 完成术前总结（拟行手术方式、手术关键步骤、术中注意事项等） □ 签署手术知情同意书（含标本处置）、自费用品协议书、输血同意书、麻醉同意书或授权委托书 □ 向患者及家属交代病情、手术安排及围术期注意事项
重点医嘱	**长期医嘱：** □ 外科二/三级护理常规 □ 饮食：根据患者情况而定 □ 患者既往基础用药 **临时医嘱：** □ 血常规+血型、尿常规 □ 凝血功能、血电解质、肝肾功能、感染性疾病筛查 □ 心电图、胸部 X 线检查 □ 乳腺彩超、钼靶摄片 □ 必要时行血气分析、肺功能、超声心动图	**长期医嘱：** □ 外科护理常规 □ 二/三级护理 □ 饮食 □ 患者既往基础用药 **临时医嘱：** □ 术前医嘱： □ 常规准备明日在局部麻醉/区域阻滞麻醉/全身麻醉下行乳腺肿物切除术/病变导管切除术 □ 术前禁食、禁水 □ 药敏试验 □ 备皮术前禁食4~6 小时，禁水 2~4 小时 □ 麻醉前用药（术前 30 分钟）
病情变异记录	□ 无 □ 有，原因： 1. 2.	□ 无 □ 有，原因： 1. 2.
医师签名		

日期	住院第3天（手术日）		住院第4天（术后1日）	住院第5天（术后2日，出院日）
	术前与术中	术后		
主要诊疗工作	□ 送患者入手术室 □ 麻醉准备，监测生命体征 □ 施行手术 □ 解剖标本，送病理检查	□ 麻醉医师完成麻醉记录 □ 完成术后首次病程记录 □ 完成手术记录 □ 向患者及家属说明手术情况	□ 上级医师查房 □ 住院医师完成常规病程记录 □ 必要时进行相关特殊检查	□ 上级医师查房 □ 明确是否符合出院标准 □ 完成出院记录、病案首页、出院证明书等 □ 通知出入院处 □ 通知患者及家属 □ 向患者告知出院后注意事项，如康复计划、返院复诊、后续治疗及相关并发症的处理等 □ 出院小结、诊断证明书及出院须知交予患者
重点医嘱	**长期医嘱：** □ 禁食、禁水 **临时医嘱：** □ 术前0~5小时使用抗菌药物 □ 液体治疗 □ 相应治疗（视情况）	**长期医嘱：** □ 按相应麻醉术后护理 □ 饮食（禁食、禁水6小时，全身麻醉后） □ 心电监测6小时（全身麻醉后） **临时医嘱：** □ 酌情镇痛 □ 观察术后病情变化 □ 观察创口出血及引流情况 □ 给予术后饮食指导 □ 指导并协助术后活动	**长期医嘱：** □ 二/三级护理（视情况）	**临时医嘱：** □ 切口换药（酌情） **出院医嘱：** □ 出院后相关用药 □ 伤口门诊拆线
病情变异记录	□ 无 □ 有，原因： 1. 2.	□ 无 □ 有，原因： 1. 2.	□ 无 □ 有，原因： 1. 2.	□ 无 □ 有，原因： 1. 2.
医师签名				

（二）护士表单

乳腺良性肿瘤临床路径护士表单

适用对象：第一诊断为乳腺良性肿瘤（ICD-10：D24）

行乳腺肿物切除术或病变导管切除术（ICD-9-CM-3：85.21）

患者姓名：	性别：　　年龄：　　门诊号：	住院号：
住院日期：　　年　月　日	出院日期：　　年　月　日	标准住院日：3~5 天

日期	住院第 1 天	住院第 2 天 （手术准备日）
健康宣教	□ 入院宣教 　介绍主管医师、护士 　介绍环境、设施 　介绍住院注意事项	□ 术前宣教 　宣教疾病知识、术前准备及手术过程 　告知准备物品、沐浴 　告知术后饮食、活动及探视注意事项，告知术后可能出现的情况及应对方式 □ 主管护士与患者沟通，了解并指导心理应对 □ 告知家属等候区位置
护理处置	□ 核对患者姓名，佩戴腕带 □ 建立入院护理病历 □ 卫生处置：剪指（趾）甲、沐浴，更换病号服	□ 协助医师完成术前检查化验 □ 术前准备 　备皮、宣教 　禁食、禁水
主要护理工作	□ 入院介绍 □ 入院评估 □ 静脉抽血 □ 健康教育 □ 饮食指导 □ 患者相关检查配合的指导 □ 执行入院后医嘱 □ 心理支持	□ 健康教育 □ 饮食：术前禁食、禁水 □ 术前沐浴、更衣，取下活动义齿、饰物 □ 告知患者及家属手术流程及注意事项 □ 手术备皮、药敏试验 □ 术前手术物品准备 □ 促进睡眠（环境、药物）
病情变异记录	□ 无　□ 有，原因： 1. 2.	□ 无　□ 有，原因： 1. 2.
护士签名		

日期	住院第 3 天 （手术日）		住院第 4 天 （术后第 1 日）	住院第 5 天 （术后第 2 日，出院日）
	术前与术中	术后		
健康宣教	□ 术后当日宣教 □ 告知饮食、体位要求 □ 告知疼痛注意事项 □ 告知术后可能出现情况及应对方式 □ 给予患者及家属心理支持 □ 再次明确探视陪护须知	□ 术后宣教 □ 药物作用及频率 □ 饮食、活动指导 □ 复查患者对术前宣教内容的掌握程度 □ 疾病恢复期注意事项 □ 下床活动注意事项	□ 术后宣教 □ 指导功能锻炼	□ 出院宣教 □ 指导办理出院手续
护理处置	□ 送手术 □ 摘除患者各种活动物品 □ 核对患者资料及带药 □ 填写手术交接单，签字确认 □ 接手术 □ 核对患者及资料，签字确认	□ 功能训练指导	□ 功能训练指导	□ 出院指导
主要护理工作	□ 健康教育 □ 术前更衣 □ 饮食指导：禁水、禁食 □ 指导术前注射麻醉用药后注意事项 □ 安排陪送患者入手术室 □ 心理支持	□ 术后活动：按相应麻醉采取体位，指导并协助术后活动 □ 全身麻醉后禁食、禁水 6 小时 □ 密切观察患者情况 □ 疼痛护理 □ 生活护理 □ 术后饮食指导 □ 心理支持（患者及家属）	□ 体位与活动：自主体位 □ 观察患者情况 □ 协助生活护理 □ 心理支持（患者及家属） □ 康复指导（运动指导、功能锻炼）	□ 出院指导 □ 办理出院手续 □ 复诊时间 □ 作息、饮食、活动 □ 服药指导 □ 日常保健 □ 清洁卫生 □ 疾病知识
病情变异记录	□ 无　□ 有，原因： 1. 2.	□ 无　□ 有，原因： 1. 2.	□ 无　□ 有，原因： 1. 2.	□ 无　□ 有，原因： 1. 2.
护士签名				

（三）患者表单

乳腺良性肿瘤临床路径患者表单

适用对象：第一诊断为乳腺良性肿瘤（ICD-10：D24）

行乳腺肿物切除术或病变导管切除术（ICD-9-CM-3：85.21）

患者姓名：	性别： 年龄： 门诊号：	住院号：
住院日期： 年 月 日	出院日期： 年 月 日	标准住院日：3~5 天

日期	住院第 1 天	住院第 2 天 （手术准备日）
监测	□ 测量生命体征、体重	□ 每日测量生命体征、询问排便，手术前 1 天晚测量生命体征
医患配合	□ 护士行入院护理评估（简单询问病史） □ 接受入院宣教 □ 医师询问病史、既往病史、用药情况，收集资料 □ 进行体格检查	□ 配合完善术前相关检查，术前宣教 □ 乳腺肿瘤疾病知识、临床表现、治疗方法 □ 术前用物准备：备皮刀、弹力胸带 □ 手术室接送患者，配合核对 □ 医师与患者及家属介绍病情及手术谈话 □ 手术时家属在等候区等候 □ 探视及陪护制度
重点诊疗及检查	重点诊疗： □ 二级护理 □ 既往基础用药	重点诊疗： □ 术前准备： □ 备皮 □ 术前签字 重要检查： □ 心电图、X 线胸片 □ 彩超，钼靶 □ 乳腺 MR
饮食及活动	□ 普通饮食 □ 正常活动	□ 术前 12 小时禁食、禁水 □ 正常活动

日期	住院第 3 天 （手术日）		住院第 4 天 （术后第 1 日）	住院第 5 天 （术后第 2 日，出院日）
	术前与术中	术后		
监测	□ 测量生命体征	□ 每日测量生命体征	□ 测量生命体征	□ 办理出院手续
医患配合	□ 摘除患者各种活动物品	□ 下床活动，功能训练	□ 功能训练	□ 办理出院手续
重点诊疗及检查	□ 术前更衣	□ 术后活动：按相应麻醉采取体位，术后活动 □ 全身麻醉后禁食、禁水 6 小时	□ 更换伤口辅料，观察伤口愈合情况	□ 办理出院手续 □ 确定复查时间
饮食及活动	□ 禁食、禁水 12 小时	□ 正常饮食 □ 正常活动	□ 正常饮食 □ 正常活动	□ 正常饮食 □ 正常活动

附：原表单（2011年版）

乳腺良性肿瘤临床路径表单

适用对象：第一诊断为乳腺良性肿瘤（ICD-10：D24）

行乳腺肿物切除术或病变导管切除术（ICD-9-CM-3：85.21）

患者姓名：		性别：	年龄：	门诊号：	住院号：
住院日期： 年 月 日		出院日期： 年 月 日			标准住院日：3~5天

日期	住院第1天	住院第2天 （手术准备日）
主要诊疗工作	□ 询问病史及体格检查 □ 完成住院病历和首次病程记录 □ 开检查检验单 □ 上级医师查房 □ 初步确定诊治方案和特殊检查项目	□ 手术医嘱 □ 上级医师查房 □ 完成术前准备与术前评估 □ 根据检查检验结果，行术前讨论，确定手术方案 □ 完成必要的相关科室会诊 □ 住院医师完成上级医师查房记录、术前小结 □ 完成术前总结（拟行手术方式、手术关键步骤、术中注意事项等） □ 签署手术知情同意书（含标本处置）、自费用品协议书、输血同意书、麻醉同意书或授权委托书 □ 向患者及家属交代病情、手术安排及围术期注意事项
重点医嘱	**长期医嘱：** □ 外科二/三级护理常规 □ 饮食：根据患者情况而定 □ 患者既往基础用药 **临时医嘱：** □ 血常规+血型、尿常规 □ 凝血功能、血电解质、肝肾功能、感染性疾病筛查 □ 心电图、胸部X线检查 □ 乳腺彩超、钼靶摄片 □ 必要时行血气分析、肺功能、超声心动图	**长期医嘱：** □ 外科护理常规 □ 二/三级护理 □ 饮食 □ 患者既往基础用药 **临时医嘱：** □ 术前医嘱 □ 常规准备明日在局部麻醉/区域阻滞麻醉/全身麻醉下行乳腺肿物切除术/病变导管切除术 □ 术前禁食禁水 □ 药敏试验 □ 备皮术前禁食4~6小时，禁水2~4小时 □ 麻醉前用药（术前30分钟）
主要护理工作	□ 入院介绍 □ 入院评估 □ 静脉抽血 □ 健康教育 □ 饮食指导 □ 患者相关检查配合的指导 □ 执行入院后医嘱 □ 心理支持	□ 健康教育 □ 饮食：术前禁食、禁水 □ 术前沐浴、更衣，取下活动义齿、饰物 □ 告知患者及家属手术流程及注意事项 □ 手术备皮、药敏试验 □ 术前手术物品准备 □ 促进睡眠（环境、药物） □ 心理支持

续　表

日期	住院第1天	住院第2天 （手术准备日）
病情 变异 记录	□无　□有，原因： 1. 2.	□无　□有，原因： 1. 2.
护士 签名		
医师 签名		

日期	住院第 3 天（手术日）		住院第 4 天（术后第 1 日）	住院第 5 天（术后第 2 日，出院日）
	术前与术中	术后		
主要诊疗工作	□ 送患者入手术室 □ 麻醉准备，监测生命体征 □ 施行手术 □ 解剖标本，送病理检查	□ 麻醉医师完成麻醉记录 □ 完成术后首次病程记录 □ 完成手术记录 □ 向患者及家属说明手术情况	□ 上级医师查房 □ 住院医师完成常规病程记录 □ 必要时进行相关特殊检查	□ 上级医师查房 □ 明确是否符合出院标准 □ 完成出院记录、病案首页、出院证明书等 □ 通知出入院处 □ 通知患者及家属 □ 向患者告知出院后注意事项，如康复计划、返院复诊、后续治疗及相关并发症的处理等 □ 出院小结、诊断证明书及出院须知交予患者
重点医嘱	长期医嘱： □ 禁食、禁水 临时医嘱： □ 术前 0.5 小时使用抗菌药物 □ 液体治疗 □ 相应治疗（视情况）	长期医嘱： □ 按相应麻醉术后护理 □ 饮食（禁食、禁水 6 小时，全身麻醉后） □ 心电监测 6 小时（全身麻醉后） 临时医嘱： □ 酌情镇痛 □ 观察术后病情变化 □ 观察创口出血及引流情况 □ 给予术后饮食指导 □ 指导并协助术后活动	长期医嘱： □ 二/三级护理（视情况）	临时医嘱： □ 切口换药（酌情） 出院医嘱： □ 出院后相关用药 □ 伤口门诊拆线
主要护理工作	□ 健康教育 □ 术前更衣 □ 饮食指导：禁食、禁水 □ 指导术前注射麻醉用药后注意事项 □ 安排陪送患者入手术室 □ 心理支持	□ 术后活动：按相应麻醉采取体位，指导并协助术后活动 □ 全身麻醉后禁食、禁水 6 小时 □ 密切观察患者情况 □ 疼痛护理 □ 生活护理 □ 术后饮食指导 □ 心理支持（患者及家属）	□ 体位与活动：自主体位 □ 观察患者情况 □ 协助生活护理 □ 心理支持（患者及家属） □ 康复指导（运动指导、功能锻炼）	□ 出院指导 □ 办理出院手续 □ 复诊时间 □ 作息、饮食、活动 □ 服药指导 □ 日常保健 □ 清洁卫生 □ 疾病知识
病情变异记录	□ 无 □ 有，原因： 1. 2.	□ 无 □ 有，原因： 1. 2.	□ 无 □ 有，原因： 1. 2.	□ 无 □ 有，原因： 1. 2.
护士签名				
医师签名				

第三十章

乳腺癌临床路径释义

一、乳腺癌编码

1. 卫计委原编码：

疾病名称及编码：乳腺癌（C50.900）

手术操作名称及编码：乳腺癌根治术（保乳、改良根治、根治术）

2. 修改编码：

疾病名称及编码：乳腺癌（ICD-10：C50）

手术操作名称及编码：乳腺癌根治术（保乳、改良根治、根治术）（ICD-9-CM-3：85.33-85.48）

二、临床路径检索方法

C50 伴（85.33-85.48）

三、乳腺癌临床路径标准住院流程

（一）适用对象

第一诊断为乳腺癌（C50.900），拟行乳腺癌根治术（保乳、改良根治、根治术）。

> **释义**
>
> ■ 适用对象编码参见第一部分。
>
> ■ 本路径适用对象为临床诊断为乳腺癌的患者，包括经穿刺或开放活检病理证实的乳腺癌患者和影像学检查高度可疑为乳腺癌的患者。
>
> ■ 可手术乳腺癌0、Ⅰ、部分Ⅱ期患者，以及部分Ⅱ、Ⅲ期（炎性乳腺癌除外）经新辅助化疗降期患者。
>
> ■ 适用对象中不包括良性肿瘤、炎性疾病等。

（二）诊断依据

1. 病史：乳腺肿块、乳头溢液、无痛。
2. 体征：肿块质硬、边界不清、活动度差，与皮肤粘连。
3. 橘皮征、血性乳头溢液等。
4. 辅助检查：彩超、钼靶、MRI 等。
5. 病理：穿刺或活检诊断。

> **释义**
>
> ■ 本路径的制订主要参考国际及国内权威参考书籍及诊疗指南。上述临床资料及实验室检查是确诊乳腺癌及评估患者是否有手术指征的重要依据。

■ 病史和体征是诊断乳腺癌的依据，根据病史中肿瘤的性质、活动度、边界、乳头乳晕异常、溢液性质、腋窝淋巴结性质等给予临床初步诊断。橘皮征和乳头血性溢液对诊断乳腺癌有帮助，但并非乳腺癌患者的特有体征。

■ 彩超及乳腺 X 线摄影是乳腺癌诊断的主要辅助手段。

■ 术前乳腺 MRI 检查是排除多中心或多灶性微小病变的重要检查手段。

■ 空心针穿刺或开放活检病理学诊断是乳腺癌的确诊方法，细胞学检查不能作为确诊依据。

■ 早期乳腺癌患者临床症状及体征均不明显，如影像学检查高度可疑，亦可进入路径。

（三）治疗方案的选择及依据

1. 改良根治术：明确乳腺癌患者。
2. 保乳手术：有保乳意愿、适宜行保乳手术的乳腺癌患者。
3. 其他术式：不适合上述术式的乳腺癌患者。
4. 可行前哨淋巴结活检等。

释义

■ 本病确诊后即应开始综合治疗，包括局部治疗和系统治疗，局部治疗包括手术治疗和放疗，系统治疗包括化疗、内分泌治疗、靶向治疗等。其中手术治疗是乳腺癌的主要治疗手段，其他治疗称为辅助治疗。综合治疗的目的在于消除原发病灶，控制全身微小转移灶，降低局部复发和远处转移风险，改善患者预后。

■ 改良根治术是乳腺癌的经典术式。包括患侧乳房切除和腋窝淋巴结清扫（Ⅰ、Ⅱ站）。

■ 保乳手术是乳腺癌局部治疗的趋势。对于有保乳意愿、无放疗禁忌证的患者，如可获得可靠的阴性切缘和满意的术后外观，均可行保乳手术。

■ 对于不适合行保乳手术但对术后外观要求较高的患者，在充分沟通和知情同意的基础上，可进行Ⅰ期乳房重建手术（包括假体重建和自体组织重建）。

■ 患者对腋窝淋巴结清扫导致的患肢功能障碍等重要并发症知情，并同意行腋窝淋巴结清扫术。为了避免不必要的腋窝清扫，降低腋窝清扫术后并发症，对临床腋窝阴性（查体和影像学检查均未提示腋窝淋巴结转移）或临床阳性但经针吸活检病理证实阴性的乳腺癌患者，可由有经验的外科团队行前哨淋巴结活检术。

（四）标准住院日≤18 天

释义

■ 怀疑或确诊乳腺癌的患者入院后，全身检查除外远处转移需 2~3 天，第 4 天行手术治疗，患者术后恢复、获得术后病理约需 5~6 天，第 10~11 天开始化疗（如需要)，化疗后 5~6 天观察化疗不良反应，给予对症处理，病情平稳（见出院标准）时可出院。总住院时间不超过 18 天符合本路径要求。

（五）进入路径标准

1. 第一诊断必须符合 ICD-10：C50.900 乳腺癌疾病编码。
2. 当患者合并其他疾病，但住院期间无需特殊处理也不影响第一诊断时，可以进入路径。

> **释义**
>
> ■ 进入本路径的患者为第一诊断为乳腺癌，需除外合并其他急重症或远处转移等情况。
> ■ 本路径包括可手术乳腺癌 0、Ⅰ、部分Ⅱ期患者，以及部分Ⅱ、Ⅲ期（炎性乳腺癌除外）经新辅助化疗降期患者，但不包括良性肿瘤、炎性疾病等。
> ■ 对于合并其他疾病，但不需特殊处理，不影响第一诊断且对手术无较大影响者可以进入路径。
> ■ 对于合并其他疾病合理治疗后病情稳定，抑或目前尚需持续用药，但不影响手术预后和路径实施的，可以进入路径，但可能会延长住院时间，增加治疗费用。
> ■ 对于合并对手术有较大影响的内科疾病者，需请相关科室会诊，对病情进行评估和控制以保证手术安全，影响路径实施的应退出本路径。

（六）术前准备（术前评估）3~5 天

1. 血常规、尿常规、大便常规、凝血实验、血糖、肝功能、肾功能、电解质、血脂、传染病四项、甲状腺功能、性激素六项。
2. X 线胸片、肝胆胰脾彩超、甲状腺彩超、盆腔彩超、心电图、心脏彩超、双肾输尿管膀胱彩超。
3. 乳腺彩超、钼靶，必要时行双乳 MRI 检查等。
4. 根据临床需要选做：肿瘤标志物全套、血气分析、肺功能、24 小时动态心电图、头、胸、上腹部 CT、MRI、ECT 等。

> **释义**
>
> ■ 血常规、尿常规、大便常规是基本检验项目，进入路径的患者均需完成。肝肾功能、电解质、血糖、凝血功能、心电图、X 线胸片可评估有无基础疾病，是否影响住院时间、费用及其治疗预后。性腺激素可进一步了解患者卵巢功能。肝胆胰脾肾彩超及盆腔彩超有助于判断患者是否存在远处转移。乳腺彩超、钼靶是基本的影像学检查，进入路径的患者均需完成。对于可疑的多灶或多中心病灶患者，推荐 MRI 检查，但 MRI 检查不应作为保乳手术前的必需检查。多数初治乳腺癌患者肿瘤标志物不高，但肿瘤标志物检测可作为患者的基线资料，建议检测。根据患者临床分期可选择行胸腹部 CT、上腹 MRI、ECT 或 PET-CT 以除外全身转移。

■ 当无病理学确诊的可疑乳腺癌患者进入本路径时，需与其他引起乳房肿块的疾病相鉴别。如纤维腺瘤、叶状肿瘤也可表现为无痛性肿块，与老年人多见的黏液腺癌较难鉴别；导管内乳头状瘤也可表现为单孔或多孔乳头陈旧血性溢液，与浸润性乳腺癌、导管原位癌、或导管内乳头状癌较难鉴别；非哺乳期乳腺炎有局部皮肤红肿热痛，有橘皮征，抗菌药物治疗效果不佳等表现，与炎性乳腺癌较难鉴别。因此，乳腺癌的确诊需依靠病理。

（七）预防性抗菌药物选择与使用时机

预防性抗菌药物应用应按《抗菌药物临床应用指导原则（2015 年版）》（国卫办医发〔2015〕43 号）

1. 预防性用药时间为术前 30 分钟。
2. 手术超过 3 小时加用 1 次抗菌药物。
3. 术后 24 小时内停止使用抗菌药物。

释义

■乳腺手术为清洁切口手术，不推荐围术期常规使用抗菌药物。
■患者存在感染高危因素如免疫缺陷、高龄、术前化疗导致免疫低下、乳房重建手术等情况，可酌情预防性应用抗菌药物。预防性应用抗菌药物应术前 30 分钟给予一代或二代头孢菌素，避免联合用药，手术时间超过 3 小时，可追加一次术中抗菌药物。预防用药应在 24 小时内停止。重度高危的患者可延长至 48 小时。

（八）手术日

入院第≤4 天。

1. 麻醉方式：全身麻醉。
2. 手术方式：乳房单纯切除术、乳癌改良根治术、乳癌保乳术、乳癌根治及扩大根治术，必要时行前哨淋巴结活检术及乳房重建术。
3. 手术内固定物：皮肤钉合器的应用、切缘银夹标志等。
4. 输血：视术中情况而定。
5. 病理：冷冻、石蜡切片，免疫组化检查，必要时行 FISH 基因检测。
6. 其他：必要时术中使用可吸收缝线、双极电凝、术后应用镇痛泵。

释义

■乳腺癌手术常规使用全身麻醉，依据具体情况选择是否使用术后镇痛泵。
■乳腺癌手术一般不需要输血，但应具备紧急输血条件，应对突发情况（如大血管破裂等）。
■术中可使用钛夹标记瘤床位置便于术后辅助放疗定位。
■腺体和切口的缝合可根据需要选择可吸收缝线、皮肤钉合器等。

　　■ 手术结束时可以使用 5-FU 液和红色诺卡菌细胞壁骨架（N-CWS）冲洗创腔，以减低复发和转移概率。
　　■ 原发肿瘤病理结果应包括 ER、PR、HER2、Ki-67 等重要免疫组化指标，对于免疫组化 HER2（++）者应行 FISH 检测。

（九）术后住院恢复 ≤14 天

释义

　　■ 如放置伤口引流管，通常于术后 7~10 天待引流量少于 20ml/d 时拔出，如发生伤口感染，出现的高峰时间为术后 7 天左右。乳腺癌是全身性疾病，必须采取综合治疗方法，术后还应采取化学药物、内分泌、放射、免疫及生物学治疗多种方法，红色诺卡菌细胞壁骨架（N-CWS）能够抑制乳腺癌细胞的转移，可加用 N-CWS 提高治疗近期疗效，减少化疗不良反应，改善患者生存质量。术后恢复、获得术后病理约需 5~6 天，病情平稳（见出院标准）时可出院。术后恢复时间不超过 14 天符合本路径要求。

（十）出院标准

1. 切口愈合好，切口无感染，无皮瓣坏死（或门诊可处理的皮缘坏死）。
2. 没有需要住院处理的并发症或合并症。

释义

　　■ 患者出院前应一般情况良好。
　　■ 患者伤口无感染，无严重皮瓣坏死或严重皮下积液可出院。对于门诊可处理的皮瓣坏死和皮下积液，患者需遵医嘱返院处理伤口直至皮下积液消失、伤口完全愈合。
　　■ 没有需要住院处理的与本次手术有关的并发症如下肢深静脉血栓形成等。

（十一）有无变异及原因分析

1. 有影响手术的合并症，需要进行相应的诊断和治疗。
2. 行保乳手术时，必须行钼靶或 MRI 检查以排除多病灶。
3. 术前可行空心针等穿刺活检。
4. 患者其他方面的原因。
5. 本路径仅限手术方面，其他如新辅助化疗、术中放疗、术后辅助化疗等均未纳入本路径范围。

释义

■ 有影响手术的合并症，如糖尿病、心血管疾病等，可能需要同时治疗或疾病本身导致术后恢复缓慢，从而导致治疗时间延长或治疗费用增加，严重影响路径实施者退出路径。

■ 围术期的并发症，如术后出血等，可能导致二次手术或恢复延迟，从而造成住院日延长或费用超出参考标准。

■ 因患者主观方面的原因造成执行路径时出现变异，应在表单中明确说明。

■ 本路径仅限手术方面，如患者经术前评估需接受新辅助化疗，应退出本路径。术中放疗、术后辅助化疗等均未纳入本路径。

四、乳腺癌临床路径给药方案

【用药选择】

1. 内分泌治疗药物：内分泌治疗是激素受体阳性乳腺癌患者的重要治疗方法。内分泌治疗药物根据作用机制可分为雌激素受体拮抗剂、芳香化酶抑制剂（AI）、促黄体生成激素释放激素（LHRH）类似物等，其中雌激素受体拮抗剂和芳香化酶抑制剂是最常用的内分泌治疗药物。

（1）雌激素受体拮抗剂：他莫昔芬为代表性药物。根据国内外重要诊治指南与规范，推荐绝经前患者使用，绝经后患者如不能耐受芳香化酶抑制剂，也建议使用他莫昔芬。每日2次，每次10mg口服，推荐用药时间为5年，对于复发转移高风险患者，如耐受性良好，可延长用药至10年。

（2）芳香化酶抑制剂：通过抑制芳香化酶的活性，阻断卵巢以外组织中雄烯二酮和睾酮经芳香化作用转化成雌激素，抑制乳腺癌细胞生长。根据化学结构可分为非甾体类药物，如阿那曲唑、来曲唑和甾体类药物如依西美坦。AI仅适用于绝经后患者使用，绝经前患者如使用AI，应同时应用促黄体生成激素释放激素类似物。每日1次，每次1片口服。推荐用药时间为5年。对于围绝经期患者，可先应用他莫昔芬2~3年，确认绝经后换用AI 2~3年，或先使用他莫昔芬5年，确认绝经后换用AI 5年。

（3）LHRH类似物：通过负反馈抑制下丘脑产生促性腺激素释放激素（GnRH），同时竞争性地与垂体细胞膜上的GnRH受体或LHRH受体结合，阻止垂体产生促性腺激素，从而减少卵巢分泌雌激素。代表性药物为戈舍瑞林。某些复发转移高风险的绝经前乳腺癌患者，可考虑术后辅助内分泌治疗应用LHRH类似物联合依西美坦。腹壁皮下注射，每4周应用1次。

2. 化疗药物：治疗乳腺癌的常用化疗药物，包括烷化剂、抗代谢性药物、抗菌药物、生物碱和紫杉醇类。化疗药物通过改变或抑制癌细胞的生化代谢过程，从而干扰癌细胞的繁殖。依其作用的细胞周期时相可分为：①细胞周期特异性药物，这类药物仅在细胞周期的特异时相才有作用，如抗代谢药物和有丝分裂抑制剂；②细胞周期非特异性药物，这类药物在细胞周期的任一时相都有作用，对非增殖周期的细胞也有作用，如烷化剂和抗菌药物类药物。

（1）蒽环类药物：表柔比星为代表，与环磷酰胺联用时推荐剂量为100mg/m^2，与紫杉类药物联用时推荐剂量为75mg/m^2。静脉输入，每3周1次。

（2）紫杉类药物：多西他赛为代表，只能用于静脉滴注。所有患者在接受多西他赛治疗期前均必须口服糖皮质激素类，如地塞米松，在多西他赛滴注1天前服用，每天16mg，持续至少3天，以预防过敏反应和体液潴留。多西他赛单药的推荐剂量为100mg/m^2，联合用药的推荐剂量为75mg/m^2，静脉滴注1小时，每3周1次。

3. 靶向治疗药物：用于浸润性乳腺癌 HER2 阳性的患者。HER2 阳性的定义为免疫组化 HER2（+++）或（++）但 FISH 检测 HER2 基因扩增。以曲妥珠单抗为代表药物。首次剂量 8mg/kg，维持剂量 6mg/kg，每 3 周静脉输入 1 次。推荐用药时间为 1 年。靶向治疗开始前需评估心脏功能，用药期间每 3 个月复查超声心动。

【药学提示】

1. 雌激素受体拮抗剂（他莫昔芬）：用药前应评估血栓栓塞的风险。用药前检查有视力障碍、肝肾功能不全者慎用。多数耐受性良好，常见不良反应包括子宫内膜增厚，高脂血症，血栓栓塞性疾病。用药期间定期复查肝肾功能及血脂，每年行妇科彩超检查。

2. 芳香化酶抑制剂：多数耐受性良好，常见不良反应包括骨质疏松，骨密度下降，骨折事件发生率升高，肌肉关节疼痛，乏力、不适等。用药期间应同时补充钙剂及维生素 D，定期复查骨密度。

3. 紫杉类药物：常见不良反应包括乏力、骨髓抑制、过敏、水钠潴留、腹泻及胃肠道反应。部分病例可发生严重过敏反应，其特征为低血压与支气管痉挛，需要中断治疗。停止滴注并立即治疗后患者可恢复正常。部分病例也可发生轻度过敏反应。如脸红，伴有或不伴有瘙痒的红斑、胸闷、背痛、呼吸困难、药物热或寒战。极少病例发生胸腔积液、腹水、心包积液、毛细血管通透性增加以及体重增加。为了减少液体潴留，应给患者预防性使用皮质类固醇。

4. 曲妥珠单抗：不良反应较少，主要为心脏功能损害。临床试验中观察到使用本药治疗的患者中有心功能不全的表现。在单独使用曲妥珠单抗治疗的患者中，中至重度心功能不全（NTHA 分级Ⅲ/Ⅳ）的发生率为 5%。用药前及用药开始后每 3 个月复查超声心动，评估左室射血分数。出现下列情况时，应停止曲妥珠单抗治疗至少 4 周，并每 4 周检测 1 次 LVEF。LVEF 较治疗前绝对数值下降≥16%；LVEF 低于该检测中心正常范围并且 LVEF 较治疗前绝对数值下降≥10%；4~8 周内 LVEF 回升至正常范围或 LVEF 较治疗前绝对数值下降≤15%，可恢复使用曲妥珠单抗；LVEF 持续下降（>8 周），或者 3 次以上因心肌病而停止曲妥珠单抗治疗，应永久停止使用曲妥珠单抗。

【注意事项】

1. 他莫昔芬与华法林或任何其他香豆素抗凝药联合应用时可发生抗凝作用显著增高，故联合应用时应密切监测患者。与细胞毒药物联合使用时，血栓栓塞的风险增加。骨转移患者使用他莫昔芬治疗初期，如同时使用那些能够降低肾脏钙排泄的药物如噻嗪类利尿药，可能增加高钙血症的风险。

2. 多西他赛与顺铂联合使用时，宜先用多西他赛后用顺铂，以免降低多西他赛的消除率；而与蒽环类药物联合使用时，给药顺序与上述相反，宜先予蒽环类药物后予多西他赛。多西他赛与酮康唑之间可能发生相互作用，同用时应格外小心。

五、推荐表单

（一）医师表单

乳腺癌临床路径医师表单

适用对象：第一诊断为乳腺癌（C50.900）
行手术治疗

患者姓名：	性别： 年龄： 门诊号：	住院号：
住院日期： 年 月 日	出院日期： 年 月 日	标准住院日：≤18 天

时间	住院第 1 天	住院第 2~5 天	住院第 3~6 天（手术日）
主要诊疗工作	□ 询问病史及体格检查 □ 交代病情，将乳腺肿瘤诊疗计划书交给患者 □ 书写病历 □ 开具检查单 □ 上级医师查房与术前评估 □ 初步确定手术方式和日期	□ 上级医师查房 □ 完成术前准备与术前评估 □ 穿刺活检（视情况而定） □ 根据体检、彩超、钼靶、穿刺病理结果等，行术前讨论，确定手术方案 □ 完成必要的相关科室会诊 □ 住院医师完成术前小结、上级医师查房记录等病历书写 □ 签署手术知情同意书、自费用品协议书、输血同意书 □ 向患者及家属交代围术期注意事项	□ 实施手术 □ 术者完成手术记录 □ 住院医师完成术后病程记录 □ 上级医师查房 □ 向患者及家属交代病情及术后注意事项
重点医嘱	**长期医嘱：** □ 乳腺外科护理常规 □ 二级护理 □ 饮食 □ 留陪 1 人 □ 患者既往基础用药 **临时医嘱：** □ 血常规、尿常规、大便常规 □ 血糖、血脂、肝肾功能、电解质、甲状腺功能、性激素六项、凝血功能、传染病四项、肿瘤标志物全套 □ X 线胸片、肝胆胰脾彩超、甲状腺彩超、心脏彩超、心电图、双肾输尿管膀胱彩超 □ 双乳彩超、钼靶、MRI □ 肺功能、24 小时动态心动图（视情况而定）	**长期医嘱：** □ 患者既往基础用药 **临时医嘱：** □ 手术医嘱 □ 在全身麻醉下行乳腺癌改良根治术、乳腺癌根治术或扩大根治术、乳腺癌保乳术、乳腺单纯切除术，必要时行前哨淋巴结活检术、乳房再造 □ 术前 12 小时禁食，4 小时禁水 □ 送手术通知单，麻醉会诊单 □ 术区备皮 □ 预约术中快速冷冻 □ 预防性抗菌药物应用 □ 术晨留置尿管	**长期医嘱：** □ 术后禁食、禁水 □ 一级护理 □ 吸氧、心电监护、尿管护理、会阴护理、口腔护理 □ 术后引流管护理、持续负压吸引 □ 置气垫床、平卧位 □ 双下肢气压泵治疗 **临时医嘱：** □ 必要时给予止吐、镇痛药物 □ 给予止血、补液、雾化吸入等对症支持治疗 □ 必要时给予提高免疫力治疗

续 表

时间	住院第 1 天	住院第 2~5 天	住院第 3~6 天 （手术日）
病情 变异 记录	□无 □有，原因： 1. 2.	□无 □有，原因： 1. 2.	□无 □有，原因： 1. 2.
医师 签名			

时间	住院第 4~7 天 （术后第 1 日）	住院第 5~9 天 （术后第 2~3 日）	至住院第 18 天 （术后第 4~12 日）
主要诊疗工作	□ 上级医师查房，注意病情变化 □ 住院医师完成常规病历书写 □ 注意引流量	□ 上级医师查房 □ 住院医师完成常规病历书写 □ 根据引流情况明确是否拔除引流管	□ 上级医师查房，进行手术及切口评估，确定有无手术并发症和切口愈合不良情况，明确是否出院 □ 完成出院记录、病案首页、出院证明书等，向患者交代出院后的注意事项，如：返院复诊的时间、地点，发生紧急情况时的处理等
重点医嘱	长期医嘱： □ 普通饮食 □ 自主体位 □ 双下肢气压泵治疗 □ 负压吸引 □ 胸壁负压鼓护理，按时更换负压引流器 临时医嘱： □ 继续止血、补液、雾化吸入治疗 □ 止吐（必要时） □ 镇痛（必要时） □ 提高免疫力治疗（必要时）	长期医嘱： □ 胸壁引流管护理 □ 每日更换负压引流器 □ 负压吸引 临时医嘱： □ 继续止血、补液、雾化吸入治疗 □ 止吐（必要时） □ 镇痛（必要时） □ 静脉输液（必要时） □ 提高免疫力治疗（必要时）	出院医嘱： □ 出院带药 □ 适时切口换药
病情变异记录	□ 无　□ 有，原因： 1. 2.	□ 无　□ 有，原因： 1. 2.	□ 无　□ 有，原因： 1. 2.
医师签名		□	

（二）护士表单

乳腺癌临床路径护士表单

适用对象：第一诊断为乳腺癌（C50.900）

行手术治疗

患者姓名：		性别： 年龄： 门诊号：		住院号：
住院日期： 年 月 日		出院日期： 年 月 日		标准住院日：≤18 天

时间	住院第 1 天	住院第 2~5 天	住院第 3 天（手术日）	
			术前与术中	术后
健康宣教	□ 入院宣教 □ 介绍主管医师、护士 □ 介绍环境、设施 □ 介绍住院注意事项	□ 术前宣教 □ 宣教疾病知识、术前准备及手术过程 □ 告知准备物品、沐浴 □ 告知术后饮食、活动及探视注意事项告知术后可能出现的情况及应对方式 □ 主管护士与患者沟通，了解并指导心理应对 □ 告知家属等候区位置	□ 术后当日宣教 □ 告知饮食、体位要求 □ 告知疼痛注意事项 □ 告知术后可能出现情况及应对方式 □ 给予患者及家属心理支持 □ 再次明确探视陪护须知	□ 术后宣教 □ 药物作用及频率 □ 饮食、活动指导 □ 复查患者对术前宣教内容的掌握程度 □ 疾病恢复期注意事项 □ 下床活动注意事项
护理处置	□ 核对患者姓名，佩戴腕带 □ 建立入院护理病历 □ 卫生处置：剪指（趾）甲、沐浴，更换病号服	□ 协助医师完成术前检查 □ 术前准备 □ 备皮、宣教 □ 禁食、禁水	□ 送手术 □ 摘除患者各种活动物品 □ 核对患者资料及带药 □ 填写手术交接单，签字确认 □ 接手术 核对患者及资料，签字确认	□ 功能训练指导
主要护理工作	□ 入院介绍 □ 入院评估 □ 静脉抽血 □ 健康教育 □ 饮食指导 □ 患者相关检查配合的指导 □ 执行入院后医嘱 □ 心理支持	□ 健康教育 □ 饮食：术前禁食、禁水 □ 术前沐浴、更衣，取下活动义齿、饰物 □ 告知患者及家属手术流程及注意事项 □ 手术备皮、药敏试验 □ 术前手术物品准备 □ 促进睡眠（环境、药物）	□ 健康教育 □ 术前更衣 □ 饮食指导：禁食、禁水 □ 指导术前注射麻醉用药后注意事项 □ 安排陪送患者入手术室 □ 心理支持	□ 术后活动：按相应麻醉采取体位，指导并协助术后活动 □ 全身麻醉后禁食、禁水 6 小时 □ 密切观察患者情况 □ 疼痛护理 □ 生活护理 □ 术后饮食指导 □ 心理支持（患者及家属）

续　表

时间	住院第 1 天	住院第 2~5 天	住院第 3 天（手术日）	
			术前与术中	术后
病情变异记录	□无　□有，原因： 1. 2.	□无　□有，原因： 1. 2.	□无　□有，原因： 1. 2.	□无　□有，原因： 1. 2.
护士签名				

时间	住院第 4~7 天 （术后第 1 日）	住院第 5~9 天 （术后第 2~3 日）	至住院第 18 天 （术后第 4~12 日）
健康宣教	□ 记录生命体征 □ 记录引流量 □ 肢体功能锻炼指导 □ 术后宣教	□ 记录引流量 □ 肢体功能锻炼指导 □ 术后宣教	□ 出院宣教 □ 指导办理出院手续
护理处置	□ 功能锻炼指导 □ 翻身拍背	□ 功能锻炼指导	□ 出院指导
主要护理工作	□ 体位与活动：自主体位 □ 观察患者情况 □ 协助生活护理 □ 心理支持（患者及家属） □ 康复指导（运动指导、功能锻炼）	□ 体位与活动：自主体位 □ 观察患者情况 □ 协助生活护理 □ 心理支持（患者及家属） □ 康复指导（运动指导、功能锻炼）	□ 出院指导 □ 办理出院手续 □ 复诊时间 □ 作息、饮食、活动 □ 服药指导 □ 日常保健 □ 清洁卫生 □ 疾病知识
病情变异记录	□ 无　□ 有，原因： 1. 2.	□ 无　□ 有，原因： 1. 2.	□ 无　□ 有，原因： 1. 2.
护士签字			

（三）患者表单

乳腺癌临床路径患者表单

适用对象：第一诊断为乳腺癌（C50.900）
　　　　　行手术治疗

患者姓名：		性别： 年龄： 门诊号：		住院号：
住院日期： 年 月 日		出院日期： 年 月 日		标准住院日：≤18 天

时间	住院第 1 天	住院第 2~5 天	住院第 3 天（手术日）	
			术前与术中	术后
监测	□ 测量生命体征、体重	□ 每日测量生命体征、询问排便，手术前 1 天晚测量生命体征		□ 测量生命体征
医患配合	□ 护士行入院护理评估（简单询问病史） □ 接受入院宣教 □ 医师询问病史、既往病史、用药情况，收集资料 □ 进行体格检查	□ 配合完善术前相关化验、检查，术前宣教 □ 乳腺肿瘤疾病知识、临床表现、治疗方法 □ 术前用物准备：备皮刀、弹力胸带 □ 手术室接患者，配合核对 □ 医师与患者及家属介绍病情及手术谈话 □ 手术时家属在等候区等候 □ 探视及陪护制度	□ 摘除患者各种活动物品	
重点诊疗及检查	**重点诊疗：** □ 二级护理 □ 既往基础用药	**重点诊疗：** □ 术前准备： □ 备皮 □ 术前签字 **重要检查：** □ 心电图、X 线胸片 □ 彩超，钼靶 □ 乳腺 MR		术前更衣
饮食及活动	□ 普通饮食 □ 正常活动	□ 术前 12 小时禁食、禁水 □ 正常活动	□ 禁食、禁水 12 小时	□ 正常饮食 □ 正常活动

时间	住院第 4~7 天 （术后第 1 日）	住院第 5~9 天 （术后第 2~3 日）	至住院第 18 天 （术后第 4~12 日）
监测	□ 记录生命体征 □ 记录引流量 □ 肢体功能锻炼	□ 测量生命体征	
医患配合	□ 下地活动 □ 功能锻炼	□ 功能训练	
重点诊疗及检查	□ 体位与活动：自主体位 □ 观察患者情况 □ 协助生活护理 □ 心理支持（患者及家属） □ 康复指导（运动指导、功能锻炼）	□ 更换伤口辅料，观察伤口愈合情况	□ 办理出院手续 □ 确定复查时间
饮食及活动	□ 禁食、禁水 12 小时	□ 正常饮食 □ 正常活动	□ 正常饮食 □ 正常活动

附：原表单（2016年版）

乳腺癌临床路径表单

适用对象：第一诊断为乳腺癌（C50.900）
行手术治疗

患者姓名：	性别：　年龄：　门诊号：	住院号：
住院日期：　　年　月　日	出院日期：　　年　月　日	标准住院日：≤18天

时间	住院第1天	住院第2~5天	住院第3~6天（手术日）
主要诊疗工作	□ 询问病史及体格检查 □ 交代病情，将乳腺肿瘤诊疗计划书交给患者 □ 书写病历 □ 开具检查单 □ 上级医师查房与术前评估 □ 初步确定手术方式和日期	□ 上级医师查房 □ 完成术前准备与术前评估 □ 穿刺活检（视情况而定） □ 根据体检、彩超、钼靶、穿刺病理结果等，行术前讨论，确定手术方案 □ 完成必要的相关科室会诊 □ 住院医师完成术前小结、上级医师查房记录等病历书写 □ 签署手术知情同意书、自费用品协议书、输血同意书 □ 向患者及家属交代围术期注意事项	□ 实施手术 □ 术者完成手术记录 □ 住院医师完成术后病程记录 □ 上级医师查房 □ 向患者及家属交代病情及 □ 术后注意事项
重点医嘱	**长期医嘱：** □ 乳腺外科护理常规 □ 二级护理 □ 饮食 □ 留陪1人 □ 患者既往基础用药 **临时医嘱：** □ 血常规、尿常规、大便常规 □ 血糖、血脂、肝肾功能、电解质、甲状腺功能、性激素六项、凝血功能、传染病四项、肿瘤标志物全套 □ X线胸片、肝胆胰脾彩超、甲状腺彩超、心脏彩超、心电图、双肾输尿管膀胱彩超 □ 双乳彩超、钼靶、MRI □ 肺功能、24小时动态心动图（视情况而定）	**长期医嘱：** □ 患者既往基础用药 **临时医嘱：** □ 手术医嘱 □ 在全身麻醉下行乳腺癌改良根治术、乳腺癌根治术或扩大根治术、乳腺癌保乳术、乳腺单纯切除术，必要时行前哨淋巴结活检术、乳房再造 □ 术前12小时禁食，4小时禁水 □ 送手术通知单，麻醉会诊单 □ 术区备皮 □ 预约术中快速冷冻 □ 预防性抗菌药物应用 □ 术晨留置尿管	**长期医嘱：** □ 术后禁食、禁水 □ 一级护理 □ 吸氧、心电监护、尿管护理、会阴护理、口腔护理 □ 术后引流管护理、持续负压吸引 □ 置气垫床、平卧位 □ 双下肢气压泵治疗 **临时医嘱：** □ 必要时给予止吐、镇痛药物 □ 给予止血、补液、雾化吸入等对症支持治疗 □ 必要时给予提高免疫力治疗

时间	住院第 1 天			住院第 2~5 天			住院第 3~6 天 （手术日）		
主要 护理 工作	□ 入院介绍 □ 入院评估 □ 指导患者进行相关辅助检查			□ 术前准备 □ 术前宣教（提醒患者术前禁食、禁水） □ 心理护理			□ 观察患者病情变化 □ 术后生活护理、疼痛护理 □ 定时巡视病房		
病情 变异 记录	□ 无 □ 有，原因： 1. 2.			□ 无 □ 有，原因： 1. 2.			□ 无 □ 有，原因： 1. 2.		
护士 签名	白班	小夜班	大夜班	白班	小夜班	大夜班	白班	小夜班	大夜班
医师 签名									

第三十一章

乳腺癌改良根治术临床路径释义

一、乳腺癌编码

1. 卫计委原编码

疾病名称及编码：乳腺癌（ICD-10：C50/D05）

乳腺癌改良根治术（ICD-9-CM-3：85.43 或 85.44）

2. 修改编码：

疾病名称及编码：乳腺癌（ICD-10：C50）

手术操作名称及编码：单侧乳房改良根治术（ICD-9-CM-3：85.43）

双侧乳房改良根治术（ICD-9-CM-3：85.44）

二、临床路径检索方法

C50 伴（85.43/85.44）

三、乳腺癌改良根治术临床路径标准住院流程

（一）适用对象

第一诊断为乳腺癌（ICD-10：C50/D05）。

行乳腺癌改良根治术（ICD-9-CM-3：85.43 或 85.44）。

> **释义**
>
> ■ 适用对象编码参见第一部分。
>
> ■ 本临床路径适用对象是第一诊断为乳腺癌的患者。
>
> ■ 适用对象中不包括良性肿瘤、炎性疾病等乳腺疾病。
>
> ■ 本路径的乳腺癌不包括ⅢB 期以上不可手术的乳腺癌。
>
> ■ 传统的改良根治术指全乳切除+腋窝淋巴结清扫。由于前哨淋巴结活检目前已经取代腋窝淋巴结清扫成为临床阴性乳腺癌患者腋窝分期的主要手段。因此，只要符合全乳切除的乳腺癌患者（包括保留乳头乳晕及皮肤的全乳切除者），无论采用何种方法对腋窝进行分期，均可拟定为乳腺癌改良根治术的临床路径。

（二）诊断依据

根据《乳腺癌诊疗规范（2011 年版）》（卫办医政发〔2011〕78 号），NCCN《乳腺癌临床实践指南（2011 年）》等。

1. 病史：发现乳腺肿块，可无肿块相关症状。

2. 体征：乳腺触及肿块，腺体局灶性增厚，乳头、乳晕异常，乳头溢液等。

3. 辅助检查：乳腺超声、乳腺 X 线摄影、乳腺 MRI、乳管镜等。

4. 病理学诊断明确（组织病理学、细胞病理学）。

释义

■ 现根据 NCCN《乳腺癌临床实践指南（2017 年）》《中国抗癌协会乳腺癌诊治指南与规范（2015 版）》《中国临床肿瘤学会（CSCO）乳腺癌诊疗指南（2017 年版）》等。

■ 本路径的制订主要参考国际及国内权威参考书籍及诊疗指南。

■ 典型的乳腺癌诊断并不困难，根据病史中肿瘤的性质、活动度、边界、乳头乳晕异常、溢液性质、腋下淋巴结性质等给予临床初步诊断。

■ 乳腺 B 超及数字化钼靶摄影可作为乳腺癌诊断的主要辅助手段。

■ 常规行胸部 X 线正侧位、B 超（颈部、锁骨上淋巴结、腋窝、上腹、盆腔）除外乳腺癌常见远端转移以利准确分期，必要时可行 CT、MRI、ECT、PET-CT 等以协助诊断。

病理是诊断的金标准，常用粗针穿刺活检或切检明确，细胞学检查不能作为确诊依据。

（三）治疗方案的选择及依据

根据《乳腺癌诊疗规范（2011 年版）》（卫办医政发〔2011〕78 号），NCCN《乳腺癌临床实践指南（2011 年）》等。

（活检）+乳腺癌改良根治术。

释义

■ 现根据 NCCN《乳腺癌临床实践指南（2017 年）》《中国抗癌协会乳腺癌诊治指南与规范（2015 版）》《中国临床肿瘤学会（CSCO）乳腺癌诊疗指南（2017 年版）》等。

■ 本路径针对所有具备该手术适应证并排除手术禁忌证的患者。

■ 应根据患者年龄、一般状况、肿瘤特点、医疗条件、技术力量综合决定治疗方案。

■ 根据权威的诊疗规范，将不能手术的晚期患者及有条件行保乳术的患者另行选择相应路径入组。

■ 病理是诊断乳腺癌的金标准，粗针穿刺活检阳性的患者可不行术中切检，直接行改良根治术；阴性患者仍需行术中切检送快速病理进一步明确诊断。

（四）标准住院日为≤15 天

释义

■ 根据病情决定具体住院天数。术前准备 2~4 天，手术日为入院的第 3~5 天，术后住院恢复 7~10 天，符合出院标准时可以出院，总住院时间不超过 15 天均符合路径。

（五）进入路径标准

1. 第一诊断必须符合 ICD-10：C50/D05 乳腺癌疾病编码。

2. 可手术乳腺癌（Ⅰ～ⅢA 期）。

3. 符合手术适应证，无手术禁忌证。

4. 知情并同意行乳房切除。

5. 当患者合并其他疾病，但住院期间不需要特殊处理也不影响第一诊断的临床路径流程实施时，可以进入路径。

> **释义**
>
> ■ 本路径需第一诊断满足乳腺癌疾病编码。
>
> ■ 本路径不包括良性肿瘤、炎性疾病、ⅢB 期以上乳腺癌。
>
> ■ 对于合并其他疾病，但不需特殊处理，不影响第一诊断且对手术无较大影响者可以进入本路径。
>
> ■ 对于合并其他疾病经合理治疗后病情稳定，亦或目前尚需持续用药，但不影响手术预后和路径实施的，可进入本路径，但可能会延长住院时间，增加治疗费用。
>
> ■ 对于合并对手术有较大影响的内科疾病者，需请相关科室会诊，对病情进行评估和控制以保证手术安全，影响路径实施的退出本路径。
>
> ■ 患者对手术导致的乳房缺失及腋窝淋巴结清扫导致的患肢功能障碍等重要并发症知情，并同意行乳房切除及腋窝淋巴结清扫。

（六）术前准备 2~4 天

1. 必需的检查项目：

（1）血常规+血型、尿常规、凝血功能、肝肾功能、电解质、血糖、感染性疾病筛查（乙型肝炎、丙型肝炎、梅毒、艾滋病等）。

（2）心电图、胸部 X 线平片。

（3）B 超：双乳、双腋下、双锁骨上、腹盆。

（4）双乳腺 X 线摄影。

2. 根据情况可选择的检查项目：

（1）肿瘤标志物。

（2）ECT 全身骨扫描。

（3）双乳 MRI、超声心动图、血或尿妊娠试验。

（4）检查结果提示肿瘤有转移时，可进行相关部位 CT 或 MRI 检查。

（5）肿瘤组织 ER、PR、HER2 检查。

（6）合并其他疾病相关检查，如心肌酶谱、24 小时动态心电图、心肺功能检查等。

> **释义**
>
> ■ 择期手术，根据病情决定术前时间，不需急诊手术。
>
> ■ 乳腺癌治疗需根据具体病情决定治疗方案，术前必须全面了解病情，准确评估，确定治疗方案，选择合适的手术方式并确保手术安全，进入相应路径管理。
>
> ■ 根据临床情况，可以在术前行新辅助治疗。新辅助治疗可在重组人粒细胞集落刺激因子（rhGM-CSF）支持下进行。

（七）手术日为入院第 3~5 天

1. 麻醉方式：全身麻醉。
2. 手术内固定物：如皮肤钉合器等。
3. 术中用药：麻醉常规用药等。
4. 输血：视术中情况而定。
5. 病理：冷冻、石蜡标本病理学检查。

> **释义**
>
> ■ 乳腺癌改良根治术常规使用全身麻醉，麻醉药均为麻醉常规用药，麻醉期间注意加强合并内科病患者的控制。
>
> ■ 乳腺癌手术一般不需输血，但应具备紧急输血条件，应对突发情况，如大血管破裂等。
>
> ■ 手术可以使用合适器械，如皮肤钉合器等，不要求作为手术常规使用。

（八）术后住院恢复 7~10 天

1. 全身麻醉术后麻醉恢复平稳后，转回外科病房。
2. 术后用药：酌情镇痛、止吐、输液、维持水电解质平衡治疗。
3. 抗菌药物使用：按照《抗菌药物临床应用指导原则》（卫医发〔2004〕285号）执行，Ⅰ类手术切口原则上不使用抗菌药物；如为高龄或免疫缺陷者等高危人群，可预防性应用抗菌药物，术前30分钟至2小时内给药，总的预防性应用抗菌药物时间不超过24小时，个别情况可延长至48小时。

> **释义**
>
> ■ 手术常规全身麻醉下进行，术后需行麻醉苏醒，平稳后由麻醉医师送至外科病房，及时监测相关指标确保安全。
>
> ■ 术后患者可出现术区疼痛、麻醉相关呕吐、暂时不能进食导致的水电解质平衡紊乱等，可酌情使用镇痛、止吐、补液等对症支持治疗。
>
> ■ 乳腺癌改良根治术属于Ⅰ类手术切口，不常规使用抗菌药物；但患者若存在感染高危因素如免疫缺陷、高龄、行术前化疗免疫低下等可酌情预防性应用抗菌药物，并严格按照术前30分钟至2小时内给药，总时间不超过24小时，重度高危的患者可延长至48小时。术后免疫功能低下的患者可酌情选用免疫调节药，如脾多肽注射液等，改善患者免疫功能，利于疾病恢复。
>
> ■ 出现院内感染者可经验性用药并及时行细菌培养，需根据细菌培养及药敏试验及时调整抗菌药物，轻度感染增强局部控制后不影响路径实施者可不退出路径，中重度感染可能导致住院时间延长及治疗费用增加的病例退出路径。
>
> ■ 术后行患肢功能锻炼帮助患肢功能恢复。

（九）出院标准

1. 患者一般情况良好，体温正常，完成复查项目。
2. 伤口愈合好：引流管拔除或引流液每日50ml以下，伤口无感染，伤口无皮下积液或皮下积液<20ml，无皮瓣坏死。

3. 没有需要住院处理的与本手术有关并发症。

> **释义**
>
> ■ 患者出院前应一般情况良好。
>
> ■ 患者出院时引流液<50ml，无感染、无皮瓣坏死者可带管出院；拔管患者伤口无感染、无皮瓣坏死、无皮下积液者可以出院；拔管患者皮下积液<20ml 者可以出院，但需遵医嘱返院处理伤口至皮下积液消失、伤口完全贴合。
>
> ■ 没有需要住院处理的与本手术有关的并发症如皮瓣坏死、下肢深静脉血栓等。

（十）变异及原因分析

1. 有影响手术的合并症，需要进行相关的诊断和治疗。

2. 围术期并发症，可能造成住院日延长或费用超出参考费用标准。

3. 医师认可的变异原因分析。

4. 其他患者方面的原因等。

> **释义**
>
> ■ 有影响手术的合并症，如糖尿病、心脑血管疾病等，可能需要同时治疗或疾病本身导致术后恢复缓慢，从而导致治疗时间延长或治疗费用增加，严重影响路径实施者退出路径。
>
> ■ 围术期的并发症，如术后出血等，可能导致二次手术或恢复延迟，从而造成住院日延长或费用超出参考标准。
>
> ■ 医师认可的变异原因主要是指患者入选路径后，医师在检查及治疗过程中发现患者合并存在一些事前未预知的对本路径治疗可能产生影响的情况，需要终止执行路径或者是延长治疗时间、增加治疗费用。该情况需在表单中明确说明。
>
> ■ 因患者方面的主观原因导致执行路径出现变异，该情况亦需在表单中明确说明。

（十一）参考费用标准：1.3万~1.9万元

> **释义**
>
> ■ 建议参考费用标准：1.5万~2.5万元。

四、推荐表单

(一) 医师表单

乳腺癌改良根治术医师表单

适用对象：第一诊断为乳腺癌（ICD-10：C50/D05）

行乳腺癌改良根治术（ICD-9-CM-3：85.43 或 85.44）

患者姓名：		性别：	年龄：	门诊号：	住院号：
住院日期：	年 月 日	出院日期：	年 月 日		标准住院日：≤15 天

时间	住院第 1 天	住院第 2~4 天
主要诊疗工作	□ 询问病史及体格检查 □ 完成首次病程记录 □ 完成大病历 □ 开具常规检查 □ 上级医师查房 □ 确定初步诊断	□ 实施检查检验并回收结果，异常者复查或增加相应检查项目 □ 完成术前准备与术前评估 □ 完成三级查房 □ 完成术前小结，行术前讨论，确定手术方案 □ 完成上级医师查房记录等 □ 穿刺活检（视情况而定） □ 向患者及家属交代病情及围术期注意事项 □ 签署手术及麻醉同意书、粗针吸活检或冷冻同意书、安全核查单、自费药品协议书、输血同意书、24 小时病情告知书、授权委托书、不收受财物协议书等文书 □ 完成必要的相关科室会诊 □ 初步确定手术术式和日期 □ 递交手术单 □ 麻醉医师术前访视患者及完成记录
重点医嘱	**长期医嘱：** □ 乳腺肿瘤外科护理常规 □ 二级护理 □ 饮食医嘱（普通饮食/糖尿病饮食） □ 患者既往合并用药 **临时医嘱：** □ 血常规、血型 □ 尿常规 □ 凝血功能 □ 肝肾功能、电解质、血糖 □ 感染性疾病筛查 □ 激素全项 □ 乳腺肿瘤标志物 □ 胸部正侧位 X 线片 □ 多导心电图 □ 双乳腺 X 线摄影 □ B 超：双乳腺、双腋下、颈部淋巴结、上腹、盆腔 □ 根据病情可选择：双乳 MRI、超声心动等	**长期医嘱：** □ 乳腺肿瘤外科护理常规 □ 二级护理 □ 饮食医嘱（普通饮食/糖尿病饮食） □ 患者既往合并用药 **临时医嘱：** □ 备皮 □ 术前禁食、禁水 □ 术前无创血压监测 □ 艾司唑仑 □ 其他特殊医嘱：Holter、双下肢静脉 B 超等

续　表

时间	住院第 1 天	住院第 2~4 天
病情 变异 记录	□无　□有，原因： 1. 2.	□无　□有，原因： 1. 2.
医师 签名		

时间	住院第 3~5 天（手术日）	住院第 4~6 天（术后第 1 天）
主要诊疗工作	□ 完成手术安全核对 □ 行肿瘤切除术并送快速冷冻病理 □ 实施乳腺癌改良根治术 □ 24 小时内完成手术记录 □ 完成术后病程记录 □ 向患者及家属交代病情及术后注意事项 □ 手术标本常规送病理检查 □ 麻醉医师随访，检查麻醉并发症	□ 上级医师查房，观察病情变化 □ 查看引流情况，行伤口换药处理 □ 完成常规病历书写
重点医嘱	**长期医嘱：** □ 全身麻醉下乳腺癌改良根治术后护理常规 □ 一级护理 □ 禁食、禁水 □ 吸氧（酌情） □ 心电监护（酌情） □ 口腔护理（酌情） □ 保留负压接引流管 □ 会阴护理 **临时医嘱：** □ 导尿（酌情） □ 其他特殊医嘱 □ 补液维持水电解质平衡 □ 酌情使用止吐、镇痛药物	**长期医嘱：** □ 普通饮食/糖尿病饮食 □ 一级护理 □ 雾化吸入（酌情） □ 保留负压接引流管 **临时医嘱：** □ 补液维持水电解质平衡 □ 酌情使用止吐、镇痛药物 □ 患者既往合并用药
病情变异记录	□ 无 □ 有，原因： 1. 2.	□ 无 □ 有，原因： 1. 2.
医师签名		

时间	住院第 7~9 天（术后第 2~4 天）	住院第 10~15 天（术后第 5~10 天）
主要诊疗工作	□ 上级医师查房 □ 完成常规病历书写 □ 观察引流，酌情切口换药处理	□ 上级医师查房，进行手术及伤口评估，确定有无手术并发症和切口愈合不良情况，明确是否出院 □ 根据引流情况确定拔除引流管时间 □ 完成常规病历书写、出院记录、病案首页、出院证明书等文书 □ 向患者交代出院后注意事项
重点医嘱	**长期医嘱：** □ 乳腺肿瘤外科护理常规 □ 二级护理（术后第 2 天开始） □ 肢体功能康复治疗 □ 饮食医嘱（普通饮食/糖尿病饮食） □ 患者既往合并用药 **临时医嘱：** □ 常规换药	**出院医嘱：** □ 出院带药
病情变异记录	□ 无　□ 有，原因： 1. 2.	□ 无　□ 有，原因： 1. 2.
医师签名		

（二）护士表单

乳腺癌改良根治术临床路径护士表单

适用对象：第一诊断为乳腺癌（ICD-10：C50/D05）

行乳腺癌改良根治术（ICD-9-CM-3：85.43 或 85.44）

患者姓名：		性别：	年龄：	门诊号：	住院号：
住院日期：	年 月 日	出院日期：	年 月 日		标准住院日：≤15 天

时间	住院第 1 天	住院第 2~4 天
主要护理工作	□ 入院宣教 □ 介绍主管医师、护士 □ 介绍病室环境、设施 □ 介绍常规制度及注意事项 □ 介绍疾病相关注意事项 □ 核对患者，佩戴腕带 □ 建立住院病历 □ 评估患者并书写护理评估单 □ 卫生处置：剪指（趾）甲、沐浴，更换病号服 □ 二级护理 □ 晨晚间护理 □ 患者安全管理 □ 遵医嘱通知实验室检查 □ 给予患者及家属心理支持	□ 术前宣教 □ 宣教疾病知识、术前准备及手术过程 □ 指导术前保持良好睡眠 □ 告知准备物品 □ 告知术后饮食、活动及探视注意事项 □ 告知术后可能出现的情况及应对方式 □ 告知家属等候区位置 □ 协助医师完成术前检查及化验 □ 术前准备 □ 备皮 □ 术前禁食、禁水 □ 术前无创血压监测 □ 艾司唑仑 □ 二级护理 □ 晨晚间护理 □ 患者安全管理 □ 遵医嘱完成相关检查 □ 给予患者及家属心理支持
重点医嘱	□ 详见医嘱执行单	□ 详见医嘱执行单
病情变异记录	□ 无 □ 有，原因： 1. 2.	□ 无 □ 有，原因： 1. 2.
护士签名		

时间	住院第 3~5 天（手术日）	住院第 4~6 天（术后第 1 天）
主要护理工作	□ 术后当日宣教 □ 告知监护设备、管路功能及注意事项 □ 告知饮食、体位要求 □ 告知术后可能出现的情况及应对方式 □ 再次明确探视陪伴须知 □ 术前监测生命体征 □ 送手术 □ 摘除患者各种活动物品 □ 核对患者资料及带药 □ 填写手术交接单，签字确认 □ 接手术 □ 核对患者及资料，签字确认 □ 一级护理 □ 晨晚间护理 □ 卧位护理：雾化吸入护理；预防深静脉血栓形成 □ 排泄护理 □ 患者安全管理 □ 病情观察，写特护记录：日间 q2h、夜间 q4h 评估生命体征、伤口敷料、引流情况及出入量等 □ 遵医嘱指导康复锻炼 □ 给予患者及家属心理支持	□ 术后宣教 □ 复查患者对术前宣教内容的掌握程度 □ 饮食、活动、安全指导 □ 药物作用及频率 □ 疾病恢复期注意事项 □ 疼痛及睡眠指导 □ 一级护理 □ 晨晚间护理 □ 协助进食进水 □ 协助翻身、创伤移动、防止压疮 □ 排泄护理 □ 患者安全管理 □ 病情观察，写护理记录 □ 评估生命体征、伤口敷料、引流情况、尿管情况 □ 遵医嘱给予预防深静脉血栓形成治疗 □ 遵嘱指导康复锻炼 □ 给予患者及家属心理支持 □ 需要时，联系主管医师给予相关治疗及用药
重点医嘱	□ 详见医嘱执行单	□ 详见医嘱执行单
病情变异记录	□ 无　□ 有，原因： 1. 2.	□ 无　□ 有，原因： 1. 2.
护士签名		

时间	住院第 7~9 天（术后第 2~4 天）	住院第 10~15 天（术后第 5~10 天）
主要护理工作	□ 术后宣教 □ 复查患者对术前宣教内容的掌握程度 □ 饮食、活动、安全指导 □ 疾病恢复期注意事项 □ 一/二级护理 □ 晨晚间护理 □ 协助进食进水 □ 协助翻身、创伤移动、防止压疮 □ 排泄护理 □ 患者安全管理 □ 病情观察，写护理记录 □ 评估生命体征、伤口敷料、引流情况 □ 遵医嘱给予预防深静脉血栓形成治疗 □ 遵嘱指导康复锻炼 □ 给予患者及家属心理支持	□ 出院宣教 □ 遵医嘱告示后续治疗（化疗、放疗、内分泌治疗、靶向治疗）安排 □ 告知随诊及复查时间 □ 嘱患者自行继续进行功能锻炼 □ 指导出院后患肢功能锻炼 □ 二级护理 □ 晨晚间护理 □ 指导床旁活动及患肢功能锻炼 □ 指导饮食 □ 患者安全管理 □ 病情观察 □ 评估生命体征，局部敷料及引流管情况 □ 遵嘱给予防止深静脉血栓形成功能锻炼 □ 遵医嘱指导出院后功能康复锻炼 □ 给予患者及家属心理支持 □ 办理出院手续
重点医嘱	□ 详见医嘱执行单	□ 详见医嘱执行单
病情变异记录	□ 无　□ 有，原因： 1. 2.	□ 无　□ 有，原因： 1. 2.
护士签名		

（三）患者表单

乳腺癌改良根治术临床路径患者表单

适用对象：第一诊断为乳腺癌（ICD-10：C50/D05）

行乳腺癌改良根治术（ICD-9-CM-3：85.43 或 85.44）

患者姓名：	性别：	年龄：	门诊号：	住院号：
住院日期： 年 月 日	出院日期： 年 月 日			标准住院日：≤15 天

时间	入院	手术前	手术当天
医患配合	□ 配合询问病史，收集资料，请务必详细告知既往史、用药史、过敏史 □ 如服用抗凝药物，请明确告知 □ 配合测量生命体征，进行体格检查 □ 接受入院宣教 □ 遵守医院的相关规定和家属探视制度 □ 有不适症状请及时告知医师和护士	□ 配合完善术前相关检查，如采血、留尿、心电图、X 线胸片、钼靶、B 超等 □ 医师向患者及家属介绍病情及治疗计划，告知手术方案及风险，术前签字 □ 麻醉师进行术前访视 □ 接受术前宣教，了解围术期需要注意的问题，提前做好准备 □ 完成术前准备：备皮，配合禁食、禁水，准备好必要物品，取下义齿及饰品等并将贵重物品交由家属保管，术前保证良好睡眠 □ 有不适症状请及时告知医师和护士	□ 晨起配合测量生命体征 □ 配合医师完成手术标示 □ 入手术室前协助完成核对 □ 出手术室后配合心电、呼吸、血氧、血压监测，以及输液、导尿等 □ 遵医嘱采取正确体位 □ 有不适症状及时告知医师和护士
重点诊疗及检查	诊疗重点： □ 协助医师记录病史 □ 初步确定乳腺疾病治疗方案 □ 告知医师既往的基础疾病并继续治疗 重要检查： □ 测量生命体征，身高体重 □ 进行全身体格检查 □ 进行专科检查	诊疗重点： □ 按照预约时间完成必要的实验室检查 □ 了解病情和可选择的治疗方案 □ 了解麻醉和手术风险、围术期可能出现的并发症等 重要检查： □ 完成血尿常规、血型、血凝常规、生化全项、感染性疾病筛查等实验室检查 □ 完成 X 线胸片、心电图、钼靶、B 超等检查 □ 根据专科情况完成必要的实验室检查，如激素全项、肿瘤标志物、CT、MR、ECT 等 □ 根据既往病史完成相关实验室检查，如心肌标志物、超声心动、甲状腺功能全项等	诊疗重点：

时间	手术后	出院
医患配合	□ 配合定时测量生命体征、监测出入量、引流量等 □ 卧床期间注意活动下肢，预防静脉血栓形成，必要时接受抗凝治疗 □ 配合伤口换药 □ 接受进食、进水、排便等生活护理 □ 注意保护引流管及尿管，避免牵拉、脱出、打折等 □ 遵医嘱逐步进行功能锻炼，注意动作禁忌，避免因活动不当造成皮瓣游离 □ 出现不适症状及时告知医师和护士，如心前区不适、心悸、下肢疼痛等，并配合进行相应实验室检查 □ 配合拔除尿管、引流管 □ 注意活动安全，避免坠床或跌倒 □ 配合执行探视及陪伴制度 □ 根据术后病理回报追加必要的实验室检查	□ 接受出院前指导 □ 获取出院诊断书 □ 获取出院带药 □ 知晓服药方法、作用、注意事项 □ 遵医嘱进行适度功能锻炼，注意动作禁忌 □ 知晓复查、术后放化疗等的时间及程序 □ 知晓在院外出现不适症状时应及时就诊 □ 接受出院宣教 □ 办理出院手续
重点诊疗及检查	□ 如出现心前区不适、心悸等症状，应配合完成心电图、心功能、心肌标志物等实验室检查 □ 如出现腹痛、腹泻等症状应配合完成便常规、腹部B超等检查 □ 如出现下肢疼痛应配合完成下肢血管B超等检查 □ 如术后病理提示淋巴结转移转移较多，应配合完成相关检查除外远端转移，如头部、胸部或上腹CT、ECT、PET-CT等	

附：原表单（2012 年版）

乳腺癌改良根治术临床路径表单

适用对象：第一诊断为 0、Ⅰ、ⅡA（T_2，N_0，M_0）、ⅡB（T_2，N_1，M_0 或 T_3，N_0，M_0）或
　　　　　ⅢA（仅 $T_3N_1M_0$）期的乳腺癌（ICD-10：C50/D05）
　　　　　行乳腺癌改良根治术（ICD-9-CM-3：85.43 或 85.44）

患者姓名：	性别： 　年龄： 　门诊号：	住院号：
住院日期： 　年 月 日	出院日期： 　年 月 日	标准住院日：≤15 天

时间	住院第 1 天	住院第 2~4 天	住院第 3~5 天（手术日）
主要诊疗工作	□ 询问病史及体格检查 □ 完成入院病历书写 □ 开具实验室检查单及相关检查	□ 完成术前准备与术前评估 □ 三级医师查房 □ 术前讨论，确定手术方案 □ 完成上级医师查房记录等 □ 向患者及家属交代病情及围术期注意事项 □ 穿刺活检（视情况而定） □ 签署手术及麻醉同意书、自费药品协议书、输血同意书 □ 完成必要的相关科室会诊 □ 初步确定手术术式和日期 □ 麻醉医师术前访视患者及完成记录	□ 手术（包括手术安全核对） □ 完成手术记录 □ 完成术后病程记录 □ 向患者及家属交代病情及术后注意事项 □ 手术标本常规送病理检查
重点医嘱	**长期医嘱：** □ 乳腺肿瘤护理常规 □ 三级护理 □ 普通饮食 □ 患者既往合并用药 **临时医嘱：** □ 血常规、血型、尿常规、凝血功能、电解质、肝肾功能、血糖、感染性疾病筛查 □ X 线胸片、心电图 □ 双乳腺 X 线摄影 □ 超声：双乳、双腋下、双锁骨上、腹盆腔 □ 根据病情可选择：双乳 MRI、超声心动图、肿瘤标志物	**长期医嘱：** □ 患者既往合并用药 **临时医嘱：** □ 备皮 □ 术前禁食禁饮 □ 其他特殊医嘱	**长期医嘱：** □ 全身麻醉下乳腺癌改良根治术后护理常规 □ 特级护理 □ 禁食禁饮 □ 吸氧（酌情） □ 心电监护（酌情） □ 口腔护理（酌情） □ 保留闭式引流 □ 胸壁负压引流管接负压引流装置 □ 会阴护理 **临时医嘱：** □ 导尿（酌情） □ 其他特殊医嘱 □ 输液、维持水电平衡 □ 酌情使用止吐、镇痛药物

续　表

时间	住院第 1 天	住院第 2~4 天	住院第 3~5 天（手术日）
主要护理工作	□ 入院介绍 □ 入院评估 □ 指导患者进行相关辅助检查	□ 术前准备 □ 术前宣教（提醒患者术前禁食禁饮） □ 沐浴、剪指甲、更衣 □ 心理护理 □ 患肢康复操指导	□ 观察患者病情变化 □ 术后生活护理 □ 术后疼痛护理 □ 定时巡视病房
病情变异记录	□ 无　□ 有，原因： 1. 2.	□ 无　□ 有，原因： 1. 2.	□ 无　□ 有，原因： 1. 2.
护士签名			
医师签名			

时间	住院第 4~6 天 （术后第 1 日）	住院第 7~9 天 （术后第 2~4 日）	住院第 10~15 天 （术后第 5~10 日）
主要诊疗工作	□ 上级医师查房，观察病情变化 □ 住院医师完成常规病历书写 □ 注意引流管	□ 上级医师查房 □ 住院医师完成常规病历书写 □ 观察引流量	□ 上级医师查房，进行手术及伤口评估，确定有无手术并发症和切口愈合不良情况，明确是否出院 □ 根据引流情况确定拔除引流管时间 □ 完成出院记录、病案首页、出院证明书等 □ 向患者交代出院后的注意事项，如返院复诊时间，发生紧急情况时处理等
重点医嘱	**长期医嘱：** □ 普通饮食 □ 一级护理 □ 雾化吸入（酌情） **临时医嘱：** □ 输液、维持水电平衡 □ 酌情使用止吐、镇痛药物	**长期医嘱：** □ 二级护理（术后第二天开始） □ 肢体功能康复治疗 **临时医嘱：** □ 常规换药	**出院医嘱：** □ 出院带药
主要护理工作	□ 观察患者病情变化 □ 术后生活护理 □ 术后心理护理 □ 术后疼痛护理 □ 指导术后功能锻炼	□ 观察患者病情变化 □ 术后生活护理 □ 术后心理护理 □ 术后指导（功能锻炼等）	□ 指导患者术后康复 □ 出院指导 □ 协助办理出院手续
病情变异记录	□ 无　□ 有，原因： 1. 2.	□ 无　□ 有，原因： 1. 2.	□ 无　□ 有，原因： 1. 2.
护士签名			
医师签名			

第三十二章

乳腺癌保留乳房手术临床路径释义

一、乳腺癌编码

1. 卫计委原编码

疾病名称及编码：乳腺癌（ICD-10：C50/D05）

手术操作名称及编码：乳腺癌保留乳房手术（ICD-9-CM-3：85.21-85.23）

2. 修改编码

疾病名称及编码：乳腺癌（ICD-10：C50/D05）

手术操作名称及编码：乳腺癌保留乳房手术（ICD-9-CM-3：85.21-85.23/85.33-85.36）

二、临床路径检索方法

（C50/D05）伴（85.21-85.23/85.33-85.36）

三、乳腺癌保留乳房手术临床路径标准住院流程

（一）适用对象

第一诊断为乳腺癌（ICD-10：C50/D05），行乳腺癌保留乳房手术（ICD-9-CM-3：85.21 或 85.22 或 85.23，以下简称保乳手术）。

> **释义**
>
> ■ 适用对象编码参见第一部分。
>
> ■ 本临床路径适用对象是第一诊断为乳腺癌的患者。
>
> ■ 可手术乳腺癌 0、Ⅰ、部分Ⅱ期及部分Ⅱ、Ⅲ期（炎性乳腺癌除外）经新辅助化疗降期患者。
>
> ■ 适用对象中不包括良性肿瘤、炎性疾病等乳腺疾病。

（二）诊断依据

根据《乳腺癌诊疗规范（2011 年版）》（卫办医政发〔2011〕78 号），NCCN《乳腺癌临床实践指南（2011 年)》等。

1. 病史：发现乳腺肿块，可无肿块相关症状。

2. 体征：乳腺触及肿块、腺体局灶性增厚、乳头溢液等。

3. 辅助检查：乳腺超声、乳腺 X 线摄影、乳腺 MRI、乳管镜等。

4. 病理学诊断明确（组织病理学、细胞病理学）。

> **释义**
>
> ■ 现根据 NCCN《乳腺癌临床实践指南（2017 年)》《中国抗癌协会乳腺癌诊治指南与规范（2015 版)》《中国临床肿瘤学会（CSCO）乳腺癌诊疗指南（2017 年版)》等。

■ 本路径的制订主要参考国际及国内权威参考书籍及诊疗指南，上述临床资料及实验室检查是确诊乳腺癌及评估患者是否符合保乳手术适应证的重要依据。

■ 典型的乳腺癌诊断并不困难，根据病史中肿瘤的性质、活动度、边界、乳头乳晕异常、溢液性质、腋下淋巴结性质等给予临床初步诊断。

■ 乳腺 B 超及数字化钼靶摄影可作为乳腺癌诊断的主要辅助手段。

■ 常规行胸部 X 线正侧位、B 超（颈部、锁骨上淋巴结、腋窝、上腹、盆腔）除外乳腺癌常见远端转移以利准确分期，必要时可行 CT、MRI、ECT、PET-CT 等以协助诊断。

■ 术前乳腺 MRI 是确定乳腺肿瘤范围，排除多灶或多中心肿瘤的重要手段。

■ 病理是诊断的金标准，常用粗针吸活检或切检明确，细胞学检查不能作为确诊依据。

（三）治疗方案的选择及依据

根据《乳腺癌诊疗规范（2011 年版）》（卫办医政发〔2011〕78 号），NCCN《乳腺癌临床实践指南（2011 年）》等。

1. 早期乳腺癌行保乳手术加放疗可获得与乳房切除手术同样的效果。

2. 保乳手术相对乳房切除手术创伤小，并发症少，且可获得良好的美容效果。

3. 需要强调的是：

（1）应当严格掌握保乳手术适应证。

（2）开展保乳手术的医院应当能够独立完成手术切缘的组织病理学检查，保证切缘阴性。

（3）开展保乳手术的医院应当具备放疗的设备和技术，否则术后应当将患者转入有相应设备的医院进行放射治疗。

释义

■ NCCN《乳腺癌临床实践指南（2017 年）》《中国抗癌协会乳腺癌诊治指南与规范（2015 版）》《中国临床肿瘤学会（CSCO）乳腺癌诊疗指南（2017 年版）》等。

■ 保乳手术因保留了大量乳腺组织，为确保患者手术安全，降低复发转移风险，应严格掌握其适应证。

■ 使患者充分了解保乳手术的相关治疗方案及风险，充分尊重患者意愿。

■ 术前检查、术中病理标本切缘诊断不符合保乳条件，或患者无法接受术后放疗时应退出本路径。

（四）标准住院日≤12 天

释义

■ 完善术前相关辅助实验室检查需 2~4 天，第 3~5 天行手术治疗，术后恢复 5~7 天，病情平稳（见出院标准）时可出院。总住院时间不超过 12 天均符合路径要求。

（五）进入路径标准

1. 第一诊断必须符合 ICD-10：C50/D05 乳腺癌疾病编码。

2. 患者有保乳意愿且无手术禁忌；乳腺肿瘤可以完整切除，达到阴性切缘；可获得良好的美容效果。

3. 当患者合并其他疾病，但住院期间不需要特殊处理也不影响第一诊断的临床路径流程实施时，可以进入路径。

> **释义**
>
> ■ 本路径需第一诊断满足乳腺癌疾病编码。
>
> ■ 本路径包括可手术乳腺癌0、Ⅰ、部分Ⅱ期及部分Ⅱ、Ⅲ期（炎性乳腺癌除外）经新辅助化疗降期患者。不包括乳头乳晕区病变、多中心及多灶性病变、良性肿瘤、炎性疾病、ⅢB 期以上乳腺癌。
>
> ■ 对于合并其他疾病，但不需特殊处理，不影响第一诊断且对手术无较大影响者可以进入路径。
>
> ■ 对于合并其他疾病经合理治疗后病情稳定，亦或目前尚需持续用药，但不影响手术预后和路径实施的，可进入路径，但可能会延长住院时间，增加治疗费用。
>
> ■ 对于合并对手术有较大影响的内科疾病者，需请相关科室会诊，对病情进行评估和控制以保证手术安全，影响路径实施的退出本路径。
>
> ■ 患者对保乳手术造成的双侧乳房外观不对称等情况知情并接受，同意行病变周围扩大切除。
>
> ■ 患者对手术行腋窝淋巴结清扫导致的患肢功能障碍等重要并发症知情，并同意行腋窝淋巴结清扫术。为了避免不必要的腋窝清扫，减低腋窝清扫术后并发症，对临床阴性和临床阳性但经针吸活检病理证实阴性的腋窝淋巴结可由有经验的外科团队行前哨淋巴结活检术。患者对前哨淋巴结活检术的获益和风险充分知情和同意。
>
> ■ 患者对保乳手术后须行辅助放疗知情，并对辅助放疗过程中相关并发症充分知情并接受。
>
> ■ 患者对保乳手术因术中切缘反复阳性造成保乳手术失败知情并接受。

（六）术前准备2~4天

1. 必需的检查项目：

（1）血常规+血型、尿常规、凝血功能、肝肾功能、电解质、血糖、感染性疾病筛查（乙型肝炎、丙型肝炎、梅毒、艾滋病等）。

（2）心电图、胸部 X 线平片。

（3）B 超（双乳、双腋下、锁骨上、腹盆）；双乳腺 X 线摄影；双乳 MRI。

2. 根据情况可选择的检查项目：

（1）肿瘤标志物。

（2）ECT 全身骨扫描。

（3）超声心动图、血或尿妊娠试验。

（4）检查结果提示肿瘤有转移时，可进行相关部位 X 线、CT 或 MRI 检查。

（5）肿瘤组织 ER、PR、HER2 检查。

（6）合并其他疾病相关检查：如心肌酶谱、24 小时动态心电图、心肺功能检查等。

> **释义**
>
> ■择期手术，根据病情决定术前时间，不需急诊手术。
> ■乳腺癌治疗需根据具体病情决定治疗方案，术前必须全面了解病情，准确评估，确定治疗方案，选择合适的手术方式并确保手术安全，进入相应路径管理。
> ■双乳MRI检查显示病变为多灶性或多中心时，不符合保乳手术适应证，应退出本路径，进入乳腺癌改良根治术路径。
> ■根据临床情况，可以在术前行新辅助治疗。

（七）手术日为入院第3~5天

1. 麻醉方式：全身麻醉。
2. 手术内固定物：如切缘钛夹标志等。
3. 术中用药：麻醉常规用药等。
4. 输血：视术中情况而定。
5. 病理：
（1）术中病理诊断：保乳手术标本的规范处理包括原发灶标本进行上下、内外、前后标记；钙化灶活检时行钼靶摄片；由病理科进行标本周围断端冷冻检查，明确是否切缘阴性，切缘阴性即保乳手术成功。
（2）术后病理诊断：病理报告中对保乳标本的评价应包括以下内容：大体检查应明确多方位切缘情况（前、后、上、下、内、外侧）。

> **释义**
>
> ■乳腺癌保留乳房手术常规使用全身麻醉，麻醉药均为麻醉常规用药，麻醉期间注意加强合并内科病患者的控制。
> ■乳腺癌手术一般不需输血，但应具备紧急输血条件，应对突发情况，如大血管破裂等。
> ■术中可以使用钛夹标记瘤床位置便于术后辅助放疗定位。

（八）术后住院恢复5~7天

1. 全身麻醉术后麻醉恢复平稳后，转回外科病房。
2. 术后用药：酌情镇痛、止吐、输液、维持水电解质平衡治疗。
3. 抗菌药物使用：按照《抗菌药物临床应用指导原则》（卫医发〔2004〕285号）执行，Ⅰ类手术切口原则上可不使用抗菌药物；如为高龄或免疫缺陷者等高危人群，可预防性应用抗菌药物，术前30分钟至2小时内给药，总的预防性应用抗菌药物时间不超过24小时，个别情况可延长至48小时。

> **释义**
>
> ■手术常规全身麻醉下进行，术后需行麻醉苏醒，平稳后由麻醉医师送至外科病房，及时监测相关指标确保安全。
> ■术后患者可出现术区疼痛、麻醉相关呕吐、暂时不能进食导致的水电解质平

衡紊乱等，可酌情使用镇痛、止吐、补液等对症支持治疗。

■ 乳腺癌保留乳房手术属于Ⅰ类手术，不常规使用抗菌药物；但患者如存在感染高危因素如免疫缺陷、高龄、行术前化疗免疫低下等可酌情预防性应用抗菌药物，并严格按照术前30分至2小时内给药，总时间不超过24小时，重度高危的患者可延长至48小时。

■ 出现院内感染者可经验性用药并及时行细菌培养，需根据菌培养及药敏试验及时调整抗菌药物，轻度感染增强局部控制后不影响路径实施者可不退出路径，中重度感染可能导致住院时间延长及治疗费用增加的病例退出路径。

■ 术后行患肢功能锻炼帮助患肢功能恢复。

（九）出院标准

1. 患者一般情况良好，体温正常，完成复查项目。
2. 伤口愈合好：引流管拔除或引流液每日50ml以下，伤口无出血感染。
3. 没有需要住院处理的与本手术有关并发症。

> **释义**
>
> ■ 患者出院前应一般情况良好。
>
> ■ 患者引流液<50ml/d，且无出血感染者可带管出院，告知患者保持敷料清洁干燥，定期返院换药，待腋窝引流<10ml/d时可拔除引流管。
>
> ■ 已拔管患者伤口无感染出血可以出院。
>
> ■ 没有需要住院处理的与本手术有关的并发症如下肢深静脉血栓等。

（十）变异及原因分析

1. 有影响手术的合并症，需要进行相关的诊断和治疗。
2. 术中保乳标本切缘阳性表示保乳失败，建议改为乳房切除手术。
3. 术前诊断行 Core needle 穿刺活检（包括真空辅助活检）。
4. 围术期并发症，可能造成住院日延长或费用超出参考费用标准。
5. 医师认可的变异原因。
6. 其他患者方面的原因等。

> **释义**
>
> ■ 有影响手术的合并症，如糖尿病、心脑血管疾病等，可能需要同时治疗或疾病本身导致术后恢复缓慢，从而导致治疗时间延长或治疗费用增加，严重影响路径实施者退出路径。
>
> ■ 围术期的并发症，如术后出血等，可能导致二次手术或恢复延迟，从而造成住院日延长或费用超出参考标准。
>
> ■ 医师认可的变异原因主要是指患者入选路径后，医师在检查及治疗过程中发现患者合并存在一些事前未预知的对本路径治疗可能产生影响的情况，需要终止执

行路径或者是延长治疗时间、增加治疗费用。该情况需在表单中明确说明。

■因患者方面的主观原因导致执行路径出现变异，该情况亦需在表单中明确说明。

（十一）参考费用标准：1.2万~1.8万元

释义

■建议参考费用标准：1.5万~2.5万元。

四、推荐表单

（一）医师表单

乳腺癌保留乳房手术临床路径医师表单

适用对象：第一诊断为乳腺癌（ICD-10：C50/D05）：临床0、Ⅰ、部分Ⅱ期及部分Ⅱ、Ⅲ期
（炎性乳腺癌除外）经新辅助化疗降期患者

行乳腺癌保留乳房手术（ICD-9-CM-3：85.21或85.22或85.23）

患者姓名：	性别： 年龄： 门诊号：	住院号：
住院日期： 年 月 日	出院日期： 年 月 日	标准住院日：≤12天

时间	住院第1天	住院第2~4天
主要诊疗工作	□ 询问病史及体格检查 □ 完成首次病程记录 □ 完成大病历 □ 开具各项检查单 □ 上级医师查房 □ 确定初步诊断	□ 实施检查检验并回收结果，异常者复查或增加相应检查项目 □ 完成术前准备与术前评估 □ 完成三级查房 □ 完成术前小结，行术前讨论，确定手术方案 □ 完成上级医师查房记录等 □ 穿刺活检（视情况而定） □ 向患者及家属交代病情及围术期注意事项 □ 签署手术及麻醉同意书、粗针吸活检或冷冻同意书、安全核查单、自费药品协议书、输血同意书、24小时病情告知书、授权委托书、不收受财物协议书等文书 □ 完成必要的相关科室会诊 □ 初步确定手术术式和日期 □ 递交手术单 □ 麻醉医师术前访视患者及完成记录
重点医嘱	**长期医嘱：** □ 乳腺肿瘤外科护理常规 □ 二级护理 □ 饮食医嘱（普通饮食/糖尿病饮食） □ 患者既往合并用药 **临时医嘱：** □ 血常规、血型 □ 尿常规 □ 凝血功能 □ 肝肾功能、电解质、血糖 □ 感染性疾病筛查 □ 激素全项 □ 乳腺肿瘤标志物 □ 胸部正侧位X线片 □ 多导心电图	**长期医嘱：** □ 同前 **临时医嘱：** □ 备皮 □ 术前禁食、禁水 □ 术前无创血压监测 □ 艾司唑仑 □ 其他特殊医嘱：Holter、双下肢静脉B超等

续　表

时间	住院第 1 天	住院第 2~4 天
	□ 双乳腺 X 线摄影 □ B 超：双乳腺、双腋下、颈部淋巴结、上腹、盆腔 □ 根据病情可选择：双乳 MRI、超声心动等	
病情 变异 记录	□ 无　□ 有，原因： 1. 2.	□ 无　□ 有，原因： 1. 2.
医师 签名		

时间	住院第 3~5 天（手术日）	住院第 4~6 天（术后第 1 天）
主要诊疗工作	□ 完成手术安全核对 □ 行肿瘤切除术并送快速冷冻病理 □ 实施乳腺癌保留乳房手术 □ 24 小时内完成手术记录 □ 完成术后病程记录 □ 向患者及家属交代病情及术后注意事项 □ 手术标本常规送病理检查 □ 麻醉医师随访，检查麻醉并发症	□ 上级医师查房，观察病情变化 □ 查看引流情况，行伤口换药处理 □ 完成常规病历书写
重点医嘱	长期医嘱： □ 全身麻醉下乳腺癌保留乳房手术后护理常规 □ 一级护理 □ 禁食、禁水 □ 吸氧（酌情） □ 心电监护（酌情） □ 口腔护理（酌情） □ 保留负压接引流管 □ 会阴护理 临时医嘱： □ 导尿（酌情） □ 其他特殊医嘱 □ 补液维持水电解质平衡 □ 酌情使用止吐、镇痛药物	长期医嘱： □ 普通饮食/糖尿病饮食 □ 一级护理 □ 雾化吸入（酌情） □ 保留负压接引流管 临时医嘱： □ 补液维持水电解质平衡 □ 酌情使用止吐、镇痛药物 □ 患者既往合并用药
病情变异记录	□ 无　□ 有，原因： 1. 2.	□ 无　□ 有，原因： 1. 2.
医师签名		

时间	住院第 7~9 天（术后第 2~4 天）	住院第 10~12 天（术后第 5~7 天）
主要诊疗工作	□ 上级医师查房 □ 完成常规病历书写 □ 观察引流，酌情切口换药处理	□ 上级医师查房，进行手术及伤口评估，确定有无手术并发症和切口愈合不良情况，明确是否出院 □ 根据引流情况确定拔除引流管时间 □ 完成常规病历书写、出院记录、病案首页、出院证明书等文书 □ 向患者交代出院后注意事项
重点医嘱	**长期医嘱：** □ 乳腺肿瘤外科护理常规 □ 二级护理（术后第 2 天开始） □ 肢体功能康复治疗 □ 饮食医嘱（普通饮食/糖尿病饮食） □ 患者既往合并用药 **临时医嘱：** □ 常规换药	**出院医嘱：** □ 出院带药
病情变异记录	□ 无　□ 有，原因： 1. 2.	□ 无　□ 有，原因： 1. 2.
医师签名		

（二）护士表单

乳腺癌保留乳房手术临床路径护士表单

适用对象：第一诊断为乳腺癌（ICD-10：C50/D05）：临床 0、Ⅰ、部分Ⅱ期及部分Ⅱ、Ⅲ期（炎性乳腺癌除外）经新辅助化疗降期患者

行乳腺癌保留乳房手术（ICD-9-CM-3：85.21 或 85.22 或 85.23）

患者姓名：		性别： 年龄： 门诊号：	住院号：
住院日期： 年 月 日		出院日期： 年 月 日	标准住院日：≤12 天

时间	住院第 1 天	住院第 2~4 天
主要护理工作	□ 入院宣教 □ 介绍主管医师、护士 □ 介绍病室环境、设施 □ 介绍常规制度及注意事项 □ 介绍疾病相关注意事项 □ 核对患者，佩戴腕带 □ 建立住院病历 □ 评估患者并书写护理评估单 □ 卫生处置：剪指（趾）甲、沐浴，更换病号服 □ 二级护理 □ 晨晚间护理 □ 患者安全管理 □ 遵医嘱通知实验室检查 □ 给予患者及家属心理支持	□ 术前宣教 □ 宣教疾病知识、术前准备及手术过程 □ 指导术前保持良好睡眠 □ 告知准备物品 □ 告知术后饮食、活动及探视注意事项 □ 告知术后可能出现的情况及应对方式 □ 告知家属等候区位置 □ 协助医师完成术前检查及实验室检查 □ 术前准备 □ 备皮 □ 术前禁食、禁水 □ 术前无创血压监测 □ 艾司唑仑 □ 二级护理 □ 晨晚间护理 □ 患者安全管理 □ 遵医嘱完成相关检查 □ 给予患者及家属心理支持
重点医嘱	□ 详见医嘱执行单	□ 详见医嘱执行单
病情变异记录	□ 无 □ 有，原因： 1. 2.	□ 无 □ 有，原因： 1. 2.
护士签名		

时间	住院第 3~5 天（手术日）	住院第 4~6 天（术后第 1 天）
主要护理工作	□ 术后当日宣教 □ 告知监护设备、管路功能及注意事项 □ 告知饮食、体位要求 □ 告知术后可能出现的情况及应对方式 □ 再次明确探视陪伴须知 □ 术前监测生命体征 □ 送手术 □ 摘除患者各种活动物品 □ 核对患者资料及带药 □ 填写手术交接单、签字确认 □ 接手术 □ 核对患者及资料，签字确认 □ 一级护理 □ 晨晚间护理 □ 卧位护理：雾化吸入护理；预防深静脉血栓形成 □ 排泄护理 □ 患者安全管理 □ 病情观察，写特护记录：日间 q2h、夜间 q4h 评估生命体征、伤口敷料、引流情况及出入量等 □ 遵医嘱指导康复锻炼 □ 给予患者及家属心理支持	□ 术后宣教 □ 复查患者对术前宣教内容的掌握程度 □ 饮食、活动、安全指导 □ 药物作用及频率 □ 疾病恢复期注意事项 □ 疼痛及睡眠指导 □ 一级护理 □ 晨晚间护理 □ 协助进食进水 □ 协助翻身、创伤移动、防止压疮 □ 排泄护理 □ 患者安全管理 □ 病情观察，写护理记录 □ 评估生命体征、伤口敷料、引流情况、尿管情况 □ 遵医嘱给予预防深静脉血栓形成治疗 □ 遵嘱指导康复锻炼 □ 给予患者及家属心理支持 □ 需要时，联系主管医师给予相关治疗及用药
重点医嘱	□ 详见医嘱执行单	□ 详见医嘱执行单
病情变异记录	□ 无 □ 有，原因： 1. 2.	□ 无 □ 有，原因： 1. 2.
护士签名		

时间	住院第7~9天（术后第2~4天）	住院第10~12天（术后第5~7天）
主要护理工作	□ 术后宣教 □ 复查患者对术前宣教内容的掌握程度 □ 饮食、活动、安全指导 □ 疾病恢复期注意事项 □ 一/二级护理 □ 晨晚间护理 □ 协助进食进水 □ 协助翻身、创伤移动、防止压疮 □ 排泄护理 □ 患者安全管理 □ 病情观察，写护理记录 □ 评估生命体征、伤口敷料、引流情况 □ 遵医嘱给予预防深静脉血栓形成治疗 □ 遵嘱指导康复锻炼 □ 给予患者及家属心理支持	□ 出院宣教 □ 遵医嘱告示后续治疗（化疗、放疗、内分泌治疗、靶向治疗）安排 □ 告知随诊及复查时间 □ 嘱患者自行继续进行功能锻炼 □ 指导出院后患肢功能锻炼 □ 二级护理 □ 晨晚间护理 □ 指导床旁活动及患肢功能锻炼 □ 指导饮食 □ 患者安全管理 □ 病情观察 □ 评估生命体征，局部敷料及引流管情况 □ 遵嘱给予防止深静脉血栓形成功能锻炼 □ 遵医嘱指导出院后功能康复锻炼 □ 给予患者及家属心理支持 □ 办理出院手续
重点医嘱	□ 详见医嘱执行单	□ 详见医嘱执行单
病情变异记录	□ 无 □ 有，原因： 1. 2.	□ 无 □ 有，原因： 1. 2.
护士签名		

（三）患者表单

乳腺癌保留乳房手术临床路径患者表单

适用对象：第一诊断为乳腺癌（ICD-10：C50/D05）

行乳腺癌保留乳房手术（ICD-9-CM-3：85.21 或 85.22 或 85.23）

患者姓名：	性别：	年龄：	门诊号：	住院号：
住院日期： 年 月 日	出院日期： 年 月 日			标准住院日：≤12 天

时间	入院	手术前	手术当天
医患配合	□ 配合询问病史，手机资料，务必详细告知既往史、用药史、过敏史 □ 如服用抗凝药物，明确告知 □ 配合测量生命体征，进行体格检查 □ 接受入院宣教 □ 遵守医院的相关规定和家属探视制度 □ 有不适症状及时告知医师和护士	□ 配合完善术前相关检查，如采血、留尿、心电图、X 线胸片、钼靶、B 超等 □ 医师向患者及家属介绍病情及治疗计划，告知手术方案及风险，术前签字 □ 麻醉师进行术前访视 □ 接受术前宣教，了解围术期需要注意的问题，提前做好准备 □ 完成术前准备：备皮、配合禁食、禁水、准备好必要物品、取下义齿及饰品等并将贵重物品交由家属保管、术前保证良好睡眠 □ 有不适症状及时告知医师和护士	□ 晨起配合测量生命体征 □ 配合医师完成手术标示 □ 入手术室前协助完成核对 □ 出手术室后配合心电、呼吸、血氧、血压监测，以及输液、导尿等 □ 遵医嘱采取正确体位 □ 有不适症状及时告知医师和护士
重点诊疗及检查	诊疗重点： □ 协助医师记录病史 □ 初步确定乳腺疾病治疗方案 □ 告知医师既往的基础疾病并继续治疗 重要检查： □ 测量生命体征，身高体重 □ 进行全身体格检查 □ 进行专科检查	诊疗重点： □ 按照预约时间完成必要的实验室检查 □ 了解病情和可选择的治疗方案 □ 根据病情和医师建议选择适合自己的手术方案 □ 了解麻醉和手术风险、围术期可能出现的并发症等 重要检查： □ 完成血尿常规、血型、血凝常规、生化全项、感染性疾病筛查等实验室检查 □ 完成 X 线胸片、心电图、钼靶、B 超、双乳 MR 等检查 □ 根据专科情况完成必要的实验室检查，如激素全项、肿瘤标志物、CT、ECT 等 □ 根据既往病史完成相关实验室检查，如心肌标志物、超声心动、甲状腺功能全项等	

时间	手术后	出院
医患配合	□ 配合定时测量生命体征、监测出入量、引流量等 □ 卧床期间注意活动下肢，预防静脉血栓形成，必要时接受抗凝治疗 □ 配合伤口换药 □ 接受进食、进水、排便等生活护理 □ 注意保护引流管及尿管，避免牵拉、脱出、打折等 □ 遵医嘱逐步进行功能锻炼，注意动作禁忌，避免因活动不当造成皮瓣游离 □ 出现不适症状及时告知医师和护士，如心前区不适、心悸、下肢疼痛等，并配合进行相应实验室检查 □ 配合拔除尿管、引流管 □ 注意活动安全，避免坠床或跌倒 □ 配合执行探视及陪伴制度 □ 根据术后病理回报追加必要的实验室检查	□ 接受出院前指导 □ 获取出院诊断书 □ 获取出院带药 □ 知晓服药方法、作用、注意事项 □ 遵医嘱进行适度功能锻炼，注意动作禁忌 □ 知晓复查、术后放化疗等的时间及程序 □ 知晓在院外出现不适症状时应及时就诊 □ 接受出院宣教 □ 办理出院手续
重点诊疗及检查	□ 如出现心前区不适、心悸等症状，应配合完成心电图、心功能、心肌标志物等实验室检查 □ 如出现腹痛、腹泻等症状应配合完成便常规、腹部 B 超等检查 □ 如出现下肢疼痛应配合完成下肢血管 B 超等检查 □ 如术后病理提示淋巴结转移转移较多，应配合完成相关检查除外远端转移，如头部、胸部或上腹 CT、ECT、PET-CT 等	

附：原表单（2012 年版）

乳腺癌保留乳房手术临床路径表单

适用对象：第一诊断为乳腺癌（ICD-10：C50/D05）：临床 0、Ⅰ、部分Ⅱ期及部分Ⅱ、Ⅲ期（炎性乳腺癌除外）经新辅助化疗降期患者

行乳腺癌保留乳房手术（ICD-9-CM-3：85.21 或 85.22 或 85.23）

患者姓名：	性别： 年龄： 门诊号：	住院号：
住院日期： 年 月 日	出院日期： 年 月 日	标准住院日：≤12 天

时间	住院第 1 天	住院第 2~4 天	住院第 3~5 天（手术日）
主要诊疗工作	□ 询问病史及体格检查 □ 完成入院病历书写 □ 开具实验室检查单及相关检查	□ 完成术前准备与术前评估 □ 三级医师查房 □ 术前讨论，确定手术方案 □ 完成上级医师查房记录等 □ 向患者及家属交代病情及围术期注意事项 □ 穿刺活检（视情况而定） □ 签署手术及麻醉同意书、自费药品协议书、输血同意书 □ 完成必要的相关科室会诊 □ 初步确定手术方式和日期 □ 麻醉医师术前访视患者及完成记录	□ 手术（包括手术安全核对） □ 完成手术记录 □ 完成手术后病程记录 □ 向患者及家属交代病情及术后注意事项 □ 手术标本常规送病理检查
重点医嘱	**长期医嘱：** □ 乳腺肿瘤护理常规 □ 三级护理 □ 普通饮食 □ 患者既往合并用药 **临时医嘱：** □ 血常规、血型、尿常规、凝血功能、电解质、肝肾功能、血糖、感染性疾病筛查 □ X 线胸片、心电图 □ 双乳腺 X 线摄影 □ 超声：双乳、双腋下、双锁上、腹盆腔 □ 根据病情可选择：双乳 MRI、超声心动图、肿瘤标志物	**长期医嘱：** □ 患者既往合并用药 **临时医嘱：** □ 备皮 □ 术前禁食禁饮 □ 其他特殊医嘱	**长期医嘱：** □ 全身麻醉下乳腺癌保乳术后护理常规 □ 禁食禁饮 □ 吸氧（酌情） □ 心电监护（酌情） □ 口腔护理（酌情） □ 保留闭式引流 □ 腋下负压引流管接负压引流装置 □ 会阴护理（酌情） **临时医嘱：** □ 导尿（酌情） □ 其他特殊医嘱 □ 输液、维持水电平衡 □ 酌情使用止吐、镇痛药物

时间	住院第 1 天	住院第 2~4 天	住院第 3~5 天（手术日）
主要护理工作	□ 入院介绍 □ 入院评估 □ 指导患者进行相关辅助检查	□ 术前准备 □ 术前宣教（提醒患者术前禁食禁饮） □ 沐浴、剪指甲、更衣 □ 心理护理 □ 患肢康复操指导	□ 观察患者病情变化 □ 术后生活护理 □ 术后疼痛护理 □ 定时巡视病房
病情变异记录	□ 无 □ 有，原因： 1. 2.	□ 无 □ 有，原因： 1. 2.	□ 无 □ 有，原因： 1. 2.
护士签名			
医师签名			

时间	住院第 4~6 天 （术后第 1 天）	住院第 7~9 天 （术后第 2~4 天）	住院第 10~12 天 （术后第 5~7 天）
主要诊疗工作	□ 上级医师查房，观察病情变化 □ 住院医师完成常规病历书写 □ 注意引流量	□ 上级医师查房 □ 住院医师完成常规病历书写 □ 观察引流量	□ 上级医师查房，进行手术及伤口评估，确定有无手术并发症和切口愈合不良情况，明确是否出院 □ 根据引流情况确定拔除引流管时间 □ 完成出院记录、病案首页、出院证明书等 □ 向患者交代出院后的注意事项，如返院复诊时间，发生紧急情况时处理等
重点医嘱	长期医嘱： □ 一级护理 □ 普通饮食 □ 雾化吸入（酌情） □ 肢体功能治疗 临时医嘱： □ 输液、维持水电平衡 □ 酌情使用止吐、镇痛药物	长期医嘱： □ 二级护理（术后第二天开始） 临时医嘱： □ 换药	出院医嘱： □ 出院带药
主要护理工作	□ 观察患者病情变化 □ 术后生活护理 □ 术后心理护理 □ 术后疼痛护理 □ 指导术后功能锻炼	□ 观察患者病情变化 □ 术后生活护理 □ 术后心理护理 □ 术后指导（功能锻炼等）	□ 指导患者术后康复 □ 出院指导 □ 协助办理出院手续
病情变异记录	□ 无 □ 有，原因： 1. 2.	□ 无 □ 有，原因： 1. 2.	□ 无 □ 有，原因： 1. 2.
护士签名			
医师签名			

第三十三章
乳腺癌辅助化疗临床路径释义

一、乳腺癌辅助化疗编码

1. 卫计委原编码

疾病名称及编码：乳腺癌（ICD-10：C50.801，C50.802，C50.803，C50.804 伴 C50.900）

2. 修改编码

疾病名称及编码：恶性肿瘤术后化疗（ICD-10：Z51.102）

二、临床路径检索方法

Z51.102

三、乳腺癌辅助化疗标准住院流程

（一）适用对象

第一诊断为乳腺腺癌（ICD-10：C50.801，C50.802 C50.803，C50.804 伴 C50.900），符合以下条件：

1. 腋窝淋巴结阳性。

2. 腋窝淋巴结阴性但伴有高危复发因素者，如：①年龄<35 岁；②肿瘤直径>2.0cm；③核分级为Ⅲ级；④有脉管癌栓；⑤HER2 阳性 [指免疫组化 3＋和（或）荧光原位杂交有扩增]。注：对于 HER2 阳性，同时淋巴结阳性或淋巴结阴性的肿瘤直径>0.5cm 的患者，建议曲妥珠单抗辅助治疗。

> **释义**
>
> ■ 适用对象编码参见第一部分。
> ■ 本路径适用对象为临床诊断为早期乳腺癌并且完成了手术治疗的患者，部分患者可能还完成了术后的辅助放疗。如为晚期乳腺癌患者或接受新辅助化疗（术前化疗）的患者需进入其他路径。
> ■ 上述适用对象为临床上最常见的接受术后辅助化疗的患者，但并不局限于上述特征的，不满足上述条件但经医师和患者沟通后拟行术后辅助化疗的患者仍然适用，三阴性乳腺癌患者除非特殊类型一般都需要术后辅助化疗。

（二）诊断依据

根据《乳腺癌诊疗规范（2011 年)》（卫办医改发〔2011〕78 号）和 NCCN《乳腺癌临床实践指南（中国版)》。

1. 症状：发现乳房肿块。

2. 体格检查：乳房触诊及腋下淋巴结触诊，全身浅表淋巴结肿大情况。

3. 一般情况评估：体力状态评估。

4. 实验室检查：乳腺 B 超；血清肿瘤标志物检查，如 CEA、CA125 及 CA15-3 等。

5. 病理诊断为乳腺癌。

> **释义**
>
> ■ 本路径的制订主要参考国内权威参考书籍和诊疗指南。
>
> ■ 病理诊断是诊断乳腺癌的金标准。乳腺肿物细胞学穿刺发现癌细胞也可确诊乳腺癌。病史、临床症状和影像学的检查是诊断乳腺的辅助依据，多数患者表现为无痛性的乳房肿物、质硬边界欠清。影像学诊断除 B 超外，还有乳腺钼靶、乳腺磁共振检查等。

（三）进入路径标准

1. 第一诊断必须符合（ICD-10：C50.801，C50.802 C50.803，C50.804 伴 C50.900），乳腺癌疾病编码。
2. 原发灶根治术后，无远端转移或准备入院检查排除远端转移。
3. 符合化疗适应证，无化疗禁忌。
4. 当患者合并其他疾病，但住院期间不需要特殊处理也不影响第一诊断的临床路径流程实施时，可以进入路径。

> **释义**
>
> ■ 本路径仅针对乳腺癌术后 I ~ III 期需行辅助化疗患者。按照《乳腺癌诊疗规范（2011 年版）》及《2011 年乳腺癌临床实践指南（中国版）》给予相应化疗。
>
> ■ 辅助化疗的适应证：①对于 HER2 阳性乳腺癌和三阴性乳腺癌，术后无论有无淋巴结转移一般都需要化疗；②对于激素受体阳性并且 HER2 阴性的乳腺癌患者，如腋窝淋巴结阳性，无论绝经前或绝经后，常规给予术后辅助化疗；如淋巴结阴性，应根据预后指标（如肿瘤大小、病理类型、核分级、受体状态、年龄、脉管瘤栓、S 期细胞比例等），有针对性地对中高度复发风险的患者给予术后辅助化疗进入本路径。
>
> ■ 患者因化疗禁忌证，如孕期（前 3 个月）、严重败血症、一般情况差、KPS<60 分、白细胞和血小板明显低于正常范围、严重贫血、肝肾功能明显异常、严重心血管、肺功能障碍，不适用本路径。
>
> ■ 患者符合辅助化疗适应证，但同时合并其他疾病如糖尿病、高血压等，经治疗病情稳定不影响住院各环节，可以进入路径。如合并其他疾病可能影响本路径实施的，暂不宜进入路径；经合理治疗达到病情稳定，但不影响本病预后和路径实施的，可进入路径，但可能会增加医疗费用，延长住院时间。

（四）标准住院日 2~4 天

> **释义**
>
> ■ 乳腺癌术后的患者入院后，通常完成化疗前相关检查和准备 1~2 天，第 3~4 天行药物治疗，同时观察化疗不良反应，总住院时间不超过 4 天符合本路径要求。

（五）住院期间的检查项目

1. 必需的检查项目：

（1）基线及每 3 个月复查时检查项目：HER2 检测（基线）；肿瘤标志物，如 CEA、CA125、CA15-3；X 线胸片或胸部 CT、腹部和（或）盆腔超声、增强 CT 或 MRI、乳腺及腋下锁骨上淋巴结超声和心脏超声、乳腺钼靶或 MRI（每年 1 次）。

（2）每周期化疗前检查项目：①血常规、尿常规、大便常规；②肝肾功能、电解质、血糖、凝血功能；③心电图。

2. 根据患者病情进行的检查项目：

（1）提示肿瘤有复发时，可进行相关部位 CT 或 MRI。

（2）骨扫描。

（3）合并其他疾病相关检查。

释义

■HER2 检查一般仅需要 1 次，通常是在化疗前或化疗第一周期期间进行。受体阳性的乳腺癌患者可能还需要定期检查激素水平。每 3 个月检查肿瘤标志物和心脏超声，如患者术后淋巴结转移数目在 4 个及以上，建议化疗前加做胸部 CT 和骨扫描以明确患者有无远端转移，乳腺钼靶和 MRI 不作为术后化疗前常规。如患者拟接受曲妥珠单抗的治疗，基线可加做心脏超声，以后每 3~6 个月复查 1 次。

■血常规检查主要判断患者骨髓储备情况，如白细胞计数（WBC）≤3.0×10^9/L；中性粒细胞计数（ANC）≤1.5×10^9/L；血小板计数（PLT）≤100×10^9/L；血红蛋白（HGB）≤100g/L。患者暂时不适宜化疗。尿、便常规有助于判断是否合并泌尿系统疾患及胃肠道出血倾向。

■肝肾功能、电解质、血糖用于判断患者是否合并其他疾病，了解患者一般情况。凝血功能检查有助于判断患者是否合并凝血功能异常，明确患者出血倾向。

■X 线胸片检查有助于判断肺部情况，判别肺感染、肺结核、肺转移等；心电图用于筛查患者是否合并心脏疾患；腹部 B 超判别腹腔肝、脾、胰、淋巴结等情况；辅助化疗前必须有病理组织学报告的证实，同时明确 ER、PR 和 HER2 状况，必要时应有 P53、Ki67 的结果。

■患者如为Ⅲ期浸润性乳腺癌或有骨骼疼痛临床症状者，应选择 ECT 检查；患者分期较晚或健侧乳腺肿物，常规乳腺钼靶、B 超不能定性时，可以考虑行乳腺 MRI；患者伴有心脏疾患、使用蒽环类化疗药物或靶向药物曲妥珠单抗时应行超声心动图检查；育龄乳腺癌患者化疗前应避孕，同时进行血或尿妊娠试验，以排除妊娠可能。

■初步检查结果肿瘤有转移，进行相应 CT 或 MRI 检查进一步明确转移部位及范围。

■患者治疗期间出现心脏疾患、肺感染等症状应给予对应的检查。

（六）化疗前准备

1. 体格检查、体能状况评分。

2. 排除化疗禁忌。

3. 患者、监护人或被授权人签署相关同意书。

> **释义**
>
> ■ 该环节非常重要，临床医师必须根据病理组织学结果、ER、PR、HER2 状态，同时评估患者的一般情况、各脏器功能，有否化疗禁忌等情形，制订合理规范的化疗方案。
>
> ■ 化疗前可能还需要外周静脉置管等准备工作。

（七）选择化疗方案

依据《乳腺癌诊疗规范（2011 年）》（卫办医改发〔2011〕78 号）等。

化疗方案（以下方案选一，根据患者的危险分层）：

1. CEF/CAF/CTF：2 周或 3 周方案，分别是环磷酰胺+表柔比星+氟尿嘧啶/环磷酰胺+多柔比星+氟尿嘧啶/环磷酰胺+吡柔比星+氟尿嘧啶。

2. EC/AC：2 周或 3 周方案，分别是环磷酰胺+表柔比星/环磷酰胺+多柔比星，可选择吡柔比星替代。

3. PTX：单周或 2 周方案，为紫杉醇（HER2 阳性者加用曲妥珠单抗）。

4. TXT：3 周方案，为多西他赛（HER2 阳性者加用曲妥珠单抗）。

5. TCbH：3 周方案，为多西他赛+卡铂+曲妥珠单抗。

6. TAC：3 周方案，为多西他赛+蒽环类+环磷酰胺。

7. TC（H）：3 周方案，为多西他赛+环磷酰胺（HER2 阳性者加用 HER2 阳性者加用曲妥珠单抗）。

> **释义**
>
> ■ PTX 和 TXT 一般不以单药作为一个完整的方案，往往序贯在 CEF/CAF/CTF 或 EC/AC 后使用，HER2 阳性时往往与曲妥珠单抗同时使用，TXT 亦可以与环磷酰胺联合（TC 方案）。
>
> ■ 建议根据患者实际情况及每个循证医学研究的背景合理选择上述化疗方案，如腋窝淋巴结阴性的激素依赖性患者可以考虑选择 CMF×6、AC×4、EC×4、TC×4 等；腋窝淋巴结阴性的三阴性患者可以考虑选择 FAC（FEC）或 AC-T 等；HER2 过表达患者可以考虑选择 AC-TH 或 TCH 等，可考虑使用多柔比星脂质体代替传统多柔比星，在达到治疗效果的同时降低心脏事件的发生风险，但仍需进行心脏功能检测；HER2 阴性淋巴结阳性中高危患者可以考虑选择 AC-T（剂量密集）、FEC-T（剂量密集）、TAC、EC-D 等方案。

（八）化疗后必须复查的检查项目

1. 血常规：建议每周复查 1~2 次。根据具体化疗方案及血象变化，复查时间间隔可酌情增减。

2. 肝肾功能：每化疗周期复查 1 次。根据具体化疗方案及血象变化，复查时间间隔可酌情增减。

释义

■ 化疗后应密切监测血象，一般每周检查1~2次，包括血红蛋白、白细胞和血小板计数；当白细胞和血小板降低时还应相应增加次数，至疗程结束后血象恢复正常。白细胞常在9~11天达到低谷，多次化疗患者骨髓抑制时间可提前，同时也应注意化疗方案的选择，有些化疗方案的骨髓抑制较强，因此应特别注意血象变化。进一步评估患者主要脏器功能，合并严重脏器功能障碍需要治疗者，可退出本路径并进入相应治疗路径。

■ 肝肾功能的检查原则上每个周期查1次即可。但如果患者出现Ⅱ度以上的肝肾功能异常，需要在治疗后3~7天再复查相应指标。

（九）化疗中及化疗后治疗

化疗期间脏器功能损伤的相应防治：止吐、保肝、水化、抑酸、止泻、预防过敏、升白细胞及血小板、纠正贫血。

释义

■ 上述支持治疗是顺利完成辅助化疗的重要保证。止吐治疗是对患者在治疗过程中由化疗药物引起消化道反应的有效的治疗方法，通常采用5-HT3受体抑制剂，对于重度致吐的化疗方案（AC、TAC等），建议同时加用激素或阿瑞匹坦；充分的水化、碱化可以减少治疗中的不良反应，化疗期间止吐治疗可能会导致便秘，必要时加用通便药物。另外，G-CSF的使用可以缩短化疗后中性粒细胞绝对值低下的时间，减少严重感染的发生，避免住院时间的延长。磷酸肌酸等拮抗化疗药物（蒽环或紫杉类）心肌毒性的药物，能改善心肌细胞代谢，修复细胞膜，可酌情加用。酌情使用免疫调节药，如细胞因子、某些中药（根据循证及辨证论治原则选用，如康艾注射液）等，以增强化疗药效果，减轻化疗不良反应。

（十）出院标准

1. 完成既定化疗流程。
2. 无发热等感染表现。
3. 无Ⅲ度及以上的恶心、呕吐及腹泻（NCI分级）。
4. 无未控制的癌痛。
5. 无需干预的异常实验室检查结果。
6. 无需干预的其他并发症。

释义

■ 临床症状改善，不需要静脉输液的患者可出院，出现其他合并症需要治疗者可适当延长住院时间。

（十一）变异及原因分析

1. 治疗前、中、后有感染、切口愈合不佳等其他合并症者，需进行相关的诊断和治疗，可能延长住院时间并致费用增加。

2. 化疗后出现骨髓抑制，需要对症处理，导致治疗时间延长、费用增加。

3. 药物不良反应需要特殊处理，如过敏反应、神经毒性、心脏毒性等。

4. 高龄患者根据个体化情况具体实施。

5. 医师认可的变异原因分析，如药物减量使用。

6. 其他患者方面的原因等。

> **释义**
>
> ■ 治疗过程中因出现各种并发症需要继续住院的患者可适当延长住院日，化疗后患者出现Ⅲ~Ⅳ级的粒细胞下降，应给予 G-CSF 或 GM-CSF 治疗，如出现发热，尤其是中性粒细胞减少性发热，需要同时预防性使用抗菌药物；患者因化疗置管可能导致感染或血栓形成，需要抗感染治疗和抗凝治疗；$PLT \leq 20 \times 10^9/L$ 应输注血小板，HER2 过表达患者，应选择曲妥珠单抗联合化疗方案，可以明显减少乳腺癌的复发风险，70 岁以上患者因尚无明确的循证医学证据，可以考虑给予个体化治疗。

四、乳腺癌辅助化疗用药方案

【用药选择】

1. AC/EC 方案

药物	剂量	给药途径	输注时间	给药频率
多柔比星或表柔比星	$60mg/m^2$ $90\sim100mg/m^2$	静脉滴注	快速输注 （30分钟内）	第1天给药，每3周重复；或分2次，分别于第1、2天给药，每3周重复
环磷酰胺	$600mg/m^2$	静脉滴注	缓慢输注	第1天给药，每3周重复

2. AC/EC-T/D 方案

药物	剂量	给药途径	输注时间	给药频率
多柔比星或表柔比星	$60mg/m^2$ $90\sim100mg/m^2$	静脉滴注	快速输注 （30分钟内）	第1天给药，每3周重复；或分2次，分别于第1、2天给药，每3周重复
环磷酰胺	$600mg/m^2$	静脉滴注	缓慢输注	第1天给药，每3周重复
4个周期后使用				
紫杉醇或多西他赛	$175mg/m^2$ $75mg/m^2$	静脉滴注 静脉滴注	缓慢输注3小时 缓慢输注	第1天给药，每3周重复 第1天给药，每3周重复

3. 剂量密集 AC-T 方案

药物	剂量	给药途径	输注时间	给药频率
多柔比星或表柔比星	$60mg/m^2$ $90\sim100mg/m^2$	静脉滴注	快速输注（30分钟内）	第1天给药，每3周重复；或分2次，分别于第1、2天给药，每3周重复
环磷酰胺	$600mg/m^2$	静脉滴注	缓慢输注	第1天给药，每2周重复
4个周期后使用				
紫杉醇	$175mg/m^2$	静脉滴注	缓慢输注3小时	第1天给药，每2周重复
粒细胞集落刺激因子（G-CSF）	$5\mu g/(kg \cdot d)$	皮下或静脉给药		第3~10天给药，每2周重复

4. TAC 方案

药物	剂量	给药途径	输注时间	给药频率
多西他赛	$75mg/m^2$	静脉滴注	缓慢输注	第1天给药，每3周重复
预处理：地塞米松8mg bid 连续3天（-1、1、2）				
多柔比星或表柔比星	$60mg/m^2$ $90\sim100mg/m^2$	静脉滴注	快速输注（30分钟内）	第1天给药，每3周重复；或分2次，分别于第1、2天给药，每3周重复
环磷酰胺	$500mg/m^2$	静脉滴注	缓慢输注	第1天给药，每3周重复

5. TC 方案

药物	剂量	给药途径	输注时间	给药频率
多西他赛	$75mg/m^2$	静脉滴注	缓慢滴注	第1天给药，每3周重复
环磷酰胺	$600mg/m^2$	静脉滴注	缓慢滴注	第1天给药，每3周重复

6. AC→PH 方案及剂量密集 AC→PH 方案

药物	剂量	给药途径	输注时间	给药频率
多柔比星或表柔比星	$60mg/m^2$ $90 \sim 100mg/m^2$	静脉滴注	快速输注（30 分钟内）	第 1 天给药，每 3 周重复；或分 2 次，分别于第 1、2 天给药，每 3 周重复
环磷酰胺	$600mg/m^2$	静脉滴注	缓慢输注	第 1 天给药，每 3 周重复
4 个周期后使用				
紫杉醇或多西他赛	$175mg/m^2$ $75mg/m^2$	静脉滴注 静脉滴注	缓慢输注 3 小时 缓慢输注	第 1 天给药，每 2~3 周重复药 第 1 天给药，每 2~3 周重复
曲妥珠单抗	4mg/kg（首次） 2mg/kg（维持量） 或 8mg/kg（首次） 6mg/kg（维持量）	静脉滴注 静脉滴注	每周给药 1 次，直至 1 年，每 3 周 1 次，直至 1 年	

7. TCH 方案

药物	剂量	给药途径	给药时间	给药频率
多西他赛	$75mg/m^2$	静脉滴注	第 1 天	第 1 天给药，每 3 周重复
卡铂	AUC 5~6	静脉滴注	第 1 天	第 1 天给药，每 3 周重复
曲妥珠单抗	4mg/kg（首次） 2mg/kg（维持量） 或 8mg/kg（首次） 6mg/kg（维持量）	静脉滴注 静脉滴注	每周给药 1 次，直至 1 年（17 周） 每 3 周 1 次，直至 1 年	

【药学提示】

1. AC 方案的不良反应：①胃肠道反应：表柔比星及环磷酰胺均为强致吐化疗药物。一般，预防给予止吐药物可有效防止呕吐的发生，但仍可能会有食欲减退；②肾脏及泌尿系统异常：环磷酰胺代谢物可导致在开始阶段发生非细菌性膀胱炎，可能伴随感染性膀胱炎，但较少见。表柔比星用药 1~2 小时后，可出现尿液红染，为正常现象；③心脏毒性：表柔比星可导致心肌损伤、心力衰竭，呈现剂量累积性。环磷酰胺也可能会增加心脏毒性。化疗前、后应行心电图检查，化疗期间应严密监测心功能；④骨髓抑制：表柔比星和环磷酰胺均有骨髓抑制，为剂量限制性毒性，表现为白细胞减少和血小板轻度减少。一般在给药后第 1~2 降至最低点，3~4 周恢复正常，发生率约为 11%。给予升白药可有助于血象及时恢复正常；⑤脱发：表柔比星作用于毛囊可引起暂时性脱发，发生率约为 70%，停药后 1~2 个月均可恢复再生；⑥肝脏毒性：转氨酶、胆红素等异常。

2. 紫杉类药物的不良反应：紫杉醇：①过敏反应：发生率 40%，严重过敏反应为 2%，通常发生在用药后的最初 10 分钟内，为非剂量依赖性。过敏反应发生时，患者主要表现为胸闷、心悸、气促、面部潮红、口唇发绀、出冷汗、烦躁、全身荨麻疹等；②骨髓抑制：表现为中性粒细胞减少，血小板减少较少见；③神经毒性：周围神经毒性表现为指趾末端麻木及感觉异常，可不停药，如出现感觉消失则为停药指征，以免发生运动性神经病；④心血管毒性；⑤关节及肌肉痛；⑥胃肠道反应；⑦其他：脱发等。

多西他赛：骨髓抑制-中性粒细胞减少是最常见的不良反应。部分病例可发生严重过敏反应，其特征为低血压与支气管痉挛。其他不良反应包括体液潴留、皮肤反应、皮疹、胃肠道反应、脱发、无力、黏膜炎、关节痛和肌肉痛、注射部位反应。

3. 曲妥珠单抗：靶向治疗药物，总体反应比较轻，主要不良反应包括：①血管扩张、低血压、中至重度心功能不全、充血性心力衰竭；②发生轻至中度输注反应时，表现为发热、寒战、头痛、皮疹等；③其他，如发热、感冒样症状、感染、过敏反应等。

【注意事项】

1. 紫杉醇需进行过敏反应预处理。使用紫杉醇之前应严格按照说明书采取预防措施：①地塞米松 20mg，输注前 12 小时、6 小时口服；②异丙嗪 25mg 或苯海拉明 40mg 肌注，输注前 30 分钟；③H$_2$ 受体拮抗剂西咪替丁 300mg 或雷尼替丁 50mg，输注前 30 分钟静脉输注。首次使用或过敏体质患者，先配制 5% 葡萄糖 100ml 加入 1 支紫杉醇输入（30 毫克/支）试滴。患者出现过敏时，应立即停止输入，更换输液器，给予持续低流量吸氧；同时静脉推注地塞米松 10mg、雷尼替丁注射液 200mg，肌内注射异丙嗪 25mg；保暖、安慰患者以解除其紧张情绪。待症状缓解或消失（约 10~15 分钟后）。也可更换注射用紫杉醇脂质体。首次使用紫杉醇时应有医师在场，给予持续心电监测，一旦出现过敏性休克应立即给予肾上腺素、地塞米松、吸氧、补液、升压药等进行抢救。

2. 曲妥珠单抗具有心脏毒性：心脏风险增加的患者需谨慎，如高血压、冠状动脉疾病、充血性心力衰竭、舒张功能不全、老年人。化疗前、后应行心电图检查，化疗期间应严密监测心功能。初次用药应进行基线心脏评估，包括病史、体格检查、心电图及超声心动图和（或）放射性心血管造影扫描。每 3 个月进行 1 次心脏评估，如有临床显著左心室功能下降，建议停止用药。终止治疗后每 6 个月进行 1 次心脏评估，直至治疗后 24 个月。

3. 给药顺序：一般先给蒽环类药物在再给紫杉醇。曲妥珠单抗一般在化疗前输注。

4. 适当调低化疗药物给药速度可以降低输液反应发生率及严重程度，可以提高患者耐受。紫杉醇输注时间延长可增加骨髓抑制，缩短可增加其神经毒性，一般认为 3 小时为合适的输注时间。

5. 化疗方案应该足量足疗程，以免出现病情复发。

五、推荐表单

（一）医师表单

乳腺癌辅助化疗临床路径医师表单

适用对象：第一诊断为乳腺癌（ICD-10：C50 伴 Z51.102）

患者姓名：	性别： 年龄： 门诊号：	住院号：
住院日期： 年 月 日	出院日期： 年 月 日	标准住院日：≤15 天

日期	住院第 1~2 天	住院第 2~4 天	住院第 3~6 天（化疗日）
主要诊疗工作	□ 询问病史及体格检查 □ 交代病情 □ 书写病历 □ 开具实验室检查单	□ 上级医师查房 □ 完成化疗前准备 □ 根据体检、彩超、钼靶、术后穿刺病理结果等，行病例讨论，确定化疗方案 □ 完成必要的相关科室会诊 □ 住院医师完成上级医师查房记录等病历书写 □ 签署化疗知情同意书、自费用品协议书、输血同意书 □ 向患者及家属交代化疗注意事项 □ 上级医师查房与评估 □ 初步确定化疗方案	□ 化疗 □ 住院医师完成病程记录 □ 上级医师查房 □ 向患者及家属交代病情及化疗后注意事项
重点医嘱	**长期医嘱：** □ 内科二级护理常规 □ 饮食：普通饮食/糖尿病饮食/其他 **临时医嘱：** □ 血尿便常规检查、凝血、肝肾功能、X 线胸片、心电图 □ 感染性疾病筛查 □ 超声心动、骨扫描（视患者情况而定）	**长期医嘱：** □ 患者既往基础用药 □ 防治尿酸肾病（别嘌呤醇） □ 抗菌药物（必要时） □ 补液治疗（水化、碱化） □ 其他医嘱（化疗期间一级护理） **临时医嘱：** □ 化疗 □ 重要脏器保护 □ 止吐 □ 其他特殊医嘱	
主要护理工作	□ 入院介绍 □ 入院评估 □ 指导患者进行相关辅助检查	□ 化疗前准备 □ 宣教 □ 心理护理	□ 观察患者病情变化 □ 定时巡视病房
病情变异记录	□ 无 □ 有，原因： 1. 2.	□ 无 □ 有，原因： 1. 2.	□ 无 □ 有，原因： 1. 2.

日期	住院第 1~2 天	住院第 2~4 天	住院第 3~6 天（化疗日）
护士 签名			
医师 签名			

时间	住院第 7~14 天	住院第 15 天 （出院日）
主要诊疗工作	□ 上级医师查房 □ 上级医师进行评估，决定出院日期 □ 向患者及家属交代病情	□ 完成出院记录、病案首页、出院证明等书写 □ 向患者交代出院后的注意事项，重点交代复诊时间及发生紧急情况时处理方法
重点医嘱	长期医嘱： □ 三级护理 □ 普通饮食 临时医嘱： □ 定期复查血常规 □ 监测肿瘤标志物 □ 脏器功能评估	出院医嘱： □ 出院带药
主要护理工作	□ 观察患者病情变化 □ 定时巡视病房	□ 协助患者办理出院手续 □ 出院指导，重点出院后用药方法
病情变异记录	□ 无　□ 有，原因： 1. 2.	□ 无　□ 有，原因： 1. 2.
护士签名		
医师签名		

（二）护士表单

乳腺癌辅助化疗临床路径护士表单

适用对象：第一诊断为乳腺癌（ICD-10：C50 伴 Z51.102）

患者姓名：			性别：	年龄：	门诊号：		住院号：

住院日期： 年 月 日	出院日期： 年 月 日	标准住院日：≤15 天

日期	住院第 1~4 天	住院第 3~6 天（化疗日）
健康宣教	□ 入院宣教：介绍医院环境、设施、规章制度、主管医师、责任护士 □ 告知常规检查的目的、配合方法及注意事项 □ 安全宣教 □ 做好心理安慰，减轻患者入院后焦虑、紧张的情绪 □ 做好用药指导 □ 宣教疾病知识	□ 介绍化疗、护理知识 □ 饮食指导 □ 预防药物不良反应相关指导
护理处置	□ 卫生处置：剪指（趾）甲、沐浴，更换病服，建立良好生活习惯 □ 入院护理评估：询问病史、相关查体、血常规、营养状况等 □ 监测和记录生命体征 □ 建立护理记录（病危、重患者） □ 特殊检查的配合及注意事项，指导家属相关检查的配合工作 □ 了解患者治疗方案，向患者及家属介绍药物不良反应及用药方法 □ 评估患者静脉情况 **长期医嘱：** □ 乳腺癌护理常规 □ 饮食：普通饮食/糖尿病饮食/其他 **临时医嘱：** □ 血尿便常规检查、凝血、肝肾功能、X 线胸片、心电图 □ 感染性疾病筛查 □ 超声心动、骨扫描（视患者情况而定）	**长期医嘱：** □ 患者既往基础用药 □ 防治尿酸肾病（别嘌呤醇） □ 抗菌药物（必要时） □ 补液治疗（水化、碱化） □ 其他医嘱（化疗期间一级护理） **临时医嘱：** □ 化疗 □ 重要脏器保护 □ 止吐 □ 注意保护静脉，做好静脉护理
基础护理	□ 根据患者病情和生活自理能力确定护理级别（遵医嘱执行） □ 晨晚间护理 □ 安全护理	□ 执行分级护理 □ 晨晚间护理 □ 安全护理
专科护理	□ 执行乳腺癌护理常规 □ 病情观察 □ 填写患者危险因素评估表（需要时） □ 心理护理	□ 密切观察病情变化 □ 生命体征的监测，必要时做好重症记录 □ 心理护理

续　表

日期	住院第1~4天	住院第3~6天（化疗日）
重点医嘱	□ 详见医嘱执行单	□ 详见医嘱执行单
病情变异记录	□ 无　□ 有，原因： 1. 2.	□ 无　□ 有，原因： 1. 2.
护士签名		

日期	住院第 7~14 天	住院第 15 天（出院日）
健康宣教	□ 用药不良反应的预防方法，包括饮食、活动、睡眠、口腔黏膜、排便等 □ 出现胃肠道反应的指导 □ 出现骨髓抑制的观察指导	□ 出院宣教：用药、饮食、休息等 □ 向患者讲解深静脉置管的日常维护（必要时） □ 向患者讲解出院后注意事项，包括定时复查血象，如有乏力、不适等症状及时就医，按时返院治疗 □ 指导患者中心静脉导管换药指导 □ 指导办理出院手续 □ 告知患者科室联系电话
护理处置	□ 遵医嘱及时给予对症治疗 □ 注意保护静脉，做好静脉护理	□ 完成出院记录 □ 为患者领取出院带药 □ 协助整理患者用物 □ 床单位终末消毒
基础护理	□ 执行分级护理 □ 晨晚间护理 □ 安全护理	□ 安全护理（护送出院）
专科护理	□ 密切观察病情变化 □ 生命体征的监测，必要时做好重症记录 □ 心理护理	□ 心理护理
重点医嘱	□ 详见医嘱执行单	□ 详见医嘱执行单
病情变异记录	□ 无 □ 有，原因： 1. 2.	□ 无 □ 有，原因： 1. 2.
护士签名		

（三）患者表单

乳腺癌辅助化疗临床路径患者表单

适用对象：第一诊断为乳腺癌（ICD-10：C50 伴 Z51.102）

患者姓名：	性别： 年龄： 门诊号：	住院号：
住院日期： 年 月 日	出院日期： 年 月 日	标准住院日：≤15 天

日期	住院第1~4天	住院第3~6天（化疗日）
医患配合	□ 接受询问病史、收集资料、务必详细告知既往史、用药史、过敏史 □ 明确告知既往用药情况 □ 配合进行体格检查 □ 有任何不适告知医师 □ 配合医师完成化疗前准备 □ 配合进行相关检查和治疗，包括血尿便常规检查、凝血、肝肾功能、X线胸片、心电图、感染性疾病筛查，超声心动、骨扫描（视患者情况而定） □ 与医师共同确定化疗方案 □ 签署化疗知情同意书、自费用品协议书、输血同意书 □ 配合用药	□ 配合用药 □ 有任何不适告知医师
护患配合	□ 配合测量体温、脉搏、呼吸、血压、身高、体重 □ 配合完成入院护理评估（回答护士询问病史、过敏史、用药史） □ 接受入院宣教（环境介绍、病室规定、探视陪伴制度、送餐订餐制度、贵重物品保管等） □ 配合选择静脉输液途径 □ 有任何不适告知护士	□ 接受疾病知识介绍 □ 接受用药指导 □ 接受心理护理 □ 接受基础护理 □ 有任何不适告知护士
饮食	□ 遵照医嘱饮食	□ 遵照医嘱饮食
排泄	□ 尿便异常时及时告知医护人员	□ 尿便异常时及时告知医护人员
活动	□ 根据病情适当活动	□ 根据病情适当活动

日期	住院第 7~14 天	住院第 15 天（出院日）
医患配合	□ 配合用药 □ 配合相关检查 □ 配合各种治疗 □ 有任何不适告知医师	□ 接受出院前指导 □ 遵医嘱出院后用药 □ 明确复查时间 □ 获取出院诊断书
护患配合	□ 配合定时测量生命体征、每日询问排便 □ 配合各种相关检查 □ 接受输液、服药等治疗 □ 接受疾病知识介绍和用药指导 □ 接受基础护理 □ 接受心理护理 □ 有任何不适告知护士	□ 接受出院宣教 □ 办理出院手续 □ 获取出院带药 □ 熟悉服药方法、作用、注意事项 □ 知道复印病历方法
饮食	□ 遵照医嘱饮食	□ 正常饮食
排泄	□ 尿便异常时及时告知医护人员	□ 尿便异常时及时告知医护人员
活动	□ 根据病情适当活动	□ 适当活动，避免疲劳 □ 注意安全

附：原表单（2016年版）

乳腺癌辅助化疗临床路径表单

适用对象：第一诊断为乳腺癌（ICD-10：C50.801，C50.802，C50.803，C50.804 伴 C50.900）

患者姓名：	性别： 年龄： 门诊号：		住院号：
住院日期： 年 月 日	出院日期： 年 月 日		标准住院日： 天

时间	住院第1~2天	住院第2~3天	住院第3天	住院第4天（出院日）
诊疗工作	□ 询问病史及体格检查 □ 完成病历书写 □ 完善检查 □ 交代病情	□ 上级医师查房，根据检查结果完善诊疗方案 □ 完成化疗前准备 □ 根据体检、影像学检查、病理结果等，行病例讨论，确定化疗方案 □ 完成必要的相关科室会诊 □ 住院医师完成上级医师查房记录等病历书写 □ 签署化疗知情同意书、自费用品协议书、输血同意书 □ 向患者及家属交代化疗注意事项	□ 化疗 □ 住院医师完成病程记录 □ 上级医师查房 □ 向患者及家属交代病情及化疗后注意事项	□ 完成出院记录、病案首页、出院证明等书写 □ 向患者交代出院后的注意事项，重点交代复诊时间及发生紧急情况时处理方法
重点医嘱	**长期医嘱：** □ 肿瘤内科护理常规 □ 二级护理 □ 饮食：根据患者情况 **临时医嘱：** □ X线胸片或胸部CT、肝胆胰脾B超、妇科超声、乳腺及腋下淋巴结超声 □ 病理学活组织检查与诊断 □ 每周期化疗前检查项目： □ 血常规、尿常规、大便常规+隐血	**长期医嘱：** □ 患者既往基础用药 □ 补液治疗（水化、碱化） □ 其他医嘱（化疗期间一级护理） **临时医嘱：** □ 化疗 □ 重要脏器保护 □ 止吐 □ 其他特殊医嘱	**长期医嘱：** □ 患者既往基础用药 □ 补液治疗（水化、碱化） □ 其他医嘱（化疗期间一级护理） **临时医嘱：** □ 化疗 □ 复查血常规、肝肾功能 □ 重要脏器保护 □ 止吐、止泻 □ 其他特殊医嘱	**出院医嘱：** □ 出院带药

时间	住院第 1~2 天	住院第 2~3 天	住院第 3 天	住院第 4 天 （出院日）
	□ 肝肾功能、电解质、 　血糖、凝血功能、 　CEA、CA15-3、CA125 □ 心电图			
护理工作	□ 入院介绍 □ 入院评估 □ 指导患者进行相关辅 　助检查	□ 化疗前准备 □ 宣教 □ 心理护理	□ 观察患者病情变化 □ 定时巡视病房	□ 协助患者办理出 　院手续 □ 出院指导，重点 　出院后用药方法
变异	□ 无　□ 有，原因： 1. 2.	□ 无　□ 有，原因： 1. 2.	□ 无　□ 有，原因： 1. 2.	□ 无　□ 有，原因： 1. 2.
护士签名				
医师签名				

第三十四章

乳腺癌术后放疗临床路径释义

一、乳腺癌术后放疗编码

1. 卫计委原编码

疾病名称及编码：乳腺癌（ICD-10：C30.08）

2. 修改编码：

疾病名称及编码：乳腺癌（ICD-10：C50）

恶性肿瘤术后放疗（ICD-10：Z51.002）

二、临床路径检索方法

C50 伴 Z51.002

三、乳腺癌术后放疗标准住院流程

（一）适用对象

第一诊断为乳腺癌。

1. 行乳腺癌根治术或改良根治术后，有以下指征：①局部和区域淋巴结复发高危的患者，即 T_3 及以上或腋窝淋巴结阳性≥4 个；②T_1、T_2 有 1~3 个淋巴结阳性同时含有高危复发因素者。

2. 保乳术后原则上都具有术后放疗指征。

> **释义**
>
> ■当原发肿瘤分期为 T_1/T_2，腋窝有 1~3 个淋巴结转移时，如果伴有腋窝淋巴结转移比例>20%；或腋窝为 2~3 个转移；或乳腺癌病理分级为 Ⅲ 级；或脉管瘤栓阳性等局部复发的高危因素时也建议做术后放疗。
>
> ■接受新辅助化疗的患者：如果改良根治术后病理腋窝淋巴结阳性者需要放疗；如果新辅助化疗前临床分期为 T_3/T_4，或腋窝淋巴结为 N_{2-3} 患者，改良根治术后需要放疗。
>
> ■乳腺癌局部复发率与原发灶大小，淋巴结转移状态，激素受体情况，HER2 状况和年龄等因素密切相关。有高危因素的改良根治术后患者进行术后放疗不仅能够提高局部控制率，还能提高总生存率。放疗靶区包括胸壁及锁骨上/下淋巴引流区、任何有风险的腋窝部位，内乳淋巴引流区是否要放疗尚有争议。

（二）诊断依据

病理学明确为乳腺癌。

> **释义**
>
> ■ 根据《乳腺癌诊疗规范（2011 年版）》（卫办医改发〔2011〕78 号），《2011年乳腺癌临床实践指南（中国版）》《肿瘤放射治疗学》（中国协和医科大学出版社，2007 年，第 4 版）等。

（三）进入路径标准

第一诊断为乳腺癌：

1. 行乳腺癌根治术或改良根治术后，有以下指标：①局部和区域淋巴结复发高危的患者，即 T_3 及以上或腋窝淋巴结阳性≥4 个；②T_1、T_2 有 1~3 个淋巴结阳性同时含有高危复发因素者。

2. 保乳术后原则上都具有术后放疗指征。

当患者合并其他疾病，但住院期间不需要特殊处理也不影响第一诊断的临床路径流程实施时，可以进入路径。

> **释义**
>
> ■ 无放疗禁忌证者均应进入本路径。
>
> ■ 入院常规检查发现以往没有发现的疾病，该疾病可能影响放疗计划的实施和预后，应先治疗该疾病，暂时不宜进入路径。经合理治疗后如伴随疾病达到稳定或目前尚需要持续用药，经评估无放疗禁忌证，则可进入路径，但可能会增加医疗费用，延长住院时间。
>
> ■ 治疗过程中如发生严重不良反应需要退出本路径。

（四）标准住院日 10~42 天

> **释义**
>
> ■ 住院 1 周内完成相关检查，确定治疗方案，合理制订放疗计划并开始治疗，放疗期间如无严重不良反应，即可如上述日程顺利完成治疗。

（五）住院期间的检查项目

1. 必需的检查项目：

（1）血常规、尿常规、大便常规。

（2）肝肾功、电解质。

（3）乳腺及引流区淋巴结彩超、X 线胸片或胸部 CT、心电图。

2. 根据患者病情进行的检查项目：

（1）ECT 全身骨扫描。

（2）提示肿瘤有转移时，相关部位 CT、MRI。

（3）合并其他疾病需进行相关检查：如心肌酶谱、24 小时动态心电图、心肺功能检查、BNP 等。

释义

■常规检查内容涉及身体状况评估，病情诊断以及分期，因此是必须完成的。血常规检查可了解骨髓造血情况以及患者临床改善状况。

■乳腺、腋窝和锁骨上区B超可以了解是否同时有对侧乳房肿瘤，可以检出小的无法触及的腋窝锁骨上淋巴结，并判断良恶性。

■X线胸片或胸CT检查可以了解是否有肺或内乳淋巴结转移，并评价患者心肺基础疾病。肝脏超声检查有助于了解肝脏是否有转移，合理进行临床分期。

■乳腺癌患者他莫昔芬内分泌治疗药物有增加子宫内膜癌的风险，不少激素受体阳性患者需要卵巢去势，有必要B超检查子宫内膜厚变及卵巢附件等检查。

■电解质检测可以了解患者是否存在肝肾基础疾病，改善肝肾功能状况和电解质紊乱对保证放疗顺利进行有重要意义。伴随糖尿病的患者应检测血糖浓度，及时纠正血糖有助于减轻放疗反应。凝血功能检测有助于了解患者出凝血情况，及时处理凝血功能紊乱。

■肿瘤标志物检测可以了解肿瘤负荷，有助于动态评估肿瘤治疗疗效和预测预后。

■胸CT检查显示心脏基础疾病者，需行肺功能和超声心电图检查，进一步了解心肺功能，指导放疗计划制订，减轻心肺损伤，有利于保证治疗的顺利进行。若存在严重心肺功能可能影响路径实施的患者不宜进入本路径。

■对局部晚期，肝转移或有疼痛的晚期乳腺癌患者还应行胸部CT、腹部CT、脑部增强MRI、骨显像，必要时行PET-CT检查，有助于明确肺部、肝脏、骨骼等器官微小病变或转移灶，如果转移诊断明确，患者即退出本路径。

■对发热、咳嗽、白细胞减少患者应进行痰培养和血培养有助于明确感染部位以及致病菌，指导抗菌药物的合理使用，同时积极处理感染，升白细胞治疗，暂时不进入路径，待感染控制、白细胞恢复正常后进入本路径，可能会延长住院时间。

（六）治疗方案的选择

1. 常规放疗。
2. 适形或调强放疗。

释义

■乳腺癌术后放疗治疗体位固定选择：

1. 保乳术后患者：仰卧于乳腺托架上，头下垫B枕，头略过伸，患侧上肢上举扶杆。如果需要做锁骨上下区照射，患侧上臂不必扶杆，需外展约90°。或其他合适的固定方式。

2. 改良根治术后患者：胸壁电子线照射时，患者仰卧，肩下垫15°斜板，头下垫软枕，头过伸，患侧上肢外展并上举扶患侧耳廓。或者患者仰卧于15°斜板上，患侧手臂外展上举，背部、肩下、患侧上肢及头下垫发泡胶，发泡成形固定。胸壁X线照射时，患者仰卧乳腺托架上，患侧上肢外展约90°或其他类似合适的固定方式。

■无论是乳腺托架还是发泡胶，都可以很好地保证患者在治疗过程中保持正确的放疗体位。

■改良根治术后患者治疗中，要使患者胸壁总体平面尽量与模拟定位机床面平行，常垫15°板，这样电子线照射胸壁时，限光筒能够较好地靠近胸壁使胸壁剂量得到保证。

■照射锁骨上下区时，要求患者患侧上肢外展约90°，尽量使下颈部皮肤皱褶展平，从而减轻放疗所致的皮肤反应；同时可避免患侧上肢受到不必要的照射。

■保乳术后照射乳房或胸壁时，患者双侧上肢上举外展，手握扶杆，避免乳腺放疗时照射上肢。

■乳腺癌改良根治术后放疗方案选择：

1. 乳腺癌根治术后或改良根治术后放疗适应证：

（1）原发肿瘤直径≥5cm，或肿瘤侵及皮肤或胸壁。

（2）腋窝淋巴结转移个数≥4个。

（3）腋窝淋巴结有转移，但是腋窝淋巴结清扫不彻底。

（4）原发肿瘤分期为T_1/T_2，同时淋巴结转移个数为1~3个，如果伴有以下1项或多项复发高危因素，结合患者意愿考虑放疗：年龄≤45岁；肿瘤分级为Ⅲ级；激素受体阴性；HER2阳性；腋窝淋巴结转移个数为2~3个；有脉管瘤栓。

2. 乳腺癌根治术后或改良根治术后放疗照射靶区：胸壁加锁骨上下淋巴引流区±内乳区。

■严格掌握乳腺癌根治术后放疗适应证，争取合理选择尽量避免不必要的照射。

■乳腺癌根治术后照射靶区一般包括胸壁加锁骨上下淋巴引流区，对术后病理$T_3N_0M_0$患者可单纯照射胸壁。

■腋窝淋巴结清扫彻底患者，即使腋窝淋巴结有包膜外受侵或腋窝淋巴结转移较多，其术后腋窝复发风险仅为0~7%。故不推荐常规做腋窝放疗。当未行腋窝淋巴结清扫，腋窝淋巴结清扫不彻底或腋窝淋巴结转移灶侵犯神经、血管而无法完整切除时，需要做腋窝放疗。

■内乳淋巴引流区辅助放疗价值不肯定，如果患者腋窝淋巴结转移个数较多，原发肿瘤位于内象限且腋窝淋巴结阳性，可综合评估患者复发风险和心脏损伤风险后个体化决定。临床或病理检查显示内乳淋巴结转移时，需行内乳淋巴结引流区放疗。

■蒽环类、曲妥珠单抗等有心脏毒性药物使用的乳腺癌患者，应特别注意心脏受照射的剂量和体积，以减少相关心脏毒性的叠加。

3. 乳腺癌根治术或改良根治术后放疗实施：

（1）胸壁照射：

1）照射射线类型和能量的选择：6MV X线，或6MeV电子线。

2）照射技术选择：

二维常规照射技术：X线切线野+楔形板照射或6MeV电子线+填充物照射。

三维适形调强放疗技术：模拟CT定位，然后在计划系统中的CT图像上勾画靶区和正常组织，并制订放疗计划，评价正常组织受量。

3）照射剂量：全胸壁DT 50Gy/5周/25次。

皮肤表面要垫组织等效填充物以增加皮肤表面剂量。

一般需要全胸壁垫补偿物DT 20Gy，如果乳腺皮肤受侵，应增加使用填充物的照射剂量至30~40Gy以提高胸壁表面剂量。

■胸壁切线野照射体位同保乳术后放疗，采用乳腺托架，患侧上肢上举外展。

■电子线照射适用于胸壁平坦而薄的患者。对于胸壁较厚者，应选用X线切线野照射。照射野需要包括手术瘢痕。注意与相邻照射野的衔接，照射过程中尽量减少肺组织和心脏的照射剂量与体积。

（2）锁骨上下区照射：

1）放射源的选择：6MV X线或合适能量的电子线。

2）照射技术选择：

二维常规照射技术：X线单前野照射，或X线和12MeV电子线混合照射。

三维适形调强放疗技术：模拟CT定位，然后在计划系统中的CT图像上勾画靶区和正常组织，并制订放疗计划，评价正常组织受量。

3）照射剂量：二维常规照射时，参考点一般为皮下3~3.5cm，剂量分割为1.8~2Gy/次，总剂量50Gy。

■锁骨上下区可以用X线与12MeV电子线混合照射。其优点是肺尖所受照射剂量较低，缺点是对较肥胖患者在锁骨下动静脉处照射剂量可能偏低。也可以选择全程X线单前野照射，其优点是在锁骨下静脉处照射剂量比较确切，缺点是肺尖所受照射剂量较高。

■当锁骨上下区采用X线单前野照射，机架角向健侧偏转15°~20°，尽量减少气管、食管和脊髓的照射剂量。

■胸壁的电子线照射野与锁骨上下区的X线设野可以共线。对胸壁采用切线野照射时，胸壁野与锁骨上下野应采用半野照射技术衔接，以避免两野衔接处高量。

（3）其他淋巴引流区照射：

1）腋窝淋巴引流区照射：

放射源的选择：6MV X线。

照射技术选择：

二维常规照射技术：腋窝照射野和锁骨上下野合并为腋-锁联合野加腋后野。

三维适形调强放疗技术：模拟CT定位，然后在计划系统中的CT图像上勾画靶区和正常组织，并制订放疗计划，评价正常组织受量。

照射剂量：辅助放疗剂量50Gy/5周/25次。

2）内乳淋巴引流区照射：

放射源的选择：9~12MeV电子线，6MV X线。

照射技术选择：常用二维常规照射技术，根据内乳淋巴结深度选择9~12MeV电子线。

三维适形调强放疗技术：模拟CT定位，然后在计划系统中的CT图像上勾画靶区和正常组织，并制订放疗计划，评价正常组织受量。

照射剂量：辅助放疗剂量50Gy/5周/25次。

■腋窝淋巴引流区做二维常规照射时，一般应用6MV X线，做腋-锁联合野的单前野照射，照射剂量以锁骨上区的深度即皮下3~3.5cm计算，不足的剂量在腋-锁联合野照射结束时用腋后野补足；根据腋窝深度计算腋-锁联合野照射时的腋窝剂量，欠缺的剂量采用腋后野6MV X线补足。

■内乳淋巴引流区预防性照射是否能提高疗效还有争议，考虑到内乳照射会增加肺和心脏的受量，尤其是左侧内乳照射时，心脏剂量增加可能导致缺血性心脏病死亡增加，从而抵消放疗的生存获益。所以临床上内乳区不作为常规放疗靶区。内乳淋巴引流区预防性照射的选择应综合患者的获益和心脏的不良反应慎重考虑。

■内乳淋巴引流区预防性照射需要包括第一到第三前肋间。

■和二维治疗相比，基于 CT 定位的三维治疗计划可以显著提高靶区剂量均匀性和减少正常器官的照射剂量，在射野衔接、特殊解剖结构患者中尤其可以体现其优势。即使采用二维常规治疗技术定位，也建议模拟 CT 定位，在三维治疗计划系统上进行剂量参考点的优化，选择适当的楔形板角度，评估正常组织的体积剂量等，以便更好地达到靶区剂量的完整覆盖和放射损伤的降低。

■乳腺癌保乳术后放疗方案选择：

1. 放射源的选择：4~6MV X 线。

2. 放疗技术选择：

（1）二维放疗技术射野：在模拟机下定位，确定切线野的设野角度、大小和照射范围。

（2）三维适形或调强放射治疗技术：模拟 CT 定位，然后在计划系统中的 CT 图像上勾画靶区和正常组织，并制订放疗计划，评价正常组织受量。

3. 照射剂量：

（1）全乳：50Gy/2Gy/25 次，或 43.5Gy/2.9Gy/15 次，或其他类似的大分割方式。

（2）瘤床序贯补量：10~16Gy/2 次，或 8.7Gy/3 次，或其他类似的大分割方式。

（3）瘤床同步补量：60Gy/2.4Gy/25 次（全乳 50Gy/2Gy/25 次），或其他类似的剂量分割。

■二维放疗技术为 X 线模拟机下直接设野，采用两个对穿切线野即内切线野和外切线野照射。内界和外界需要各超过腺体 1cm，上界一般在锁骨头下缘或与锁骨上野衔接，下界在乳房皱褶下 1~2cm。一般后界包括不超过 2.5cm 的肺组织，前界皮肤开放，留出 1.5~2cm 的空隙，以弥补摆位误差，及防止在照射过程中由于呼吸运动乳腺超过设野边界。同时各个边界需要根据病灶具体部位进行调整，以保证瘤床处方剂量充分。

■三维适形和调强照射技术：CT 定位和三维治疗计划涉及适形照射可以在保证靶区得到确切剂量照射的同时降低心肺组织的照射剂量，当存在设野的衔接时可以做到无缝连接，减少剂量的热点和冷点。调强照射技术的靶区剂量分布均匀性更好。

■目前临床上勾画全乳腺靶区时多以定位时参考常规放疗时的照射野各个边界的解剖标记勾画，具体界限参照 RTOG 乳腺癌靶区勾画共识。勾画靶区时各个边界需要根据病灶具体部位进行适当调整，以保证瘤床处剂量充分。

■保乳放疗者，通常为早期患者，治疗靶区为乳腺本身，不包括乳房的皮肤，所以保乳放疗时乳腺皮肤表面不加建成，不能使用体模固定，以避免由于建成效应而增加皮肤受量，从而加重皮肤放疗反应，影响乳腺的美容效果。

■在无淋巴结引流区照射的情况下，全乳放疗也可考虑大分割方案治疗，如每次 2.9Gy 共 15 次，总量 43.5Gy；或其他类似的大分割方案。多个随机研究结果显示全乳大分割放疗疗效和不良反应与常规分割方式类似。

4. 保乳术后放疗照射靶区：

（1）照射靶区只需包括患侧乳腺的情况有：①腋窝淋巴结已清扫且淋巴结无转移；②腋窝前哨淋巴结活检为阴性；③腋窝前哨淋巴结活检为孤立细胞转移或微转移；④腋窝淋巴结转移个数为 1~3 个，且腋窝清扫彻底，不含有其他复发的高危因素。

（2）照射靶区需要包括患侧乳腺和锁骨上下淋巴引流区的情况有：腋窝淋巴结

转移个数≥4个。

（3）照射范围需要包括患侧乳腺，根据复发风险的高低可以选择照射或不照射锁骨上下淋巴引流区的情况有：腋窝淋巴结清扫彻底，且腋窝淋巴结转移为1~3个，当伴有以下1项或多项复发的高危因素：①年龄≤45岁；②肿瘤分级为Ⅲ级；③激素受体阴性；④HER2阳性且不能接受抗HER2靶向治疗；⑤腋窝淋巴结转移个数为2~3个；⑥有脉管瘤栓。

（4）照射靶区需要包括患侧乳腺，腋窝和锁骨上下淋巴引流区的情况有：①腋窝淋巴结有转移，但是腋窝淋巴结清扫不彻底；②腋窝前哨淋巴结阳性，但未做腋窝清扫，同时估计腋窝非前哨淋巴结转移的概率>30%。

（5）照射靶区需要包括患侧乳腺和腋窝，根据其他复发高危因素情况选择照射或不照射锁骨上下淋巴引流区的情况有：前哨淋巴结活检有1~2个阳性（宏转移），但是腋窝未作淋巴结清扫。

■ 靶区设置是保乳术后放射治疗的关键一环，这与局部肿瘤控制，治疗后美容效果，放射治疗并发症的发生及远期疗效密切相关。

■ 全乳和瘤床加量照射可以作为每例保乳术后患者的常规选择。但是对于年龄>60岁分化好的T_1N_0的Luminal A型患者瘤床可以不做加量照射，这些患者加量照射获益不大。

■ 已行腋窝淋巴结清扫且无淋巴结转移或前哨淋巴结活检阴性患者不建议行术后区域淋巴引流区照射，腋窝淋巴结转移个数较多（≥4个）或虽然淋巴结转移个数不多（1~3个）但是伴有较多复发高危因素患者给予锁骨上下区淋巴引流区照射，内乳区是否需要照射有争议。

■ 腋窝淋巴结有转移，但是腋窝淋巴结清扫不彻底，照射靶区需要包括患侧乳腺、腋窝和锁骨上下淋巴引流区。

■ 二维放疗技术为X线模拟机下直接设野，采用两个对穿切线野即内切线野和外切线野照射。内界和外界需要各超过腺体1cm，上界一般在锁骨头下缘或与锁骨上野衔接，下界在乳房皱褶下1~2cm。一般后界包括不超过2.5cm的肺组织，前界皮肤开放，留出1.5~2cm的空隙，以弥补摆位误差，及防止在照射过程中由于呼吸运动乳腺超过设野边界。同时各个边界需要根据病灶具体部位进行调整，以保证瘤床处方剂量充分。

■ 三维适形和调强照射技术：CT定位和三维治疗计划涉及适形照射可以在保证靶区得到确切剂量照射的同时降低心肺组织的照射剂量，当存在设野的衔接时可以做到无缝连接，减少剂量的热点和冷点。调强照射技术使靶区剂量分布均匀性更好，从而得到更好的美容效果。

■ 目前临床上勾画全乳腺靶区时多以定位时参考常规放疗时的照射野各个边界的解剖标记勾画，具体界限参照RTOG乳腺癌靶区勾画共识。勾画靶区时各个边界需要根据病灶具体部位进行适当调整，以保证瘤床处剂量充分。

■ 保乳放疗者，通常为早期患者，治疗靶区为乳腺本身，不包括乳房的皮肤，所以保乳放疗时乳腺皮肤表面不加建成，不能使用体模固定，以避免由于建成效应而增加皮肤受量，从而加重皮肤放疗反应，影响乳腺的美容效果。

■ 在无淋巴结引流区照射的情况下，全乳放疗也可考虑大分割方案治疗，如每次2.9Gy共15次，总量43.5Gy；或其他类似的大分割方案。多个随机研究结果显示全乳大分割放疗疗效和不良反应与常规分割方式类似。

3. 放疗期间可选择的治疗：必要的升血和皮肤保护剂等。

> **释义**
>
> ■ 治疗前后应用皮肤防护剂是顺利完成放疗的重要保证。皮肤防护剂有芦荟凝胶、三乙醇胺软膏、医用射线防护喷剂等。
>
> ■ 放疗过程中，还应保持皮肤干燥，避免局部刺激，穿柔软宽大纯棉贴身衣服，减少皮肤摩擦等。
>
> ■ 皮肤瘙痒可用手轻拍瘙痒部位或外涂冰片滑石粉，切勿用手抓挠，必要时可使用抗过敏药物如氯雷他定等缓解症状。

（七）出院标准

1. 放疗计划制订完成，病情稳定，生命体征平稳。

> **释义**
>
> ■ 放疗对患者皮肤、血象等造成不同程度的损伤，因此治疗后必须行血常规检查。
>
> ■ 常规体格检查，根据患者情况选择必要的检查，如 X 线胸片、肝肾功能、腹部 B 超和骨显像等，必要时做 CT 或 MRI 检查，以明确有无远端转移和局部区域复发。

2. 没有需要住院处理的并发症及合并症。

> **释义**
>
> ■ 临床症状明显缓解，皮肤反应轻微患者可以出院，因并发症或合并症需要住院且住院时间超过 42 天者为变异。

（八）变异及原因分析

1. 治疗中出现局部皮肤严重放射性皮炎、放射性肺炎等需要延长住院时间增加住院费用。
2. 伴有其他基础疾病或并发症，需进一步诊断及治疗或转至其他相应科室诊治，延长住院时间，增加住院费用。
3. 医师认可的变异原因分析。
4. 其他患者方面的原因。

四、推荐表单

（一）医师表单

乳腺癌术后放射治疗临床路径医师表单

适用对象：第一诊断为乳腺癌（ICD-10：C30.08）

行乳腺癌手术后，符合放射治疗指征

患者姓名：		性别： 年龄： 门诊号：	住院号：
住院日期： 年 月 日		出院日期： 年 月 日	标准住院日：≤42天

时间	住院第1天	住院第2~3天	住院第3~7天
主要诊疗工作	□ 询问病史及体格检查 □ 交代病情 □ 书写病历 □ 完善各项检查 □ 初步确定放射治疗靶区和剂量	□ 上级医师查房和评估 □ 完成放疗前准备 □ 根据体检、彩超、钼靶、穿刺及手术后病理结果等，结合患者的基础疾病和综合治疗方案，行放疗前讨论，确定放疗方案 □ 完成必要的相关科室会诊 □ 住院医师完成上级医师查房记录等病历书写 □ 签署放疗知情同意书、自费用品协议书（如有必要）、输血同意书 □ 向患者及家属交代放疗注意事项	□ 放疗定位，可二维定位，定位后CT扫描或直接行模拟定位CT □ 勾画靶区 □ 物理师制订计划 □ 模拟机及加速器计划确认和核对 □ 住院医师完成必要病程记录 □ 上级医师查房 □ 向患者及家属交代病情及放疗注意事项
重点医嘱	**长期医嘱：** □ 放疗科二级护理常规 □ 饮食：普通饮食/糖尿病饮食/其他 **临时医嘱：** □ 血常规、尿常规、便常规、肝肾功能、X线胸片、心电图、腹部盆腔超声 □ 电解质、血糖、凝血功能、肿瘤标志物、肺功能、超声心动图、胸部CT、ECT扫描、PET-CT痰培养、血培养等（视患者情况而定）	**长期医嘱：** □ 患者既往基础用药 □ 其他医嘱，可包括内分泌治疗 **临时医嘱：** □ 其他特殊医嘱	
主要护理工作	□ 入院介绍 □ 入院评估 □ 指导患者进行相关辅助检查	□ 放疗前准备 □ 放疗前宣教（正常组织保护等） □ 心理护理	□ 观察患者病情变化 □ 定时巡视病房

时间	住院第1天	住院第2~3天	住院第3~7天
病情 变异 记录	□无　□有，原因： 1. 2.	□无　□有，原因： 1. 2.	□无　□有，原因： 1. 2.
护士 签名			
医师 签名			

时间	住院第 8~41 天 （放疗过程）	住院第 42 天
主要诊疗工作	□ 放疗 □ 上级医师查房，注意病情变化 □ 住院医师完成常规病历书写 □ 注意记录患者放疗后正常组织的不良反应的发生日期和程度	□ 上级医师查房，对放疗区域不良反应等进行评估，明确是否出院 □ 住院医师完成常规病历书写及完成出院记录、病案首页、出院证明书等，向患者交代出院后的注意事项，如返院复诊的时间、地点，后续治疗方案及用药方案等 □ 完善出院前检查
重点医嘱	**长期医嘱：** □ 患者既往基础用药 □ 其他医嘱，可包括内分泌治疗 **临时医嘱：** □ 正常组织放疗保护剂 □ 针对放疗急性反应的对症处理药物 □ 其他特殊医嘱	**长期医嘱：** □ 患者既往基础用药 □ 其他医嘱，可包括内分泌治疗 **临时医嘱：** □ 血常规、肝肾功能 □ 腹部盆腔超声检查 **出院医嘱：** □ 出院带药：内分泌治疗/靶向治疗
主要护理工作	□ 观察患者病情变化 □ 定时巡视病房	□ 指导患者放疗结束后注意事项 □ 出院指导 □ 协助办理出院手续
病情变异记录	□ 无 □ 有，原因： 1. 2.	□ 无 □ 有，原因： 1. 2.
护士签名		
医师签名		

（二）护士表单

乳腺癌术后放射治疗临床路径护士表单

适用对象：第一诊断为乳腺癌（ICD-10：C30.08）
　　　　　行乳腺癌手术后，符合放射治疗指征

患者姓名：	性别：　　年龄：　　门诊号：	住院号：
住院日期：　　年　月　日	出院日期：　　年　月　日	标准住院日：≤42 天

时间	住院第 1 天	住院第 2~7 天
健康宣教	□ 入院宣教 □ 介绍病房环境、设施 □ 介绍主管医师、责任护士、护士长 □ 介绍住院注意事项 □ 告知探视制度	□ 放疗前宣教 □ 告知放疗前检查项目及注意事项 □ 宣教疾病知识、说明术后放疗的目的 □ 放疗前准备 □ 告知相关不良反应预防 □ 责任护士与患者沟通，了解心理反应指导应对方法 □ 告知家属等候区位置
护理处置	□ 核对患者信息，佩戴腕带 □ 卫生处置：剪指（趾）甲、沐浴，更换病号服 □ 入院评估	□ 协助医师完成放疗前检查 □ 放疗前准备
基础护理	□ 三级护理 □ 患者安全管理	□ 三级护理 □ 卫生处置 □ 患者睡眠管理 □ 患者安全管理
专科护理	□ 护理查体 □ 跌倒、压疮等风险因素评估需要时安置危险标志 □ 心理护理	□ 相关指征监测，如血压、血糖等 □ 心理护理 □ 饮食指导
病情变异记录	□ 无　□ 有，原因 1. 2.	□ 无　□ 有，原因 1. 2.
护士签名		

时间	住院第8~41天 （放疗过程）	住院第42天 （出院日）
健康宣教	□ 放疗过程宣教 □ 放疗次数、单次剂量及可能出现的不良反应 □ 饮食、活动指导 □ 强调拍背咳嗽的重要性 □ 复查患者对放疗过程宣教内容的掌握程度	□ 出院宣教 □ 复查时间 □ 服药方法 □ 活动指导 □ 饮食指导 □ 告知办理出院的流程
护理处置	□ 遵医嘱完成相应检查及治疗	□ 办理出院手续
基础护理	□ 特/一级护理（根据患者病情和自理能力给予相应的护理级别） □ 晨晚间护理 □ 患者安全管理	□ 二级护理 □ 晨晚间护理 □ 协助进食 □ 患者安全管理
专科护理	□ 病情观察，记特护记录 □ 评估生命体征、照射野部位、皮肤反应情况 □ 心理护理	□ 病情观察 □ 心理护理
病情变异记录	□ 无　□ 有，原因： 1. 2.	□ 无　□ 有，原因： 1. 2.
护士签名		

（三）患者表单

乳腺癌术后放射治疗临床路径患者表单

适用对象：第一诊断为乳腺癌（ICD-10：C30.08）

行乳腺癌手术后，符合放射治疗指征

患者姓名：	性别： 年龄： 门诊号：	住院号：
住院日期： 年 月 日	出院日期： 年 月 日	标准住院日：≤42 天

时间	住院第 1 天	住院第 2~3 天
医患配合	□ 配合询问病史、收集资料，详细告知既往史、用药史、过敏史、家族史 □ 如服用抗凝药，明确告知 □ 配合进行体格检查 □ 有任何不适告知医师	□ 配合完善放疗前相关检查：采血、留尿便、心电图、肺功能、X 线胸片、健侧乳房目靶片、腹部 B 超等常规项目。需要时完成特殊检查，如 CT、MRI、PET-CT 等 □ 医师与患者及家属介绍病情及放疗谈话并签字
护患配合	□ 配合测量体温、脉搏、呼吸、血压、体重 □ 配合完成入院护理评估 □ 接受入院宣教（环境介绍、病室规定、订餐制度、探视制度、贵重物品保管等） □ 有任何不适告知护士	□ 配合测量体温、脉搏、呼吸、询问排便次数 □ 接受放疗前宣教 □ 自行卫生处置：剪指（趾）甲、剃胡须、沐浴 □ 准备好必要用物、吸水管、纸巾
饮食	□ 正常饮食	□ 半流质饮食
排泄	□ 正常排尿便	□ 正常排尿便
活动	□ 正常活动	□ 正常活动

时间	住院第 8~41 天 （放疗过程）	住院第 42 天 （出院日）
医患配合	□ 及时告知放疗过程中特殊情况和症状 □ 向患者及家属交代放疗中情况及放疗后注意事项 □ 上级医师查房 □ 完成病程记录和上级医师查房记录	□ 上级医师查房，对放疗近期反应进行评估 □ 完成病历书写 □ 根据情况决定是否需要复查实验室检查
护患配合	□ 配合定时测量生命体征、每日询问排便 □ 配合皮肤放射防护剂的应用，检查皮肤反应情况 □ 接受输液、注射、服药等治疗 □ 配合晨晚间护理 □ 接受照射野皮肤护理 □ 接受进食、进水、排便等生活护理 □ 配合拍背咳痰，预防肺部并发症 □ 配合活动，预防压疮 □ 注意活动安全，避免坠床或跌倒 □ 配合执行探视及陪伴	□ 接受出院宣教 □ 办理出院手续 □ 获取出院带药 □ 知道服药方法、作用、注意事项 □ 知道复印病历方法
饮食	□ 清淡饮食	□ 普通饮食
排泄	□ 正常排尿便	□ 正常排尿便
活动	□ 根据医嘱，正常适度活动，避免劳累，注意放疗标记	□ 正常适度活动，避免疲劳

附：原表单（2016 年版）

乳腺癌术后放射治疗临床路径表单

适用对象：第一诊断为乳腺癌（ICD-10：C30.08）；

患者姓名：　　　　　性别：　　年龄：　　门诊号：　　住院号：

住院日期：　　年　月　日　出院日期：　　年　月　日　标准住院日：　　天

时间	住院第 1 天	住院第 2 天	住院第 3~4 天
诊疗工作	□ 询问病史 □ 体格检查 □ 开出各项检验检查项目 □ 完善医患沟通和病历书写 □ 上级医师查房	□ 查看检查/检验报告，明确有无放疗禁忌 □ 上级医师查房，并制订放疗方案，交代放疗不良反应及注意事项 □ 完善病历书写	□ 放疗计划制作 □ 签署放疗同意书 □ 介绍放疗不良反应及相关注意事项 □ 放疗复位及摆位 □ 上级医师查房，完善病历书写
重点医嘱	**长期医嘱：** □ 肿瘤科护理常规 □ 二/三级护理 □ 饮食 □ 根据患者一般情况给予相应治疗 **临时医嘱：** □ 血常规 □ 生化 □ 肿瘤标志物 □ 心电图 □ 尿液分析 □ 大便常规±隐血 □ 骨扫描 □ 根据病情选择：消化道造影/胃镜/胸部 CT/腹部 CT/腹部彩超/脑 MRI □ 其他	**长期医嘱：** □ 肿瘤科护理常规 □ 二/三级护理 □ 饮食 □ 根据患者一般情况给予相应治疗 **临时医嘱：** □ CT 定位扫描 □ 必要时体模制作 □ 其他	**长期医嘱：** □ 肿瘤科护理常规 □ 二/三级护理 □ 饮食 □ 根据患者一般情况给予相应治疗 **临时医嘱：** □ 放疗收费
护理工作	□ 按入院流程做入院介绍 □ 入院评估 □ 进行入院健康教育	□ 抽血，大小便常规检查 □ 指导患者到相关科室进行检查并讲明各种检查的目的 □ 进行放疗期间饮食、防护及心理宣教	□ 指导患者到放疗中心进行预约及放疗 □ 进行放疗期间饮食、防护等健康宣教
变异	□ 无　□ 有，原因：	□ 无　□ 有，原因：	□ 无　□ 有，原因：
护士签名			
医师签名			

时间	住院第 5~8 天	住院 9~10 天
诊疗工作	□ 上级医师查房 □ 观察放疗反应，及时给予处理 □ 定期复查血常规，必要时复查肝肾功能 □ 完善病历书写	□ 根据患者检查结果及病情是否决定出院 □ 若出院，则交代出院随访事宜，并开具出院证明 □ 若病情不允许出院，根据病情制订下一步治疗方案 □ 完善病历书写
重点医嘱	长期医嘱： □ 肿瘤科护理常规 □ 二/三级护理 □ 饮食 □ 根据患者一般情况给予相应治疗 临时医嘱： □ 血常规 □ 生化 □ 其他	长期医嘱： □ 肿瘤科护理常规 □ 二/三级护理 □ 饮食 □ 根据患者一般情况给予相应治疗 临时医嘱： □ 血常规 □ 生化 □ 出院 □ （若不能出院）根据病情制订相应治疗方案
护理工作	□ 观察放疗区域皮肤、上肢及食管反应 □ 抽血 □ 放疗期间的心理与生活护理 □ 进行放疗期间饮食、防护等健康宣教	□ 协助患者办理出院手续 □ 进行出院后饮食、防护等健康宣教
变异	□ 无　□ 有，原因：	□ 无　□ 有，原因：
护士签名		
医师签名		

（有条件的单位患者也可以在门诊治疗）

第三十五章

肺良性肿瘤临床路径释义

一、肺良性肿瘤编码

疾病名称及编码：肺良性肿瘤（ICD-10：D14.3）

手术操作名称及编码：肺肿瘤摘除术（ICD-9-CM-3：32.2）

肺局部切除术（ICD-9-CM-3：32.3）

肺叶切除术（ICD-9-CM-3：32.4）

二、临床路径检索方法

D14.3 伴 32.2/32.3/32.4

三、肺良性肿瘤临床路径标准住院流程

（一）适用对象

第一诊断为肺良性肿瘤（ICD-10：D14.3），行肿瘤摘除术、肺局部切除术或肺叶切除术（ICD-9-CM-3：32.2-32.4）。

> 释义
>
> ■ 适用对象编码参见第一部分。
> ■ 肺良性肿瘤（benign tumor of lung）是指发生于肺或支气管的无浸润和转移能力的肿瘤。一般患者可无自觉症状，多在行胸部 X 线检查时发现肺部阴影。临床上常见的有错构瘤、炎性假瘤、软骨瘤、纤维瘤、平滑肌瘤、血管瘤和脂肪瘤等。

1. 肺错构瘤是由支气管壁各种正常组织错乱组合而形成的良性肿瘤。以软骨成分为主，具有完整的包膜，生长缓慢。多发生在肺的边缘或肺叶间裂处。圆形、椭圆形或分叶状。边界清楚，胸部 X 线片可见有爆米花样钙化点。
2. 肺炎性假瘤是由肺内慢性炎症产生的肉芽肿、机化、纤维结缔组织增生及相关的继发病变形成的类瘤样肿块，并非真正的肿瘤。青壮年多见，一般没有症状。常在胸部 X 线检查时发现呈圆形或椭圆形，增长缓慢的结节，无完整的包膜。肺炎性假瘤与肺癌很难鉴别，偶有癌变的可能。
3. 肺软骨瘤是大多位于肺周边组织的支气管壁内肿瘤。包膜完整，有分叶。术前难以确诊，易与错构瘤相混淆。术后可有复发，偶见恶变为软骨肉瘤。故肺软骨瘤的治疗首选肺段或肺叶切除。
4. 肺纤维瘤是常见于大气管腔内呈结节状，有或无蒂的息肉状肿瘤。发生于肺实质的少见。有完整的包膜，质地不一，生长缓慢，可有钙化的肿物。
5. 肺平滑肌瘤是早期被认识的肺部良性肿瘤之一，约占肺部良性肿瘤的2%。肿瘤可位于气管、支气管内，也可位于周围肺组织内。放射学无特征性表现，其阴影密度较脂肪瘤高。首选手术治疗。

6. 肺血管瘤的病因不清。分海绵状血管瘤和肺动-静脉瘤等名称。并非真正的肺肿瘤。患者多无症状，在常规 X 线检查时发现边缘整齐的圆形或分叶状肿块。行增强 CT 扫描或血管造影均可确诊。较大的血管瘤可手术切除。

7. 肺脂肪瘤主要位于大气管壁的黏膜下层，几乎都是单发，占肺部良性肿瘤的 4.6%。胸部 X 线片的特征表现是表面光滑，呈哑铃状的低密度阴影。

（二）诊断依据

根据《临床诊疗指南·胸外科分册》（中华医学会编著，人民卫生出版社，2009）。

1. 临床症状：发病年龄广泛，青中年居多，症状较轻或无，部分患者有咳嗽、咯血和轻度胸痛，咯血多为少量和痰中带血，病情可长期无变化，少数患者因肿瘤阻塞支气管而继发感染症状。

2. 体征：早期不显著。

3. 辅助检查：胸部影像学检查、纤维支气管镜、经皮肺活检穿刺等。

（三）选择治疗方案的依据

根据《临床诊疗指南·胸外科分册》（中华医学会编著，人民卫生出版社，2009）。

1. 肿瘤摘除术。

2. 肺局部切除术（包括肺楔形切除和肺段切除）。

3. 肺叶切除术（包括复合肺叶切除和支气管袖式成形）。

> **释义**
>
> ■肺部的良性肿瘤从影像学上与肺癌很难鉴别，术前难以明确诊断。有些肺部良性肿瘤，又有发生癌变的可能，因此一般主张尽早手术切除。
>
> ■根据患者的全身情况、病灶的部位和手术中切除标本的病理学诊断，决定手术方式。
>
> ■如术中冷冻切片一时不能确定是良、恶性时，不限于仅行肺楔形切除或肿瘤摘除术。可以行肺段切除，包括肺叶切除术。

（四）标准住院日 ≤17 天

> **释义**
>
> ■如果患者住院手术治疗，一般住院时间为 12~17 天。

（五）进入路径标准

1. 第一诊断符合 ICD-10：D14.3 肺良性肿瘤疾病编码。

2. 当患者同时具有其他疾病诊断，但在门诊治疗期间不需要特殊处理也不影响第一诊断的临床路径流程实施时，可以进入路径。

> **释义**
>
> ■ 如果患者同时患有其他疾病影响第一诊断的，临床路径流程实施时均不适合进入该临床路径。
>
> ■ 术中或术后病理诊断与第一诊断不相符合的患者，不适合进入该临床路径。

（六）术前准备≤5天

1. 必需的检查项目：

(1) 血常规、尿常规、大便常规+隐血试验。

(2) 凝血功能、血型、肝功能测定、肾功能测定、电解质、感染性疾病筛查（乙型病毒性肝炎、丙型病毒性肝炎、艾滋病、梅毒等）、肿瘤标志物检查。

(3) 肺功能、动脉血气分析、心电图。

(4) 痰细胞学检查、纤维支气管镜检查+活检。

(5) 影像学检查：X线胸片正侧位、胸部CT（平扫+增强扫描）、腹部超声或CT。

2. 根据患者病情，可选择以下项目：血气分析、葡萄糖测定、骨扫描、头颅MRI、经皮肺穿刺活检、24小时动态心电图、超声心动图、CTPA、心肌核素扫描、Holter、24小时动态血压监测等。

> **释义**
>
> ■ 部分检查可以在门诊完成，包括胸部X线正侧位片和胸部增强CT扫描及痰细胞学检查等。但痰细胞学检查阳性率不高，可酌情进行。
>
> ■ 根据病灶的部位，术前可以不进行纤维支气管镜检查或经皮肺穿刺活检检查。

（七）预防性抗菌药物选择与使用时机

1. 按照《抗菌药物临床应用指导原则》（卫医发〔2004〕285号）执行，并根据患者的病情决定选择抗菌药物的使用与时间。如可疑感染，需做相应的微生物学检查，必要时做药敏试验。

2. 建议使用第一、二代头孢菌素，头孢曲松。预防性用药时间为术前30分钟。

> **释义**
>
> ■ 肺部手术为潜在污染性手术，属于Ⅱ类切口，应常规使用抗菌药物预防感染。
>
> ■ 预防性抗菌药物应选用第一、二代头孢菌素等，多在术前30分钟左右应用。

（八）手术日为≤入院第6天

1. 麻醉方式：气管插管全身麻醉。

2. 手术耗材：根据患者病情使用（闭合器、切割缝合器、血管夹、肺修补材料等）。

3. 术中用药：抗菌药物等。

4. 手术置入物：止血材料。

5. 输血：视术中出血情况而定。输血前必须行血型鉴定、抗体筛选和交叉合血。

6. 病理：术中冷冻切片，术后石蜡切片+免疫组化。

> **释义**
>
> ■肺良性肿瘤的切除多为局切或段切，酌情使用闭合切割缝合器及修补材料是防止术后漏气、出血的重要一环。
>
> ■基本不考虑术中输血。对于手术时间较长的患者，术中需使用抗菌药物；必要时可选用止血药，如注射用尖吻蝮蛇血凝酶。
>
> ■术中切除的肿瘤送冷冻病理检查非常重要，这是术中鉴别肺良、恶性肿瘤最关键的一步。

（九）术后住院恢复≤11天

1. 必须复查的项目：血常规、肝功能测定、肾功能测定、电解质、胸部X线片等。

2. 根据患者病情，可选择以下项目：血气分析、气管镜、床旁超声、痰培养+药敏等。

3. 术后用药：抗菌药物使用按照《抗菌药物临床应用指导原则》（卫医发〔2004〕285号）执行，并根据患者的病情决定抗菌药物的选择与使用时间。建议使用第一、二代头孢菌素，头孢曲松。如可疑感染，需做相应的微生物学检查，必要时做药敏试验。

> **释义**
>
> ■术后第1天摄X线胸片、查血常规、肝肾功能、电解质等。
>
> ■患者胸腔闭式引流量不超过100ml/d，无持续性漏气，可拔除引流管。
>
> ■抗菌药物的使用时间通常不超过3天，出现感染迹象者（如发热、脓痰、白细胞数增多等）应根据情况选用广谱抗菌药物。

（十）出院标准

1. 患者病情稳定，体温正常，手术切口愈合良好，生命体征平稳。

2. 没有需要住院处理的并发症和（或）合并症。

> **释义**
>
> ■患者影像学提示双肺膨胀良好，血液检查指标基本正常。
>
> ■患者体温基本恢复正常，无咯血、呼吸困难等症。
>
> ■患者可以待拆线出院。
>
> ■如术后出现并发症，是否需要继续住院治疗，由主管医师按具体情况决定。

（十一）变异及原因分析。

1. 有影响手术的合并症，需要进行相关的诊断和治疗。

2. 术后出现肺部感染、呼吸衰竭、心力衰竭、支气管胸膜瘘等并发症时，需要延长住院治疗时间。

> **释义**
>
> ■ 微小变异：因为医院条件所限，检验项目的不及时性，不能按照路径的要求，及时完成检查；或因为节假日休息不能按照要求完成检查；患者不愿配合完成相应检查，短期不愿按照要求出院随诊。
>
> ■ 重大变异：因手术诱发患者基础疾病加重，需要进一步诊断和治疗；患者因各种原因不愿出院，而导致住院时间明显延长。

四、肺良性肿瘤临床路径给药方案

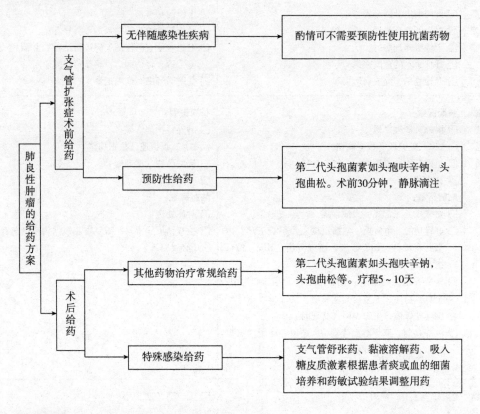

【用药选择】
1. 对肺部不能确定是否炎症性阴影时，可用第一、二代头孢菌素进行试验性治疗。
2. 强调术前30分钟预防性静脉给药。
3. 手术后患者持续发热、白细胞计数偏高、全身症状较重者，应尽早调整抗菌药物。在根据经验性治疗的同时，立即采取痰液标本，做涂片革兰染色检查及培养药敏。

【注意事项】
头孢类抗菌药物副作用小，但近年来，围内外均有此类药物给患者造成严重过敏反应的报道，应引起临床医师的关注。

五、推荐表单

（一）医师表单

肺良性肿瘤临床路径医师表单

适用对象：第一诊断为肺良性肿瘤（ICD-10：D14.3）

行肿瘤摘除术、肺局部切除术或肺叶切除术（ICD-9-CM-3：32.2-32.4）

患者姓名：	性别：　　年龄：　　门诊号：	住院号：
住院日期：　　年　月　日	出院日期：　　年　月　日	标准住院日：12~17 天

时间	住院第 1~3 天	住院第 3~5 天
主要诊疗工作	□ 询问病史及体格检查 □ 对患者的全身情况进行初步评估 □ 上级医师查房 □ 评估手术的危险因素 □ 开检查单，完成病历书写	□ 上级医师查房 □ 核查辅助检查的结果是否有异常 □ 对患者原有的伴随疾病进行治疗，并请相关科室会诊，评估病情，调整药物的使用 □ 住院医师书写病程记录
重点医嘱	**长期医嘱：** □ 胸外科护理常规 □ 二/三级护理（根据病情） □ 抗菌药物（必要时） □ 祛痰药 **临时医嘱：** □ 血常规、尿常规、大便常规 □ 肝肾功能、电解质、空腹血糖乙型肝炎五项、丙型肝炎抗体、DIC 筛查、血气分析、HIV、梅毒血清抗体测定、肿瘤标志物测定 □ 胸部 X 线正侧位片、胸部增强 CT 扫描、心电图、全身骨扫描、^{18}F 复合显像检查、肺功能、电子纤维支气管镜、头部 MRI（必要时） □ 腹部 B 超、双下肢血管彩超、超声心动图（必要时）、运动平板心电图 □ 对症处理	**长期医嘱：** □ 胸外科护理常规 □ 二/三级护理（根据病情） □ 抗菌药物（必要时） □ 祛痰药 **临时医嘱：** □ 对症处理 □ 检查结果异常时，需复查。根据病情调整药物（必要时）
病情变异记录	□ 无　□ 有，原因： 1. 2.	□ 无　□ 有，原因： 1. 2.
医师签名		

时间	手术前 1 天	手术当天（手术日）
主要诊疗工作	□ 上级医师查房 □ 术前讨论，评估手术风险、确定手术方案 □ 向患者及家属交代病情和手术风险，完成术前谈话，签手术知情同意书 □ 完成上级医师查房记录	□ 向患者和家属交代手术结果及术后注意事项 □ 密切观察患者术后的病情变化，包括各项生命体征指标和引流量，并及时书写术后的病程 □ 完成手术记录
重点医嘱	**长期医嘱：** □ 胸外科护理常规 □ 二/三级护理（根据病情） □ 抗菌药物（必要时） □ 祛痰药 **临时医嘱：** □ 手术通知 □ 备皮、备血（必要时） □ 血 ABO 正反测定、Rh 抗体检测 □ 睡前清洁洗肠 □ 根据需要睡前给予口服镇静药 □ 术晨禁食、禁水	**长期医嘱：** □ 胸外科特级护理常规 □ 吸氧 □ 心电监护 □ 记出入量 □ 抗菌药物（第二代或第三代头孢菌素） □ 静脉补液 **临时医嘱：** □ 根据需要使用镇痛药 □ 止血药（必要时） □ 抗凝药（必要时）
病情变异记录	□ 无　□ 有，原因： 1. 2.	□ 无　□ 有，原因： 1. 2.
医师签名		

时间	术后第 2~11 天	住院第 12~17 天（出院日）
主要 诊疗 工作	□ 上级医师查房 □ 评估患者术后恢复情况 □ 确定术后治疗方案 □ 完成上级医师查房记录	□ 完成出院小结 □ 向患者交代病理诊断和出院后注意事项 □ 预约复诊日期
重 点 医 嘱	**长期医嘱：** □ 胸外科护理常规 □ 特/一级护理（根据病情） □ 普通饮食 □ 吸氧（必要时） □ 记出入量 □ 根据病情继续使用或调整抗菌药物 □ 静脉输液（必要时） □ 祛痰药 **临时医嘱：** □ 复查胸部 X 线片（必要时） □ 根据需要，复查有关血液检查 □ 术后第 3 天，更换伤口敷料，观察伤口愈合情况 □ 根据引流量，拔除胸腔闭式引流管（<100ml/d） □ 术后 7~10 天，拆除伤口缝线，更换伤口敷料	**出院医嘱：** □ 出院带药 □ 门诊随诊
病情 变异 记录	□ 无　□ 有，原因： 1. 2.	□ 无　□ 有，原因： 1. 2.
医师 签名		

（二）护士表单

肺良性肿瘤临床路径护士表单

适用对象：第一诊断为肺良性肿瘤（ICD-10：D14.3）
　　　　　行肿瘤摘除术、肺局部切除术或肺叶切除术（ICD-9-CM-3：32.2-32.4）

患者姓名：		性别：　　年龄：　　门诊号：	住院号：
住院日期：　　年　月　日		出院日期：　　年　月　日	标准住院日：12~17 天

时间	住院第 1~3 天	手术前 1 天至手术当天	术后第 2 天至出院日
健康宣教	□ 介绍主管医师、护士 □ 介绍环境、设施 □ 介绍住院注意事项 □ 指导患者正确留取标本 □ 宣教疾病知识、用药知识及特殊检查的操作过程 □ 告知检查及操作前后饮食、活动及探视注意事项及应对方式 □ 向患者宣教戒烟、戒酒的重要性，以及减少二手烟的吸入	□ 主管护士与患者沟通，了解患者的情绪，并给予心理安慰，尽量解除患者的紧张情绪 □ 指导患者如何应对手术后的疼痛及咳嗽排痰	□ 根据病情，鼓励患者尽早下地活动，促进患者康复 □ 定时复查 □ 指导患者出院带药的服用方法 □ 指导患者饮食、休息等注意事项 □ 讲解增强体质的方法，减少感染的机会
护理处置	□ 核对患者，佩戴腕带 □ 建立入院护理病历 □ 卫生处置：剪指甲、沐浴、更换病号服	□ 密切观察患者病情变化 □ 遵医嘱正确使用抗菌药物 □ 协助医师完成各项检查及治疗 □ 做好术前各项准备、备皮 □ 通知患者禁食、禁水 □ 帮助患者翻身、活动，防止压疮 □ 拍背、协助患者咳嗽、排痰	□ 办理出院手续 □ 书写出院小结
基础护理	□ 二级护理 □ 晨晚间护理 □ 患者安全管理	□ 特/二级护理 □ 晨晚间护理 □ 患者安全管理	□ 特/三级护理 □ 晨晚间护理 □ 患者安全管理
专科护理	□ 护理查体 □ 呼吸频率、体温、血压和脉搏的监测 □ 记录大、小便次数 □ 需要时填写跌倒及压疮防范表 □ 必要时请家属陪护 □ 心理护理	□ 监测患者的体温、血压、脉搏、呼吸频率及血氧饱和度 □ 协助排痰，必要时吸痰 □ 遵医嘱完成相关检查 □ 心理护理 □ 遵医嘱正确给药 □ 指导患者咳嗽，并观察引流液的性质及引流量 □ 提供并发症征象的依据	□ 观察患者生命体征的变化，评估患者的病情：特别是体温、血压、脉搏及胸腔引流量 □ 心理护理
重点医嘱	□ 详见医嘱执行单	□ 详见医嘱执行单	□ 详见医嘱执行单
病情变异记录	□ 无　□ 有，原因： 1. 2.	□ 无　□ 有，原因： 1. 2.	□ 无　□ 有，原因： 1. 2.
护士签名			

（三）患者表单

肺良性肿瘤临床路径患者表单

适用对象：第一诊断为肺良性肿瘤（ICD-10：D14.3）

行肿瘤摘除术/肺局部切除术/肺叶切除术（ICD-9-CM-3：32.2-32.4）

患者姓名：		性别： 年龄： 门诊号：	住院号：
住院日期： 年 月 日		出院日期： 年 月 日	标准住院日：12~17 天

时间	入院当日	住院期间（第2~6天）	住院第7~17天（出院日）
医患配合	□ 配合医师询问病史、收集资料。务必详细、真实地告知既往史、用药史及过敏史 □ 配合进行体格检查 □ 有任何不适，及时告知医师	□ 配合完成相关检查，如采血、留尿化验和心电图、X线胸片等 □ 认真听取医师向患者及家属所讲的病情介绍 □ 如检查结果有异常，需进一步检查和治疗 □ 亲自或委托他人签署知情同意书 □ 配合医师的治疗和用药 □ 有任何不适，告知医师	□ 接受出院前指导 □ 知道复查程序 □ 获取出院诊断书
护患配合	□ 配合测量体温、脉搏、呼吸、血压、血氧饱和度、体重 □ 配合完成入院护理评估单（简单询问病史、过敏史、用药史） □ 接受入院宣教（环境介绍、病室规定、订餐制度、贵重物品保管等） □ 有任何不适，及时告知护士	□ 配合测量体温、血压、脉搏和呼吸，如实回答告知医师、护士人员的每日询问 □ 接受相关实验室检查和宣教，正确留取标本，配合检查 □ 有任何不适告知护士 □ 接受输液、服药治疗 □ 注意自身的安全，避免坠床或跌倒 □ 配合执行医院有关探视及陪护制度 □ 接受疾病及用药等相关知识的指导	□ 接受出院宣教 □ 主动办理出院手续 □ 获取出院带药 □ 了解服药方法、作用及注意事项 □ 知道复印病历的方法
饮食	□ 正常饮食	□ 正常饮食	□ 正常饮食
排泄	□ 正常排尿便	□ 正常排尿便	□ 正常排尿便
活动	□ 适量活动	□ 适量活动	□ 适量活动

附：原表单（2010 年版）

肺良性肿瘤临床路径表单

适用对象：第一诊断为肺良性肿瘤（ICD-10：D14.3）
行肿瘤摘除术/肺局部切除术/肺叶切除术（ICD-9-CM-3：32.2-32.4）

患者姓名：	性别：	年龄：	门诊号：	住院号：

住院日期：　年　月　日	出院日期：　年　月　日	标准住院日：≤17 天

时间	住院第 1 天	住院第 2~5 天（术前日）	住院第 3~6 天（手术日）
主要诊疗工作	□ 询问病史及体格检查 □ 完成病历书写 □ 开检查申请单 □ 主管医师查房 □ 初步确定治疗方案	□ 上级医师查房 □ 术前准备与术前评估 □ 术前讨论，确定手术方案 □ 根据病情需要，完成相关科室会诊 □ 住院医师完成病程日志及术前小结、上级医师查房记录等病历书写 □ 签署手术知情同意书、自费用品协议书、输血同意书、授权委托同意书 □ 向患者及家属交代围术期注意事项	□ 术前留置尿管 □ 手术 □ 术者完成手术记录 □ 住院医师完成术后病程 □ 上级医师查房 □ 观察生命体征 □ 向患者及家属交代病情及术后注意事项
重点医嘱	**长期医嘱：** □ 胸外科二级护理 □ 普食饮食 □ 患者既往基础用药 **临时医嘱：** □ 血常规、尿常规、大便常规＋隐血 □ 凝血功能、血型、肝肾功能、电解质、感染性疾病筛查、肿瘤标记物检查 □ 肺功能、动脉血气分析、心电图 □ 痰细胞学检查、纤维支气管镜检查＋活检 □ 影像学检查：胸片正侧位、胸部CT、腹部超声或CT □ 必要时：纵隔镜、24 小时动态心电图、全身骨扫描、头颅 MRI 或CT、超声心动图、经皮肺穿刺活检等	**长期医嘱：** □ 胸外科二级护理常规 □ 饮食 □ 患者既往基础用药 **临时医嘱：** □ 明日全麻下拟行◎肿瘤摘除术◎肺局部切除术 ◎肺叶切除术◎全肺切除术 ◎开胸探查术 □ 术前禁食、禁水 □ 术前晚灌肠 □ 术前备皮 □ 备血 □ 术前镇静药物（酌情） □ 备术中抗菌药物 □ 其他特殊医嘱	**长期医嘱：** □ 胸外科术后护理常规 □ 特/一级护理 □ 清醒后 6 小时进流食 □ 吸氧 □ 体温、心电、血压、呼吸、脉搏、血氧饱和度监测 □ 胸管引流记量 □ 持续导尿，记 24 小时出入量 □ 雾化吸入 □ 预防性应用抗菌药物 □ 镇痛药物 **临时医嘱：** □ 止血药物使用（必要时） □ 其他特殊医嘱
主要护理工作	□ 介绍病房环境、设施和设备 □ 入院护理评估 □ 辅助戒烟	□ 宣教、备皮等术前准备 □ 提醒患者术前禁食、禁水 □ 呼吸功能锻炼	□ 观察病情变化 □ 术后心理和生活护理 □ 保持呼吸道通畅

续　表

时间	住院第 1 天	住院第 2~5 天（术前日）	住院第 3~6 天（手术日）
病情 变异 记录	□无　□有，原因： 1. 2.	□无　□有，原因： 1. 2.	□无　□有，原因： 1. 2.
护士 签名			
医师 签名			

时间	住院 4~7 天（术后第 1 日）	住院 5~16 天（术后第 2~10 日）	住院 10~17 天（出院日）
主要诊疗工作	□ 上级医师查房 □ 住院医师完成病程书写 □ 观察胸腔引流情况 □ 注意生命体征、血氧饱和度及肺部呼吸音 □ 鼓励并协助患者排痰 □ 必要时纤支镜吸痰	□ 上级医师查房 □ 住院医师完成病程书写 □ 视病情复查血常规、血生化及 X 线胸片 □ 视胸腔引流及肺复张情况拔除胸腔引流管并切口换药 □ 必要时纤支镜吸痰 □ 视情况停用或调整抗菌药物 □ 切口拆线	□ 上级医师查房，明确是否出院 □ 住院医师完成出院小结、病历首页等 □ 向患者及家属交代出院后注意事项 □ 根据术后病理确定术后治疗方案
重点医嘱	长期医嘱： □ 胸外科一级护理 □ 普通饮食 □ 吸氧 □ 心电监护 □ 雾化吸入 □ 胸管引流，记量 □ 持续导尿，记 24 小时出入量 临时医嘱： □ 根据情况酌情补液 □ 血气分析（必要时） □ 其他特殊医嘱	长期医嘱： □ 胸外科二级护理 □ 停胸腔闭式引流记量 □ 停记尿量、停吸氧、停心电监护 □ 停雾化 □ 停抗菌药物 临时医嘱： □ 拔胸腔闭式引流管 □ 拔除尿管 □ 切口换药、拆线 □ 复查 X 线胸片、血常规、肝肾功能、电解质 □ 其他特殊医嘱	临时医嘱： □ 切口换药 □ 通知出院 □ 出院带药 □ 定期复诊
主要护理工作	□ 观察患者病情 □ 心理与生活护理 □ 协助患者咳痰	□ 观察患者病情 □ 心理与生活护理 □ 协助患者咳痰	□ 观察病情变化 □ 心理和生活护理 □ 术后康复指导
病情变异记录	□ 无　□ 有，原因： 1. 2.	□ 无　□ 有，原因： 1. 2.	□ 无　□ 有，原因： 1. 2.
护士签名			
医师签名			

第三十六章

支气管肺癌介入治疗临床路径释义

一、支气管肺癌介入治疗编码

1. 卫计委原编码

疾病名称及编码：支气管肺癌（ICD-10：C34/D02.2）

手术操作名称及编码：支气管动脉造影化疗栓塞术

　　　　　　　　　　肺癌射频或微波消融术

　　　　　　　　　　I131 放射性粒子植入术

2. 修改编码

疾病名称及编码：支气管肺癌（ICD-10：C34）

手术操作名称及编码：支气管动脉造影化疗栓塞术（88.4403+99.2501+39.7902）

　　　　　　　　　　肺癌射频或微波消融术（32.23-32.26）

　　　　　　　　　　I131 放射性粒子植入术（92.2706）

二、临床路径检索方法

C34 伴（88.4403+99.2501+39.7902/32.23-32.26/92.27）

三、支气管肺癌介入治疗临床路径标准住院流程

（一）适用对象

第一诊断为原发性支气管肺癌（ICD-10：C34/D02.2）：

1. 患者不愿接受外科治疗及不能耐受外科治疗的 I～Ⅲa 期非小细胞肺癌患者。

2. 无手术指征的Ⅲb、Ⅳ期非小细胞肺癌患者。

3. 伴大咯血的肺癌患者。

> **释义**
>
> ■ 各期肺癌患者在一定条件下均可行介入治疗，包括动脉栓塞、介入化疗、射频消融、微波消融、放射性粒子植入术、冷冻治疗等。非小细胞肺癌是手术适应证，而小细胞肺癌首选化疗，不是介入手术指征（大咯血患者除外）。大咯血患者可行动脉栓塞。

（二）诊断依据

根据国家卫生计生委《中国原发性肺癌诊疗规范（2015 年版）》和《临床诊疗指南·胸外科分册》（中华医学会编著，人民卫生出版社，2009）。

1. 高危因素：吸烟指数>400 支/年，年龄>45 岁，环境与职业因素。

2. 临床症状：刺激性咳嗽、血痰或咯血、胸痛。

3. 临床体征：早期不显著。

4. 辅助检查：胸部影像学检查、纤维支气管镜、肺穿刺活检等。

> **释义**
>
> ■ 诊断包括流行病学证据、症状、体征等。辅助检查包括无创及有创两部分。有创活检病理结果是金标准。

（三）治疗方案的选择

根据国家卫生计生委《中国原发性肺癌诊疗规范（2015 年版）》和《临床诊疗指南·放射介入科分册》（中华医学会编著，人民卫生出版社）。

1. 支气管动脉造影化疗栓塞术。
2. 肺癌射频或微波消融术。
3. 放射性粒子植入术。
4. 消融术和粒子植入术可与支气管动脉造影化疗栓塞术相结合。

> **释义**
>
> ■ 支气管动脉栓塞治疗大咯血；射频消融及微波消融多治疗周围型肺癌；粒子植入需操作者具备相应资质。操作途径可在 CT 或超声引导下进行。

（四）标准住院日≤12 天

> **释义**
>
> ■ 术前准备≤4 天，在第≤5 天实施手术，术后恢复≤7 天。总住院时间不超过 12 天均符合路径要求。

（五）进入路径标准

1. 第一诊断符合 ICD-10：C34/D02.2 支气管肺癌疾病编码。
2. 临床分期（UICC 2009）为Ⅰ期、Ⅱ期、和Ⅲ期及部分Ⅳ期非小细胞肺癌。
3. 心、肺、肝、肾等器官功能可以耐受介入治疗。
4. 当患者同时具有其他疾病诊断，但住院期间不需要特殊处理也不影响第一诊断的临床路径流程实施时，可进入此路径。

> **释义**
>
> ■ 本路径适用对象为各分期非小细胞肺癌，PS 评分 0~2 分，术后根据情况需结合全身治疗（靶向治疗、化疗、免疫治疗及最佳支持治疗）。

（六）术前准备（术前评估）≤4 天

1. 常规检查项目：
（1）血常规、尿常规、大便常规。
（2）凝血功能、血型、肝肾功能、电解质、感染性疾病筛查（乙型肝炎、丙型肝炎、艾滋病、梅毒等）、肿瘤标志物检查。

（3）肺功能、心电图。

（4）痰细胞学检查、纤维支气管镜检查+活检。

（5）影像学检查：X线胸片正侧位、胸部CT（平扫+增强扫描）、腹部超声或CT、全身骨扫描、头颅MRI或CT。

2. 根据患者病情，可选择以下项目：

（1）纵隔镜和（或）超声支气管镜（EBUS）。

（2）经皮肺穿刺活检。

（3）PET-CT（正电子发射计算机断层成像术）或SPECT（单光子发射计算机断层成像术）。

（4）24小时动态心电图。

（5）心脑血管疾病相关检查。

（6）超声心动图。

（7）动脉血气分析。

> **释义**
>
> ■ 术前完善常规检查，且需确诊非小细胞肺癌，方可行相关治疗（大咯血患者除外）。特殊患者临床诊断比较确切，且患者一般情况不佳，不能耐受多次穿刺者，可以在充分向家属交代病情的基础上，将穿刺活检和射频、微波治疗同时进行。

（七）手术日为入院第≤5天

1. 麻醉方式：选择局麻或静脉镇静麻醉。
2. 手术耗材：根据患者病情使用（射频或微波消融针、^{131}碘粒子等）。
3. 术中用药：抗肿瘤药。
4. 输血：视术中出血情况而定。
5. 病理：冷冻+石蜡切片。

> **释义**
>
> ■ 手术时机根据患者病情及检查结果综合决定，术中多不需全身麻醉及输血，绝大多数患者术前已明确诊断，常不需术中取病理活检。

（八）术后住院恢复≤10天

1. 必须复查的项目：

（1）血常规。

（2）CT或胸片（治疗前和出院前各1次）。

2. 视病情需要可应用抗菌药物。

> **释义**
>
> ■ 术后复查CT或胸片，如有液、气胸可行胸穿或闭式引流。可有一过性体温升高，常低于38.5℃，多不需要特殊处理，体温可自行恢复。无需常规预防使用抗菌药物，如有肺部感染证据（发热、听诊肺部湿啰音、咳黄脓痰、X线胸片或CT提示肺部浸润性改变），可酌情使用抗菌药物。

（九）出院标准

生命体征平稳，无需要住院治疗的并发症。

> **释义**
>
> ■ 低热患者可出院休养，体温会自行恢复正常。X 线胸片无明显液、气胸。生命体征平稳，无需要住院治疗的并发症。

（十）变异及原因分析

1. 有影响治疗的合并症，治疗前需要进行相关的诊断和治疗。
2. 治疗后出现肺部感染、呼吸衰竭、心力衰竭等并发症，需要延长治疗时间。
3. 化疗后出现骨髓抑制，需要对症处理，导致治疗时间延长、费用增加。
4. 其他患者方面的原因等。

> **释义**
>
> ■ 微小变异：因为医院检验项目的及时性，不能按照要求完成检查；因为节假日不能按照要求完成检查；出现积液或气胸行胸腔闭式引流术，可延长住院时间。
>
> ■ 重大变异：出现感染性血胸、脓胸等需特殊处理；包裹性积液或迟发性血气胸再次行胸腔闭式引流术，明显延长住院时间；术中出现麻醉或手术意外，术后需入住 ICU 进一步治疗；术后出现肺部感染、呼吸衰竭、心力衰竭等并发症，需要延长治疗时间、增加治疗费用；发现其他系统损伤或疾病，需要其他治疗措施，影响路径实施。患者不愿配合完成相应检查；医院与患者或家属发生医疗纠纷，患者要求离院或转院；不愿按照要求出院随诊而导致入院时间明显延长。
>
> ■ 微小变异可不退出路径，重大变异退出路径。

四、支气管肺癌介入治疗临床路径给药方案

抗菌药物一般不必采取预防用药，治疗用药根据患者自身情况结合药物敏感试验选择。可选用第二、三代头孢菌素或其他敏感药物。介入化疗药物根据患者身体情况、确诊细胞学类型及既往治疗情况选择。

【用药选择】

抗菌药物：若患者出现体温、血象升高等感染迹象，一般选用第二、三代头孢菌素作为治疗用药，需要根据经验选用抗菌药物，并留取血培养、痰培养、引流物培养，待药敏试验回报后根据其结果调整用药。

介入化疗药物根据患者身体情况、确诊细胞学类型及既往治疗情况选择。

【药学提示】

1. 用药前应仔细询问有无对该药过敏史。
2. 用药前应注意药物对肝肾功能影响，及时调整剂量。如氨基糖苷类需注意其肾毒性及耳毒性。应用喹诺酮类药物时，对肾功能不全者应根据肌酐清除率减量或延长给药时间。
3. 应注意药物之间的相互作用及配伍禁忌。
4. 应注意药物的使用剂量、时间及用药途径。
5. 应注意药物分别针对儿童、孕妇、老人的不同应用。

五、推荐表单

（一）医师表单

支气管肺癌介入治疗临床路径医师表单

适用对象：第一诊断为支气管肺癌（ICD-10：C34；D02.2）
行支气管动脉造影化疗栓塞术/肺癌射频或微波消融术/¹³¹I 放射性粒子植入术

患者姓名：	性别：	年龄：	门诊号：	住院号：
住院日期： 年 月 日	出院日期： 年 月 日			标准住院日：≤12 天

时间	住院第 1 天	住院第 1~4 天（术前日）	住院第 2~5 天（手术日）
主要诊疗工作	□ 询问病史及体格检查 □ 完成病历书写 □ 开检查申请单 □ 主管医师查房 □ 初步确定治疗方案	□ 上级医师查房 □ 术前准备 □ 临床分期与术前评估 □ 术前讨论，确定手术方案 □ 根据病情需要，完成相关科室会诊 □ 住院医师完成病程日志及术前小结、上级医师查房记录等病历书写 □ 签署手术知情同意书、自费用品协议书、输血同意书、授权委托同意书	□ 术前留置尿管（酌情） □ 手术 □ 术者完成手术记录 □ 住院医师完成术后病程 □ 上级医师查房 □ 观察生命体征 □ 向患者及家属交代病情及术后注意事项
重点医嘱	**长期医嘱：** □ 二级护理 □ 普通饮食 **临时医嘱：** □ 血常规、尿常规、大便常规 □ 凝血功能、血型、肝肾功能、电解质、感染性疾病筛查、肿瘤标志物检查 □ 心电图 □ 肺功能 □ 痰细胞学检查、纤维支气管镜检查+活检（必要时） □ 影像学检查：胸部 CT、腹部增强 CT、全身骨扫描、头颅增强 MRI 或 CT □ 必要时：PET-CT、纵隔镜、经支气管内镜超声（EBUS）、24 小时动态心电图、经皮肺穿刺活检、超声心动图等	**长期医嘱：** □ 雾化吸入（必要时） **临时医嘱：** □ 明日拟行 ◎支气管动脉造影化疗栓塞术 ◎射频/微波消融术 ◎¹³¹I 放射性粒子植入术 □ 术前禁食、禁水 □ 术前备皮（必要时） □ 术前镇静药物（酌情） □ 其他特殊医嘱	**长期医嘱：** □ 治疗后护理常规 □ 一级护理 □ 吸氧 □ 体温、心电、血压、呼吸、脉搏、血氧饱和度监测 □ 雾化吸入 □ 镇痛药物 **临时医嘱：** □ 其他特殊医嘱
主要护理工作	□ 介绍病房环境、设施和设备 □ 入院护理评估 □ 宣教辅助戒烟	□ 宣教、备皮（必要时）等术前准备 □ 提醒患者术前禁食、禁水 □ 呼吸功能锻炼	□ 观察病情变化 □ 术后心理和生活护理 □ 保持呼吸道通畅
病情变异记录	□ 无 □ 有，原因： 1. 2.	□ 无 □ 有，原因： 1. 2.	□ 无 □ 有，原因： 1. 2.
医师签名			

时间	住院第 3~6 天（术后第 1 日）	住院第 4~11 天（术后第 2~6 天）	住院第 ≤12 天（出院日）
主要诊疗工作	□ 上级医师查房 □ 住院医师完成病程书写 □ 观察咯血情况 □ 观察脊髓损伤情况 □ 注意生命体征及肺部呼吸音 □ 鼓励并协助患者排痰 □ 必要时给予止血治疗	□ 上级医师查房 □ 住院医师完成病程书写 □ 视病情复查血常规、血生化及 X 线胸片 □ 视情况应用抗菌药物	□ 上级医师查房，明确是否出院 □ 住院医师完成出院小结、病历首页等 □ 向患者及家属交代出院后注意事项 □ 根据术后病理确定术后治疗方案
重点医嘱	**长期医嘱：** □ 一级护理 □ 普通饮食 □ 既往基础用药 □ 抗菌药物（必要时） □ 补液治疗（水化、碱化） **临时医嘱：** □ 血常规、肝肾功能、电解质 □ X 线胸片 □ 其他特殊医嘱	**长期医嘱：** □ 二级护理 □ 停吸氧、停心电监护 □ 减少液体量，停止水化和碱化治疗 **临时医嘱：** □ 复查 X 线胸片、血常规、肝肾功能、电解质（酌情） □ 其他特殊医嘱	**临时医嘱：** □ 通知出院 □ 出院带药 □ 定期复诊
主要护理工作	□ 观察患者病情 □ 心理与生活护理 □ 协助患者咳痰	□ 观察患者病情 □ 心理与生活护理 □ 协助患者咳痰	□ 观察病情变化 □ 心理和生活护理 □ 术后康复指导
病情变异记录	□ 无 □ 有，原因： 1. 2.	□ 无 □ 有，原因： 1. 2.	□ 无 □ 有，原因： 1. 2.
医师签名			

（二）护士表单

支气管肺癌介入治疗临床路径护士表单

适用对象：第一诊断为支气管肺癌（ICD-10：C34；D02.2）
行支气管动脉造影化疗栓塞术/肺癌射频或微波消融术/^{131}I 放射性粒子植入术

患者姓名：	性别： 年龄： 门诊号：	住院号：
住院日期： 年 月 日	出院日期： 年 月 日	标准住院日：≤12 天

时间	住院第 1 天	住院第 1~4 天（术前）	住院第 2~5 天（手术日）
健康宣教	□ 入院宣教 　介绍主管医师、护士 　介绍环境、设施 　介绍住院注意事项	□ 术前宣教 　宣教疾病知识、术前准备及手术过程 　告知准备用物、沐浴 　告知术后饮食、活动及探视注意事项 　告知术后可能出现的情况及应对方式 □ 主管护士与患者沟通，了解并指导心理应对 □ 告知家属等候区位置	□ 术后当日宣教 　告知监护设备、管路功能及注意事项 　告知饮食、体位要求 　告知疼痛注意事项 　告知术后可能出现情况的应对方式 □ 给予患者及家属心理支持 □ 再次明确探视陪护须知
护理处置	□ 核对患者，佩戴腕带 □ 建立入院护理病历 □ 卫生处置：剪指（趾）甲、沐浴，更换病号服	□ 协助医师完成术前检查化验 □ 术前准备 　配血 　抗菌药物皮试 　备皮 　禁食、禁水	□ 送手术 　摘除患者各种活动物品 　核对患者资料及带药 　填写手术交接单，签字确认 □ 接手术 　核对患者及资料，签字确认
基础护理	□ 三级护理 　晨晚间护理 　患者安全管理	□ 三级护理 　晨晚间护理 　患者安全管理	□ 特级护理 　卧位护理：半坐卧位 　排泄护理 　患者安全管理
专科护理	□ 护理查体 □ 辅助戒烟 □ 需要时，填写跌倒及压疮防范表 □ 需要时，请家属陪护 □ 心理护理	□ 呼吸功能锻炼 □ 遵医嘱完成相关检查 □ 心理护理	□ 病情观察，写特护记录 　q2h 评估生命体征、意识、肢体活动、皮肤情况、伤口敷料、胸管情况、出入量 □ 遵医嘱予抗感染、雾化吸入、镇痛、呼吸功能锻炼 □ 心理护理
重点医嘱	□ 详见医嘱执行单	□ 详见医嘱执行单	□ 详见医嘱执行单
病情变异记录	□ 无　□ 有，原因： 1. 2.	□ 无　□ 有，原因： 1. 2.	□ 无　□ 有，原因： 1. 2.
护士签名			

时间	住院第 3~6 天 （术后第 1~3 天）	住院第 6~12 天 （术后第 3~10 天，包括出院日）
健康宣教	□ 术后宣教 　药物作用及频率 　饮食、活动指导 　复查患者对术前宣教内容的掌握程度 　呼吸功能锻炼的作用 　疾病恢复期注意事项 　拔尿管后注意事项 　下床活动注意事项	□ 出院宣教 　复查时间 　服药方法 　活动休息 　指导饮食 　指导办理出院手续
护理处置	□ 遵医嘱完成相关检查 □ 夹闭尿管，锻炼膀胱功能	□ 办理出院手续 □ 书写出院小结
基础护理	□ 一/二级护理 （据患者病情和生活自理能力确定护理级别） 　晨晚间护理 　协助进食、进水 　协助坐起、床上或床旁活动，预防压疮 　排泄护理 　床上温水擦浴 　协助更衣 　患者安全管理	□ 三级护理 　晨晚间护理 　协助或指导进食、水 　协助或指导床旁活动 　患者安全管理
专科护理	□ 病情观察，写特护记录 　q2h 评估生命体征、意识、胸管情况、肢体活动、皮肤情况、伤口敷料、出入量 □ 遵医嘱予抗感染、镇痛、雾化吸入、呼吸功能锻炼治疗 □ 需要时，联系主管医师给予相关治疗及用药 □ 心理护理	□ 病情观察 　评估生命体征、意识、肢体活动、皮肤情况、伤口敷料 □ 心理护理
重点医嘱	□ 详见医嘱执行单	□ 详见医嘱执行单
病情变异记录	□ 无　□ 有，原因： 1. 2.	□ 无　□ 有，原因： 1. 2.
护士签名		

（三）患者表单

支气管肺癌介入治疗临床路径患者表单

适用对象：第一诊断为支气管肺癌（ICD-10：C34；D02.2）
行支气管动脉造影化疗栓塞术/肺癌射频或微波消融术/^{131}I 放射性粒子植入术

患者姓名：	性别： 年龄： 门诊号：	住院号：
住院日期： 年 月 日	出院日期： 年 月 日	标准住院日：≤12 天

时间	入院	手术前	手术当天
医患配合	□ 配合询问病史、采集资料，请务必详细告知既往史、用药史、过敏史 □ 如服用抗凝药，请明确告知 □ 配合进行体格检查 □ 有任何不适请告知医师或护士	□ 配合完善术前相关检查，如采血、心电图、X 线胸片、胸部 CT □ 医师给患者及家属介绍病情及手术谈话、术前签字 □ 麻醉师对患者进行术前访视	□ 配合评估手术效果 □ 配合检查意识、疼痛、胸管情况、肢体活动 □ 需要时，配合复查 X 线胸片 □ 有任何不适请告知医师
护患配合	□ 配合测量体温、脉搏、呼吸、血压、体重 1 次 □ 配合完成入院护理评估（简单询问病史、过敏史、用药史） □ 接受入院宣教（环境介绍、病室规定、订餐制度、贵重物品保管等） □ 有任何不适请告知护士 □ 重点诊疗 □ 三级护理 □ 既往基础用药	□ 配合测量体温、脉搏、呼吸、询问大便 1 次 □ 接受术前宣教 □ 自行沐浴 □ 准备好必要用物，吸水管、纸巾等 □ 取下义齿、饰品等，贵重物品交家属保管 □ 重点诊疗 □ 术前签字	□ 清晨测量体温、脉搏、呼吸、血压 1 次 □ 送手术室前，协助完成核对，带齐影像资料，脱去衣物，上手术车 □ 返回病房后，协助完成核对，配合过病床 □ 配合检查意识、生命体征、胸管情况、肢体活动，询问出入量 □ 配合术后吸氧、监护仪监测、输液 □ 遵医嘱采取正确体位 □ 配合缓解疼痛 □ 有任何不适请告知护士
饮食	□ 正常饮食	□ 术前 6 小时禁食、禁水	□ 术后 6 小时禁食、禁水 □ 术后 4 小时后，根据医嘱试饮水，无恶心呕吐进少量流食或半流食流
排泄	□ 正常排尿便	□ 正常排尿便	□ 双下肢活动
活动	□ 正常活动	□ 正常活动	□ 根据医嘱半坐卧位 □ 卧床休息，保护管路 □ 双下肢活动

时间	手术后	出院
医患配合	□ 配合检查意识、生命体征、呼吸情况、伤口、肢体活动 □ 需要时配合伤口换药，复查胸片 □ 配合拔除引流管	□ 接受出院前指导 □ 知道复查程序 □ 获得出院诊断书
护患配合	□ 配合定时测量生命体征、每日询问排便 □ 配合检查意识、生命体征、疼痛、胸管情况、伤口、肢体活动，询问出入量 □ 接受输液、服药等治疗 □ 接受进食、进水、排便等生活护理 □ 配合活动，预防皮肤压力伤 □ 注意活动安全，避免坠床或跌倒 □ 配合执行探视及陪护 □ 接受呼吸功能锻炼 □ 一级护理	□ 接受出院宣教 □ 办理出院手续 □ 获取出院带药 □ 知道服药方法、作用、注意事项 □ 知道复印病历方法 □ 二/三级护理 □ 普食
饮食	□ 根据医嘱，由流食逐渐过渡到普食	□ 根据医嘱，正常饮食
排泄	□ 保留尿管，正常排尿便 □ 避免便秘	□ 正常排尿便 □ 避免便秘
活动	□ 根据医嘱，半坐位或下床活动 □ 保护管路，勿牵拉、脱出、打折等	□ 正常适度活动，避免疲劳

第三十七章

原发性肺癌手术临床路径释义

一、原发性癌编码

1. 卫计委原编码

疾病名称及编码：肺癌（ICD-10：C34/D02.2）

手术操作及编码：肺局部切除/肺叶切除/全肺切除/开胸探查术（ICD-9-CM-3：32.29/ 32.3-32.5）

2. 修改编码

疾病名称及编码：肺癌（ICD-10：C34）

手术操作名称及编码：肺部分切除术（ICD-9-CM-3：32.29）

肺节段切除术（ICD-9-CM-3：32.3）

肺叶切除术（ICD-9-CM-3：32.4）

肺切除术（ICD-9-CM-3：32.5）

开胸探查术（ICD-9-CM-3：34.02）

二、临床路径检索方法

C34 伴（32.29/32.3-32.5/34.02）

三、原发性肺癌手术临床路径标准住院流程

（一）适用对象

1. 第一诊断为原发性肺癌（ICD-10：C34/D02.2）。

2. 临床分期（UICC 2009）为Ⅰ期、Ⅱ期和可完全性切除的ⅢA期非小细胞肺癌。

3. 临床分期（UICC 2009）为$T_{1\sim2}N_0M_0$的小细胞肺癌。

4. 行肺局部切除/肺叶切除/全肺切除/开胸探查术（ICD-9-CM-3：32.29/32.3-32.5）。

> **释义**
>
> ■ 适用对象编码参见第一部分。
> ■ 本临床路径适用对象是第一诊断为原发性肺癌的患者。
> ■ 根治性手术治疗适应于Ⅰ期、Ⅱ期、可完全切除的ⅢA期以及少数可根治切除的ⅢB～Ⅳ期非小细胞肺癌患者，也包括经过新辅助化疗或新辅助放化疗后，适合根治性手术的ⅢA期患者。
> ■ 根治性手术治疗还适应于分期为Ⅰ期的小细胞肺癌患者（$T_{1\sim2}N_0M_0$）。对于分期为Ⅱ期以上的小细胞肺癌患者，不推荐进行手术切除治疗。
> ■ 对于肺功能不能耐受或局部肿瘤情况不能接受根治性手术治疗患者，行肺局部切除/肺段切除/肺叶切除/全肺切除亦可。对于开胸后发现肿瘤弥漫转移，不能行手术切除或经过常规方式检查无法取得病理者，可转为开胸探查术。
> ■ 适用对象中不包括肺部良性肿瘤，以及肺部炎症等患者。

(二) 诊断依据

根据原卫生部《原发性肺癌诊疗规范（2011 年版)》《原发性肺癌诊断标准（2010 年版)》等。

1. 高危因素：吸烟指数>400、年龄>45 岁、肺癌家族史等。
2. 临床症状：早期可无明显症状。常见的症状有刺激性咳嗽、血痰或咯血、胸痛、气促、发热等。
3. 辅助检查：胸部影像学检查、血肿瘤标志物、痰细胞学检查、纤维支气管镜等。
4. 细胞、组织学等病理学诊断阳性为确诊标准。

> **释义**
>
> ■ 本路径的制订主要参考国际及国内权威参考书籍及诊疗指南，上述临床资料及实验室检查是确诊肺癌诊断的重要依据。
>
> ■ 典型的肺癌诊断并不困难，根据病史中存在呼吸系统症状，如刺激性咳嗽、咳痰，胸部 CT 提示存在肺内肿物，支气管镜+活检或 CT 引导下肺穿刺或 B 超引导下淋巴结穿刺活检的病理结果等进行诊断。
>
> ■ 如果肺部病灶为孤立病灶，累及范围小，不适合进行 CT 引导下肺穿刺或支气管镜检查明确病理，直接进行手术切除，如术中冷冻确诊为肺癌，继续行系统性淋巴结清扫+根治性手术切除。
>
> ■ 辅助检查还应包括头颅影像学检查，颈部+双锁骨上淋巴结超声检查，腹部超声检查，骨扫描检查，予患者以完整的临床分期，根据期别决定是否适合进行手术治疗。必要时可行全身 PET-CT 替代每个部位的分别检查。
>
> ■ 胸部平扫+增强 CT 检查是诊断肺癌的重要检查手段。
>
> ■ 病理是诊断的金标准，明确病理分型（非小细胞肺癌或小细胞肺癌）对于决定患者的进一步治疗方式至关重要。条件允许时还应进行分子分型的诊断，如 EGFR 突变检测、ALK 融合基因检测等，为患者后续复发或转移后治疗的选择提供指导。

(三) 治疗方案的选择

按照原卫生部《原发性肺癌诊疗规范（2011 年版)》：

1. 肺部分切除术（包括肺楔形切除和肺段切除）。
2. 肺叶切除术（包括复合肺叶切除和支气管、肺动脉袖式切除成形）。
3. 全肺切除术。
4. 上述术式应行系统性淋巴结清扫或采样。

非急诊手术治疗前，应当完成全面的治疗计划和必要的影像学检查（临床分期检查），充分评估决定手术切除的可能性并制订手术方案。

手术治疗应当尽可能做到肿瘤和区域淋巴结的完全性切除；同时尽量保留有功能的健康肺组织。视频辅助胸腔镜手术（VATS）主要适用于 Ⅰ～Ⅱ期肺癌患者。

> **释义**
>
> ■ 肺癌的手术治疗为择期手术，需予患者进行完整的分期检查，明确疾病分期，适合手术治疗者才能考虑进行手术。

■采取何种手术方式主要取决于肿瘤病灶所累及的范围，患者基础的肺功能及其他脏器功能储备情况。手术应当尽可能做到对肿瘤病灶的完整切除，并保证适当的手术切缘距离，切缘尽可能做到为肿瘤阴性。如手术切缘为肿瘤阳性，需进行术后放疗及化疗。

■手术还需保证进行系统的淋巴结清扫，建议清扫淋巴结数目不少于6个，清扫淋巴结站数不少于3站。如未进行系统性淋巴结清扫，需考虑术后辅助放疗。

■手术应尽可能的保留患者的肺功能，在术前和术后均鼓励患者进行肺功能锻炼，如吹气球等。

■使患者充分了解手术的相关治疗方案及风险，充分尊重患者意愿。

■除非必要，尽量避免全肺切除手术，尤其是右全肺切除术。

■有条件的单位，上述术式均可采用胸腔镜完成。

（四）标准住院日≤21天

释义

■完善手术前相关辅助检查需1~6天，进行手术需要1天，术后需观察患者病情变化，观察3~8天。病情平稳（见出院标准）时可出院。总住院时间不超过21天均符合路径要求。

（五）进入路径标准

1. 第一诊断符合 ICD-10：C34/D02.2 肺癌疾病编码。
2. 心、肺、肝、肾等器官功能可以耐受全身麻醉开胸手术。
3. 当患者合并其他疾病，但住院期间不需要特殊处理也不影响第一诊断的临床路径流程实施时，可以进入路径。

释义

■本路径第一诊断满足肺癌疾病编码。

■本路径包括Ⅰ期、Ⅱ期、可完全切除的ⅢA期以及少数可根治切除的ⅢB~Ⅳ期非小细胞肺癌患者，也包括经过新辅助化疗或新辅助放化疗后，适合根治性手术的ⅢA期患者。本路径还适应于分期为Ⅰ期的小细胞肺癌患者（$T_{1-2}N_0M_0$）。不包括肺部良性疾病、炎性疾病等患者。

■对于合并其他疾病，但不需特殊处理，不影响第一诊断且对手术及术后恢复无较大影响者可以进入路径。但对于存在严重的基础性心、肺、肝、肾等疾病，预计不能耐受手术者需除外。

■对于合并其他疾病经合理处理后病情稳定，亦或目前尚需持续用药，但不影响手术术后恢复和路径实施的，可进入路径，但可能会延长住院时间、增加治疗费用。

■ 对于合并对手术有较大影响的内科疾病患者，需请相关科室会诊，对病情进行评估和控制以保证手术安全，影响路径实施的退出本路径。

■ 患者对于进行手术导致的风险甚至合并危及生命等情况知情并接受，同意进行手术治疗。

（六）术前准备≤6 天

1. 必需的检查项目：
（1）血常规、尿常规、大便常规。
（2）凝血功能、血型、肝功能、肾功能、电解质、感染性疾病筛查（乙型肝炎、丙型肝炎、艾滋病、梅毒等）。
（3）肺功能、心电图、动脉血气分析。
（4）纤维支气管镜检查。
（5）影像学检查：X 线胸片、胸部 CT（平扫+增强扫描）、腹部超声或腹部 CT、全身骨扫描、头颅 MRI 或增强 CT。

2. 根据患者病情，可选择以下项目：
（1）痰细胞学检查。
（2）纵隔镜或 EBUS。
（3）经皮肺穿刺活检。
（4）超声心动图，24 小时动态心电图。
（5）肿瘤标志物。
（6）心脑血管疾病相关检查。

3. 术前风险评估。

> **释义**
>
> ■ 择期手术，根据病情决定术前时间，不需急诊手术。
> ■ 进行充分的分期检查及术前准备后，决定患者的手术方式。需在术前与患者及家属充分讨论拟采用的手术方式，手术可能的获益及风险，麻醉方式及可能出现的风险，进行充分的术前风险评估，进入相应临床路径。
> ■ 根据临床情况，可以在术前行新辅助治疗。

（七）预防性抗菌药物选择与使用时机

抗菌药物使用应按照《抗菌药物临床应用指导原则》（卫医发〔2004〕285 号）执行。术前 30 分预防性使用抗菌药物。

> **释义**
>
> ■ 肺癌手术属于Ⅱ类手术，需在术前 30 分预防性使用抗菌药物。患者如存在感染高危因素如免疫缺陷、高龄、免疫低下等可酌情延长应用抗菌药物时间。

■出现院内感染者可经验性用药并及时行细菌培养，需根据细菌培养及药敏试验及时调整抗菌药物，轻度感染增强局部控制后不影响路径实施者可不退出路径，中重度感染可能导致住院时间延长及治疗费用增加的病例退出路径。

（八）手术日为入院≤7天

1. 麻醉方式：气管插管静脉复合全身麻醉。
2. 手术耗材：根据患者病情，可能使用吻合器和闭合器。
3. 术中用药：抗菌药物。
4. 输血：视术中出血情况而定。
5. 病理：冷冻切片。

> **释义**
>
> ■肺癌手术常规使用全身麻醉，麻醉药均为麻醉常规用药，麻醉期间注意加强合并内科病患者的控制。
> ■肺癌手术根据患者病情，可能会使用吻合器或闭合器，需在术前充分向患者及家属告知。
> ■肺癌手术需根据术中出血情况，决定是否需要输血。
> ■术中可以使用钛夹标记瘤床位置便于术后辅助放疗定位。

（九）术后住院恢复≤14天

1. 必须复查的项目：
（1）血常规、肝功能、肾功能、电解质。
（2）X线胸片（术后第1天），必要时可行胸部CT。
（3）病理检查参照原卫生部《原发性肺癌诊疗规范（2011年版）》。
2. 术后预防性使用抗菌药物：按照《抗菌药物临床应用指导原则》（卫医发〔2004〕285号）执行。根据患者病情变化，调整抗菌药物用药时间及种类。

> **释义**
>
> ■手术常规全身麻醉下进行，术后需行麻醉苏醒，平稳后由麻醉医师送至外科病房，及时监测相关指标确保安全。
> ■术后患者可出现术区疼痛、麻醉相关呕吐、暂时不能进食导致的水电解质平衡紊乱等，可酌情使用镇痛、止吐、补液等对症支持治疗。
> ■肺癌手术属于Ⅱ类手术，抗菌药物应用按照相关规定进行。
> ■肿瘤患者易存在高凝状态，增加下肢深静脉血栓风险，在无明显出血倾向的情况下可应用低分子肝素预防治疗。
> ■出现院内感染者可经验性用药并及时行细菌培养，需根据细菌培养及药敏试验及时调整抗菌药物，轻度感染增强局部控制后不影响路径实施者可不退出路径，中重度感染可能导致住院时间延长及治疗费用增加的病例退出本路径。

■ 术后行功能锻炼帮助患者肺功能恢复。

（十）出院标准

1. 切口愈合良好，或门诊可处理的切口。
2. 生命体征平稳。

释义

■ 患者出院前应一般情况良好。
■ 患者需拔管后出院，已拔管患者伤口无感染、皮下无积液者可以出院。
■ 没有需要住院处理的与本手术有关的并发症如气胸、血气胸、下肢深静脉血栓等。

（十一）变异及原因分析

1. 有影响手术的合并疾病，术前需要进行相关的诊断和治疗。
2. 术后出现肺部感染、呼吸衰竭、心力衰竭、支气管胸膜瘘等并发症，需要延长治疗时间或费用超出参考费用标准。
3. 高级职称医师认可的变异原因。
4. 患者以及其他方面的原因。

释义

■ 有影响手术的合并症，如糖尿病、心脑血管疾病等，可能需要同时治疗或疾病本身导致术后恢复缓慢，从而导致治疗时间延长或治疗费用增加，严重影响路径实施者退出路径。
■ 围术期的并发症，如术后出血等，可能导致二次手术或恢复延迟，从而造成住院日延长或费用超出参考标准。
■ 医师认可的变异原因主要是指患者入选路径后，医师在检查及治疗过程中发现患者合并存在一些事前未预知的对本路径治疗可能产生影响的情况，需要终止执行路径或者是延长治疗时间、增加治疗费用。该情况需在表单中明确说明。
■ 因患者方面的主观原因导致执行路径出现变异，该情况亦需在表单中明确说明。

（十二）参考费用标准

3万~5万元（VATS手术4万~6万元）。

释义

■ 建议参考费用标准：4万~5万元（VATS手术5万~6万元）。

四、推荐表单

（一）医师表单

原发性肺癌手术临床路径医师表单

适用对象：第一诊断为原发性肺癌（ICD-10：C34/D02.2）

行肺局部切除/肺叶切除/全肺切除+系统性淋巴结清扫、开胸探查术（ICD-9-CM-3：32.29/32.3-32.5）

患者姓名：	性别：　年龄：　门诊号：	住院号：
住院日期：　　年　月　日	出院日期：　　年　月　日	标准住院日：12~21天

时间	住院第1天	住院第2~6天（术前日）	住院第4~7天（手术日）
主要诊疗工作	□ 询问病史及体格检查 □ 完成病历书写 □ 开实验室检查单及检查申请单 □ 主管医师查房 □ 初步诊断	□ 上级医师查房 □ 术前准备 □ 临床分期与术前评估 □ 术前讨论，确定手术方案 □ 根据病情需要，完成相关科室会诊 □ 住院医师完成病程日志及术前小结、上级医师查房记录等病历书写 □ 签署手术知情同意书、自费用品协议书、输血同意书、授权委托同意书	□ 术前留置尿管 □ 手术 □ 术者完成手术记录 □ 住院医师完成术后病程 □ 上级医师查房 □ 观察生命体征 □ 向患者及家属交代病情及术后注意事项
重点医嘱	**长期医嘱：** □ 胸外科二级护理 □ 普通饮食 **临时医嘱：** □ 血常规、尿常规、大便常规 □ 凝血功能、血型、肝功能、肾功能、电解质、感染性疾病筛查 □ 肺功能、动脉血气分析 □ 心电图 □ 痰细胞学检查、纤维支气管镜检查 □ 影像学检查：X线胸片、胸部CT、腹部超声或CT、全身骨扫描、头颅MRI或CT	**长期医嘱：** □ 雾化吸入 **临时医嘱：** □ 明日全身麻醉下拟行肺局部切除术/肺叶切除术/全肺切除术/开胸探查术 □ 术前6小时禁食、禁水 □ 术前晚灌肠 □ 术前备皮 □ 备血 □ 术前镇静药物（酌情） □ 备术中抗菌药物 □ 其他特殊医嘱 □ 必要时：纵隔镜、24小时动态心电图、超声心动图、经皮肺穿刺活检等	**长期医嘱：** □ 胸外科术后护理常规 □ 特/一级护理 □ 清醒后6小时进流质饮食 □ 吸氧 □ 体温、心电、血压、呼吸、脉搏、血氧饱和度监测 □ 胸管引流记量 □ 持续导尿，记24小时出入量 □ 雾化吸入 □ 预防性应用抗菌药物 □ 镇痛药物（酌情） **临时医嘱：** □ 其他特殊医嘱
病情变异记录	□ 无　□ 有，原因： 1. 2.	□ 无　□ 有，原因： 1. 2.	□ 无　□ 有，原因： 1. 2.
医师签名			

时间	住院 5~8 天 （术后第 1 天）	住院 6~12 天 （术后第 2~7 天）	住院 13~21 天 （术后第 8~14 天，出院日）
主要诊疗工作	□ 上级医师查房 □ 住院医师完成病历书写 □ 观察胸腔引流情况 □ 注意生命体征及肺部呼吸音 □ 鼓励并协助患者排痰 □ 必要时纤维支气管镜吸痰	□ 上级医师查房 □ 住院医师完成病历书写 □ 视病情复查血常规、血生化及 X 线胸片 □ 视胸腔引流及肺复张情况拔除胸腔引流管并切口换药 □ 必要时纤维支气管镜吸痰 □ 视情况调整抗菌药物	□ 切口拆线 □ 上级医师查房，明确是否出院 □ 住院医师完成出院小结、病历首页等 □ 向患者及家属交代出院后注意事项 □ 根据术后病理确定术后治疗方案
重点医嘱	**长期医嘱：** □ 胸外科一级护理 □ 普通饮食 **临时医嘱：** □ 血常规、肝肾功能、电解质 □ X 线胸片 □ 其他特殊医嘱	**长期医嘱：** □ 胸外科二级护理 □ 停胸腔闭式引流计量 □ 停记尿量、停吸氧、停心电监护 □ 停雾化 □ 停抗菌药物 **临时医嘱：** □ 拔胸腔闭式引流管 □ 拔除尿管 □ 切口换药 □ 复查 X 线胸片或胸部 CT、血常规、肝肾功能、电解质（酌情） □ 其他特殊医嘱	**临时医嘱：** □ 切口拆线 □ 切口换药 □ 通知出院 □ 出院带药 □ 定期复诊
病情变异记录	□ 无　□ 有，原因： 1. 2.	□ 无　□ 有，原因： 1. 2.	□ 无　□ 有，原因： 1. 2.
医师签名			

（二）护士表单

原发性肺癌手术临床路径护士表单

适用对象：第一诊断为原发性肺癌（ICD-10：C34/D02.2）
行肺局部切除/肺叶切除/全肺切除+系统性淋巴结清扫、开胸探查术（ICD-9-CM-3：32.29/32.3-32.5）

| 患者姓名： | 性别： 年龄： 门诊号： | 住院号： |
| 住院日期： 年 月 日 | 出院日期： 年 月 日 | 标准住院日：12~21 天 |

时间	住院第 1 天	住院第 2~6 天（术前日）	住院第 4~7 天（手术日）
主要护理工作	□ 入院宣教 □ 介绍主管医师、护士 □ 介绍病室环境、设施 □ 介绍常规制度及注意事项 □ 介绍疾病相关注意事项 □ 核对患者，佩戴腕带 □ 建立住院病历 □ 评估患者并书写护理评估单 □ 卫生处置：剪指（趾）甲、沐浴，更换病号服 □ 二级护理 □ 晨晚间护理 □ 患者安全管理 □ 遵医嘱通知实验室检查 □ 给予患者及家属心理支持 □ 辅助戒烟	□ 术前宣教 □ 宣教疾病知识、术前准备及手术过程 □ 指导术前保持良好睡眠 □ 告知准备物品 □ 告知术后饮食、活动及探视注意事项 □ 告知术后可能出现的情况及应对方式 □ 告知家属等候区位置 □ 协助医师完成术前检查 □ 术前准备 □ 备皮 □ 禁食、禁水 □ 术前无创血压监测 □ 二级护理 □ 晨晚间护理 □ 患者安全管理 □ 遵医嘱完成相关检查 □ 呼吸功能锻炼 □ 给于患者及家属心理支持	□ 术后当日宣教 □ 告知监护设备、管路功能及注意事项 □ 告知饮食、体位要求 □ 告知术后可能出现的情况及应对方式 □ 再次明确探视陪伴须知 □ 术前监测生命体征 □ 送手术 □ 摘除患者各种活动物品 □ 核对患者资料及带药 □ 添写手术交接单、签字确认 □ 接手术 □ 核对患者及资料，签字确认 □ 一级护理 □ 晨晚间护理 □ 卧位护理：雾化吸入护理；预防深静脉血栓形成 □ 排泄护理 □ 患者安全管理 □ 病情观察，写特护记录：日间 q2h、夜间 q4h 评估生命体征、伤口辅料、引流情况及出入量等 □ 遵医嘱指导康复锻炼 □ 给予患者及家属心理支持 □ 术后心理和生活护理 □ 保持呼吸道通畅
重点医嘱	□ 详见医嘱执行单	□ 详见医嘱执行单	□ 详见医嘱执行单
病情变异记录	□ 无 □ 有，原因： 1. 2.	□ 无 □ 有，原因： 1. 2.	□ 无 □ 有，原因： 1. 2.
护士签名			

时间	住院 5~8 天 （术后第 1 天）	住院 6~12 天 （术后第 2~7 天）	住院 13~21 天 （术后第 8~14 天，出院日）
主要护理工作	□ 术后宣教 □ 复查患者对术前宣教内容的掌握程度 □ 饮食、活动、安全指导 □ 药物作用及频率 □ 疾病恢复期注意事项 □ 疼痛及睡眠指导 □ 观察胸腔引流情况 □ 一级护理 □ 晨晚间护理 □ 协助进食进水 □ 协助翻身、创伤移动、防止压疮 □ 排泄护理 □ 患者安全管理 □ 鼓励并协助患者排痰 □ 评估病情，写护理记录 □ 评估生命体征、伤口敷料、引流情况、尿管情况 □ 遵医嘱给予预防深静脉血栓形成治疗 □ 遵嘱指导康复锻炼	□ 术后宣教 □ 复查患者对术前宣教内容的掌握程度 □ 饮食、活动、安全指导 □ 疾病恢复期注意事项 □ 一/二级护理 □ 晨晚间护理 □ 协助进食、进水 □ 协助翻身、创伤移动、防止压疮 □ 排泄护理 □ 患者安全管理 □ 病情观察，写护理记录 □ 评估生命体征、伤口敷料、引流情况 □ 遵医嘱给予预防深静脉血栓形成治疗 □ 遵嘱指导康复训练 □ 给予患者及家属心理支持 □ 鼓励并协助患者排痰	□ 出院宣教 □ 遵医嘱告知后续治疗（化疗、放疗）安排 □ 告知随诊及复查时间 □ 嘱患者自行继续进行肺功能锻炼 □ 二级护理 □ 晨晚间护理 □ 指导床旁活动及肺功能锻炼 □ 指导饮食 □ 患者安全管理 □ 病情观察 □ 评估生命体征、局部敷料及引流管情况 □ 遵医嘱指导出院后肺功能康复锻炼 □ 给予患者及家属心理支持 □ 办理出院手续
重点医嘱	□ 详见医嘱执行单	□ 详见医嘱执行单	□ 详见医嘱执行单
病情变异记录	□ 无 □ 有，原因： 1. 2.	□ 无 □ 有，原因： 1. 2.	□ 无 □ 有，原因： 1. 2.
护士签名			

（三）患者表单

原发性肺癌手术临床路径患者表单

适用对象：第一诊断为原发性肺癌（ICD-10：C34/D02.2）

行肺局部切除/肺叶切除/全肺切除＋系统性淋巴结清扫、开胸探查术（ICD-9-CM-3：32.29/32.3-32.5）

患者姓名：	性别：　　年龄：　　门诊号：	住院号：
住院日期：　　年　月　日	出院日期：　　年　月　日	标准住院日：12~21 天

时间	入院	手术前	手术当天
医患配合	□ 配合询问病史，收集资料，务必详细告知既往史、用药史、过敏史 □ 如服用抗凝药物，明确告知医师 □ 配合测量生命体征，进行体格检查 □ 接受入院宣教 □ 遵守医院的相关规定和家属探视制度 □ 有不适症状及时告知医师和护士	□ 配合完善术前相关检查，如采血、留尿、心电图、胸部CT、头颅 MRI、骨扫描等 □ 医师向患者及家属介绍病情及治疗计划，告知手术方案及风险，术前签字 □ 麻醉师进行术前访视 □ 术前讨论，确定手术方案 □ 接受术前宣教，了解围术期需要注意的问题，提前做好准备 □ 完成术前准备：备皮、配合禁食禁水、准备好必要物品、取下义齿及饰品等并将贵重物品交由家属保管、术前保证良好睡眠 □ 配合进行肺功能锻炼 □ 有不适症状及时告知医师和护士	□ 晨起配合测量生命体征 □ 配合医师完成手术标示 □ 入手术室前协助完成核对 □ 出手术室后配合心电、呼吸、血氧、血压监测以及输液、导尿等 □ 遵医嘱采取正确体位 □ 有不适症状及时告知医师和护士
重点诊疗及检查	诊疗重点： □ 协助医师记录病史 □ 初步确定肺癌手术方案 □ 告知医师既往的基础疾病并继续治疗 重要检查： □ 测量生命体征，身高体重 □ 进行全身体格检查 □ 进行专科检查	诊疗重点： □ 按照预约时间完成必要的实验室检查 □ 了解病情及可选择的治疗方案 □ 根据病情和医师建议选择适合自己的手术方案 □ 了解麻醉和手术风险、围术期可能出现的并发症等 重要检查： □ 完成血尿常规、血型、血凝常规、生化全项、流行病检测等实验室检查	

时间	入院	手术前	手术当天
		□ 完成胸部 CT、心电图、头颅 MRI、骨扫描、颈部+双锁骨上淋巴结超声、腹部超声等检查 □ 根据专科情况完成必要的检查，如肿瘤标志物、PET-CT 等 □ 根据既往病史完成相关实验室检查，如心肌酶谱、超声心动图、24 小时动态心电图等	

时间	手术后	出院
医患配合	☐ 配合定时测量生命体征、监测出入量、引流量等 ☐ 卧床期间注意活动下肢，预防静脉血栓形成，必要时接受抗凝治疗 ☐ 配合伤口换药 ☐ 接受进食、进水、排便等生活护理 ☐ 注意保护引流管及尿管，避免牵拉、脱出、打折等 ☐ 遵医嘱逐步进行功能锻炼，注意动作禁忌，避免因活动不当造成出血、引流管脱落等 ☐ 出现不适症状时及时告知医师和护士，如心前区不适、心悸、下肢疼痛等，并配合进行相应实验室检查 ☐ 配合拔除尿管、引流管 ☐ 注意活动安全，避免坠床或跌倒 ☐ 配合执行探视及陪伴制度 ☐ 根据术后病理回报追加必要的实验室检查	☐ 接受出院前指导 ☐ 获取出院诊断书 ☐ 获取出院带药 ☐ 知晓服药方法、作用、注意事项 ☐ 遵医嘱进行适度功能锻炼，注意动作禁忌 ☐ 知晓复查、术后放化疗等的时间及程序 ☐ 知晓在院外出现不适症状时应及时就诊 ☐ 接受出院宣教 ☐ 办理出院手续
重点诊疗及检查	☐ 如出现心前区不适、心悸等症状，应配合完成心电图、心功能、心悸标志物等实验室检查 ☐ 如出现突发胸痛、呼吸困难，应配合完成 X 线胸片、凝血试验+D-二聚体等实验室检查，必要时行 CTPA ☐ 如出现腹痛、腹泻等症状应配合完成便常规、腹部 B 超等检查 ☐ 如出现下肢疼痛、肿胀应配合完成下肢血管 B 超等检查	

附：原表单（2012年版）

原发性肺癌手术临床路径表单

适用对象：第一诊断为原发性肺癌（ICD-10：C34/D02.2）

行肺局部切除/肺叶切除/全肺切除+系统性淋巴结清扫、开胸探查术（ICD-9-CM-3：32.29/32.3-32.5）

患者姓名：	性别： 年龄： 门诊号：	住院号：
住院日期： 年 月 日	出院日期： 年 月 日	标准住院日：12~21天

时间	住院第1天	住院第2~6天（术前日）	住院第4~7天（手术日）
主要诊疗工作	□ 询问病史及体格检查 □ 完成病历书写 □ 开实验室检查单及检查申请单 □ 主管医师查房 □ 初步诊断	□ 上级医师查房 □ 术前准备 □ 临床分期与术前评估 □ 术前讨论，确定手术方案 □ 根据病情需要，完成相关科室会诊 □ 住院医师完成病程日志及术前小结、上级医师查房记录等病历书写 □ 签署手术知情同意书、自费用品协议书、输血同意书、授权委托同意书	□ 术前留置尿管 □ 手术 □ 术者完成手术记录 □ 住院医师完成术后病程 □ 上级医师查房 □ 观察生命体征 □ 向患者及家属交代病情及术后注意事项
重点医嘱	**长期医嘱：** □ 胸外科二级护理 □ 普通饮食 **临时医嘱：** □ 血常规、尿常规、大便常规 □ 凝血功能、血型、肝功能、肾功能、电解质、感染性疾病筛查 □ 肺功能、动脉血气分析 □ 心电图 □ 痰细胞学检查、纤维支气管镜检查 □ 影像学检查：X线胸片、胸部CT、腹部超声或CT、全身骨扫描、头颅MRI或CT	**长期医嘱：** □ 雾化吸入 **临时医嘱：** □ 明日全身麻醉下拟行肺局部切除术/肺叶切除术/全肺切除术/开胸探查术 □ 术前6小时禁食、禁水 □ 术前晚灌肠 □ 术前备皮 □ 备血 □ 术前镇静药物（酌情） □ 备术中抗菌药物 □ 其他特殊医嘱 □ 必要时：纵隔镜、24小时动态心电图、超声心动图、经皮肺穿刺活检等	**长期医嘱：** □ 胸外科术后护理常规 □ 特/一级护理 □ 清醒后6小时进流质饮食 □ 吸氧 □ 体温、心电、血压、呼吸、脉搏、血氧饱和度监测 □ 胸管引流记量 □ 持续导尿，记24小时出入量 □ 雾化吸入 □ 预防性应用抗菌药物 □ 镇痛药物（酌情） **临时医嘱：** □ 其他特殊医嘱
主要护理工作	□ 介绍病房环境、设施和设备 □ 入院护理评估 □ 辅助戒烟	□ 宣教、备皮等术前准备 □ 提醒患者术前禁食、禁水 □ 呼吸功能锻炼	□ 观察病情变化 □ 术后心理和生活护理 □ 保持呼吸道通畅

续　表

时间	住院第 1 天	住院第 2~6 天（术前日）	住院第 4~7 天（手术日）
病情 变异 记录	□无 □有，原因： 1. 2.	□无 □有，原因： 1. 2.	□无 □有，原因： 1. 2.
护士 签名			
医师 签名			

时间	住院 5~8 天 （术后第 1 天）	住院 6~12 天 （术后第 2~7 天）	住院 13~21 天 （术后第 8~14 天，出院日）
主要诊疗工作	□ 上级医师查房 □ 住院医师完成病历书写 □ 观察胸腔引流情况 □ 注意生命体征及肺部呼吸音 □ 鼓励并协助患者排痰 □ 必要时纤维支气管镜吸痰	□ 上级医师查房 □ 住院医师完成病历书写 □ 视病情复查血常规、血生化及 X 线胸片 □ 视胸腔引流及肺复张情况拔除胸腔引流管并切口换药 □ 必要时纤维支气管镜吸痰 □ 视情况停用或调整抗菌药物	□ 切口拆线 □ 上级医师查房，明确是否出院 □ 住院医师完成出院小结、病历首页等 □ 向患者及家属交代出院后注意事项 □ 根据术后病理确定术后治疗方案
重点医嘱	长期医嘱： □ 胸外科一级护理 □ 普通饮食 临时医嘱： □ 血常规、肝肾功能、电解质 □ X 线胸片 □ 其他特殊医嘱	长期医嘱： □ 胸外科二级护理 □ 停胸腔闭式引流计量 □ 停记尿量、停吸氧、停心电监护 □ 停雾化 □ 停抗菌药物 临时医嘱： □ 拔胸腔闭式引流管 □ 拔除尿管 □ 切口换药 □ 复查 X 线胸片或胸 CT、血常规、肝肾功能、电解质（酌情） □ 其他特殊医嘱	临时医嘱： □ 切口拆线 □ 切口换药 □ 通知出院 □ 出院带药 □ 定期复诊
主要护理工作	□ 观察患者病情 □ 心理与生活护理 □ 协助患者咳痰	□ 观察患者病情 □ 心理与生活护理 □ 协助患者咳痰	□ 观察病情变化 □ 心理和生活护理 □ 术后康复指导
病情变异记录	□ 无　□ 有，原因： 1. 2.	□ 无　□ 有，原因： 1. 2.	□ 无　□ 有，原因： 1. 2.
护士签名			
医师签名			

第三十八章

小细胞肺癌化疗临床路径释义

一、小细胞肺癌内科治疗编码

疾病名称及编码：小细胞肺癌（ICD-10：C34，M8041/3-M8045/3）

　　　　　　　　恶性肿瘤化学治疗（ICD-10：Z51.1）

二、临床路径检索方法

C34+（M8041/3-M8045/3）伴 Z51.1

三、小细胞肺癌化疗临床路径标准住院流程

（一）适用对象

第一诊断为小细胞肺癌，需术后化疗、根治性化疗、姑息性化疗及同步放化疗，且无化疗禁忌的患者。

> **释义**
>
> ■适用对象编码参见第一部分。
> ■本临床路径适用对象是第一诊断为小细胞肺癌的患者。
> ■适用对象中不包括肺部良性肿瘤和未明确诊断为肺癌的患者。
> ■全身化疗适用于小细胞肺癌的术后治疗、局限期小细胞肺癌的同步放化疗或序贯放化疗、广泛期小细胞肺癌的姑息性抗肿瘤治疗。
> ■有化疗禁忌的患者不适用于本路径。

（二）诊断依据

1. 临床症状：咳嗽、咯血、呼吸困难、上腔静脉压迫综合征、远端转移引起的症状及肺外非特异性表现等。
2. 体征：浅表淋巴结肿大，呼吸音改变及远端转移所致的体征。
3. 辅助检查：胸部 CT、纤维支气管镜、腹部 CT 或超声、头颅 CT 或 MRI、骨扫描等。
4. 病理学诊断明确：包括胸腔积液脱落细胞学、痰脱落细胞学、纤维支气管镜活检、经皮肺穿刺活检、淋巴结穿刺活检或术后病理。

> **释义**
>
> ■综合病史、体格检查、辅助检查和病理资料，典型的小细胞肺癌诊断并不困难。病史和体格检查可发现咳嗽、咳痰、咯血等呼吸道症状，上腔静脉综合征、胸痛等压迫症状，远端转移表现或全身非特异表现如体重减轻、乏力，部分患者可出现副肿瘤综合征。

■ 胸部 CT 可显示原发病灶，以及胸部其他部位是否有受侵和转移。由于小细胞肺癌具有很强的全身播散倾向，进行全面系统的影像学检查是必要的。

■ 病理学检查是诊断的金标准。取得病理的途径多种多样，包括痰细胞学、纤维支气管镜活检、胸腔积液脱落细胞学、经皮肺穿刺活检等。患者诊断时常为晚期，因此浅表淋巴结和远端转移病灶的穿刺活检也是重要的确诊方法。

■ 治疗前明确病理类型是非常重要的，尤其是鉴别小细胞癌和非小细胞肺癌，因二者治疗有别。两者的临床表现、影像学特点和肿瘤标志物谱都有所不同，这些信息在病理结果回报前有助于提供预判的倾向。

■ 当临床诊断小细胞肺癌发生急症，如上腔静脉压迫综合征，须抢救性化疗时，病理诊断不再是化疗前的强制性要求，可在化疗开始后合适的时机明确病理。

（三）进入路径标准

无化疗禁忌的患者，第一诊断为小细胞肺癌，需术后化疗、根治性化疗、姑息性化疗及同步放化疗。当患者合并其他疾病，但住院期间不需要特殊处理也不影响第一诊断的临床路径流程实施时，可以进入路径。

> **释义**
>
> ■ 本路径第一诊断满足小细胞肺癌疾病编码。肺部良性疾病不符合入径标准。
>
> ■ 入径时需具有相应化疗指征。
>
> ■ 对于合并其他疾病，但不需特殊处理，不影响第一诊断且对化疗实施无较大影响者可进入路径。对于未良好控制的重大慢性疾病，或严重器官功能损害，预计难以耐受化疗者，不进入本路径。如未控制良好的糖尿病，未控制良好的高血压，严重的心、肝、肺、肾等脏器功能异常，严重白细胞减少，严重血小板减少等。
>
> ■ 对于合并其他疾病经适当处理后病情稳定，或目前仍需持续合并使用其他药物，但对化疗路径实施无显著影响的，可进入本路径。这种情况下可能增加治疗费用，延长住院时间。

（四）标准住院日 7~10 天

> **释义**
>
> ■ 一般情况下总住院时间为 7~10 天均符合路径要求。
>
> ■ 同步放化疗若全程无间断住院会超过 10 天。
>
> ■ 部分检查，如病理检查，可在门诊完成。
>
> ■ 肿瘤导致的并发症和化疗相关的不良反应可能发生在出院后，故应重视患者教育，以及时发现、记录和处理不良反应，提高治疗的安全性。

（五）住院期间的检查项目

1. 必需的检查项目：

（1）血常规、尿常规、大便常规。

（2）肝肾功、电解质、凝血功能、肿瘤标志物。

（3）心电图。

（4）胸部 CT、腹部 CT 或 B 超、头颅 CT 或 MRI。

（5）全身骨扫描。

2. 根据患者病情进行的检查项目：

（1）提示肿瘤有转移时，相关部位 CT、MRI。

（2）肿瘤标志物如 NSE、CEA 等。

（3）肺功能和心功能测定。

（4）合并其他疾病需进行相关检查：如心肌酶谱、24 小时动态心电图、心肺功能检查、BNP、痰培养等。

（5）骨髓穿刺细胞学或活检。

> **释义**
>
> ■ 完善的治疗前检查是合理治疗的基础。完善以上检查后，可以排除患者的化疗禁忌，并明确疾病的范围和严重程度，以及重要脏器的基础情况，也为后续的疗效评价和不良反应评估提供依据。
>
> ■ 部分检查可在入院前完成。
>
> ■ 抢救性化疗可酌情将部分检查推迟到化疗开始后。
>
> ■ 以疗效评价为目的的影像学检查不必每周期进行，一般每 2~3 周期 1 次，出现疑似病情进展时可加查。

（六）化疗前准备

1. 体格检查、体能状况评分。

2. 排除化疗禁忌。

3. 患者、监护人或被授权人签署相关同意书。

> **释义**
>
> ■ 根据检查情况及病情制订化疗方案。小细胞肺癌增长较快，安排检查和完善化疗前准备不宜耗时过长。当出现肿瘤急症时，应进行抢救性化疗。
>
> ■ 化疗前需充分评估患者的重要器官功能和一般状况，预判可能的疗效和不良反应，充分与患者及家属沟通可能的获益与风险。
>
> ■ 应向患者和家属说明化疗的必要性，说明是否有化疗以外的替代治疗手段可供选择，说明可供选择的几种化疗方案分别可能出现的不良反应。同时说明化疗期间肿瘤仍可能进展，可能出现肿瘤相关并发症和化疗相关并发症，有时并发症可能相当严重；必要时会调整化疗方案或暂停化疗。患者、监护人或被授权人理解以上信息后，签署化疗同意书，以示接受治疗相关风险。
>
> ■ 化疗前需要向患者和家属详细交代化疗可能导致的不良反应的应对方法，并嘱必要时尽快至医院就诊。

（七）治疗方案的选择

化疗方案	时间及周期
EP：	
依托泊苷	
顺铂	q21d× （4~6）
EC：	
依托泊苷	
卡铂	q21d× （4~6）
IP：	
伊立替康	
顺铂	q28d× （4~6）
IP：	
伊立替康	
顺铂	q21d× （4~6）
IC：	
伊立替康	
卡铂	q28d× （4~6）
EL：	
依托泊苷	
洛铂	q21d× （4~6）

二线化疗：

拓扑替康		
	静点	q21d
	口服	q21d

一线化疗建议 6 周期。二线化疗方案可选择原治疗方案，或拓扑替康单药、伊立替康联合铂类、紫杉醇联合铂类等。

释义

■ 小细胞肺癌一线、二线化疗可选择方案见上。化疗方案的选择需结合复发时间、肿瘤情况、患者对化疗的耐受性和经济承受能力综合考量。

一线化疗 6 个月以上复发者，二线治疗可以使用一线治疗时使用过的化疗方案；3~6 个月复发者可选用拓扑替康单药、伊立替康联合铂类或紫杉醇联合铂类。PS 评分 2 分者可以考虑单药化疗。

■ 一线化疗推荐 6 周期。每 2~3 周期化疗后需全面复查，评价疗效。若疾病进展，需更换化疗方案。若不良反应严重，需加强不良反应预防和治疗，必要时调整化疗方案。

（八）化疗后必须复查的检查项目

1. 血常规：建议每周复查 1~2 次。根据具体化疗方案及血象变化，复查时间间隔可酌情增减。
2. 肝肾功能：每化疗周期复查 1 次。根据具体化疗方案及血象变化，复查时间间隔可酌情增减。

> **释义**
>
> ■ 小细胞肺癌化疗期间可能出现溶瘤综合征，尤其是对于肿瘤负荷较大的病例，应复查血电解质和肾功能。
>
> ■ 当发现血常规、肝肾功能、血电解质等指标异常时，应及时妥善处理，以免导致化疗延迟或终止。

（九）化疗中及化疗后治疗

化疗期间脏器功能损伤的相应防治：止吐、保肝、水化、抑酸、止泻、预防过敏、升白细胞及血小板、纠正贫血。

> **释义**
>
> ■ 化疗期间应根据化疗方案的不良反应特点给予防治。如根据方案致吐性的不同，可预防性单独或联合使用不同种类的止吐药，包括 5-羟色胺 3 受体拮抗剂、地塞米松、甲氧氯普胺、神经激肽-1 受体拮抗剂等。根据化疗方案特点、患者因素和实验室检查结果，可预防性或治疗性使用升白细胞药和升血小板药物。
>
> ■ 对于含顺铂方案或肿瘤负荷大者，应注意水化。

（十）出院标准

1. 完成既定化疗流程。
2. 无发热等感染表现。
3. 无Ⅲ度及以上的恶心、呕吐及腹泻（NCI 分级）。
4. 无未控制的癌痛。
5. 若行实验室检查，无需干预的异常结果。
6. 无需干预的其他并发症。

> **释义**
>
> ■ 患者出院时，应化疗完成，或化疗不能继续。
>
> ■ 患者出院时，应无严重的化疗相关不良反应。
>
> ■ 患者出院时，应无肺癌的重大并发症，如明显的感染、严重肝肾功能异常、溶瘤综合征或大出血等。

（十一）变异及原因分析

1. 治疗前、中、后有骨髓抑制、感染、贫血、出血及其他合并症者，需进行相关的诊断和治疗，可能延长住院时间并导致费用增加。

2. 化疗后出现骨髓抑制，需要对症处理，导致治疗时间延长、费用增加。

3. 需要结合放疗。

4. 80 岁以上的肺癌患者根据个体化情况具体实施。

5. 医师认可的变异原因分析。

6. 因出现严重咯血或气道阻塞导致治疗时间延长、费用增加。

7. 其他患者方面的原因等。

释义

■ 骨髓抑制是化疗的常见不良反应，而小细胞肺癌常用化疗方案的骨髓抑制发生率较高。白细胞减少和中性粒细胞减少增加感染发生率。严重血小板减少增加出血发生率。贫血也是铂类药物的不良反应之一。化疗开始前后的各种合并症和并发症，都可能延长住院时间，增加诊断和治疗的费用。

■ 医师认可的变异原因主要是指患者入选路径后，医师在检查和治疗过程中发现患者合并未预知的对本路径治疗可能产生影响的状况，须终止执行路径或延长住院时间，增加检查和治疗费用。此状况需在表单中明确说明。

■ 因患者方面的原因（如主观原因）导致执行路径出现变异，亦需在表单中明确说明。

四、小细胞肺癌给药方案

【用药选择】

小细胞肺癌一线、二线化疗可选择方案详见"治疗方案的选择"。化疗方案的选择需结合肿瘤情况、患者对化疗的耐受性和经济承受能力综合考量。

小细胞肺癌术后推荐 EP 方案或 EC 方案。

局限期小细胞肺癌可选择同步放化疗或序贯放化疗。同步放化疗期间化疗推荐 EP 方案。序贯放化疗的化疗阶段推荐 EP 或 EC 方案。

广泛期可选择 EP、EC、IP 或 IC 方案。

可考虑用洛铂代替卡铂使用。

【药学提示】

依托泊苷的主要不良反应包括骨髓抑制、消化道反应（食欲减退、恶心、呕吐、口腔炎等）和脱发等。若静脉滴注过快（<30 分钟），可有低血压、喉痉挛等超敏反应。

顺铂可导致肾毒性、消化道反应、骨髓毒性、超敏反应、耳毒性和神经毒性等。肾毒性可表现为一过性氮质血症，也可能严重而持久。已存在肾功能损害的患者禁用顺铂。顺铂是消化道反应最为强烈的化疗药物之一，并且可能导致迟发性呕吐。

卡铂的不良反应包括骨髓毒性、超敏反应、神经毒性、耳毒性和消化道毒性等。卡铂剂量需根据内生肌酐清除率和 AUC 计算。肾功能不全患者慎用卡铂。

伊立替康的剂量限制性毒性为延迟性腹泻和中性粒细胞减少。其他毒性包括胃肠道反应、胆碱能综合征、脱发、乏力等。

【注意事项】

用于小细胞肺癌的化疗方案，导致骨髓抑制的发生率高，且可能较为严重，故治疗前应考察患者骨髓功能对化疗的耐受性，并采取合适的方案与剂量强度，按相关指南预防性或治疗性使用重组人粒细胞集落刺激因子。

使用各方案时，须按相关指南预防性使用止吐药。

小细胞肺癌患者化疗期间应注意溶瘤综合征的防治。

依托泊苷与血浆蛋白的结合率高，与血浆蛋白结合的药物可影响依托泊苷的排泄。依托泊苷用于血白蛋白低或肾功能损害的患者时，毒性增加。

氨基苷类抗菌药物会增强顺铂的肾毒性。抗组胺药、吩噻嗪类药物与顺铂联合使用，可能掩盖顺铂的耳毒性症状。硫辛酸、青霉胺或其他螯合剂会减弱顺铂的疗效，故不宜与顺铂合用。顺铂与抗惊厥药（如卡马西平、磷苯妥英、苯妥英钠）合用，可降低抗惊厥药物的血药浓度。顺铂与锂剂合用，可改变锂的药代动力学参数，应密切监测锂的血药水平。使用含顺铂方案时，应注意水化。

氨基苷类抗菌药物与卡铂同时使用时，会增加卡铂的肾毒性和耳毒性。卡铂与苯妥英钠合用，可减少苯妥英钠经胃肠道吸收，降低其疗效。

伊立替康用药后的腹泻，若出现在 24 小时以内，用阿托品皮下注射；若出现在 24 小时之后，则为延迟性腹泻，须服用洛哌丁胺，必要时补充液体和电解质，给予抗菌药物，或换用其他止泻治疗。胆碱能综合征采用阿托品治疗。

CYP3A4 的强诱导剂会降低伊立替康及其活性代谢产物 SN-38 的暴露量；而 CYP3A4 或 UGT1A1 的强抑制剂会增加伊立替康和 SN-38 的暴露量。伊立替康有抗胆碱酯酶活性，可延长琥珀胆碱的神经肌肉阻滞作用，而非去极化药物的神经肌肉阻滞作用可能被拮抗。伊立替康与具有抗胆碱酯酶活性的药物合用时，可能加重伊立替康毒性。

五、推荐表单

（一）医师表单

小细胞肺癌化疗临床路径医师表单

适用对象：第一诊断为小细胞肺恶性肿瘤（ICD-10：C34.907）；

患者姓名：		性别： 年龄： 门诊号：	住院号：
住院日期： 年 月 日		出院日期： 年 月 日	标准住院日：≤10 天

时间	住院第 1 天	住院第 2~3 天	住院第 4~6 天	住院第 7~10 天
诊疗工作	□ 询问病史 □ 体格检查 □ 开出各项检验检查项目 □ 完善医患沟通和病历书写 □ 上级医师查房	□ 查看检查/检验报告，明确有无化疗禁忌 □ 上级医师查房，并制订化疗方案，交代化疗不良反应及注意事项 □ 签署化疗同意书 □ 完善病历书写	□ 给予化疗及对症治疗 □ 观察患者化疗过程中的病情变化及不良反应 □ 上级医师查房，完善病历书写	□ 复查血常规及肝肾功能 □ 根据患者检查结果及病情是否决定出院 □ 若出院，则交代出院随访事宜，并开具出院证明 □ 若病情不允许出院，根据病情制订下一步治疗方案 □ 完善病历书写
重点医嘱	**长期医嘱：** □ 肿瘤科护理常规 □ 二级护理 □ 饮食 □ 根据患者一般情况给予相应治疗 **临时医嘱：** □ 血常规 □ 血生化 □ 肿瘤标志物 □ 心电图 □ 尿液分析 □ 大便常规±隐血 □ 根据病情选择：胸部 CT/腹部 CT/腹部彩超/骨扫描/颅脑 MRI 或 CT/骨髓穿刺 □ 其他	**长期医嘱：** □ 肿瘤科护理常规 □ 二级护理 □ 饮食 □ 根据患者一般情况给予相应治疗 **临时医嘱：** □ 紫杉醇预处理治疗 □ 其他	**长期医嘱：** □ 肿瘤科护理常规 □ 一级护理 □ 饮食 □ 根据患者一般情况给予相应治疗 □ 化疗药物 □ 止吐药物 □ 水化、利尿药物 □ 其他对症治疗药物 **临时医嘱：** □ 化疗药物 □ 紫杉醇预处理 □ 其他对症治疗药物	**长期医嘱：** □ 肿瘤科护理常规 □ 一级护理 □ 饮食 □ 根据患者一般情况给予相应治疗 **临时医嘱：** □ 血常规 □ 血生化 □ 出院 □ （若不能出院）根据病情制订相应治疗方案
变异	□ 无 □ 有，原因：	□ 无 □ 有，原因：	□ 无 □ 有，原因：	□ 无 □ 有，原因：
医师签名				

（二）护士表单

小细胞肺癌化疗临床路径护士表单

适用对象：第一诊断为小细胞肺恶性肿瘤（ICD-10：C34.907）；

患者姓名：		性别： 年龄： 门诊号：		住院号：
住院日期： 年 月 日		出院日期： 年 月 日		标准住院日： 天

时间	住院第1天	住院第2~3天	住院第4~6天	住院第7~10天
主要护理工作	□ 入院宣教 □ 介绍主管医师、护士 □ 介绍病室环境、设施 □ 介绍常规制度及注意事项 □ 介绍疾病相关注意事项 □ 核对患者，佩戴腕带 □ 建立住院病历 □ 评估患者并书写护理评估单 □ 卫生处置：剪指（趾）甲、沐浴，更换病号服 □ 二级护理 □ 晨晚间护理 □ 患者安全管理 □ 遵医嘱通知实验室检查	□ 化疗前宣教 □ 宣教疾病知识、化疗前准备及化疗过程 □ 告知准备物品 □ 告知化疗过程中饮食、活动及探视注意事项 □ 告知化疗后可能出现的不良反应及应对方式等 □ 告知家属探视须知 □ 二级护理 □ 晨晚间护理 □ 患者安全管理 □ 抽血，大小便常规检查 □ 指导患者到相关科室进行检查并讲明各种检查的目的 □ 给予患者和家属心理支持	□ 化疗当日宣教 □ 告知监护设备、管理功能及注意事项 □ 告知饮食等要求 □ 告知化疗后可能出现的不良反应及应对方式 □ 再次明确探视陪伴须知 □ 化疗前监测生命体征 □ 给予患者和家属心理支持 □ 一/二级护理 □ 晨晚间护理 □ 患者安全管理 □ 药物配置、输液及抽血 □ 观察化疗期间患者反应及血管	□ 化疗后及出院宣教 □ 遵医嘱告知后续治疗安排（监测血常规、肝肾功，下一周期化疗时间，是否需要复查评效等） □ 嘱患者观察化疗后不良反应，如有出现，及时就诊 □ 宣教患者化疗后饮食、生活锻炼须知 □ 二级护理 □ 晨晚间护理 □ 患者安全管理 □ 病情观察 □ 评估生命体征，观察化疗药物所致不良反应 □ 办理出院手续 □ 给予患者和家属心理支持
重点医嘱	□ 详见医嘱执行单	□ 详见医嘱执行单	□ 详见医嘱执行单	□ 详见医嘱执行单
变异	□ 无 □ 有，原因：	□ 无 □ 有，原因：	□ 无 □ 有，原因：	□ 无 □ 有，原因：
护士签名				

（三）患者表单

小细胞肺癌化疗临床路径患者表单

适用对象：第一诊断为小细胞肺恶性肿瘤（ICD-10：C34.907）；

患者姓名：		性别：　　年龄：　　门诊号：		住院号：
住院日期：　　年　月　日		出院日期：　　年　月　日		标准住院日：≤10天

时间	住院第1天	住院第2~3天	住院第4~6天	住院第7~10天
医患配合	□ 配合询问病史，务必详细告知既往史、用药史、过敏史 □ 如服用抗凝药物，明确告知 □ 配合测量生命体征和体格检查 □ 接受入院宣教 □ 遵守医院的相关规定和家属探视制度 □ 有不适症状及时告知医师和护士	□ 配合完善化疗前相关实验室检查，如采血、留尿、心电图、胸部CT、头颅MRI、骨扫描等 □ 医师向患者及家属介绍病情及化疗计划，告知化疗方案及风险，化疗前签字 □ 接受化疗前宣教，了解化疗后需要注意的问题，提前做好准备 □ 有不适症状及时告知医师和护士	□ 晨起配合测量生命体征 □ 化疗时配合心电、呼吸、血氧、血压监测等 □ 遵医嘱采取正确体位 □ 有不适症状及时告知医师和护士	□ 接受出院前指导 □ 获取出院诊断书 □ 获取出院带药 □ 知晓服药方法、作用、注意事项 □ 遵医嘱进行适当锻炼 □ 知晓复查、监测血常规及肝肾功的频次和时间 □ 知晓在院外出院不适症状时应及时就诊 □ 接受出院宣教 □ 办理出院手续
重点诊疗及检查	**诊疗重点：** □ 协助医师记录病史 □ 初步确定肺癌化疗方案 □ 告知医师既往的基础疾病并继续治疗 **重要检查：** □ 测量生命体征，身高体重 □ 进行全身体格检查	**诊疗重点：** □ 按照预约时间完成必要的实验室检查 □ 了解病情及可选择的治疗方案 □ 了解化疗方案用药可能导致的不良反应，化疗可能的获益和风险，可能出现的并发症 **重要检查：** □ 完成血尿便常规、生化全项等实验室检查 □ 完成胸部CT、心电图、头颅MRI、骨扫描、颈部和双锁骨上淋巴结超声、腹部超声等检查	□ 接受输液、化疗 □ 配合水化 □ 接受其他对症治疗药物	□ 如出现心前区不适、心悸等症状，应配合完成心电图、心功能、心肌酶谱等实验室检查 □ 如出现突发胸痛、呼吸困难，应配合完成X线胸片、凝血试验加D-二聚体等实验室检查，必要时行CTPA □ 如出现腹痛、腹泻等症状应配合完成便常规、腹部超声等检查 □ 如出现下肢疼痛、肿胀应配合完成下肢血管超声等检查

续　表

时间	住院第 1 天	住院第 2~3 天	住院第 4~6 天	住院第 7~10 天
		□ 根据专科情况完成必要的实验室检查，如肿瘤标志物、血气分析等 □ 根据病史完成相关实验室检查，如心肌酶谱、超声心动图、24 小时动态心电图等		

附：原表单（2012 版）

小细胞肺癌化疗临床路径表单

适用对象：第一诊断为小细胞肺恶性肿瘤（ICD-10：C34.907）；

患者姓名：	性别：	年龄：	门诊号：	住院号：

住院日期：　　年　月　日	出院日期：　　年　月　日	标准住院日：≤10 天

时间	住院第 1 天	住院第 2~3 天	住院第 4~6 天	住院第 7~10 天
诊疗工作	□ 询问病史 □ 体格检查 □ 开出各项检验检查项目 □ 完善医患沟通和病历书写 □ 上级医师查房	□ 查看检查/检验报告，明确有无化疗禁忌 □ 上级医师查房，并制订化疗方案，交代化疗不良反应及注意事项 □ 签署化疗同意书 □ 完善病历书写	□ 给予化疗及对症治疗 □ 观察患者化疗过程中的病情变化及不良反应 □ 上级医师查房，完善病历书写	□ 复查血常规及肝肾功能 □ 根据患者检查结果及病情是否决定出院 □ 若出院，则交代出院随访事宜，并开具出院证明 □ 若病情不允许出院，根据病情制订下一步治疗方案 □ 完善病历书写
重点医嘱	**长期医嘱：** □ 肿瘤科护理常规 □ 二级护理 □ 饮食 □ 根据患者一般情况给予相应治疗 **临时医嘱：** □ 血常规 □ 生化 2 □ 肿瘤标志物 □ 心电图 □ 尿液分析 □ 大便常规±隐血 □ 根据病情选择：胸部 CT/腹部 CT/腹部彩超/骨扫描/颅脑 MRI 或 CT/骨髓穿刺 □ 其他	**长期医嘱：** □ 肿瘤科护理常规 □ 二级护理 □ 饮食 □ 根据患者一般情况给予相应治疗 **临时医嘱：** □ 紫杉醇预处理治疗 □ 其他	**长期医嘱：** □ 肿瘤科护理常规 □ 一级护理 □ 饮食 □ 根据患者一般情况给予相应治疗 □ 化疗药物 □ 止吐药物 □ 水化、利尿药物 □ 其他对症治疗药物 **临时医嘱：** □ 化疗药物 □ 紫杉醇预处理 □ 其他对症治疗药物	**长期医嘱：** □ 肿瘤科护理常规 □ 一级护理 □ 饮食 □ 根据患者一般情况给予相应治疗 **临时医嘱：** □ 血常规 □ 生化 2 □ 出院 □ （若不能出院）根据病情制订相应治疗方案

续　表

时间	住院第 1 天	住院第 2~3 天	住院第 4~6 天	住院第 7~10 天
护理工作	□ 按入院流程做入院介绍 □ 入院评估 □ 进行入院健康教育	□ 抽血，大小便常规检查 □ 指导患者到相关科室进行检查并讲明各种检查的目的 □ 进行化疗期间饮食、防护及心理宣教	□ 进行化疗期间饮食、防护及心理宣教 □ 药物配置、输液及抽血 □ 观察化疗期间患者反应及血管	□ 协助患者办理出院手续 □ 进行出院后饮食、防护等健康宣教
变异	□ 无　□ 有，原因：	□ 无　□ 有，原因：	□ 无　□ 有，原因：	□ 无　□ 有，原因：
护士签名				
医师签名				

第三十九章

非小细胞肺癌化疗临床路径释义

一、非小细胞肺癌编码

1. 卫计委原编码

疾病名称及编码：肺恶性肿瘤（ICD-10：C34.901）

2. 修改编码

疾病名称及编码：肺恶性肿瘤（ICD-10：C34，不包括：M8041/3-M8045/3）

恶性肿瘤化学治疗（ICD-10：Z51.1）

二、临床路径检索方法

C34（不包括：M8041/3-M8045/3）伴 Z51.1

三、非小细胞肺癌化疗标准住院流程

（一）适用对象

无化疗禁忌的患者第一诊断为非小细胞肺癌，需行新辅助、辅助化疗、姑息性化疗及同步放化疗。

> **释义**
>
> ■ 适用对象编码参见第一部分。
>
> ■ 本路径适用对象为病理诊断为非小细胞肺癌，并需进行化疗的患者，根据 WHO 2008 年的分类，非小细胞肺癌是指组织学分类除小细胞癌外其他类型的肺癌，包括：鳞状细胞癌、腺癌、大细胞癌、腺鳞癌、肉瘤样癌、类癌、唾液腺肿瘤等。

（二）诊断依据

1. 临床症状：咳嗽、咯血、呼吸困难、上腔静脉压迫综合征、远端转移引起的症状及肺外非特异性表现等。
2. 体征：浅表淋巴结肿大，呼吸音改变及远端转移所致的体征。
3. 辅助检查：胸部 CT、纤维支气管镜、腹部 CT 或超声、头颅 CT 或 MRI、骨扫描等。
4. 病理学诊断明确：包括胸腔积液脱落细胞学、痰脱落细胞学、纤维支气管镜活检、经皮肺穿刺活检、淋巴结穿刺活检或术后病理。

> **释义**
>
> ■ 本路径的制订主要参考国内权威诊疗规范。
>
> ■ 肺癌临床表现复杂，大致可归纳为原发肿瘤引起的症状及体征，包括咳嗽、痰中带血或咯血、气短或喘鸣、发热、体重下降；肺外胸内扩展引起的症状及体征，

包括胸痛、声音嘶哑、吞咽困难、胸腔积液、上腔静脉阻塞综合征、霍纳综合征（Horner syndrom）等；胸外转移引起的症状及体征，包括中枢系统、骨骼、腹部、淋巴结等相应组织器官的改变；副肿瘤综合征，包括肥大性肺性骨关节病、类癌综合征等。

■ 由于肺癌常与某些肺部疾病并存，或者其影像学形态表现和某些疾病相类似，故本疾病需要和其他相关疾病鉴别。肺门淋巴结结核易与中央型肺癌相混淆，急性粟粒型肺结核应与弥漫性肺泡细胞癌鉴别，主要通过纤维支气管镜活检、痰脱落细胞学检查以及其他组织病理学或细胞学检查进一步鉴别；对于无中毒症状、抗菌药物治疗后肺部阴影吸收缓慢，或者同一部位反复发生肺炎时，应考虑到肺癌的可能。肺脓肿起病急，中毒症状严重，影像学可见均匀大片状炎性阴影，空洞内常见较深液平，而癌性空洞继发感染也可有全身症状，应结合纤维支气管镜检查以及痰脱落细胞学检查进一步鉴别。

■ 病理学诊断明确：包括术后病理、胸腔积液脱落细胞学、痰脱落细胞学、纤维支气管镜活检、经皮肺穿刺活检、淋巴结穿刺切取活检或穿刺活检、胸腔积液脱落细胞学以及痰脱落细胞学或术后病理。对于晚期非小细胞肺癌、腺癌或含腺癌成分的其他类型肺癌，应在诊断的同时常规进行表皮生长因子受体（epidermal growth factor receptor，EGFR）基因突变和间变性淋巴瘤激酶（anaplastic lymphoma kinase，ALK）融合基因等检测。

（三）进入路径标准

无化疗禁忌的患者第一诊断为非小细胞肺癌，需行新辅助、辅助化疗、姑息性化疗及同步放化疗。当患者合并其他疾病，但住院期间不需要特殊处理也不影响第一诊断的临床路径流程实施时，可以进入路径。

释义

■ 进入本路径的标准要求第一诊断为非小细胞肺癌，并且需要进行化疗。当合并其他疾病时，入院时需进行系统评估，如对非小细胞肺癌化疗无特殊影响者，可进入路径。但可能增加医疗费用，延长住院时间。

■《中国原发性肺癌诊疗规范（2015年版）》和《中国晚期原发性肺癌专家共识（2016年版）》推荐所有病理诊断为肺腺癌、含有腺癌成分和具有腺癌分化的晚期非小细胞肺癌患者进行 EGFR 基因突变检测，建议对于小活检标本诊断的或不吸烟的晚期肺鳞癌患者也进行检测；推荐所有病理诊断为肺腺癌、含有腺癌成分和具有腺癌分化的晚期非小细胞肺癌患者进行 ALK 融合基因检测。如有必要可进行 c-ros 原癌基因 1 酪氨酸激酶（c-ros oncogene 1 receptor tyrosine kinase，ROS1）基因及 RET 基因融合、K-RAS 基因和 BRAF 基因 V600E 突变、人类表皮生长因子受体 2（human epidermal growth factor receptor-2，HER2）基因扩增、MET 基因高水平扩增及 MET 基因 14 号外显子跳跃缺失突变检测。完成上述检查后，可根据患者的检测结果及其治疗意愿，选择化疗或靶向治疗。

（四）标准住院日 7~10 天

> **释义**
>
> ■ 非小细胞肺癌患者入院后 1~2 天化疗前准备，包括相关实验室检查、化疗前系统评估等。第 2~8 天行化疗，第 8~10 天复查血象、生化等，同时主要观察化疗后是否存在不良反应。总住院时间不超过 10 天符合本路径要求。

（五）住院期间的检查项目

1. 必需的检查项目：
（1）血常规、尿常规、大便常规。
（2）肝肾功能、电解质、凝血功能、肿瘤标志物。
（3）心电图。
（4）胸部 CT、腹部 CT 或 B 超、头颅 CT 或 MRI、ECT 全身骨扫描。
2. 根据患者病情进行的检查项目：
（1）PET-CT。
（2）提示肿瘤有转移时，相关部位 CT、MRI。
（3）肺功能和心功能测定。
（4）合并其他疾病时需进行相关检查：如心肌酶谱、24 小时动态心电图、心肺功能检查、B 型钠尿肽（B-type natriuretic peptide，BNP）、痰培养等。
（5）基因检测。

> **释义**
>
> ■ 血常规、尿常规、大便常规、肝肾功能是最基本的检查，进入路径的患者均需完成。血常规可以明确是否存在中性粒细胞减少、严重贫血、血小板减低等情况，排除不能耐受化疗的情况，一般而言，需要满足以下条件才能耐受化疗：一般情况良好，血红蛋白 $\geqslant 100g/L$、中性粒细胞绝对值 $\geqslant 1.5 \times 10^9/L$、血小板 $\geqslant 80 \times 10^9/L$，肝肾功能无明显异常；电解质、凝血功能、心电图可评估有无基础疾病，是否影响住院时间、费用及其治疗预后；肿瘤标志物可用于肿瘤预后、转归以及监测疗效，同时可作为早期复发的辅助指标，联合使用可提高其在临床应用中的敏感度和特异度。影像学检查用于评估第一次化疗前基线状态以及后续进行疗效评价。当有症状体征提示原发肿瘤存在转移时，需完善相关部位的影像学检查。

（六）化疗前准备

1. 体格检查、体能状况评分。
2. 排除化疗禁忌。
3. 患者、监护人或被授权人签署相关同意书。

释义

■ 通过体格检查以及前述的各项实验室检查，了解患者的一般状况，临床常用两种体能状况（performance status，PS）评分系统，分别为卡氏功能状态（Karnofsky，KPS）评分标准以及美国东部肿瘤协作组（Eastern Cooperative Oncology Group，ECOG）评分标准。评价标准如下表：

卡氏功能状态评分标准

体力状况	评分
正常，无症状和体征	100
能进行正常活动，有轻微症状和体征	90
勉强进行正常活动，有一些症状或体征	80
生活能自理，但不能维持正常生活和工作	70
生活能大部分自理，但偶尔需要别人帮助	60
常需要人照料	50
生活不能自理，需要特别照顾和帮助	40
生活严重不能自理	30
病重，需要住院和积极的支持治疗	20
危重，临近死亡	10
死亡	0

ECOG 评分

体力状态	评分
活动能力完全正常，与起病前活动能力无任何差异	0
能自由走动及从事轻体力活动，包括一般家务或办公室工作，但不能从事较重的体力活动	1
能自由走动以及生活自理，但已丧失工作能力，日间不少于一半时间可以起床活动	2
生活仅能部分自理，日间一半以上时间卧床或坐轮椅	3
卧床不起，生活不能自理	4
死亡	5

■ 化疗绝对禁忌证包括：疾病终末期、孕期妇女（除非终止妊娠）、败血症、昏迷。出现下列情况应谨慎考虑化疗：年老体弱，既往接受多程化疗或放疗，肝肾功能明显异常，严重贫血或白细胞、血小板减少，营养不良，肿瘤导致多发骨转移，肾上腺功能减退，并发发热、感染，心肌疾病，过敏体质，消化道有穿孔倾向。

（七）治疗方案选择

非鳞非小细胞肺癌：

AP 方案：培美曲塞+顺铂或卡铂，一线化疗无进展患者建议培美曲塞维持治疗。

TC 方案（紫杉醇+卡铂)+贝伐珠单抗（7.5mg/kg 或 15mg/kg）。

鳞癌或非鳞癌：

1. TP 方案：紫杉醇+顺铂或卡铂。

2. DP 方案：多西他赛+顺铂或卡铂。

3. GP 方案：吉西他滨+顺铂或卡铂。

4. NP 方案：长春瑞滨 +顺铂。

5. 恩度（7.5mg/m^2）+含铂两药方案。

一线化疗用 4~6 周期，新辅助化疗及辅助化疗用一线化疗方案。

若 PS 为 2 可采用培美曲塞（非鳞癌）、紫杉醇、多西他赛、吉西他滨、长春瑞滨单药化疗。

二线单药化疗：多西他赛、培美曲塞（非鳞癌）单药化疗。

释义

■ 含铂两药联合化疗是非小细胞肺癌标准的一线治疗方案，常用的联合化疗方案包括 GP 方案、NP 方案、TP 方案、TC 方案，非鳞癌患者可选择 AP 方案，贝伐珠单抗联合 TC 方案也是非鳞癌患者的一个选择。不建议使用含培美曲塞或贝伐珠单抗的方案治疗鳞癌。

■ 对于体能状况较差（PS 为 2）的患者可以选择单药化疗，以减少毒性。常用药物包括紫杉醇、多西他赛、吉西他滨、长春瑞滨等，非鳞癌患者还可选培美曲塞。与普通紫杉醇药物相比，注射用紫杉醇脂质体具有超敏风险较低、不良反应减轻、耐受性更好、半衰期延长、总有效率更高等优势，需结合肿瘤情况、患者对化疗的耐受性和经济承受能力综合考量选择使用。此外，系统评价显示，常规化疗联合其他抗肿瘤药（如斑蝥酸钠/斑蝥酸钠维生素 B$_6$ 或抗肿瘤植物化学药榄香烯乳）可提高肺癌治疗的有效率，改善患者生存质量和生存期。康莱特能有效治疗肺癌恶病质，改善患者生存质量。

■ 化疗患者应进行 CT 检查评估疗效，有缓解或病情稳定的患者可以继续接受总计 4~6 个周期的全身化疗。

■ 多西他赛、培美曲塞是非小细胞肺癌二线治疗的选择。多西他赛已被证明优于最佳支持治疗。与多西他赛相比，培美曲塞也有类似的中位生存期，但毒性小。《中国晚期原发性肺癌诊治专家共识（2016 年版）》指出对于非鳞癌非小细胞肺癌，AP 方案疗效明显优于 GP 方案，并且耐受性更好。

（八）化疗后必须复查的检查项目

1. 血常规：建议每周检查 1~2 次。根据具体化疗方案及血象变化，检查时间间隔可酌情增减。

2. 肝肾功能：每化疗周期检查 1 次。根据具体化疗方案及肝肾功能检查结果，检查时间间隔可酌情增减。

> **释义**
>
> ■ 化疗期间每周检查血常规及肝肾功能，监测化疗有可能引起的不良反应。根据血常规及肝肾功能检查结果调整用药剂量及治疗方案。

（九）化疗过程中及化疗后期的支持治疗

化疗期间脏器功能损伤的防治：预防过敏、止吐、水化、利尿、抑酸、止泻、纠正白细胞及血小板减少、保肝、纠正贫血等治疗。

> **释义**
>
> ■ 化疗药物可引起药物不良反应，包括消化道反应、骨髓抑制、肾毒性、过敏反应等。
>
> ■ 消化道反应包括食欲减退、恶心、呕吐、腹泻、肝功能损害等。可以进行相应对症处理，包括应用止吐药物、抗酸药、保肝药，保持水电解质平衡等。化疗易造成机体免疫力低下，可服用增强免疫功能的药物，如 CD13 抑制剂乌苯美司胶囊，以改善患者生活质量、降低不良反应发生率、延长患者生存期。
>
> ■ 骨髓抑制是常见的不良反应，通常在化疗之前白细胞 $<3.5×10^9$/L，血小板 $<80×10^9$/L 不应使用骨髓抑制明显的细胞毒类药物，白细胞 $<2×10^9$/L 或粒细胞 $<1.0×10^9$/L，应给予重组人粒细胞集落刺激因子（Recombinant Human Granulocyte Colony-stimulating Factor, rhG-CSF）或巨噬细胞集落刺激因子（Granulocyte macrophage colony-stimulating factor, GM-CSF）治疗。rhG-CSF 或 GM-CSF 应在 1 个化疗周期治疗结束后 48 小时后应用。血小板 $<50×10^9$/L 可皮下注射 IL-11 或重组人促血小板生成素（Thrombopoietin, TPO）并应用止血药物预防出血，血小板 $<20×10^9$/L 应给予血小板输注。血红蛋白 <100g/L 可应用促红细胞生成素（Erythropoietin, EPO）治疗。
>
> ■ 生物反应调节药主要通过提高机体免疫发挥抗肿瘤作用，应酌情使用。此类药物包括多种细胞因子、胸腺素、胸腺五肽等；某些中药（根据循证和辨证论治原则选择，如紫龙金片、康艾注射液）、多糖类（如注射用黄芪多糖、香菇多糖、薄芝糖肽）及微量元素也具有调节免疫、改善脏腑功能的作用，可以提高抗肿瘤疗效，减轻化疗不良反应，改善患者生存质量。红色诺卡氏菌细胞壁骨架（N-CWS）具有增强 NK 细胞及巨噬细胞免疫活性的作用，加用 N-CWS 可提高近期疗效，减少化疗不良反应，改善患者生存质量。
>
> ■ 心脏毒性是含蒽环及紫杉烷类化疗药物常见的不良反应，可以在化疗期间加用磷酸肌酸等心肌保护剂，改善心肌能量代谢，修复受损心肌细胞膜。

（十）出院标准

1. 完成既定化疗流程。

2. 无发热等感染相关症状。

3. 无Ⅲ度及以上的恶心、呕吐及腹泻（美国国立癌症研究所通用毒性标准分级）。

4. 无未控制的癌痛。

5. 辅助检查未见需干预的异常结果。

6. 无需干预的其他并发症。

> **释义**
>
> ■ 患者出院前应完成所有必需检查项目及拟定的化疗，观察临床症状是否减轻或消失，有无明显药物相关不良反应。

（十一）变异及原因分析

1. 治疗前、中、后有骨髓抑制、感染、贫血、出血及其他合并症者，需进行相关的诊断和治疗，可能延长住院时间并导致费用增加。

2. 需要结合放疗。

3. 80 岁以上的患者根据具体情况实施治疗。

4. 医师认可的变异原因分析。

5. 因出现严重咯血或气道阻塞导致治疗时间延长、费用增加。

6. 其他患者方面的原因等。

> **释义**
>
> ■ 化疗过程中出现骨髓抑制、并发感染、出血、贫血或其他合并症，需要进行药物调整以及对症处理，将导致住院时间延长、治疗费用增高者，需退出本路径；患者身体状况不能耐受进一步治疗者，需要终止本路径；患者病情变化，需要调整治疗方案，如进行手术或者放疗者，需转入相应路径。
>
> ■ 认可的变异原因主要是指患者入选路径后，在检查及治疗过程中发现患者合并存在事前未预知的、对本路径治疗可能产生影响的情况，需要终止执行路径或延长治疗时间、增加治疗费用。医师需在表单中明确说明。
>
> ■ 因患者方面的主观原因导致执行路径出现变异，医师需在表单中予以说明。

四、非小细胞肺癌化疗给药方案

【用药选择】

结合《中国原发性肺癌诊疗规范（2015 年版）》和《中国晚期原发性肺癌诊治专家共识（2016 年版）》的建议，对于非小细胞肺癌可选择以下治疗方案。

1. AP 方案：培美曲塞+顺铂或卡铂。

培美曲塞：500mg/m^2 静脉滴注，第 1 天。

顺铂：75mg/m^2 静脉滴注，第 1 天。

或者卡铂：AUC 5~6 静脉滴注，第 1 天。

每21天为1周期，共4~6周期。

2. TP方案：紫杉醇+顺铂或卡铂。

紫杉醇：175mg/m^2 静脉滴注，第1天。

顺铂：75mg/m^2 静脉滴注，第2天。

或者卡铂：AUC 5~6 静脉滴注，第1天。

每21天为1周期，共4~6周期。

3. DP方案：多西他赛+顺铂或卡铂。

多西他赛：75mg/m^2 静脉滴注，第1天。

顺铂：75mg/m^2 静脉滴注，第1天。

或者卡铂：AUC 5~6 静脉滴注，第1天。

每21天为1周期，共4~6周期。

4. GP方案：吉西他滨+顺铂或卡铂。

吉西他滨：1250mg/m^2 静脉滴注，第1、8天。

顺铂：75mg/m^2 静脉滴注，第1天。

或者卡铂：AUC 5~6 静脉滴注，第1天。

每21天为1周期，共4~6周期。

5. NP方案：长春瑞滨+顺铂。

长春瑞滨：25mg/m^2 静脉滴注，第1、8天。

顺铂：75mg/m^2 静脉滴注，第1天。

每21天为1周期，共4~6周期。

6. 血管内皮抑制素+含铂两药方案：

含铂两药方案如上述。

血管内皮抑制素：7.5mg/m^2 静脉滴注，第1~14天。

7. 贝伐珠单抗+TC方案：

贝伐珠单抗：15mg/kg，每3周1次。

紫杉醇：175mg/m^2 静脉滴注，第1天。

卡铂：AUC 5~6 静脉滴注，第2天。

8. 单药化疗：

多西他赛：75mg/m^2 静脉滴注，第1天，3周为1周期。

培美曲塞：500mg/m^2 静脉滴注，第1天，3周为1周期。

【药学提示】

1. 培美曲塞（Pemetrexed）：为抗叶酸类抗肿瘤药物，主要用于治疗不能手术切除的恶性胸膜间皮瘤和非鳞非小细胞肺癌。培美曲塞主要不良反应：①骨髓抑制；②胃肠道反应，包括腹泻、恶心、呕吐、黏膜炎等。

2. 多西他赛（Docetaxel）：为干扰微管蛋白合成的药物，主要用于局部晚期或转移性乳腺癌、局部晚期或转移性非小细胞癌的治疗。主要不良反应包括：骨髓抑制、皮肤反应、体液滁留、胃肠道反应等。

3. 吉西他滨（Gemcitabine）：属于DNA多聚酶抑制药，主要用于局部晚期或转移性非小细胞肺癌、局部晚期或转移性胰腺癌。骨髓抑制及肝功能不全的患者慎用，其主要不良反应为骨髓抑制、皮肤反应、心脏毒性等。

4. 紫杉醇（Paclitaxel）：为干扰微管蛋白合成的药物，主要用于治疗卵巢癌、乳腺癌、非小细胞肺癌、头颈癌、食管癌和精原细胞瘤等。主要不良反应包括：神经毒性、心脏毒性、骨髓抑制等。

5. 顺铂（Cisplatin）及卡铂（Carboplatin）：属于铂类化合物类，两者抗瘤谱相似，顺铂是非小细胞肺癌、头颈部及食管癌、胃癌、卵巢癌、膀胱癌、恶性淋巴瘤、骨肉瘤及软组织肉瘤等实体瘤的首选药之一，卡铂抗瘤谱与顺铂类似，多用于非小细胞肺癌、头颈部及食管癌、卵巢癌等。顺铂显著不良反应为恶心、呕吐、肾毒性和耳毒性，骨髓抑制相对较轻；由卡铂引起的恶心和呕吐的严重程度比顺铂轻，在肾毒性、神经毒性和耳毒性方面的问题比顺铂少，但骨髓抑制比顺铂严重。

6. 贝伐珠单抗（Bevacizumab）：为单克隆抗体药，与 TC 方案联合治疗晚期非鳞非小细胞肺癌。不良反应包括：胃肠道穿孔、出血、动脉血栓、高血压、蛋白尿、伤口愈合减慢等。

7. 重组人血管内皮抑制素注射液（Recombinant Human Endostatin Injection）：与 NP 化疗方案联合治疗初治或复治的晚期非小细胞肺癌患者，其不良反应主要有消化系统反应、皮肤及附件的过敏反应等。

【注意事项】

1. 应用培美曲塞时如无禁忌证，在用药前后需要给予以下用药，可减轻培美曲塞不良反应以及降低其严重程度：①地塞米松：每次 4mg 口服，每日 2 次，在培美曲塞用药前 1 天开始使用，连用 3 天；②叶酸：每日口服 400~1000μg，每日 1 次，在培美曲塞用药前 7 天起开始使用；③维生素 B_{12}：每次 1000μg 肌注，在培美曲塞用药前 7 天起开始使用，每 3 期周用 1 次。

2. 接受多西他赛治疗前需预防用药以减轻体液潴留的发生率和严重程度，同时减轻过敏反应的严重程度，预防用药包括口服地塞米松 8mg 每天 2 次，在多西他赛注射前 1 天开始服用，持续 3 天。

3. 紫杉醇因其以特殊溶媒 Cremophor-EL 进行溶解而可能导致严重的超敏反应，需常规进行皮质类固醇、抗组胺药和 H_2 受体拮抗剂的预处理，以防止严重的超敏反应。同时本品溶液不应接触聚氯乙烯塑料（PVC）装置、导管或器械。滴注时先经 0.22μm 孔膜滤过。

4. 肾毒性是大剂量顺铂化疗最常见、最严重的不良反应之一，应用大剂量（30mg/m² 以上）顺铂化疗时，需要加强水化和利尿，用药后及时给予利尿剂，一日水摄入量维持在 3000~3500ml，使尿量维持在 2500ml 以上，水化过程中注意观察液体超负荷病症并及时处理，定期检测血清电解质和肾功能，同时观察 24 小时尿量及尿颜色，鼓励患者多饮水，促进毒物排泄，以防形成尿酸结晶造成肾功能损害。必要时给予碳酸氢钠碱化尿液和别嘌醇抑制尿酸形成，监测尿液酸碱度，保持 pH 值在 6.5~7.0，准确记录 24 小时内尿量，密切观察尿量变化。卡铂的代谢受到肌酐清除能力的影响较大，同样剂量在不同患者体内的清除速率相差极大，用体表面积进行计算并不可靠，故卡铂的剂量可根据患者的身高、体重、性别、年龄、血清肌酐水平计算肌酐清除率，然后按照所需 AUC 水平计算。

五、推荐表单

（一）医师表单

非小细胞肺癌化疗临床路径医师表单

适用对象：第一诊断为肺恶性肿瘤（ICD-10：C34.901）；

患者姓名：	性别：	年龄：	门诊号：	住院号：
住院日期：　年　月　日	出院日期：　年　月　日			标准住院日：7~10天

时间	住院第1天	住院第2~3天	住院第4~6天	住院第7~10天
诊疗工作	□ 询问病史 □ 体格检查 □ 开具各项检查单 □ 完善医患沟通和病历书写 □ 上级医师查房	□ 查看检查/检验报告，评估有无化疗禁忌 □ 上级医师查房，制订化疗方案，交代化疗不良反应及注意事项 □ 签署化疗同意书 □ 完善病历书写	□ 给予化疗及对症治疗 □ 观察患者化疗过程中的病情变化及不良反应 □ 上级医师查房，完善病历书写	□ 复查血常规及肝肾功能 □ 根据患者检查结果及病情决定是否出院 □ 若出院，则交代出院随访事宜，并开具出院证明 □ 若病情不允许出院，根据病情制订下一步治疗方案 □ 完善病历书写
重点医嘱	长期医嘱： □ 肿瘤科护理常规 □ 二级护理 □ 饮食 □ 根据患者一般情况给予相应治疗 临时医嘱： □ 血常规 □ 生化 □ 肿瘤标志物 □ 心电图 □ 尿液分析 □ 大便常规±隐血 □ 根据病情选择：颈部CT或MRI/X线胸片或胸部CT/腹部CT或彩超/骨扫描/纤维支气管镜等 □ 其他	长期医嘱： □ 肿瘤科护理常规 □ 二级护理 □ 饮食 □ 根据患者一般情况给予相应治疗 临时医嘱： □ 紫杉醇预处理治疗 □ 其他	长期医嘱： □ 肿瘤科护理常规 □ 一级护理 □ 饮食 □ 根据患者一般情况给予相应治疗 □ 化疗药物 □ 止吐药物 □ 水化、利尿药物 □ 其他对症治疗药物 临时医嘱： □ 化疗药物 □ 紫杉醇预处理 □ 其他对症治疗药物	长期医嘱： □ 肿瘤科护理常规 □ 一级护理 □ 饮食 □ 根据患者一般情况给予相应治疗 临时医嘱： □ 血常规 □ 生化 □ 出院 □ （若不能出院）根据病情制订相应治疗方案

时间	住院第1天	住院第2~3天	住院第4~6天	住院第7~10天
病情 变异 记录	□无 □有，原因： 1. 2.	□无 □有，原因： 1. 2.	□无 □有，原因： 1. 2.	
医师 签名				

（二）护士表单

非小细胞肺癌化疗临床路径护士表单

适用对象：第一诊断为肺恶性肿瘤（ICD-10：C34.901）；

患者姓名：		性别： 年龄： 门诊号：	住院号：
住院日期： 年 月 日		出院日期： 年 月 日	标准住院日：7~10 天

时间	住院第 1 天	住院第 2~3 天	住院第 4~6 天	住院第 7~10 天
健康宣教	□ 按入院流程做入院介绍 □ 入院评估 □ 进行入院健康教育	□ 指导患者到相关科室进行检查并讲明各种检查的目的 □ 进行化疗期间饮食、防护及心理宣教	□ 进行化疗期间饮食、防护及心理宣教	□ 出院宣教、复查时间、服药方法 □ 活动休息、指导饮食、指导办理出院手续
护理处置	□ 核对患者，佩戴腕带 □ 建立入院护理病历 □ 协助患者留取各种标本 □ 测量体重	□ 抽血，大小便常规检查	□ 药物配置、输液及抽血 □ 观察化疗期间患者反应及血管	□ 协助患者办理出院手续
基础护理	□ 三级护理 □ 晨晚间护理 □ 患者安全管理	□ 三级护理 □ 晨晚间护理 □ 患者安全管理	□ 二/一级护理 □ 晨晚间护理 □ 患者安全管理	□ 三级护理 □ 晨间护理 □ 协助或指导进食、进水 □ 协助或指导活动 □ 患者安全管理
专科护理	□ 护理查体 □ 病情观察 □ 静脉置管护理 □ 需要时，填写跌倒及压疮防范表 □ 需要时，请家属陪伴 □ 确定饮食种类 □ 心理护理	□ 病情观察 □ 静脉置管护理 □ 遵医嘱完成相关检查 □ 心理护理	□ 遵医嘱予补液 □ 病情观察 □ 静脉置管护理 □ 心理护理	□ 病情观察 □ 出院指导 □ 心理护理
重点医嘱	□ 详见医嘱执行单	□ 详见医嘱执行单	□ 详见医嘱执行单	
病情变异记录	□ 无 □ 有，原因： 1. 2.	□ 无 □ 有，原因： 1. 2.	□ 无 □ 有，原因： 1. 2.	
护士签名				

（三）患者表单

非小细胞肺癌化疗临床路径患者表单

适用对象：第一诊断为肺恶性肿瘤（ICD-10：C34.901）；

患者姓名：		性别：	年龄：	门诊号：	住院号：
住院日期： 年 月 日		出院日期： 年 月 日			标准住院日：7~10 天

时间	住院第 1 天	住院第 2~3 天	住院第 4~6 天	住院第 7~10 天
医患配合	□ 配合询问病史、收集资料，务必详细告知既往史、用药史、过敏史 □ 配合进行体格检查 □ 有任何不适告知医师	□ 配合化疗前相关检查 □ 医师与患者及家属介绍病情及化疗相关注意事项。	□ 配合完善相关检查	□ 接受出院前指导 □ 了解复查程序 □ 获取出院诊断书
护患配合	□ 配合测量体温、脉搏、呼吸 3 次，血压、体重 1 次 □ 配合完成入院护理评估（简单询问病史、过敏史、用药史） □ 接受入院宣教（环境介绍、病室规定、订餐制度、贵重物品保管等） □ 配合执行探视和陪伴制度 □ 有任何不适告知护士	□ 配合测量体温、脉搏、呼吸 3 次，询问大便 1 次 □ 接受胃镜检查前宣教 □ 接受饮食宣教 □ 接受药物宣教	□ 配合测量体温、脉搏、呼吸 3 次，询问大便 1 次 □ 送内镜中心前，协助完成核对，带齐影像资料及用药 □ 返回病房后，配合接受生命体征的测量 □ 配合检查意识（全身麻醉者） □ 配合缓解疼痛 □ 接受化疗期间饮食及药物宣教 □ 有任何不适告知护士	□ 接受出院宣教 □ 办理出院手续 □ 获取出院带药 □ 知道服药方法、作用、注意事项 □ 知道复印病历程序
饮食	□ 遵医嘱饮食	□ 遵医嘱饮食	□ 遵医嘱饮食	□ 遵医嘱饮食
排泄	□ 正常排尿便	□ 正常排尿便	□ 正常排尿便	□ 正常排尿便
活动	□ 正常活动	□ 正常活动	□ 正常活动	□ 正常适度活动，避免疲劳

附：原表单（2016 年版）

非小细胞肺癌化疗临床路径表单

适用对象：第一诊断为肺恶性肿瘤（ICD-10：C34.901）

患者姓名：		性别： 年龄： 门诊号：		住院号：
住院日期： 年 月 日		出院日期： 年 月 日		标准住院日：7～10 天

时间	住院第 1 天	住院第 2～3 天	住院第 4～6 天	住院第 7～10 天
诊疗工作	□ 询问病史 □ 体格检查 □ 开出各项检验检查项目 □ 完善医患沟通和病历书写 □ 上级医师查房	□ 查看检查/检验报告，明确有无化疗禁忌 □ 上级医师查房，并制订化疗方案，交待化疗不良反应及注意事项 □ 签署化疗同意书 □ 完善病历书写	□ 给予化疗及对症治疗 □ 观察患者化疗过程中的病情变化及不良反应 □ 上级医师查房，完善病历书写	□ 复查血常规及肝肾功能 □ 根据患者检查结果及病情是否决定出院 □ 若出院，则交待出院随访事宜，并开具出院证明 □ 若病情不允许出院，根据病情制订下一步治疗方案 □ 完善病历书写
重点医嘱	**长期医嘱：** □ 肿瘤科护理常规 □ 二级护理 □ 饮食 □ 根据患者一般情况给予相应治疗 **临时医嘱：** □ 血常规 □ 生化 2 □ 肿瘤标志物 □ 心电图 □ 尿液分析 □ 大便常规±隐血 □ 根据病情选择：颈部 CT 或 MRI/X 线胸片或胸部 CT/腹部 CT 或彩超/骨扫描/纤维支气管镜等 □ 其他	**长期医嘱：** □ 肿瘤科护理常规 □ 二级护理 □ 饮食 □ 根据患者一般情况给予相应治疗 **临时医嘱：** □ 紫杉醇预处理治疗包 □ 其他	**长期医嘱：** □ 肿瘤科护理常规 □ 一级护理 □ 饮食 □ 根据患者一般情况给予相应治疗 □ 化疗药物 □ 止吐药物 □ 水化、利尿药物 □ 其他对症治疗药物 **临时医嘱：** □ 化疗药物 □ 紫杉醇预处理 □ 其他对症治疗药物	**长期医嘱：** □ 肿瘤科护理常规 □ 一级护理 □ 饮食 □ 根据患者一般情况给予相应治疗 **临时医嘱：** □ 血常规 □ 生化 2 □ 出院 □（若不能出院）根据病情制订相应治疗方案

时间	住院第 1 天	住院第 2~3 天	住院第 4~6 天	住院第 7~10 天
护理工作	□ 按入院流程做入院介绍 □ 入院评估 □ 进行入院健康教育	□ 抽血,大小便常规检查 □ 指导患者到相关科室进行检查并讲明各种检查的目的 □ 进行化疗期间饮食、防护及心理宣教	□ 进行化疗期间饮食、防护及心理宣教 □ 药物配置、输液及抽血 □ 观察化疗期间患者反应及血管	□ 协助患者办理出院手续 □ 进行出院后饮食、防护等健康宣教
变异	□ 无 □ 有,原因:	□ 无 □ 有,原因:	□ 无 □ 有,原因:	□ 无 □ 有,原因:
护士签名				
医师签名				

第四十章

肺癌放疗临床路径释义

一、肺癌放疗编码

1. 卫计委原编码

疾病名称及编码：肺癌（ICD-10：C34/D02.2）

2. 修改编码

疾病名称及编码：肺癌（ICD-10：C34）

恶性肿瘤放射治疗（ICD-10：Z51.0）

二、临床路径检索方法

C34 伴 Z51.0

三、肺癌放疗临床路径标准住院流程

（一）适用对象

第一诊断为支气管肺癌（ICD-10：C34/D02.2）。

1. 临床Ⅰ、Ⅱ期非小细胞肺癌因合并内科疾病（心肺功能不全，糖尿病）、患者高龄等不适合手术或拒绝手术者。

2. 临床Ⅰ、Ⅱ期接受手术的病例中，手术切缘阳性、术后病理报告纵隔淋巴结转移或术后复发。

3. 临床Ⅲ期非小细胞肺癌。

4. 临床Ⅳ期非小细胞肺癌的姑息放疗。

5. 小细胞肺癌的综合治疗和姑息性放疗。

> **释义**
>
> ■ 适用对象编码参见第一部分。
>
> ■ 本临床路径适用对象是第一诊断为原发性肺癌的患者。
>
> ■ 根治性放疗适用于ⅢA、ⅢB 期非小细胞肺癌和局限期小细胞肺癌患者，及部分Ⅰ、Ⅱ期不能耐受手术的非小细胞肺癌患者。
>
> ■ 术前放疗适用于ⅢA 期非小细胞肺癌不能立即进行手术患者，术后放疗适用于 R1、R2 切除，N2 病变及淋巴结探查不够和手术后残端近切缘等。
>
> ■ 晚期非小细胞肺癌（出现远端转移）的姑息性放疗，姑息性放疗适用于对晚期肺癌原发灶和转移灶的减症治疗，以减轻局部压迫症状、骨转移导致的疼痛以及脑转移已导致或可能导致的神经症状等。晚期肺癌患者经过化疗后病灶控制即化疗后有效的患者可行局部病变的姑息放疗。对于靶向治疗后局部病变进展者，也可行局部病变放疗。针对寡转移的患者，可进行局部根治量的放射治疗。对于广泛期小细胞肺癌，如果化疗有效者，且远端转移病灶控制，一般情况尚好者建议行胸部病变放疗。

■适用对象中不包括肺部良性肿瘤，合并严重间质性肺炎等肺功能差的患者。

■脑预防照射（PCI）：局限期患者化放疗后达 CR 或 PR 者，复查脑 MRI 如果无脑转移，建议进行脑预防照射。广泛期患者化放疗后进行脑预防照射有争议。

■PCI 适用于无神经认知功能障碍及脑部病变患者，建议年龄≤70 岁的患者。

（二）诊断依据

根据《美国国家癌症综合网非小细胞肺癌治疗指南 2009 年第一版（中国版）》《临床诊疗指南》（中华医学会编著，人民卫生出版社）。

1. 高危因素：吸烟指数>400，年龄>45 岁，环境与职业因素。
2. 临床症状：咳嗽、咯血、胸痛、声音嘶哑、胸闷气短、呼吸困难、肺外症状。
3. 临床体征：锁骨上区淋巴结肿大、上腔静脉综合征、膈肌麻痹、食管受压、胸腔积液、心包积液。
4. 辅助检查：胸部影像学检查，纤维支气管镜，病理学检查（肺穿刺活检等提示、肺外转移淋巴结穿刺病理、痰脱落细胞学检查、胸腔积液细胞学检测），肺癌标志物检测分子生物学方法。

> 释义

■临床症状还可有发热、咳痰、体重减轻。

■本路径的制订主要参考国际及国内权威参考书籍及诊疗指南，上述临床资料及实验室检查是确诊肺癌诊断的重要依据。

■典型的肺癌诊断并不困难，根据病史中存在呼吸系统症状，如刺激性咳嗽、咳痰、痰中带血等，胸部 CT 提示存在肺内肿物，支气管镜+活检或 CT 引导下肺穿刺或 B 超引导下淋巴结穿刺活检的病理结果等进行诊断。

■胸部平扫+增强 CT 检查是诊断肺癌的重要检查手段。

■辅助检查还应包括头颅影像学检查，颈部+双锁骨上淋巴结超声检查，腹部 CT 或超声检查，骨扫描检查，予患者以明确的临床分期，有条件的建议 PET-CT 检查。根据期别决定是否适合进行放射治疗。

■病理是诊断的金标准，明确病理分型（非小细胞肺癌或小细胞肺癌）对于决定患者的进一步治疗方式至关重要。条件允许时还应进行分子分型的诊断，如基因检测：EGFR 突变检测、ALK 融合基因检测等，也可通过血液检测。

（三）进入路径标准

1. 第一诊断符合 ICD-10：C34/D02.2 支气管肺癌疾病编码。
2. 临床分期（UICC 2009）为 I 期、II 期、III 期及需要姑息性放疗的 IV 期肺癌患者。
3. 临床分期（UICC 2009）各临床分期的小细胞肺癌。
4. 心、肺、肝、肾等器官功能临床状态可以耐受放疗。
5. 当患者同时具有其他疾病诊断，但住院期间不需要特殊处理也不影响第一诊断的临床路径流程实施时，可进入本路径。

释义

■ 本路径第一诊断满足肺癌疾病编码。

■ 临床分期（UICC/AJCC 2017）版。

■ 本路径包括不能进行手术治疗的非小细胞肺癌Ⅰ、Ⅱ期患者，能够接受同步放化疗的ⅢA和ⅢB期非小细胞肺癌患者，准备进行放化疗序贯治疗的Ⅲ期非小细胞肺癌患者，及部分晚期非小细胞肺癌存在转移灶症状（如脑转移或骨转移）的患者，需要对化疗后残存病灶加强局部控制的晚期肺癌患者。还适用于局限期小细胞肺癌患者；适用于广泛期化疗有效的胸部放疗。包括脑预防照射（PCI）：局限期患者化放疗后达CR或PR者，复查脑MRI如果无脑转移，建议进行脑预防照射。

■ 对于合并其他疾病，但不需特殊处理，不影响第一诊断且对放疗无较大影响者可以进入路径。但对于存在肺功能差或有严重的基础性肺病或心脏病，预计不能耐受放疗者需除外。

■ 对于合并其他疾病经合理处理后病情稳定，亦或目前尚需持续用药，但不影响放疗预后和路径实施的，可进入路径，但可能会延长住院时间，增加治疗费用。

■ 对于放疗有较大影响的合并内科疾病患者，需请相关科室会诊，对病情进行评估和控制以保证放疗安全，影响路径实施的退出本路径。

■ 患者对于放疗导致的放射性肺炎甚至肺部感染、放射性食管炎等情况知情并接受，同意进行局部放疗，必要时会中断或终止放疗。

■ 患者对放疗过程中有可能会出现放疗野外病灶的进展或放疗区域内病灶进展造成放疗失败知情并接受。

（四）标准住院日 14~50 天

释义

■ 完善放疗前相关辅助实验室检查及检查需第1~3天，放疗计划制订需要第4~7天，进行放疗需要20~42天，病情平稳（见出院标准）时可出院。总住院时间不超过54天均符合路径要求。

（五）住院期间的检查项目

1. 必需的检查项目：

（1）血常规、尿常规、大便常规。

（2）凝血功能、血型、肝肾功能、电解质、感染性疾病筛查（乙型肝炎、丙型肝炎、艾滋病、梅毒等）、肿瘤标志物检查。

（3）肺功能、心电图。

（4）影像学检查：胸部CT（平扫+增强扫描）、腹部超声或CT、全身骨扫描、头颅MRI或CT。

2. 根据患者病情，可选择以下项目：

（1）纵隔镜。

（2）超声内镜纵隔淋巴结活检。

（3）正电子发射计算机断层成像术（PET-CT）或单光子发射计算机断层成像术（SPECT）。

（4）24小时动态心电图、超声心动图、血气分析。

（5）心脑血管疾病相关检查。

3. 体位固定、CT模拟定位、图像重建。

4. 治疗靶区勾画、确认。

5. 治疗计划设计、评估、确认、验证。

> **释义**
>
> ■ 首先CT定位：选择体模或面罩。进行勾画靶区，包括GTV、CTV、PTV；勾画正常组织包括脊髓、全肺、心脏、肝脏、双肾、食管及可评价的正常器官。治疗计划单提交：95% PTV的剂量，正常组织的限量。完成计划设计后确认计划，逐层确认，靶区适形度，高低剂量区及DVH等，验证，治疗。
>
> ■ 疗中进行图像引导IGRT或EPID进行摆位验证。
>
> ■ 定位时注意病变的活动度。
>
> ■ 靶区勾画时如有肺不张，建议PET-CT或MRI进行融合勾画靶区。
>
> ■ 如患者治疗中出现并发症（如放射性肺炎等），有可能延长住院时间。
>
> ■ 部分患者疗中因病变变化大（肺不张或缩小或增大），需疗中进行重新定位及融合。

（六）治疗方案的选择

参考《肿瘤放射治疗学第四版》（殷蔚伯、余子豪等编著，中国协和医科大学出版社）、《NCCN肺癌临床实践指南中国版》《NCCN指南》。

1. 放疗方式：常规放疗、三维适形放疗或者调强放疗、SBRT

2. 放疗中用药：生血药、放疗保护剂、放疗增敏剂、抗菌药物、抗肿瘤药。

3. 激素和支持治疗：视放疗中患者情况而定。

4. 治疗中检查的项目：

（1）血常规、肝肾功能、电解质。

（2）胸部CT（含定位CT）、腹部超声。

> **释义**
>
> ■ 放疗方式：可选择常规放疗（二维放疗），三维适形放疗或者调强放疗（普通调强放疗（IMRT），旋转调强放疗（VMAT）和断层调强放疗（TOMO）及SBRT等技术。注意对周围正常脏器的保护，不能超过正常组织的耐受剂量，避免造成严重不良反应，影响患者的日常生活或器官功能。根据临床试验结果和专家共识意见，建议联用复方苦参注射液减轻癌性疼痛，减少放疗引起的3级及以上放射性肺炎、放射性食管炎等放射性损伤，提高患者生存质量，降低不良反应发生率。
>
> ■ 姑息性放疗的剂量低于或等同根治性放疗剂量，目的在于控制症状，改善患者生活质量。
>
> ■ 正常组织限量：包括95% PTV的剂量；脊髓$\leqslant$45Gy，心脏$V_{30}<$50%，$V_{40}<$30%；双肺：单放$V_{20}<$30%，同步放化疗以及化疗后$V_{20}<$28%、$V_{30}<$20%、Mean lung$<$1750；$V_5<$70%；术后限量：肺叶切除术后$V_{20}<$20%，全肺切除术后$V_{20}<$10%；肝脏$V_{20}<$30%；在评价放疗计划时确保正常组织限定在安全界限内。
>
> ■ 靶区剂量变化可适当超出95%~107%的范围。

■ 放射性食管炎时可行抗炎，营养支持治疗。

■ 放射性肺炎时建议抗炎、激素、镇咳及平喘吸氧等治疗。

■ 放疗中疼痛患者可行对症镇痛治疗。

■ 局部晚期非小细胞肺癌同步放化疗（化疗方案 EP、TP 等）。同步放化疗的化疗方案需根据患者的病理类型进行选择，并且注意化疗剂量的调整。

■ 近期 RTOG 研究，同步放化疗时高剂量 74Gy 对患者无益，临床上一般采用 60Gy。单纯根治性放疗或序贯放疗的剂量为 60～70Gy。早期非小细胞肺癌，可行大分割放疗（SBRT），建议 BED>100Gy，注意正常组织器官的耐受剂量评价，参考 NCCN 指南。

■ 小细胞肺癌同步放化疗方案：放疗剂量 60～70Gy，化疗为 EP 方案。PCI 25Gy/2.5Gy/10 次。

■ 脑转移放疗可以选择全脑放疗（WBRT），SBRT 或两者联合。建议全脑放疗剂量 30Gy/3Gy/10 次或 37.5Gy/2.5Gy/15 次。

■ 局部晚期非小细胞肺癌同步放化疗时，化疗方案主要选择 EP 方案（依托泊苷+顺铂）和 PC 方案（紫杉醇+卡铂或顺铂）。EP 给药方案：依托泊苷 $50mg/m^2$ 第 1～5 天，顺铂 $50mg/m^2$ 第 1 和第 8 天给药，28 天一个周期；PC 给药方案：紫杉醇 $45/m^2$、卡铂 AUC=2 第一天给药，每周方案；或顺铂给药根据体表面积计算。

■ 放疗（或化疗后 24h）联合给予重组人粒细胞-巨噬细胞刺激因子（rhGM-CSF）[皮下注射，3～5μg/（kg·d），白细胞>$40×10^9/μl$ 时可自行评估考虑停药，>$60×10^9/μl$ 需停药]，可提高机体免疫能力，促进白细胞、树突状细胞等免疫细胞增殖，减少骨髓抑制，改善患者生存期。

■ 局限期小细胞肺癌同步放化疗根据体表面积按 21 天 1 个周期给药，剂量同内科一致。

■ 红色诺卡氏菌细胞壁骨架（N-CWS）具有增强 NK 细胞及巨噬细胞免疫活性的作用，加用 N-CWS 可提高近期疗效，减少放疗不良反应，改善患者生存质量。

■ 放疗中疼痛患者可行对症镇痛治疗。根据三阶梯镇痛给药模式进行对症镇痛治疗。

■ 疗中咳嗽咳痰进行对症治疗，根据病情选择口服或静脉治疗。

■ 疗中出现咯血情况根据病情选择止血药物。

■ 放射性食管炎发生后，建议多饮水，必要时抗炎激素治疗，注意激素用量及时间不宜过长。

■ 放射性肺炎发生时，根据患者症状、发热或气短等情况，及时采取抗炎、激素、止咳及吸氧等对症措施，根据病情建议激素每周减量。

■ 脑转移患者放疗中颅压高脑水肿时建议甘露醇和激素降颅压治疗。

（七）出院标准

1. 放射治疗计划完成。

2. 一般状态平稳。

释义

　　■治疗后需根据患者情况，复查胸部 CT，建议复查颈部 CT 或 B 超。进行常规实验室指标的检查，如有异常需及时对症处理。
　　■患者出院前应一般情况良好。
　　■放疗计划完成或因为严重不良反应不能继续。
　　■没有需要住院处理的与放疗有关的并发症，如严重的肺部感染、放射性肺炎等。
　　■治疗费用：常规外照射 1.5 万~2 万元；精确调强放疗 3 万~20 万。
　　■针对肿瘤病灶部位及分期和疗效，需要综合治疗的患者建议到内科或外科就诊，进行后续治疗。如出现疾病进展，需及时进行后续治疗，包括全身化疗或靶向治疗或姑息放疗。放疗后 2 年内需常规每 3~4 个月定期复查，包括血液学生化检查及颈胸腹部影像学检查及骨扫描和脑 MRI 等。

（八）变异及原因分析

1. 病理不明确，放疗前需要进行相关的诊断。
2. 放疗中出现并发症、合并症。

释义

　　■放射治疗前必须全面了解病情，完善检查，准确分期评估，需根据具体病情及病灶累及部位合理制订放疗计划，在评价放疗计划时确保正常组织限定在安全界限内。选择合适的放疗计划并尽量确保放疗安全，进入相应路径管理。
　　■认可的变异原因主要是指患者入选路径后，在检查及治疗过程中发现患者合并存在事前未预知的、对本路径治疗可能产生影响的情况，需要终止执行路径或延长治疗时间、增加治疗费用。医师需在表单中明确说明。
　　■因患者方面的主观原因导致执行路径出现变异，需医师在表单中予以说明。
　　■按标准治疗方案如患者疗中发现其他严重基础疾病，需调整放疗或药物治疗或继续其他基础疾病的治疗，则终止本路径；出现呼吸道出血、食管穿孔、梗阻或放射性肺炎等并发症时，需转入相应路径。

四、推荐表单

（一）医师表单

支气管肺癌放疗临床路径医师表单

适用对象：第一诊断为支气管肺癌（ICD-10：C34；D02.2）

患者姓名：		性别： 年龄： 门诊号：	住院号：
住院日期： 年 月 日		出院日期： 年 月 日	标准住院日：42~50 天

时间	住院第 1 天	住院第 2~7 天（放疗前准备）	住院第 3~7 天 （放疗第 1 天）
主要诊疗工作	□ 询问病史及体格检查 □ 完成病历书写 □ 开实验室检查单及检查申请单 □ 主管医师查房 □ 初步确定治疗方式	□ 上级医师查房 □ 完善检查，临床分期与放疗前评估 □ 放疗前准备 □ 根据病情需要，完成相关科室会诊 □ 住院医师完成病程日志上级医师查房记录等病历书写 □ 签署放疗或放化疗知情同意书及放疗技术同意书和自费药物同意书	□ 第一次治疗医师摆位 □ 上级医师查房 □ 观察病情变化 □ 靶区勾画，上级医师确认靶区，计划设计，计划确认 □ 校位，放疗实施及验证。
重点医嘱	**长期医嘱：** □ 二级护理 □ 普通饮食 **临时医嘱：** □ 血常规、尿常规、大便常规 □ 凝血功能、血型、肝肾功能、电解质、感染性疾病筛查、肿瘤标志物检查 □ 肺功能、心电图、超声心动图 □ 影像学检查：颈部 B 超和胸部 CT、腹部超声或 CT、全身骨扫描、头颅 MRI 或 CT □ 必要时：PET-CT 或 SPECT、纵隔镜、24 小时动态心电图、超声内镜纵隔淋巴结活检等	**长期医嘱：** □ 同前 **临时医嘱：** □ 模拟定位 □ 放射治疗计划制订（复杂） □ 其他特殊医嘱	**长期医嘱：** □ 开始放疗 **临时医嘱：** □ 放疗验证 □ 其他特殊医嘱
主要护理工作	□ 介绍病房环境、设施和设备 □ 入院护理评估 □ 辅助戒烟	□ 观察病情变化	□ 观察病情变化 □ 放疗心理和生活护理

时间	住院第 1 天	住院第 2~7 天（放疗前准备）	住院第 3~7 天 （放疗第 1 天）
病情 变异 记录	□无　□有，原因： 1. 2.	□无　□有，原因： 1. 2.	□无　□有，原因： 1. 2.
护士 签名			
医师 签名			

时间	住院 7~35 天 （放疗 1~28 天）	住院 36 天 （放疗后第 28 天）	住院 37~52 天 （放疗后第 29~42 天，至出院）
主要诊疗工作	□ 上级医师查房 □ 住院医师完成病程书写 □ 注意生命体征及肺部呼吸音 □ 每周复查血常规 □ 视情况应用抗菌药物和（或）激素	□ 上级医师查房 □ 住院医师完成病程书写 □ 视病情复查血常规、血生化及胸 CT、超声 □ 评价疗效，观察有无并发症 □ 必要时修改计划	□ 上级医师查房，明确是否出院 □ 住院医师完成出院小结、病历首页等 □ 向患者及家属交代出院后注意事项
重点医嘱	长期医嘱： □ 二级护理 □ 普通饮食 临时医嘱： □ 血常规 □ 其他特殊医嘱	长期医嘱： □ 二级护理 □ 普通饮食 临时医嘱： □ 复查 X 线胸片、血常规、肝肾功能、电解质 □ 胸 CT、超声或其他需要检查 □ 其他特殊医嘱	临时医嘱： □ 通知出院 □ 出院带药 □ 出院诊断书 □ 定期复诊、随访
主要护理工作	□ 观察患者病情 □ 心理与生活护理	□ 观察患者病情 □ 心理与生活护理	□ 指导患者办理出院手续 □ 交代出院后的注意事项 □ 出院后饮食指导
病情变异记录	□ 无 □ 有，原因： 1. 2.	□ 无 □ 有，原因： 1. 2.	□ 无 □ 有，原因： 1. 2.
护士签名			
医师签名			

（有条件的单位患者也可以在门诊治疗）

（二）护士表单

原发性肺癌临床路径护士表单

适用对象：第一诊断为原发性肺癌（ICD-10：C34 伴 Z51.0，Z51.0 伴 Z85.101）

姓名：	床号：　性别：　年龄：	住院号：
住院日期：　　年　月　日	出院日期：　　年　月　日	标准住院日：≤54 天

时间	住院第 1 天	住院第 2~3 天	住院第 3~7 天
主要诊疗工作	□ 建立住院病历 □ 核对患者信息，佩戴腕带 □ 入院评估 □ 患者一般情况评估 □ 日常生活能力评估 □ 跌倒/坠床危险因素评估 □ 压疮危险因素评估 □ 入院宣教 □ 介绍住院物品准备 □ 介绍主管医师、责任护士、护士长 □ 介绍病室环境、设施 □ 介绍住院规章制度及注意事项 □ 介绍探视制度及注意事项 □ 介绍疾病相关注意事项 □ 卫生处置 □ 剪指（趾）甲 □ 沐浴 □ 更换病号服 □ 医师依据患者病情及生活能力确定护理级别 □ 测量生命体征 □ 心理护理 □ 患者安全管理 □ 书写一般护理记录单 □ 遵医嘱通知相关检查，介绍检查的注意事项	□ 根据护理级别定时巡视病房 □ 观察患者病情变化情况 □ 放疗前宣教 □ 放疗前准备 □ 介绍放疗相关知识 □ 化疗前宣教（需要时） □ 介绍化疗相关知识 □ 测量生命体征 □ 饮食指导 □ 用药指导 □ 心理护理 □ 遵医嘱完成相关检查 □ 患者安全管理 □ 书写一般护理记录单	□ 根据护理级别定时巡视病房 □ 观察患者病情变化情况 □ 放疗期间宣教 □ 介绍放疗的不良反应及注意事项 □ 化疗期间宣教（需要时） □ 介绍化疗的不良反应及注意事项 □ 测量生命体征 □ 饮食指导 □ 用药指导 □ 心理护理 □ 患者安全管理 □ 书写一般护理记录单
重点医嘱	□ 详见医嘱执行单	□ 详见医嘱执行单	□ 详见医嘱执行单
病情变异记录	□ 无　□ 有，原因： 1. 2.	□ 无　□ 有，原因： 1. 2.	□ 无　□ 有，原因： 1. 2.
护士签名			

日期	住院第 4~53 天 （放疗过程）	住院第 53~54 天 （出院日）
主要诊疗工作	□ 根据护理级别定时巡视病房 □ 观察患者病情变化情况 □ 放疗期间宣教 □ 介绍放疗的不良反应及注意事项 □ 介绍如何保护放射野皮肤 □ 化疗期间宣教（需要时） □ 介绍化疗的不良反应及注意事项 □ 观察放疗/化疗的不良反应 □ 放疗/化疗不良反应的护理 □ 测量生命体征 □ 饮食指导 □ 用药指导 □ 心理护理 □ 患者安全管理 □ 书写一般护理记录单	□ 日常生活能力评估 □ 出院宣教 □ 介绍放疗后的注意事项 □ 介绍出院后的注意事项 □ 出院带药用药指导 □ 协助办理出院手续 □ 完成一般护理记录单
重点医嘱	□ 详见医嘱执行单	□ 详见医嘱执行单
病情变异记录	□ 无　□ 有，原因： 2. 2.	□ 无　□ 有，原因： 1. 2.
护士签名		

（三）患者表单

原发性肺癌临床路径患者表单

适用对象：第一诊断为原发性肺癌（ICD-10：C34 伴 Z51.0，Z51.0 伴 Z85.101）

患者姓名：	性别： 年龄： 门诊号：	住院号：
住院日期： 年 月 日	出院日期： 年 月 日	标准住院日：≤54 天

日期	住院第 1 天	住院第 2~3 天	住院第 3~7 天
医患配合	□ 配合询问病史，收集资料，务必详细告知既往史、用药史、过敏史 □ 配合测量生命体征，进行体格检查 □ 接受入院宣教 □ 遵守医院的相关规定和家属探视制度 □ 有不适症状及时告知医师和护士	□ 配合完善放疗前相关实验室检查，如采血、留尿、心电图、胸 CT、B 超等 □ 医师向患者及家属介绍病情及治疗计划，告知放疗方案及风险和自费项目，并签字 □ 配合疗前定位及注意事项 □ 有不适症状及时告知医师和护士	□ 晨起配合测量生命体征 □ 遵医嘱采取正确体位 □ 进行放疗前校位及同步化疗前准备 □ 有不适症状及时告知医师和护士
重点诊疗及检查	**诊疗重点：** □ 协助医师记录病史 □ 初步确定肺癌治疗方案 □ 告知医师既往的基础疾病并继续治疗 **重要检查：** □ 测量生命体征，身高体重 □ 进行全身体格检查	**诊疗重点：** □ 按照预约时间完成必要的实验室检查 □ 了解病情和可选择的治疗方案 □ 根据病情和医师建议选择适合自己的治疗方案 **重要检查：** □ 完成血尿常规、血型、血凝常规、生化全项、流行病检测等实验室检查 □ 完成胸 CT、心电图、B 超等检查 □ 根据专科情况完成必要的实验室检查，如肿瘤标志物、ECT 等 □ 根据既往病史完成相关实验室检查，如心肌标志物、超声心动、甲状腺功能全项等	

日期	住院第 4~53 天 （放疗过程）	住院第 53~54 天 （出院日）
医患配合	□ 配合定时测量生命体征等 □ 配合标记划线 □ 配合每周的体格检查及血象检查 □ 放疗中出现的不适应及时告知主管医师 □ 配合医嘱执行疗中及疗末复查 □ 注意活动安全，避免坠床或跌倒 □ 配合执行探视及陪伴制度	□ 接受出院前指导 □ 获取出院诊断书 □ 获取出院带药 □ 知晓服药方法、作用、注意事项 □ 遵医嘱进行适度功能锻炼，注意动作禁忌 □ 知晓复查的时间及程序 □ 知晓在院外出现不适症状时应及时就诊 □ 接受出院宣教 □ 办理出院手续
重点诊疗及检查	□ 如出现心前区不适、心悸等症状，应配合完成心电图、心功能、心肌标志物等实验室检查 □ 如出现腹痛、腹泻等症状应配合完成便常规、腹部 B 超等检查 □ 如出现下肢疼痛应配合完成下肢血管 B 超等检查 □ 如有呼吸困难、发热等症状，复查 X 线胸片、胸部 CT 等。	

附：原表单（2016 年版）

支气管肺癌放疗临床路径表单

适用对象：第一诊断为支气管肺癌（ICD-10：C34；D02.2）

患者姓名：	性别：　　年龄：　　门诊号：	住院号：
住院日期：　　年　月　日	出院日期：　　年　月　日	标准住院日：42~50 天

时间	住院第 1 天	住院第 2~7 天（放疗前准备）	住院第 3~7 天（放疗第 1 天）
主要诊疗工作	□ 询问病史及体格检查 □ 完成病历书写 □ 开检查申请单 □ 主管医师查房 □ 初步确定治疗方式	□ 上级医师查房 □ 临床分期与放疗前评估 □ 放疗前准备 □ 根据病情需要，完成相关科室会诊 □ 住院医师完成病程日志上级医师查房记录等病历书写 □ 签署放疗知情同意书	□ 第一次治疗医师摆位 □ 上级医师查房 □ 观察病情变化
重点医嘱	长期医嘱： □ 二级护理 □ 普通饮食 临时医嘱： □ 血常规、尿常规、大便常规 □ 凝血功能、血型、肝肾功能、电解质、感染性疾病筛查、肿瘤标志物检查 □ 肺功能、心电图、超声心动图 □ 影像学检查：胸部 CT、腹部超声或 CT、全身骨扫描、头颅 MRI 或 CT □ 必要时：PET-CT 或 SPECT、纵隔镜、24 小时动态心电图、超声内镜纵隔淋巴结活检等	长期医嘱： □ 同前 临时医嘱： □ 模拟定位 □ 放射治疗计划制订（复杂） □ 其他特殊医嘱	长期医嘱： □ 开始放疗 临时医嘱： □ 放疗验证 □ 其他特殊医嘱
主要护理工作	□ 介绍病房环境、设施和设备 □ 入院护理评估 □ 辅助戒烟	□ 观察病情变化	□ 观察病情变化 □ 放疗心理和生活护理
病情变异记录	□ 无　□ 有，原因： 1. 2.	□ 无　□ 有，原因： 1. 2.	□ 无　□ 有，原因： 1. 2.

续　表

时间	住院第 1 天	住院第 2~7 天（放疗前准备）	住院第 3~7 天（放疗第 1 天）
护士签名			
医师签名			

时间	住院 7~35 天 （放疗 1~28 天）	住院 36 天 （放疗后第 28 天）	住院 37~52 天 （放疗后第 29~42 天，至出院）
主要诊疗工作	□ 上级医师查房 □ 住院医师完成病程书写 □ 注意生命体征及肺部呼吸音 □ 每周复查血常规 □ 视情况应用抗菌药物和（或）激素	□ 上级医师查房 □ 住院医师完成病程书写 □ 视病情复查血常规、血生化及胸 CT、超声 □ 评价疗效，观察有无并发症 □ 必要时修改计划	□ 上级医师查房，明确是否出院 □ 住院医师完成出院小结、病历首页等 □ 向患者及家属交代出院后注意事项
重点医嘱	长期医嘱： □ 二级护理 □ 普通饮食 临时医嘱： □ 血常规 □ 其他特殊医嘱	长期医嘱： □ 二级护理 □ 普通饮食 临时医嘱： □ 复查 X 线胸片、血常规、肝肾功能、电解质 □ 胸 CT、超声 □ 其他特殊医嘱	临时医嘱： □ 通知出院 □ 出院带药 □ 定期复诊、随访
主要护理工作	□ 观察患者病情 □ 心理与生活护理	□ 观察患者病情 □ 心理与生活护理	□ 指导患者办理出院手续 □ 交代出院后的注意事项 □ 出院后饮食指导
病情变异记录	□ 无　□ 有，原因： 1. 2.	□ 无　□ 有，原因： 1. 2.	□ 无　□ 有，原因： 1. 2.
护士签名			
医师签名			

（有条件的单位患者也可以在门诊治疗）

第四十一章

纵隔良性肿瘤临床路径释义

一、纵隔良性肿瘤编码

疾病名称及编码：纵隔良性肿瘤（ICD-10：D15.2，Q34.1）

纵隔囊肿（ICD-10：Q34.1）

手术操作名称及编码：纵隔良性肿瘤切除术（ICD-9-CM-3：34.3）

二、临床路径检索方法

D15.2/Q34.1 伴 34.3

三、纵隔良性肿瘤临床路径标准住院流程

（一）适用对象

第一诊断为纵隔良性肿瘤（包括纵隔囊肿）（ICD-10：D15.2，Q34.1），行纵隔良性肿瘤切除术（ICD-9-CM-3：34.3）。

> **释义**
>
> ■ 适用对象编码参见第一部分。
>
> ■ 纵隔良性肿瘤是指发生于纵隔内的边界清楚、包膜完整的肿瘤。纵隔肿瘤可有多种来源，如良性畸胎瘤、肠源性囊肿、神经源性肿瘤等。

（二）诊断依据

根据《临床诊疗指南·胸外科分册》（中华医学会编著，人民卫生出版社，2009）。

1. 病史。

2. 胸部 X 线片、胸部增强 CT。

3. 鉴别诊断：生殖细胞肿瘤、淋巴瘤、胸骨后甲状腺肿、侵袭性胸腺瘤等。

> **释义**
>
> ■ 纵隔肿瘤由于解剖部位不同，可有多种不同的临床表现。大部分纵隔良性肿瘤无任何症状，在常规体检时发现。体积较大的纵隔肿瘤可以压迫周围组织器官引起相应症状，如胸闷、呼吸困难、吞咽困难、刺激性咳嗽、胸背痛等。
>
> ■ 胸部增强 CT 可以为纵隔良性肿瘤的诊治提供充分的影像学证据。通过胸部增强 CT 检查可以判断肿瘤与血管之间的关系，将其与具有侵袭性的纵隔恶性肿瘤相鉴别；后纵隔肿瘤如考虑为神经源性肿瘤且可能累及椎间孔，需要常规行胸部 MRI 检查。
>
> ■ 纵隔良性肿瘤需要与纵隔恶性肿瘤相鉴别。良性肿瘤所产生的症状一般为压迫周围组织器官所致，恶性肿瘤所产生的症状一般为侵犯周围组织、器官所致。良性肿瘤影像学表现为边界清晰、形态规则的软组织密度影，而恶性肿瘤表现为形态

不规则，与周围组织边界不清晰的团块影。一些恶性肿瘤影像学表现与良性肿瘤相类似，需术前穿刺进行诊断或术中切除病理进行鉴别诊断。

（三）选择治疗方案的依据

根据《临床诊疗指南·胸外科分册》（中华医学会编著，人民卫生出版社，2009）。行纵隔良性肿瘤切除术。

> **释义**
>
> ■ 纵隔良性肿瘤具有形态规则，边界清晰，一般有完整包膜的特点，切除术后不容易复发及转移，适合于纵隔良性肿瘤切除术。术中沿肿瘤包膜外进行游离，完整切除肿瘤。必要时切除周围脂肪组织、结缔组织或者纵隔胸膜。通过术中及术后的病理情况除外纵隔恶性肿瘤诊断。

（四）标准住院日≤12天

> **释义**
>
> ■ 纵隔良性肿瘤术前检查相对较少，术前检查应在2~3天完成，术后患者恢复情况一般≤8天，标准住院日应该≤12天。若无其他明显应退出本路径的变异，仅在住院日数上有小的出入，并不影响纳入路径。

（五）进入路径标准

1. 第一诊断必须符合 ICD-10：D15.2，Q34.1 纵隔良性肿瘤疾病编码。
2. 有适应证，无手术禁忌证。
3. 当患者同时具有其他疾病诊断，但在门诊治疗期间不需要特殊处理也不影响第一诊断的临床路径流程实施时，可以进入路径。

> **释义**
>
> ■ 如果患者同时具有其他合并症，但该合并症并不影响纵隔良性疾病的诊断及治疗过程，可以纳入临床路径。如果同时具有其他疾病，影响第一诊断的临床路径流程实施时，均不适合进入临床路径。
>
> ■ 术前检查发现患者存在手术禁忌证，需要退出临床路径。
>
> ■ 术中因为非肿瘤原因所致的手术方式的改变需变异退出临床路径。
>
> ■ 术中或术后病理不能除外纵隔恶性肿瘤需要改变手术切除方式时退出临床路径。

（六）术前准备（指工作日）≤3 天

1. 必需的检查项目：

（1）血常规、尿常规、便常规+隐血试验。

（2）肝功能测定、肾功能测定、电解质、凝血功能、输血前检查、血型。

（3）X 线胸片、胸部增强 CT、心电图、肺功能、腹部 B 超。

2. 根据患者病情选择：葡萄糖测定、超声心动图、CTPA、心肌核素扫描、Holter、24 小时动态血压监测等。

> **释义**
>
> ■ 部分检查可以在门诊完成。
>
> ■ 如为后纵隔肿瘤，需要行 MRI 检查判断肿瘤是否累及椎管内。
>
> ■ 根据病情部分检查可以不进行。
>
> ■ 如果进行了胸部 CT 检查可以不进行胸部 X 线正侧位片。

（七）预防性抗菌药物选择与使用时机

1. 按照《抗菌药物临床应用指导原则》（卫医发〔2004〕285 号）执行，并根据患者的病情决定抗菌药物的选择与使用时间。

2. 建议使用第一、二代头孢菌素，头孢曲松。预防性用药时间为术前 30 分钟。

> **释义**
>
> ■ 纵隔良性肿瘤切除术属于 Ⅰ 类手术切口，原则上不需要应用抗菌药物。
>
> ■ 如肿瘤体积大，预计手术时间超过 3 小时，且手术创面较大，可以考虑应用抗菌药物。应用抗菌药物首选二代头孢菌素，术前用药应在术前 30 分钟内应用，术后用药一般不超过 3 天。

（八）手术日为入院≤第 4 天

1. 麻醉方式：气管插管全身麻醉。

2. 手术方式：行纵隔良性肿瘤术。

3. 手术置入物：止血材料。

4. 术中用药：抗菌药物等。

5. 输血：视手术出血情况决定。

> **释义**
>
> ■ 正中开胸选择单腔气管插管；如选择胸腔镜手术需要选择双腔气管插管，术中单肺通气。
>
> ■ 标准术式为正中开胸或侧开胸纵隔肿瘤切除术。有条件的医院可以考虑行胸

腔镜下纵隔肿瘤切除术。胸腔镜手术切除原则按照开胸手术切除原则进行，如果胸腔镜下不能完整切除肿瘤，需要中转为开胸手术。

■ 术中不常规放置止血材料，如手术创面较大，可以考虑应用止血材料。必要时可选用止血药，如注射用尖吻蝮蛇血凝酶。

■ 对于手术时间较长（超过3小时），手术创面较大的患者，需要围术期应用抗菌药物，首选二代头孢菌素。

■ 纵隔肿瘤原则上不需要输血，术中或术后如出现大出血致循环不稳定，需要进行输血的同时进行手术止血。

（九）术后住院恢复≤8天

1. 必须复查的项目：血常规、肝功能测定、肾功能测定、电解质、胸部X线片等。
2. 术后用药：抗菌药物使用按照《抗菌药物临床应用指导原则》（卫医发〔2004〕285号）执行，并根据患者的病情决定抗菌药物的选择与使用时间。建议使用第一、二代头孢菌素，头孢曲松。

释义

■ 术后第1天常规复查血常规、肝肾功能及床旁胸片以确定患者化验结果是否满意，除外贫血、低蛋白血症、电解质紊乱等异常；明确术后第1天手术侧肺组织膨胀情况，胸腔内及纵隔内有无积液，胸腔或者纵隔引流管位置是否满意。给予输血、补充白蛋白及电解质等方法纠正贫血、低蛋白血症、电解质紊乱等异常。如X线胸片提示肺膨胀不满意且患者咳痰不力，需要给予气管镜下吸痰改善症状；如X线胸片提示胸腔内有积液或者积气，胸腔引流管位置欠佳，需要首先调整引流管位置后复查X线胸片判断肺复张情况，如仍不满意，必要时予以胸腔穿刺或胸腔闭式引流改善症状。治疗结束后需要再次复查X线胸片判断治疗效果。

■ 如患者病情需要，首选预防性应用二代头孢菌素；术后如发生肺部感染、胸腔感染，需要根据痰、血培养或胸水培养结果选择敏感抗菌药物。

（十）出院标准

1. 患者病情稳定，体温正常，手术切口愈合良好，生命体征平稳。
2. 没有需要住院处理的并发症和（或）合并症。

释义

■ 患者无呼吸困难，已正常下床活动，不需要静脉输注止痛药物维持；体温基本正常、X线胸片示肺复张良好、切口无红肿、渗出，不需要每日换药。

■ 可以待拆线出院。

（十一）变异及原因分析

1. 有影响手术的合并症，术前需要进行相关的诊断和治疗。

2. 术后出现肺部感染、呼吸衰竭、心力衰竭、肝肾衰竭等并发症，需要延长治疗时间。

释义

■ 对于术前诊断明确有高血压、糖尿病、心肺功能不全、心肌梗死、脑梗死等合并症，术前需要对其进行积极专科治疗。如果术前合并症可以短期内得以控制并对本次纵隔良性肿瘤入组临床路径治疗方案及住院时间影响较小，不需要退出临床路径。如果短期内上述合并症不能得到满意控制，对纵隔良性肿瘤入组临床路径治疗方案有较大影响，会显著延长住院时间，明显增加住院费用，需要退出临床路径，首先治疗合并症，待合并症治疗满意后，再次对纵隔良性肿瘤进行治疗并入组临床路径。

■ 术后出现肺部感染，如果短期内治疗有效且对术后治疗方案及住院时间影响较小，不需要退出临床路径，如果短期内治疗效果不佳，或合并呼吸衰竭，需要呼吸内科、ICU 等科室协同进行治疗，由于对术后治疗方案影响较大，会显著延长术后住院时间，需要退出临床路径。

■ 术后出现心力衰竭，如口服利尿药即可控制症状，或者短期内应用利尿药即可达到满意治疗效果，对临床路径影响较小，不需要退出临床路径。如出现较严重的心力衰竭，需要心内科、CCU 等科室协同进行诊治，对术后治疗方案影响较大，且会显著延长术后住院时间，需要退出临床路径。

■ 术后出现肝肾功能损害，如考虑为药物性因素引起，必须立即停止用药，并应用保护肝功能及肾脏药物，如短期内肝肾功能恢复满意，不需要退出临床路径。如治疗效果欠佳，且出现肝肾衰竭等表现，需要肾内科、ICU 等科室协同进行诊治，对术后治疗方案影响较大，且会显著延长术后住院时间，需要退出临床路径。

四、纵隔良性肿瘤术后临床路径给药方案

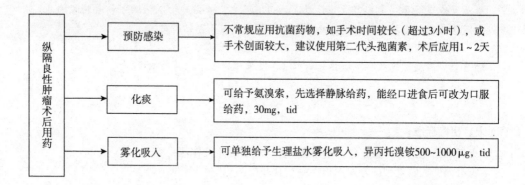

【用药选择】

纵隔良性肿瘤手术为无菌手术，Ⅰ类切口，不需要常规预防性应用抗菌药物，若手术时间较长（超过 3 小时），或手术创面较大，建议使用二代头孢菌素，用药时限 1~2 天。

【药学提示】

对于有青霉素或头孢菌素类过敏史的患者应慎用头孢菌素，警惕过敏。

【注意事项】

对于有青霉素或头孢菌素类过敏史的患者应用之前应进行皮试，皮试阴性患者可以使用头孢菌素。

五、推荐表单

（一）医师表单

纵隔良性肿瘤临床路径医师表单

适用对象：第一诊断为纵隔良性肿瘤（ICD-10：D15.2，Q34.1）

行纵隔良性肿瘤切除术（ICD-9-CM-3：34.3）

患者姓名：	性别：　　年龄：　　门诊号：	住院号：
住院日期：　　年　月　日	出院日期：　　年　月　日	标准住院日：≤12 天

时间	住院第 1 天	住院第 2~3 天（术前日）	住院第 2~4 天（手术日）
主要诊疗工作	□ 询问病史及体格检查 □ 完成病历书写 □ 开检查单 □ 上级医师查房，初步确定诊断 □ 对症支持治疗	□ 上级医师查房 □ 完成入院检查 □ 影像学检查 □ 继续对症支持治疗 □ 完成必要的相关科室会诊 □ 完成上级医师查房记录等病历书写 □ 向患者及家属交代病情及注意事项，进行术前谈话	□ 术前留置尿管（必要时） □ 手术 □ 术者完成手术记录 □ 住院医师完成术后病程 □ 上级医师查房 □ 观察生命体征 □ 向患者及家属交代病情及术后注意事项
重点医嘱	**长期医嘱：** □ 胸外科疾病护理常规 □ 二级护理 □ 饮食 □ 其他医嘱 **临时医嘱：** □ 血常规、尿常规 □ 肝肾功能、电解质、血糖、凝血功能、血型、输血前检查 □ 胸部 CT、X 线胸片、心电图、腹部 B 超、肺功能、MRI（必要时） □ 术前准备治疗 □ 其他医嘱 □ 相关对症支持治疗等	**长期医嘱：** □ 患者既往基础用药 □ 其他医嘱 **临时医嘱：** □ 其他医嘱 □ 相关特殊检查 □ 对症支持治疗 □ 请相关科室会诊治疗 □ 术前相关准备	**长期医嘱：** □ 胸外科术后护理常规 □ 特/一级护理 □ 清醒后 6 小时进流食 □ 吸氧 □ 体温、心电、血压、呼吸、脉搏、血氧饱和度监测 □ 胸管引流，记量 □ 持续导尿，记 24 小时出入量 □ 雾化吸入 □ 镇痛药物 **临时医嘱：** □ 止血药物使用（必要时）
病情变异记录	□ 无　□ 有，原因： 1. 2.	□ 无　□ 有，原因： 1. 2.	□ 无　□ 有，原因： 1. 2.
医师签名			

时间	住院第 3~5 天（术后第 1 日）	住院第 4~11 天（术后第 2~7 日）	住院第 10~12 天（出院日）
主要诊疗工作	□ 上级医师查房 □ 复查相关检查 □ 保护重要脏器功能 □ 注意对症处理 □ 完成病程记录 □ 围术期管理 □ 术后合并症预防与治疗	□ 上级医师查房 □ 住院医师完成病程书写 □ 视病情复查血常规、血生化及 X 线胸片 □ 视胸腔引流及肺复张情况拔除胸腔引流管并切口换药 □ 必要时纤支镜吸痰 □ 视情况停用或调整抗菌药物	□ 切口拆线 □ 上级医师查房，明确是否出院 □ 住院医师完成出院小结、病历首页等 □ 向患者及家属交代出院后注意事项 □ 根据术后病理确定术后治疗方案
重点医嘱	**长期医嘱：** □ 抗炎、化痰、止血、抑酸、改善肺功能、抗肿瘤等治疗 □ 营养对症，保护重要脏器：护肝、保护心肌、补充电解质等 □ 其他医嘱 □ 胸瓶或纵隔引流瓶护理 □ 停心电监护 **临时医嘱：** □ 复查血常规、血生化 □ 输血（有指征时） □ 对症支持 □ 其他医嘱 □ 伤口换药拆线等 □ 复查影像学资料 □ 相关合并症治疗 □ 拔除尿管	**长期医嘱：** □ 胸外科二级护理 □ 停胸腔闭式引流记量 □ 停记尿量、停吸氧 □ 停雾化 □ 停抗菌药物 **临时医嘱：** □ 拔胸腔闭式引流管 □ 切口换药 □ 复查 □ X 线胸片、血常规、血生化 □ 其他特殊医嘱	**临时医嘱：** □ 切口拆线 □ 切口换药 □ 通知出院 □ 出院带药 □ 定期复诊
病情变异记录	□ 无　□ 有，原因： 1. 2.	□ 无　□ 有，原因： 1. 2.	□ 无　□ 有，原因： 1. 2.
医师签名			

（二）护士表单

纵隔良性肿瘤临床路径护士表单

适用对象：第一诊断为纵隔良性肿瘤（ICD-10：D15.2，Q34.1）

行纵隔良性肿瘤切除术（ICD-9-CM-3：34.3）

患者姓名：	性别：　　年龄：　　门诊号：	住院号：
住院日期：　　年　月　日	出院日期：　　年　月　日	标准住院日：≤12天

时间	住院第1天	住院第2~3天（术前日）	住院第2~4天（手术日）
健康宣教	□ 介绍主管医师、护士 □ 介绍环境、设施 □ 介绍住院注意事项 □ 向患者宣教戒烟、戒酒以及减少二手烟吸入的重要性 □ 指导患者注意预防感冒，合理睡眠 □ 嘱患者晚九点后禁食、禁水，翌日晨抽空腹血化验	□ 主管护士与患者沟通，了解并指导心理应对 □ 宣教疾病知识、用药知识及特殊检查操作过程 □ 告知检查及操作前后饮食、活动及探视注意事项及应对方式 □ 告知患者手术名称和麻醉方式	□ 告知术后饮食方法 □ 告知术后活动注意事项 □ 告知术后可能发生的不适 □ 告知术后如何进行有效咳痰 □ 指导患者使用镇痛泵
护理处置	□ 核对患者，佩戴腕带、床头卡、门牌 □ 建立入院护理病历 □ 卫生处置：沐浴、更换病号服 □ 巡视病房患者睡眠情况翌日晨起为患者抽取静脉血标本	□ 协助医师完成各项检查化验 □ 术前准备 □ 禁食、禁水 □ 配血 □ 术前日晚酌情应用镇静药物	□ 测量术晨体温、脉搏、呼吸、血压，必要时告知医师 □ 术前留置尿管 □ 观察术后生命体征、病情变化，并详细记录。观察术后引流液变化并详细记录，如有异常，通知医师 □ 术后心理及生活护理 □ 保持呼吸道通畅，防止误吸发生
基础护理	□ 胸外科护理常规 □ 二级护理 □ 患者安全管理	□ 胸外科护理常规 □ 二级护理 □ 患者安全管理	□ 胸外科术后护理常规 □ 特/一级护理 □ 患者安全管理
专科护理	□ 护理查体 □ 呼吸频率、血氧饱和度监测 □ 必要时填写跌倒及压疮防范表 □ 必要时填写疼痛评估表 □ 心理护理：消除恐惧、稳定情绪 □ 需要时请家属陪护	□ 心理护理 □ 指导患者进行腹式呼吸锻炼 □ 指导患者有效咳痰 □ 指导患者进行床上排尿排便训练	□ 病情观察：评估患者生命体征，特别是呼吸频率及血氧饱和度 □ 心理护理
重点医嘱	□ 详见医嘱执行单	□ 详见医嘱执行单	□ 详见医嘱执行单
病情变异记录	□ 无　□ 有，原因： 1. 2.	□ 无　□ 有，原因： 1. 2.	□ 无　□ 有，原因： 1. 2.
护士签名			

时间	住院第 3~5 天（术后第 1 日）	住院第 4~11 天（术后第 2~7 日）	住院第 10~12 天（出院日）
健康宣教	□ 告知患者下床活动注意事项 □ 告知患者有效咳痰方式 □ 指导患者正确进行雾化吸入 □ 指导患者饮食的种类及方法	□ 告知患者下床活动注意事项 □ 指导患者进行有效咳痰方式 □ 指导患者正确进行雾化吸入 □ 指导患者饮食的种类及方法	□ 指导患者出院后注意事项：饮食、运动、休息 □ 坚持体能锻炼、劳逸结合、循序渐进 □ 指导患者术侧肢体的功能锻炼 □ 交代患者拆线前注意事项 □ 指导患者出院带药用法 □ 告知门诊定期复查：术后 1 个月、3 个月、6 个月
护理处置	□ 生命体征监测 □ 协助患者叩背、排痰 □ 皮肤护理 □ 中心静脉导管护理 □ 尿管护理或拔除尿管 □ 下肢静脉循环驱动	□ 观察患者病情，根据病情测体温、脉搏、呼吸 □ 协助医师拔除引流管后注意患者有无呼吸困难及皮下气肿发生 □ 协助患者叩背、排痰 □ 中心静脉导管护理	□ 通知出院 □ 出院带药 □ 消毒出院床铺
基础护理	□ 观察患者病情，监测生命体征 □ 心理与生活护理 □ 协助患者咳痰	□ 观察患者病情 □ 心理与生活护理 □ 协助患者咳痰 □ 观察敷料清洁度	□ 观察病情变化 □ 心理和生活护理
专科护理	□ 胸腔闭式引流护理 □ 跌倒、坠床评估，及时向患者及家属宣教 □ 疼痛评估	□ 胸腔闭式引流护理 □ 跌倒、坠床评估，及时向患者及家属宣教 □ 疼痛评估	
重点医嘱	□ 详见医嘱执行单	□ 详见医嘱执行单	□ 详见医嘱执行单
病情变异记录	□ 无 □ 有，原因： 1. 2.	□ 无 □ 有，原因： 1. 2.	□ 无 □ 有，原因： 1. 2.
护士签名			

（三）患者表单

纵隔良性肿瘤临床路径患者表单

适用对象：第一诊断为纵隔良性肿瘤（ICD-10：D15.2，Q34.1）

行纵隔良性肿瘤切除术（ICD-9-CM-3：34.3）

患者姓名：	性别： 年龄： 门诊号：	住院号：
住院日期： 年 月 日	出院日期： 年 月 日	标准住院日：≤12 天

时间	住院第 1 天	住院第 2~3 天（术前日）	住院第 2~4 天（手术日）
医患配合	□ 配合询问病史、收集资料，请务必详细告知既往史、用药史、过敏史 □ 配合进行体格检查 □ 有任何不适告知医师	□ 配合完善相关检查，如采血、留尿、心电图、X 线胸片、胸部 CT 等 □ 医师向患者及家属介绍病情，如有异常检查结果需进一步检查 □ 配合术前准备 □ 配合术前签署知情同意书 □ 有任何不适告知医师	□ 术后配合医师进行生命体征监测 □ 术后配合医师进行必要相关检查
护患配合	□ 配合测量体温、脉搏、呼吸、血压、血氧饱和度、体重、身高 □ 配合完成入院护理评估单（简单询问病史、过敏史、用药史） □ 接受入院宣教（环境介绍、病室规定、探视制度、订餐制度、贵重物品保管等） □ 有任何不适告知护士 □ 配合戒烟	□ 配合测量体温、脉搏、呼吸，询问每日排便情况 □ 接受相关化验检查宣教，正确留取标本，配合检查 □ 有任何不适告知护士 □ 注意活动安全，避免坠床或跌倒 □ 配合执行探视及陪护 □ 接受疾病及用药等相关知识指导 □ 配合配血 □ 进行呼吸训练（腹式呼吸、咳嗽、排痰） □ 配合戒烟	□ 术前配合留置尿管 □ 术后配合测量体温、脉搏、呼吸、血压 □ 配合术后 6 小时后流食 □ 术后配合进行血气分析监测 □ 配合半卧位卧床 □ 配合护士进行生命体征监测 □ 有任何不适告知护士
饮食	□ 正常饮食	□ 日间正常饮食 □ 夜间 24 时后禁食、禁水	□ 清醒 6 小时后流食
排泄	□ 正常排尿便	□ 正常排尿便	□ 留置尿管导尿
活动	□ 适量活动	□ 适量活动	□ 卧床休息

时间	住院第3~5天（术后第1日）	住院第4~11天（术后第2~7日）	住院第10~12天（出院日）
医患配合	□ 配合医师查房 □ 配合医师观察生命体征及进行相关检查 □ 医师指导下进行下床活动 □ 配合医师进行换药等操作 □ 配合进行床旁X线胸片检查 □ 有任何不适告知医师	□ 配合医师查房 □ 配合医师观察生命体征及进行相关检查 □ 配合医师进行换药等操作 □ 配合进行X线胸片检查 □ 配合医师拔除胸腔引流管 □ 有任何不适告知医师	□ 接受出院前指导（换药、拆线等） □ 知道复查程序及门诊预约程序 □ 获取出院诊断书
护患配合	□ 配合术后静脉输液 □ 配合测量生命体征 □ 护士指导下下床活动 □ 护士指导下进行雾化吸入，进行主动咳嗽排痰 □ 配合进行抽血化验 □ 有任何不适告知护士	□ 配合测量体温、脉搏、呼吸，询问每日排便情况 □ 配合术后静脉输液 □ 护士指导下进行雾化吸入，进行主动咳嗽排痰 □ 注意活动安全，避免坠床或跌倒 □ 有任何不适告知护士	□ 接受出院宣教 □ 办理出院手续 □ 知道复印病历方法
饮食	□ 正常饮食	□ 正常饮食	□ 正常饮食
排泄	□ 正常排尿便	□ 正常排尿便	□ 正常排尿便
活动	□ 适量活动	□ 适量活动	□ 适量活动

附：原表单（2010 年版）

纵隔良性肿瘤临床路径表单

适用对象：第一诊断为纵隔良性肿瘤（ICD-10：D15.2，Q34.1）

　　　　行纵隔良性肿瘤切除术（ICD-9-CM-3：34.3）

患者姓名：	性别：　年龄：　门诊号：	住院号：
住院日期：　　年　月　日	出院日期：　　年　月　日	标准住院日：≤12 天

时间	住院第 1 天	住院第 2~3 天（术前日）	住院第 2~4 天（手术日）
主要诊疗工作	□ 询问病史及体格检查 □ 完成病历书写 □ 开化验单 □ 上级医师查房，初步确定诊断 □ 对症支持治疗 □ 向患者家属告病重或病危通知，并签署病重或病危通知书（必要时）	□ 上级医师查房 □ 完成入院检查 □ 影像学检查 □ 继续对症支持治疗 □ 完成必要的相关科室会诊 □ 完成上级医师查房记录等病历书写 □ 向患者及家属交代病情及注意事项	□ 术前留置尿管 □ 手术 □ 术者完成手术记录 □ 住院医师完成术后病程 □ 上级医师查房 □ 观察生命体征 □ 向患者及家属交代病情及术后注意事项
重点医嘱	**长期医嘱：** □ 胸外科疾病护理常规 □ 一级护理 □ 饮食 □ 视病情通知病重或病危 □ 其他医嘱 **临时医嘱：** □ 血常规、尿常规、便常规+隐血试验 □ 肝肾功能、电解质、血糖、凝血功能、血型、输血前检查 □ 胸部 CT、X 线胸片、心电图、腹部 B 超、肺功能 □ 术前准备治疗 □ 其他医嘱 □ 相关对症支持治疗等	**长期医嘱：** □ 患者既往基础用药 □ 其他医嘱 **临时医嘱：** □ 其他医嘱 □ 相关特殊检查 □ 对症支持治疗 □ 请相关科室会诊治疗 □ 术前相关准备	**长期医嘱：** □ 胸外科术后护理常规 □ 特/一级护理 □ 清醒后 6 小时进流食 □ 吸氧 □ 体温、心电、血压、呼吸、脉搏、血氧饱和度监测 □ 胸管引流，记量 □ 持续导尿，记 24 小时出入量 □ 雾化吸入 □ 镇痛药物 **临时医嘱：** □ 止血药物使用（必要时）
主要护理工作	□ 介绍病房环境、设施和设备 □ 入院护理评估 □ 辅助戒烟	□ 宣教、备皮等术前准备 □ 提醒患者术前禁食、禁水 □ 呼吸功能锻炼	□ 观察病情变化 □ 术后心理和生活护理 □ 保持呼吸道通畅
病情变异记录	□ 无　□ 有，原因： 1. 2.	□ 无　□ 有，原因： 1. 2.	□ 无　□ 有，原因： 1. 2.
护士签名			
医师签名			

时间	住院第 3~5 天（术后第 1 日）	住院第 4~11 天（术后第 2~7 日）	住院第 10~12 天（出院日）
主要诊疗工作	□ 上级医师查房 □ 复查相关检查 □ 保护重要脏器功能 □ 注意对症处理 □ 完成病程记录 □ 围术期管理 □ 术后合并症预防与治疗	□ 上级医师查房 □ 住院医师完成病程书写 □ 视病情复查血常规、血生化及 X 线胸片 □ 视胸腔引流及肺复张情况拔除胸腔引流管并切口换药 □ 必要时纤支镜吸痰 □ 视情况停用或调整抗菌药物	□ 切口拆线 □ 上级医师查房，明确是否出院 □ 住院医师完成出院小结、病历首页等 □ 向患者及家属交代出院后注意事项 □ 根据术后病理确定术后治疗方案
重点医嘱	长期医嘱： □ 抗炎、化痰、止血、抑酸、改善肺功能、抗肿瘤等治疗 □ 营养对症，保护重要脏器：护肝、保护心肌、补充电解质等 □ 其他医嘱 □ 胸瓶或纵隔引流瓶护理 临时医嘱： □ 复查血常规 □ 复查血生化、电解质 □ 输血（有指征时） □ 对症支持 □ 其他医嘱 □ 伤口换药拆线等 □ 复查影像学资料 □ 相关合并症治疗	长期医嘱： □ 胸外科二级护理 □ 停胸腔闭式引流记量 □ 停记尿量、停吸氧、停心电监护 □ 停雾化 □ 停抗菌药物 临时医嘱： □ 拔胸腔闭式引流管 □ 拔除尿管 □ 切口换药 □ 复查 X 线胸片、血常规、肝肾功能、电解质 □ 其他特殊医嘱	临时医嘱： □ 切口拆线 □ 切口换药 □ 通知出院 □ 出院带药 □ 定期复诊
主要护理工作	□ 观察患者病情 □ 心理与生活护理 □ 协助患者咳痰	□ 观察患者病情 □ 心理与生活护理 □ 协助患者咳痰	□ 观察病情变化 □ 心理和生活护理 □ 术后康复指导
病情变异记录	□ 无　□ 有，原因： 1. 2.	□ 无　□ 有，原因： 1. 2.	□ 无　□ 有，原因： 1. 2.
护士签名			
医师签名			

第四十二章

纵隔恶性畸胎瘤临床路径释义

一、纵隔恶性畸胎瘤编码

疾病名称及编码：纵隔恶性畸胎瘤（ICD-10：C38.3，M9080/3）

纵隔恶性畸胎瘤（ICD-10：C38.1，M9080/3）

后纵隔恶性畸胎瘤（ICD-10：C38.2，M9080/3）

手术操作名称及编码：纵隔肿瘤切除术（ICD-9-CM-3：34.3）

二、临床路径检索方法

（C38.1/C38.2/C38.3）M9080/3 伴 34.3

三、纵隔恶性畸胎瘤临床路径标准住院流程

（一）适用对象

第一诊断为纵隔恶性畸胎瘤（ICD-10：C38.1-C38.3，M9080/3），行纵隔肿瘤切除术（ICD-9-CM-3：34.3）。

> **释义**
>
> ■ 适用对象编码参见第一部分。
>
> ■ 手术名称为纵隔肿瘤及其周围组织的切除术。

（二）诊断依据

根据《临床诊疗指南·胸外科分册》（中华医学会编著，人民卫生出版社，2009）。

1. 临床症状：胸痛、胸闷、咳嗽、发热、上腔静脉综合征等症状。

2. 辅助检查：胸部 X 线片、CT/MRI、穿刺活检、DSA。

3. 鉴别诊断：生殖细胞肿瘤、淋巴瘤、胸骨后甲状腺肿、侵袭性胸腺瘤、纵隔型肺癌、淋巴结核等。

> **释义**
>
> ■ 纵隔畸胎瘤多见于20~40岁成年人，多见于前纵隔，只有3%位于后纵隔。国内报告纵隔畸胎瘤的发生率约占纵隔肿瘤和囊肿的25.2%~39.2%。纵隔恶性畸胎瘤在组织学上表现有恶性上皮成分或肉瘤样成分，含有恶性上皮常为鳞状上皮癌或腺癌，肉瘤成分常为横纹肌肉瘤、血管肉瘤、脂肪肉瘤等。恶性畸胎瘤为实性，呈膨胀性生长，增长迅速，有分叶状表现。恶性畸胎瘤发病率较低，约占纵隔畸胎类肿瘤的 2%~6.48%。
>
> ■ 临床表现常为胸痛、胸闷、咳嗽，瘤体较小时多无症状，当肿瘤生长侵犯上腔静脉造成上腔静脉回流梗阻时，可出现上腔静脉梗阻综合征的表现。

■ 胸部 CT 或 MRI 对确诊的帮助有限，纵隔恶性畸胎瘤诊断主要依靠病理诊断，有时术前穿刺病理因组织取材量少或取材位置等原因，可能难以明确诊断，需要待术后病理。

（三）选择治疗方案的依据

根据《临床诊疗指南·胸外科分册》（中华医学会编著，人民卫生出版社，2009），行纵隔肿瘤切除术。

> **释义**
>
> ■ 纵隔恶性畸胎瘤的手术切除，既是诊断性的，也是治疗性的。若一旦明确为纵隔恶性畸胎瘤，应尽早选择手术切除。手术切除是治疗纵隔恶性畸胎瘤的主要手段，放疗和化疗疗效有限。

（四）标准住院日 ≤18 天

> **释义**
>
> ■ 如果患者条件允许，住院时间可低于上述住院天数。

（五）进入路径标准

1. 第一诊断必须符合 ICD-10：C38.1-C38.3，M9080/3 纵隔恶性畸胎瘤疾病编码。
2. 当患者同时具有其他疾病诊断，但在门诊治疗期间不需要特殊处理也不影响第一诊断的临床路径流程实施时，可以进入路径。

> **释义**
>
> ■ 患者同时具有其他疾病影响第一诊断的临床路径实施时均不适合进入临床路径。

（六）术前准备 ≤5 天

1. 必须检查的项目：
（1）血常规、尿常规、便常规+隐血试验。
（2）肝功能测定、肾功能测定、电解质、凝血功能、血型、感染性疾病筛查（乙型病毒性肝炎、丙型病毒性肝炎、艾滋病、梅毒等）。
（3）心电图、肺功能。
（4）影像学检查：胸部 X 线片、胸部 CT/MRI、心脏彩超、腹部超声。
2. 根据患者病情，可选择的项目：动脉血气分析、纤维支气管镜、食管镜、脑 CT 或 MRI，DSA，骨扫描，纵隔肿瘤穿刺活检，血清甲胎蛋白（AFP）、绒毛膜促性腺激素（HCG）、乳酸脱氢酶（LDH），生殖系统检查。

> **释义**
>
> ■ 部分检查可以在门诊完成。
>
> ■ 因纵隔恶性畸胎瘤可出现远处转移，有条件的患者尽量术前行脑 CT 或 MRI、骨扫描、纵隔肿瘤穿刺活检；血清甲胎蛋白（AFP）、绒毛膜促性腺激素（HCG）、乳酸脱氢酶（LDH）以及生殖系统检查，来辅助诊断是否为生殖细胞肿瘤。
>
> ■ 对疑有肿瘤侵犯大血管或出现上腔静脉梗阻综合征的患者，可考虑做血管造影（DSA）以明确术前是否需要做血管栓塞以减少瘤体的血供，或术中是否需要人工血管置换术。

（七）预防性抗菌药物选择与使用时机

1. 按照《抗菌药物临床应用指导原则》（卫医发〔2004〕285 号）执行，并根据患者的病情决定抗菌药物的选择与使用时间。如可疑感染，需要做相应的微生物学检查，必要时做药敏试验。
2. 建议使用第一、二代头孢菌素，头孢曲松。术前 30 分钟预防性用抗菌药物；手术超过 3 小时加用 1 次抗菌药物；术后预防用药时间一般不超过 24 小时，个别情况可延长至 48 小时。

> **释义**
>
> ■ 建议使用第一、二代头孢菌素。术前 30 分钟预防性用抗菌药物；手术超过 3 小时加用 1 次抗菌药物；术后预防用药时间一般不超过 24 小时，个别情况可延长至 48 小时。如可疑感染，需要做相应的微生物学检查，必要时做药敏试验。

（八）手术日为入院≤第 6 天

1. 麻醉方式：气管插管全身麻醉。
2. 手术方式：行纵隔恶性畸胎瘤切除术（视病变侵袭范围行联合脏器扩大切除术）。
3. 手术置入物：人工血管、胸壁修复等人工修复材料，止血材料。
4. 术中用药：抗菌药物。
5. 输血：视手术出血情况决定。输血前需行血型鉴定、抗体筛选和交叉合血。

> **释义**
>
> ■ 纵隔恶性畸胎瘤的手术难度差异大，手术方式及手术置入物需视手术情况而定。
>
> ■ 对于手术时间较长的患者，术中需使用抗菌药物；必要时可选用止血药，如注射用尖吻蝮蛇血凝酶。

（九）术后住院恢复≤12 天

1. 必须复查的项目：血常规、肝肾功能、电解质、胸部 X 线片等。

2. 根据病情可选择检查项目：胸部 CT、DSA 等检查。

3. 术后用药：抗菌药物使用按照《抗菌药物临床应用指导原则》（卫医发〔2004〕285 号）执行。术后预防用药时间一般不超过 24 小时，个别情况可延长至 48 小时。如可疑感染，需要做相应的微生物学检查，必要时做药敏试验。

> **释义**
>
> ■ 此手术属于Ⅰ类切口手术，若术中无破溃等污染情况，术后不常规应用抗菌药物。
>
> ■ 根据患者术后恢复情况可酌情决定术后检查项目。

（十）出院标准

1. 患者病情稳定，体温正常，手术切口愈合良好。

2. 没有需要住院处理的并发症和（或）合并症。

> **释义**
>
> ■ 正中劈开胸骨入路的手术患者，出院前一定注意有无骨髓炎的发生。
>
> ■ 患者术后体温基本正常、胸片显示肺复张良好、血液检查结果基本正常、正中开胸的患者胸骨切口无红肿浮动。
>
> ■ 如果出现并发症，是否需要继续住院处理，由主管医师具体决定。

（十一）变异及原因分析

1. 有影响手术的合并症，术前需要进行相关的诊断和治疗。

2. 术后出现肺部感染、呼吸衰竭、心力衰竭、肝肾衰竭等并发症，需要延长治疗时间。

> **释义**
>
> ■ 微小变异：因为医院检验项目的及时性未保证，不能按照要求完成检查；因为节假日不能按照要求完成检查；患者不愿配合完成相应检查，短期不愿按照要求出院随诊。
>
> ■ 重大变异：因术后并发症需要延长治疗；因基础疾病需要进一步诊断和治疗；因各种原因需要其他治疗措施；患者要求离院或转院；不愿按照要求出院随诊而导致入院时间明显延长。

四、纵隔恶性畸胎瘤临床路径给药方案

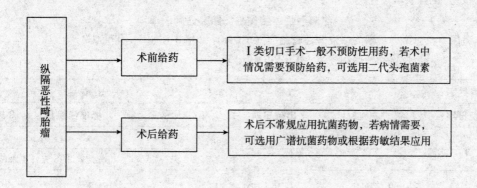

五、推荐表单

（一）医师表单

纵隔恶性畸胎瘤临床路径医师表单

适用对象：第一诊断为纵隔恶性畸胎瘤（ICD-10：C38.1-C38.3，M9080/3）

行纵隔肿瘤切除术（ICD-9-CM-3：34.3）

患者姓名：	性别： 年龄： 门诊号：	住院号：
住院日期： 年 月 日	出院日期： 年 月 日	标准住院日：≤18 天

时间	住院第 1 天	住院第 2~5 天	住院第 3~6 天（手术日）
主要诊疗工作	□ 询问病史及体格检查 □ 完成病历书写 □ 开检查申请单 □ 主管医师查房 □ 初步确定治疗方案	□ 上级医师查房 □ 术前评估及讨论，确定手术方案 □ 术前准备 □ 完成病程记录、上级医师查房记录、术前小结等病历书写 □ 向患者及家属交代病情及围术期注意事项 □ 签署手术知情同意书、自费用品协议书、输血同意书、授权委托同意书	□ 手术 □ 术者完成手术记录 □ 住院医师完成术后病程 □ 上级医师查房 □ 向患者家属交代病情及手术情况术后注意事项
重点医嘱	**长期医嘱：** □ 胸外科二级护理 □ 其他医嘱 **临时医嘱：** □ 血常规、尿常规、大便常规+隐血 □ 肝肾功能、电解质、凝血功能、血型、感染性疾病筛查 □ 心电图、X 线胸片、肺功能 □ 胸部 CT/MRI、心脏彩超、腹部超声 □ 根据病情可选：动脉血气分析、脑 CT/MRI；全身骨扫描；纵隔肿瘤穿刺活检；血清甲胎蛋白（AFP）、绒毛膜促性腺激素（HCG）、乳酸脱氢酶（LDH）；生殖系统检查 □ 其他医嘱	**长期医嘱：** □ 胸外科二级护理 □ 其他医嘱 **临时医嘱：** □ 拟明日全麻下行纵隔肿瘤切除术 □ 术前 6 小时禁食、禁水 □ 术前晚灌肠 □ 术前备皮 □ 留置尿管 □ 留置胃管 □ 备血 □ 术前镇静药物及胆碱酯酶抑制药（视病情） □ 备术中抗菌药物 □ 其他医嘱	**长期医嘱：** □ 胸外科特/一级护理 □ 禁饮食，清醒后 6 小时进流食 □ 体温、心电、呼吸、血压、血氧饱和度监测 □ 吸氧 □ 胸管/纵隔引流，记量 □ 持续导尿，记 24 小时出入量 □ 雾化吸入 □ 应用抗菌药物 **临时医嘱：** □ 镇痛药物 □ 其他医嘱
病情变异记录	□ 无 □ 有，原因： 1. 2.	□ 无 □ 有，原因： 1. 2.	□ 无 □ 有，原因： 1. 2.
医师签名			

时间	住院第 4~7 天（术后第 1 天）	住院第 5~17 天（术后第 2~11 天）	住院第 12~18 天（出院日）
主要诊疗工作	□ 上级医师查房 □ 住院医师完成病程书写 □ 注意生命体征及肺部呼吸音 □ 观察胸腔/纵隔引流及切口情况 □ 鼓励并协助患者排痰 □ 拔尿管 □ 必要时纤支镜吸痰	□ 上级医师查房 □ 住院医师完成常规病历书写 □ 注意生命体征及肺部呼吸音 □ 必要时纤支镜吸痰 □ 视病情复查血常规、肝肾功能、电解质、血糖及 X 线胸片 □ 切口换药，视情况拔胸腔/纵隔引流管 □ 视情况停用或调整抗菌药物	□ 切口拆线（视切口愈合情况） □ 上级医师查房，明确可以出院 □ 向患者及家属交代出院后注意事项 □ 完成出院小结、出院诊断书等
重点医嘱	长期医嘱： □ 胸外科一级护理 □ 普通饮食 □ 雾化吸入 □ 应用抗菌药物 □ 胸管引流，记量 □ 停记尿量 □ 停吸氧 □ 停心电监护 □ 其他医嘱 临时医嘱： □ 镇痛 □ 拔尿管 □ 切口换药 □ 复查 X 线胸片、血常规、肝肾功能、电解质 □ 其他医嘱	长期医嘱： □ 胸外科二级护理 □ 停胸腔/纵隔引流记量 □ 停雾化 □ 停用或调整抗菌药物 □ 其他医嘱 临时医嘱： □ 拔胸腔/纵隔引流管 □ 切口换药 □ 复查 X 线胸片、血常规、肝肾功能、电解质 □ 其他医嘱	临时医嘱： □ 切口拆线 □ 切口换药 □ 通知出院 □ 出院带药
病情变异记录	□ 无　□ 有，原因： 1. 2.	□ 无　□ 有，原因： 1. 2.	□ 无　□ 有，原因： 1. 2.
医师签名			

（二）护士表单

纵隔恶性畸胎瘤临床路径护士表单

适用对象：第一诊断为纵隔恶性畸胎瘤（ICD-10：C38.1-C38.3，M9080/3）

行纵隔肿瘤切除术（ICD-9-CM-3：34.3）

患者姓名：	性别：	年龄：	门诊号：		住院号：
住院日期： 年 月 日	出院日期：	年 月 日		标准住院日：≤18 天	

时间	住院第 1 天	住院第 2~5 天	住院第 3~6 天（手术日）
健康宣教	□ 介绍主管医师、护士 □ 介绍环境、设施 □ 介绍住院注意事项	□ 主管护士与患者沟通，了解并指导心理应对 □ 宣教特殊检查操作过程 □ 术前宣教 □ 告知检查及手术前后饮食、活动及探视注意事项	□ 术后宣教 □ 讲解增强体质及减少术后并发症的方法
护理处置	□ 核对患者，佩戴腕带 □ 建立入院护理病历 □ 卫生处置：剪指甲、沐浴、更换病号服	□ 随时观察患者病情变化 □ 协助医师完成各项检查化验 □ 术前准备	□ 随时观察患者病情变化 □ 术后护理
基础护理	□ 二级护理 □ 晨晚间护理 □ 患者安全管理	□ 二级护理 □ 晨晚间护理 □ 患者安全管理	□ 特级护理 □ 晨晚间护理 □ 患者安全管理
专科护理	□ 护理查体 □ 呼吸频率、血氧饱和度监测 □ 需要时填写跌倒及压疮防范表 □ 需要时请家属陪护 □ 心理护理	□ 呼吸频率、血氧饱和度监测 □ 遵医嘱完成相关检查 □ 心理护理	□ 病情观察：评估患者生命体征及各引流情况
重点医嘱	□ 详见医嘱执行单	□ 详见医嘱执行单	□ 详见医嘱执行单
病情变异记录	□ 无 □有，原因： 1. 2.	□ 无 □有，原因： 1. 2.	□ 无 □有，原因： 1. 2.
护士签名			

时间	住院第 4~7 天（术后第 1 天）	住院第 5~17 天（术后第 2~11 天）	住院第 12~18 天（出院日）
健康宣教	□ 术后宣教 □ 术后注意事项 □ 饮食注意事项	□ 加强咳嗽排痰，减少肺部感染 □ 康复和锻炼	□ 康复和锻炼 □ 定期复查 □ 饮食休息等注意事项指导
护理处置	□ 密切注意观察患者病情变化 □ 注意各引流情况	□ 随时观察患者病情变化 □ 协助医师完成各项检查 □ 术前准备	□ 办理出院手续
基础护理	□ 一级护理 □ 晨晚间护理 □ 患者安全管理	□ 二级护理 □ 晨晚间护理 □ 患者安全管理	
专科护理	□ 呼吸频率、血氧饱和度监测 □ 各引流监测 □ 需要时请家属陪护 □ 心理护理	□ 呼吸频率、血氧饱和度监测 □ 各引流监测 □ 需要时请家属陪护 □ 心理护理	
重点医嘱	□ 详见医嘱执行单	□ 详见医嘱执行单	□ 详见医嘱执行单
病情变异记录	□ 无　□ 有，原因： 1. 2.	□ 无　□ 有，原因： 1. 2.	□ 无　□ 有，原因： 1. 2.
护士签名			

（三）患者表单

纵隔恶性畸胎瘤临床路径患者表单

适用对象：第一诊断为纵隔恶性畸胎瘤（ICD-10：C38.1-C38.3，M9080/3）

行纵隔肿瘤切除术（ICD-9-CM-3：34.3）

患者姓名：		性别： 年龄： 门诊号：	住院号：
住院日期： 年 月 日		出院日期： 年 月 日	标准住院日：≤18 天

时间	入院当日	住院期间（第2~5天）	住院第3~6天（手术日）
医患配合	□ 配合询问病史、收集资料，请务必详细告知既往史、用药史、过敏史 □ 配合进行体格检查 □ 有任何不适告知医师	□ 配合完善相关检查，如采血、留尿、心电图、X线胸片等 □ 医师向患者及家属介绍病情，如有异常检查结果需进一步检查 □ 有任何不适告知医师	□ 接受手术治疗 □ 有任何不适告知医师 □ 配合术后监测 □ 配合术后治疗
护患配合	□ 配合测量体温、脉搏、呼吸、血压、血氧饱和度、体重 □ 配合完成入院护理评估单（简单询问病史、过敏史、用药史） □ 接受入院宣教（环境介绍、病室规定、订餐制度、贵重物品保管等） □ 有任何不适告知护士	□ 配合测量体温、脉搏、呼吸，询问每日排便情况 □ 接受相关化验检查宣教，正确留取标本，配合检查 □ 有任何不适告知护士 □ 注意活动安全，避免坠床或跌倒 □ 配合执行探视及陪护 □ 接受疾病及用药等相关知识指导	□ 接受手术治疗 □ 有任何不适告知护士 □ 配合术后监测 □ 配合术后治疗
饮食	□ 正常饮食	□ 正常饮食	□ 禁食、禁水
排泄	□ 正常排尿便	□ 正常排尿便	□ 术后导尿管
活动	□ 适量活动	□ 适量活动	□ 卧床

时间	住院第4~7天（术后第1天）	住院第5~17天（术后第2~11天）	住院第12~18天（出院日）
医患配合	□ 配合术后治疗 □ 配合术后监测 □ 有任何不适告知医师	□ 配合术后检查 □ 配合术后治疗 □ 配合术后监测 □ 有任何不适告知医师	□ 接受出院前指导 □ 知道复查程序 □ 获取出院诊断书
护患配合	□ 配合术后治疗 □ 配合术后监测 □ 有任何不适告知护士	□ 配合术后检查 □ 配合术后治疗 □ 配合术后监测 □ 有任何不适告知护士	□ 接受出院宣教 □ 办理出院手续 □ 指导复查注意事项 □ 知道复印病历方法
饮食	□ 进半流食	□ 正常饮食	□ 正常饮食
排泄	□ 拔除尿管后正常排尿便	□ 正常排尿便	□ 正常排尿便
活动	□ 少量适应性活动	□ 适量活动	□ 适量活动

附：原表单（2010 年版）

纵隔恶性畸胎瘤临床路径表单

适用对象：第一诊断为纵隔恶性畸胎瘤（ICD-10：C38.1-C38.3，M9080/3）

行纵隔肿瘤切除术（ICD-9-CM-3：34.3）

患者姓名：		性别：	年龄：	门诊号：	住院号：
住院日期： 年 月 日		出院日期： 年 月 日			标准住院日：≤18 天

时间	住院第 1 天	住院第 2~5 天	住院第 3~6 天（手术日）
主要诊疗工作	□ 询问病史及体格检查 □ 完成病历书写 □ 开检查申请单 □ 主管医师查房 □ 初步确定治疗方案	□ 上级医师查房 □ 术前评估及讨论，确定手术方案 □ 术前准备 □ 完成病程记录、上级医师查房记录、术前小结等病历书写 □ 向患者及家属交代病情及围术期注意事项 □ 签署手术知情同意书、自费用品协议书、输血同意书、授权委托同意书	□ 手术 □ 术者完成手术记录 □ 住院医师完成术后病程 □ 上级医师查房 □ 向患者家属交代病情及手术情况、术后注意事项
重点医嘱	**长期医嘱：** □ 胸外科二级护理 □ 其他医嘱 **临时医嘱：** □ 血常规、尿常规、便常规+隐血 □ 肝肾功能、电解质、凝血功能、血型、感染性疾病筛查 □ 心电图、X 线胸片、肺功能 □ 胸部 CT/MRI、心脏彩超、腹部超声 □ 根据病情可选：动脉血气分析、脑 CT/MRI；全身骨扫描；纵隔肿瘤穿刺活检；血清甲胎蛋白（AFP）、绒毛膜促性腺激素（HCG）、乳酸脱氢酶（LDH）；生殖系统检查 □ 其他医嘱	**长期医嘱：** □ 胸外科二级护理 □ 其他医嘱 **临时医嘱：** □ 拟明日全麻下行纵隔肿瘤切除术 □ 术前 6 小时禁食、禁水 □ 术前晚灌肠 □ 术前备皮 □ 留置尿管 □ 留置胃管 □ 备血 □ 术前镇静药物及胆碱酯酶抑制药（视病情） □ 备术中抗菌药物 □ 其他医嘱	**长期医嘱：** □ 胸外科特/一级护理 □ 禁饮食，清醒后 6 小时进流食 □ 体温、心电、呼吸、血压、血氧饱和度监测 □ 吸氧 □ 胸管/纵隔引流，记量 □ 持续导尿，记 24 小时出入量 □ 雾化吸入 □ 应用抗菌药物 **临时医嘱：** □ 镇痛药物 □ 其他医嘱
主要护理工作	□ 介绍病房环境和设备 □ 入院护理评估 □ 辅助戒烟	□ 宣教、备皮等术前准备 □ 提醒患者术前禁食、禁水 □ 呼吸功能锻炼	□ 观察病情变化 □ 心理和生活护理 □ 保持呼吸道通畅
病情变异记录	□ 无 □ 有，原因： 1. 2.	□ 无 □ 有，原因： 1. 2.	□ 无 □ 有，原因： 1. 2.
护士签名			
医师签名			

时间	住院第4~7天（术后第1天）	住院第5~17天（术后第2~11天）	住院第12~18天（出院日）
主要诊疗工作	□ 上级医师查房 □ 住院医师完成病历书写 □ 注意生命体征及肺部呼吸音 □ 观察胸腔/纵隔引流及切口情况 □ 鼓励并协助患者排痰 □ 拔尿管 □ 必要时纤支镜吸痰	□ 上级医师查房 □ 住院医师完成常规病历书写 □ 注意生命体征及肺部呼吸音 □ 必要时纤支镜吸痰 □ 视病情复查血常规、肝肾功能、电解质、血糖及X线胸片 □ 切口换药，视情况拔胸腔/纵隔引流管 □ 视情况停用或调整抗菌药物	□ 切口拆线（视切口愈合情况） □ 上级医师查房，明确可以出院 □ 向患者及家属交代出院后注意事项 □ 完成出院小结、出院诊断书等
重点医嘱	**长期医嘱：** □ 胸外科一级护理 □ 普通饮食 □ 雾化吸入 □ 应用抗菌药物 □ 胸管引流，记量 □ 停记尿量 □ 停吸氧 □ 停心电监护 □ 其他医嘱 **临时医嘱：** □ 镇痛 □ 拔尿管 □ 切口换药 □ 复查X线胸片、血常规、肝肾功能、电解质 □ 其他医嘱	**长期医嘱：** □ 胸外科二级护理 □ 停胸腔/纵隔引流记量 □ 停雾化 □ 停用或调整抗菌药物 □ 其他医嘱 **临时医嘱：** □ 拔胸腔/纵隔引流管 □ 切口换药 □ 复查X线胸片、血常规、肝肾功能、电解质 □ 其他医嘱	**临时医嘱：** □ 切口拆线 □ 切口换药 □ 通知出院 □ 出院带药
主要护理工作	□ 观察病情变化 □ 心理与生活护理 □ 协助患者咳痰	□ 观察病情变化 □ 心理与生活护理 □ 协助患者咳痰和肢体功能锻炼	□ 指导办理出院手续 □ 术后康复指导
病情变异记录	□ 无　□ 有，原因： 1. 2.	□ 无　□ 有，原因： 1. 2.	□ 无　□ 有，原因： 1. 2.
护士签名			
医师签名			

第四十三章

胸壁良性肿瘤外科治疗临床路径释义

一、肺隔离症编码

1. 卫计委原编码

疾病名称及编码：胸壁良性肿瘤（ICD-10：D15.751）

手术操作名称及编码：胸壁肿瘤切除术（ICD-9-CM-3：34.4）

2. 修改编码

疾病名称及编码：胸壁良性肿瘤（ICD-10：D36.717）

手术操作名称及编码：胸壁肿瘤切除术（ICD-9-CM-3：34.4）

二、临床路径检索方法

D36.717 伴 34.4

三、胸壁良性肿瘤外科治疗临床路径标准住院流程

（一）适用对象

第一诊断为胸壁良性肿瘤（ICD-10：D15.751）。

行胸壁肿瘤切除术（ICD-9-CM-3：34.4）。

> **释义**
>
> ■骨病损或骨组织的局部切除术/胸壁重建术/骨的其他修补术或整形术/带蒂皮瓣或皮瓣移植术（ICD-9-CM-7：77.61/ICD-9-CM-3：34.7/ICD-9-CM-7：78.41/ICD-9-CM-8：86.7）。
>
> ■胸壁良性肿瘤的病理类型繁杂，常见的有神经纤维瘤、神经鞘瘤、纤维瘤、脂肪瘤、骨纤维瘤、软骨瘤、骨软骨瘤、骨纤维结构不良等。确诊有赖于手术切除或经皮穿刺活检。
>
> ■外科手术切除是诊断、治疗的最重要手段，根据不同的病变部位、类型可有不同的手术方式。

（二）诊断依据

根据《临床诊疗指南·胸外科分册》（中华医学会编著，人民卫生出版社，2009）。

1. 临床症状：可无症状，也可有不同程度局部压迫症状。

2. 体征：位于浅表的可触及肿块，局部可有压痛。

3. 辅助检查：胸部影像学检查，经皮穿刺活检等。

> **释义**
>
> ■来源于胸壁软组织的良性肿瘤通常无明显疼痛、红肿等症状，多数患者是无

意中自己触及软组织内肿块或结节，病程可从数周至数年不等，病灶通常缓慢增大或无明显增大。前胸壁或侧胸壁的病变多可触及而较早发现，而后胸壁的病变（尤其当病变位于肩胛骨深面时）不易早期发现。

■ 来源于软组织的胸壁良性肿瘤在触诊时通常呈椭圆形，有较为明显的界线，可推动，质地稍软或韧，局部皮肤无明显改变（红肿热痛、橘皮样改变、色素沉着等），局部触痛和压痛常不明显，来源于肌层的肿瘤可随着肌肉的运动而改变位置。

■ 来源于胸壁骨性结构的良性肿瘤可以无症状或有较轻的局部胸痛症状，也常以触及胸壁肿物或胸廓不对称为主诉，一些来源于高位后肋的肿瘤也可能在常规胸片检查时无意中发现。

■ 胸壁骨性结构的良性肿瘤最常见于肋骨，其次是胸骨，偶见于胸椎，较少见于肩胛骨或锁骨。前部及侧部肋骨、胸骨、锁骨的良性肿瘤常可触及，位于后肋、胸椎、肩胛骨者不易触及。胸廓外观可有局部肿块或胸廓欠对称，触诊可及深部硬质肿块，与病变所在骨组织相连续，位置固定，界线清晰，局部可有轻度压痛。

■ 影像学检查是定性诊断、定位诊断及鉴别诊断的重要依据之一，也是手术方案决策的必要依据。常用影像学检查包括：胸壁超声、胸部 CT（平扫/增强）+胸壁三维重建、胸部 MRI。

■ 经皮穿刺活检是术前确诊手段之一，对于治疗决策有重要的帮助，对于可切除病灶可酌情采用；尤其适用于预期手术创伤较大或难以手术切除/无法耐受手术的患者。

（三）选择治疗方案的依据

根据《临床诊疗指南·胸外科分册》（中华医学会编著，人民卫生出版社，2009）。
胸壁肿瘤切除术或者胸壁肿瘤切除+重建术。

> **释义**
>
> ■ 术前应当根据影像学检查结果，大致确定手术方案，包括可切除性评估、切除范围、胸壁是否需要重建、重建的方式和材料等，并尽可能对术中可能的变异情况做好预案。
>
> ■ 术中根据实际探查情况、冷冻病理结果等情况，确定或调整实际手术方案。建议送术中冷冻病理诊断，但骨来源肿瘤除外。
>
> ■ 尽可能做到整块切除（en-block）。对于术中无法明确良恶性或无法除外恶性可能的病灶，可按照恶性肿瘤处理。
>
> ■ 当病变涉及胸壁骨性结构（包括肋骨、胸骨、锁骨、肩胛骨），需行相应的骨病损切除术。
>
> ■ 当胸壁骨性结构切除范围较大，影响到胸廓结构完整性、稳定性，可能造成正常生理功能的严重损害或缺失，则需要行胸壁重建术或骨的其他修补术或整形术，可以是自体材料修补或是人工材料修补。
>
> ■ 当胸壁软组织切除范围较大，造成胸壁软组织缺失过多无法修复缝合创面，则需要行带蒂皮瓣或皮瓣移植术，修补胸壁创面。
>
> ■ 术中有壁层胸膜破损或切除者，需酌情修补或留置胸腔闭式引流管。

（四）标准住院日≤10 天

> **释义**
>
> ■ 如果术后出现并发症，则住院日可相应延长。

（五）进入路径标准

1. 第一诊断符合 ICD-10：D15.751 胸壁良性肿瘤疾病编码，无手术禁忌。

2. 当患者同时具有其他疾病诊断，但在门诊治疗期间不需要特殊处理也不影响第一诊断的临床路径流程实施时，可以进入路径。

> **释义**
>
> ■ 虽未经病理证实，但临床第一诊断为胸壁良性肿瘤、拟手术治疗的病例可以进入路径。
>
> ■ 病理证实为胸壁恶性肿瘤/胸壁非肿瘤病变的已进入路径者，应当退出本路径，并根据具体情况确定是否需要进入其他路径。
>
> ■ 患者同时具有其他疾病影响第一诊断的临床路径流程实施均不适合进入临床路径。
>
> ■ 若无其他明显应退出本路径的变异，仅在住院日数上有小的出入，并不影响纳入路径。

（六）术前准备≤5 天

1. 常规检查项目：

（1）血常规、尿常规、大便常规。

（2）凝血功能、血型、肝功能、肾功能、电解质、感染性疾病筛查（乙型肝炎、丙型肝炎、艾滋病、梅毒等）。

（3）心电图。

（4）影像学检查：胸片正侧位、胸部 CT（平扫+增强扫描）。

2. 根据患者病情，可选择以下项目：肺功能、血气分析骨扫描、穿刺活检、24 小时动态心电图、超声心动图、胸部 MRI。

> **释义**
>
> ■ 其他可能必要的检查。

（七）预防性抗菌药物选择与使用时机

按照《抗菌药物临床应用指导原则（2015 年版）》（国卫办医发〔2015〕43 号）执行。

（八）手术日为入院第≤6 天

1. 麻醉方式：全身麻醉或局部麻醉。

2. 手术耗材：根据患者病情使用。

3. 术中用药：根据患者病情使用。

4. 病理：术中冷冻切片，术后石蜡切片+免疫组化。

> **释义**
>
> ■ 输血视术中情况而定，输血前需要行血型鉴定、抗体筛选和交叉合血等。

（九）术后住院恢复≤8 天

1. 复查项目：血常规、肝功能、肾功能、电解质、胸片等。

2. 根据患者病情，可选择以下项目：血气分析、胸部 CT、纤维支气管镜等。

3. 术后用药：抗菌药物使用按照《抗菌药物临床应用指导原则（2015 年版）》（国卫办医发〔2015〕43 号）执行。

> **释义**
>
> ■ 常规监测项目包括：血常规、血生化、胸片。
>
> ■ 出现呼吸困难、低氧血症时应行动脉血气分析。
>
> ■ 出现肺不张、咳痰不利时需考虑支气管镜检查及治疗。
>
> ■ 必要时由临床医师决定是否需要胸部 CT 检查。

（十）出院标准

1. 患者病情稳定，体温正常。

2. 没有需要住院处理的并发症。

> **释义**
>
> ■ 如果出现并发症，是否需要继续住院处理，由主管医师酌情决定。

（十一）变异及原因分析

1. 有影响手术的合并症，需要进行相关的诊断和治疗。

2. 术后出现肺部感染、呼吸衰竭、心力衰竭等需要延长治疗时间。

> **释义**
>
> ■ 微小变异：因为医院检验项目的及时性未保证，不能按照要求完成检查；因为节假日不能按照要求完成检查或手术；患者不愿配合完成相应检查，短期不愿按照要求出院随诊。
>
> ■ 重大变异：因基础疾病需要进一步诊断和治疗；因各种原因需要其他治疗措施；医院与患者或家属发生医疗纠纷，患者要求离院或转院；不愿按照要求出院随诊而导致住院时间明显延长。

四、胸壁良性肿瘤外科治疗临床路径给药方案

【用药选择】

Ⅰ类切口手术一般不预防使用抗菌药物，确需使用时，要严格掌握适应证、药物选择、用药起始与持续时间。给药方法要按照《抗菌药物临床应用指导原则》，术前0.5~2小时，或麻醉开始时首次给药；手术时间超过3小时或失血量大于1500ml，术中可给予第2剂。总预防用药时间一般不超过24小时，个别情况可延长至48小时。一般选用二代头孢菌素作为预防用药。

【药学提示】

1. 禁用于对任何一种头孢菌素类抗菌药物有过敏史及有青霉素过敏性休克史的患者。

2. 用药前必须详细询问患者先前有否对头孢菌素类、青霉素类或其他药物的过敏史。有青霉素类、其他β-内酰胺类及其他药物过敏史的患者，有明确应用指征时应谨慎使用本类药物。在用药过程中一旦发生过敏反应，须立即停药。如发生过敏性休克，须立即就地抢救并予以肾上腺素等相关治疗。

3. 本类药物多数主要经肾脏排泄，中度以上肾功能不全患者应根据肾功能适当调整剂量。

【注意事项】

若患者出现发热、白细胞计数升高、切口红肿/渗出等感染迹象应根据药敏结果及时调整用药。

五、推荐表单

（一）医师表单

胸壁良性肿瘤外科治疗临床路径医师表单

适用对象：第一诊断为胸壁良性肿瘤（ICD-10：D15.751）

行胸壁肿瘤切除术（ICD-9-CM-3：34.4）

患者姓名：		性别： 年龄： 门诊号：	住院号：
住院日期： 年 月 日		出院日期： 年 月 日	标准住院日：≤10 天

时间	住院第 1 天	住院第 2~5 天（术前日）	住院第 2~6 天（手术日）
主要诊疗工作	□ 询问病史及体格检查 □ 完成病历书写 □ 开化验单及检查申请单 □ 主管医师查房 □ 初步确定治疗方案	□ 上级医师查房 □ 术前准备与术前评估 □ 术前讨论，确定手术方案 □ 根据病情需要，完成相关科室会诊 □ 住院医师完成病程日志及术前小结、上级医师查房记录等病历书写 □ 签署手术知情同意书、自费用品协议书、输血同意书、授权委托同意书 □ 向患者及家属交代围术期注意事项	□ 手术 □ 术者完成手术记录 □ 住院医师完成术后病程 □ 上级医师查房 □ 观察生命体征 □ 向患者及家属交代病情及术后注意事项
重点医嘱	**长期医嘱：** □ 胸外科二级护理 □ 普通饮食 □ 患者既往基础用药 **临时医嘱：** □ 血常规、尿常规、便常规 □ 凝血功能、血型、肝肾功能、电解质、感染性疾病筛查、动脉血气分析、心电图 □ 影像学检查：X 线胸片正侧位、胸部 CT □ 必要时：24 小时动态心电图、全身骨扫描、超声心动图、穿刺活检等	**长期医嘱：** □ 胸外科二级护理 □ 饮食 □ 患者既往基础用药 **临时医嘱：** □ 明日全麻下拟行 ◎肿瘤切除术 □ 术前禁食、禁水 □ 术前备皮 □ 备血（酌情） □ 术前镇静药物（酌情） □ 补液（酌情） □ 其他特殊医嘱	**长期医嘱：** □ 胸外科特/一级护理 □ 清醒后 6 小时进流食 □ 吸氧（酌情） □ 体温、心电、血压、呼吸、脉搏、血氧饱和度监测 □ 记引流量 □ 雾化吸入 □ 镇痛药物 **临时医嘱：** □ 止血药物使用（必要时） □ 其他特殊医嘱
病情变异记录	□ 无 □ 有，原因： 1. 2.	□ 无 □ 有，原因： 1. 2.	□ 无 □ 有，原因： 1. 2.
医师签名			

时间	住院第3~7天（术后第1日）	住院第4~9天（术后第2~7日）	住院第10天（出院日）
主要诊疗工作	□ 上级医师查房 □ 住院医师完成病程书写 □ 观察胸腔引流情况 □ 注意生命体征、血氧饱和度及肺部呼吸音 □ 鼓励并协助患者排痰 □ 必要时纤支镜吸痰	□ 上级医师查房 □ 住院医师完成病程书写 □ 视病情复查血常规、血生化及X线胸片 □ 视情况拔除引流管并切口换药 □ 必要时纤支镜吸痰	□ 上级医师查房，明确是否出院 □ 住院医师完成出院小结、病历首页等 □ 向患者及家属交代出院后注意事项 □ 根据术后病理确定术后治疗方案
重点医嘱	长期医嘱： □ 胸外科一级护理 □ 普通饮食 □ 吸氧 □ 心电监护 □ 雾化吸入 □ 记引流量 临时医嘱： □ 根据情况酌情补液 □ 血气分析（必要时） □ 其他特殊医嘱	长期医嘱： □ 胸外科二级护理 □ 拔除引流管 □ 停吸氧、停心电监护 □ 停雾化 临时医嘱： □ 拔除引流管 □ 切口换药、拆线 □ 复查X线胸片、血常规、肝肾功能、电解质 □ 其他特殊医嘱	临时医嘱： □ 切口换药 □ 通知出院 □ 出院带药 □ 定期复诊
病情变异记录	□ 无 □ 有，原因： 1. 2.	□ 无 □ 有，原因： 1. 2.	□ 无 □ 有，原因： 1. 2.
医师签名			

（二）护士表单

胸壁良性肿瘤外科治疗临床路径护士表单

适用对象：第一诊断为胸壁良性肿瘤（ICD-10：D15.751）

行胸壁肿瘤切除术（ICD-9-CM-3：34.4）

患者姓名：		性别： 年龄： 门诊号：	住院号：
住院日期： 年 月 日		出院日期： 年 月 日	标准住院日：≤10天

时间	住院第1天	住院第2~4天（手术日）	住院第3~10天 （手术后第1~8天）
健康宣教	□ 介绍主管医师、护士 □ 介绍环境、设施 □ 介绍住院注意事项	**术前宣教：** □ 宣教疾病知识、术前准备及手术过程 □ 告知准备用物、沐浴 □ 告知术后饮食、活动及探视注意事项 □ 告知术后可能出现的情况及应对方式 □ 主管护士与患者沟通、了解并指导心理应对 **手术当日宣教：** □ 告知监护设备、管路功能及注意事项 □ 告知饮食、体位要求 □ 告知疼痛注意事项 □ 告知术后可能出现情况的应对方式，给予患者及家属心理支持 □ 再次明确探视陪护须知	**术后宣教：** □ 饮食、活动指导 □ 复查患者对术前宣教内容的掌握程度 □ 呼吸功能锻炼的作用 □ 拔尿管（如果有）后注意事项 □ 下床活动注意事项 **出院宣教：** □ 复查时间 □ 活动休息 □ 饮食指导 □ 指导办理出院手续
护理处置	□ 核对患者，佩戴腕带 □ 建立入院护理病历 □ 卫生处置：剪指（趾）甲、沐浴、更换病号服	**术前处置：** □ 协助医师完成术前检查化验 □ 术前准备包括皮试、备皮、备血（酌情）、禁食、禁水 **手术当日处置：** □ 送手术： 　取下患者各种活动物品 　核对患者资料及带药 　填写手术交接单、签字确认 □ 接手术： 　核对患者及资料、签字确认	□ 遵医嘱完成相关事项 □ 办理出院手续 □ 书写出院小结
基础护理	□ 二级护理 　晨晚间护理 　患者安全管理	**术前：** □ 二级护理 　晨晚间护理 　患者安全管理 **手术当日：** □ 胸外科特/一级护理 　平卧或半做卧位 　排泄护理 　患者安全管理	□ 二级护理 　晨晚间护理 　协助坐起、床旁活动 　排泄护理 　协助或指导进食、进水 　患者安全管理

续　表

时间	住院第 1 天	住院第 2~4 天（手术日）	住院第 3~10 天 （手术后第 1~8 天）
专科护理	□ 护理查体 □ 辅助戒烟 □ 心理护理	**术前：** □ 呼吸功能锻炼 □ 遵医嘱完成相关检查 □ 心理护理 **手术当日** □ 病情观察、写护理记录 　评估生命体征、意识、肢体活动、皮肤情况、伤口敷料、引流管情况 □ 手掌皮温、出汗情况 □ 遵医嘱雾化吸入，呼吸功能锻炼 □ 心理护理	□ 病情观察、写护理记录 　评估生命体征、意识、肢体活动、皮肤情况、伤口敷料、引流管情况 □ 手掌皮温、出汗情况 □ 遵医嘱雾化吸入，呼吸功能锻炼 □ 心理护理
重点医嘱	□ 详见医嘱执行单	□ 详见医嘱执行单	□ 详见医嘱执行单
病情变异记录	□ 无　□ 有，原因：	□ 无　□ 有，原因：	□ 无　□ 有，原因：
护士签名			

（三）患者表单

胸壁良性肿瘤外科治疗临床路径患者表单

适用对象：第一诊断为胸壁良性肿瘤（ICD-10：D15.751）

行胸壁肿瘤切除术（ICD-9-CM-3：34.4）

患者姓名：	性别：　年龄：　门诊号：	住院号：
住院日期：　　年　月　日	出院日期：　　年　月　日	标准住院日：≤10 天

时间	住院第 1 天	住院第 2~4 天（手术日）	住院第 3~10 天 （手术后第 1~8 天）
医患配合	□ 配合询问病史、采集资料，请务必详细告知既往史、用药史、过敏史 □ 如服用抗凝剂，请明确告知 □ 配合进行体格检查 □ 有任何不适请告知医师、护士	**术前：** □ 配合完善术前相关检查、化验，如采血、心电图、胸片等 □ 医师与患者及家属介绍病情及手术谈话，术前签字 □ 麻醉师术前访视 **手术当天：** □ 配合评估手术效果 □ 配合检查意识、疼痛、引流管情况、肢体活动 □ 需要时、配合复查 X 线胸片 □ 有任何不适请告知医师、护士	**术后：** □ 配合检查意识、疼痛、引流管、伤口情况、肢体活动 □ 配合伤口换药 □ 配合进行呼吸功能康复锻炼 □ 配合拔除引流管 **出院：** □ 接受出院前指导 □ 了解复查程序 □ 获得出院诊断书
护患配合	□ 配合测量体温、脉搏、呼吸、血压、体重 1 次 □ 配合完成入院护理评估（简单询问病史、过敏史、用药史） □ 接受入院宣教（环境介绍、病房规定、订餐制度、贵重物品保管等） □ 有任何不适请告知护士	**术前：** □ 配合测量体温、脉搏、呼吸、血压 □ 接受术前宣教 □ 接受备皮、配血（酌情） □ 自行沐浴、加强腋窝清洁 □ 取下义齿、饰品等，贵重物品交家属保管 **手术当天：** □ 清晨测量体温、脉搏、呼吸、血压 1 次 □ 入手术室前协助完成核对，带齐影像资料，脱去衣物 □ 返回病房后，协助完成核对，配合过病床 □ 配合检查意识、疼痛、引流管情况、肢体活动 □ 配合术后吸氧、监护仪监测、输液，排尿用尿管（如果留置），胸部有引流管（如果留置） □ 遵医嘱采取正确体位 □ 有任何不适请告知医师、护士	□ 接受出院宣教 □ 办理出院手续 □ 知道复印病历方法
饮食	□ 正常饮食	□ 术前 12 小时禁食、禁水 □ 术后 6 小时禁食、禁水，6 小时后酌情饮水，进流食	□ 根据医嘱或病情过渡到普食

时间	住院第 1 天	住院第 2~4 天（手术日）	住院第 3~10 天 （手术后第 1~8 天）
排泄	□ 正常排尿便	□ 术前正常排尿便 □ 术中若留置尿管，当天保留尿管（酌情）	□ 正常排尿便
活动	□ 正常活动	□ 术前正常活动 □ 术后当天平卧或半卧位，注意保护管路	□ 术后根据医嘱逐渐下床活动 □ 保护管路

附：原表单（2016 年版）

胸壁良性肿瘤外科治疗临床路径表单

适用对象：第一诊断为胸壁良性肿瘤（ICD-10：D D15.751）
行胸壁肿瘤切除术（ICD-9-CM-3：34.4）

患者姓名：	性别：　　年龄：　　门诊号：	住院号：
住院日期：　　年　月　日	出院日期：　　年　月　日	标准住院日：≤10 天

时间	住院第 1 天	住院第 2~5 天（术前日）	住院第 2~6 天（手术日）
主要诊疗工作	□ 询问病史及体格检查 □ 完成病历书写 □ 开检查申请单 □ 主管医师查房 □ 初步确定治疗方案	□ 上级医师查房 □ 术前准备与术前评估 □ 术前讨论，确定手术方案 □ 根据病情需要，完成相关科室会诊 □ 住院医师完成病程日志及术前小结、上级医师查房记录等病历书写 □ 签署手术知情同意书、自费用品协议书、输血同意书、授权委托同意书 □ 向患者及家属交代围术期注意事项	□ 手术 □ 术者完成手术记录 □ 住院医师完成术后病程 □ 上级医师查房 □ 观察生命体征 □ 向患者及家属交代病情及术后注意事项
重点医嘱	长期医嘱： □ 胸外科二级护理 □ 普通饮食 □ 患者既往基础用药 临时医嘱： □ 血常规、尿常规、大便常规 □ 凝血功能、血型、肝肾功能、电解质、感染性疾病筛查、动脉血气分析、心电图 □ 影像学检查：胸片正侧位、胸部 CT □ 必要时：24 小时动态心电图、全身骨扫描、超声心动图、穿刺活检等	长期医嘱： □ 胸外科二级护理 □ 饮食 □ 患者既往基础用药 临时医嘱： □ 明日全麻下拟行 ◎肿瘤切除术 □ 术前禁食、禁水 □ 术前备皮 □ 备血（酌情） □ 术前镇静药物（酌情） □ 其他特殊医嘱	长期医嘱： □ 胸外科特/一级护理 □ 清醒后 6 小时进流食 □ 吸氧（酌情） □ 体温、心电、血压、呼吸、脉搏、血氧饱和度监测 □ 记引流量 □ 雾化吸入 □ 镇痛药物 临时医嘱： □ 止血药物使用（必要时） □ 其他特殊医嘱
主要护理工作	□ 介绍病房环境、设施和设备 □ 入院护理评估 □ 宣教及辅助戒烟	□ 宣教、备皮等术前准备 □ 提醒患者术前禁食、禁水 □ 呼吸功能锻炼	□ 观察病情变化 □ 术后心理和生活护理 □ 保持呼吸道通畅
病情变异记录	□ 无　□ 有，原因： 1. 2.	□ 无　□ 有，原因： 1. 2.	□ 无　□ 有，原因： 1. 2.
护士签名			
医师签名			

时间	住院第 3~7 天（术后第 1 日）	住院第 4~9 天（术后第 2~7 日）	住院第 10 天（出院日）
主要诊疗工作	□ 上级医师查房 □ 住院医师完成病程书写 □ 观察胸腔引流情况 □ 注意生命体征、血氧饱和度及肺部呼吸音 □ 鼓励并协助患者排痰 □ 必要时纤支镜吸痰	□ 上级医师查房 □ 住院医师完成病程书写 □ 视病情复查血常规、血生化及 X 线胸片 □ 视情况拔除引流管并切口换药 □ 必要时纤支镜吸痰	□ 上级医师查房，明确是否出院 □ 住院医师完成出院小结、病历首页等 □ 向患者及家属交代出院后注意事项 □ 根据术后病理确定术后治疗方案
重点医嘱	**长期医嘱：** □ 胸外科一级护理 □ 普通饮食 □ 吸氧 □ 心电监护 □ 雾化吸入 □ 记引流量 **临时医嘱：** □ 根据情况酌情补液 □ 血气分析（必要时） □ 其他特殊医嘱	**长期医嘱：** □ 胸外科二级护理 □ 拔除引流管 □ 停吸氧、停心电监护 □ 停雾化 **临时医嘱：** □ 拔除引流管 □ 切口换药、拆线 □ 复查 X 线胸片、血常规、肝肾功能、电解质 □ 其他特殊医嘱	**临时医嘱：** □ 切口换药 □ 通知出院 □ 出院带药 □ 定期复诊
主要护理工作	□ 观察患者病情 □ 心理与生活护理 □ 协助患者咳痰	□ 观察患者病情 □ 心理与生活护理 □ 协助患者咳痰	□ 观察病情变化 □ 心理和生活护理 □ 术后康复指导
病情变异记录	□ 无 □ 有，原因： 1. 2.	□ 无 □ 有，原因： 1. 2.	□ 无 □ 有，原因： 1. 2.
护士签名			
医师签名			

第四十四章

非侵袭性胸腺瘤临床路径释义

一、非侵袭性胸腺瘤编码

疾病名称及编码：非侵袭性胸腺瘤
良性胸腺瘤（ICD-10：D15.0 M85800/0）
胸腺瘤，A 型（ICD-10：D38.4 M85810/1）
胸腺瘤，AB 型（ICD-10：D38.4 M85820/1）
胸腺瘤，B1 型（ICD-10：D38.4 M85830/1）
胸腺瘤，B2 型（ICD-10：D38.4 M85840/1）

手术操作名称及编码：胸腔镜胸腺瘤切除术（ICD-9-CM-3：07.83）

二、临床路径检索方法

D15.0 M8580/0/D38.4+（M85810/1/M85820/1/M85830/1/M85840/1）伴 07.83

三、非侵袭性胸腺瘤临床路径标准住院流程

（一）适用对象

第一诊断为非侵袭性胸腺瘤（ICD-10：D15.001＋M8580/0），行胸腔镜胸腺瘤切除术（ICD-9-CM-3：07.8301）。

> **释义**
>
> ■ 适用对象编码参见第一部分。
>
> ■ 非侵袭性胸腺瘤（non-invasive thymoma）：是指在生物学行为上表现为膨胀性生长，CT 上表现为：肿块形态规则、边缘光滑、清晰，与周围脏器脂肪间隙清晰，密度大都均匀。在临床上均属于Ⅰ期，组织学上多为 A 型、AB 型；肿瘤完整切除后不易复发。
>
> ■ 侵袭性胸腺瘤（invasive thymoma）：侵袭性胸腺瘤在生物学行为上表现为侵袭性生长，根据肿瘤的侵袭性程度不同，可表现为：局部侵及包膜、纵隔胸膜时表现为肿块形态欠规则，边缘欠清晰，与周围脏器脂肪间隙模糊；侵及肺组织和心包时表现为与邻近组织分界不清；肺内及胸膜远处转移时表现为肺内及胸膜多发大小不等结节影。其侵袭性程度不同，CT 表现不同，仅侵及包膜或纵隔胸膜时部分并不能与非侵袭性胸腺瘤鉴别，如为Ⅲ期以上均可做出准确诊断。在组织学上以 B3 型发生率最高，在临床上均为Ⅱ期以上。
>
> ■ 所有的患者应不伴随重症肌无力。

（二）诊断依据

根据《临床诊疗指南·胸外科分册》（中华医学会编著，人民卫生出版社，2009）。

1. 病史。
2. 经体检 CT 或者 X 线检查发现有前上纵隔占位性病变。

3. 鉴别诊断：生殖细胞肿瘤、淋巴瘤、胸骨后甲状腺肿、侵袭性胸腺瘤等。

> **释义**
>
> ■ 非侵袭性胸腺瘤的术前诊断主要依赖于影像学，结合术中所见和术后组织病理学证实。CT 上表现为：肿块形态规则、边缘光滑、清晰，与周围脏器脂肪间隙清晰，密度大都均匀。在临床上均属于 I 期，组织学上多为 A 型、AB 型。
>
> ■ 胸腺瘤是来源于胸腺上皮细胞的肿瘤，与其他肿瘤不同，无法完全根据组织学来确定胸腺瘤的良恶性质，其良恶性需依据有无包膜浸润、周围器官侵犯或远处转移来判定。所以目前认为所有的胸腺瘤均是潜在恶性的，主张将胸腺瘤分为非侵袭性和侵袭性两种。临床上常用 Masaoka 分期和 WHO TNM 分期来判断病变的程度和预后。
>
> 1. 胸腺瘤 Masaoka 分期
>
> I 期肿瘤局限在胸腺内，肉眼及镜下均无包膜浸润
>
> II a 期肿瘤镜下浸润包膜
>
> II b 期肿瘤肉眼可见侵犯邻近脂肪组织，但未侵犯至纵隔胸膜
>
> III 期肿瘤侵犯邻近组织或器官，包括心包、肺或大血管（III a 期不侵犯大血管，III b 期侵犯大血管）
>
> IV a 期肿瘤广泛侵犯胸膜和（或）心包
>
> IV b 期肿瘤扩散到远处器官
>
> 2. 胸腺瘤 WHO TNM 分期
>
> T_1 包膜完整
>
> T_2 肿瘤浸润包膜外结缔组织
>
> T_3 肿瘤浸润邻近组织器官，如心包、纵隔胸膜、胸壁、大血管及肺
>
> T_4 肿瘤广泛侵犯胸膜和（或）心包
>
> N_0 无淋巴结转移
>
> N_1 前纵隔淋巴结转移
>
> N_2 N_{1+} 胸内淋巴结转移
>
> N_3 前斜角肌或锁骨上淋巴结转移
>
> M_0 无远处转移
>
> M_1 有远处转移
>
> ■ WHO 组织学分型：
>
> A 型胸腺瘤：髓质型或梭形细胞胸腺瘤。
>
> AB 型胸腺瘤：混合型胸腺瘤。
>
> B 型胸腺瘤：被分为三个亚型。
>
> B1 型胸腺瘤：富含淋巴细胞的胸腺瘤、淋巴细胞型胸腺瘤、皮质为主型胸腺瘤或类器官胸腺瘤。
>
> B2 型胸腺瘤：皮质型胸腺瘤。
>
> B3 型胸腺瘤：上皮型、非典型、类鳞状上皮胸腺瘤或分化好的胸腺癌。
>
> C 型胸腺瘤：胸腺癌，组织学上此型较其他类型的胸腺瘤更具有恶性特征。C 型又根据各自的组织分化类型进一步命名，如拟表皮样癌、鳞状上皮细胞癌、淋巴上皮癌、肉瘤样癌、透明细胞癌、类基底细胞癌、黏液表皮样癌、乳头状癌和未分化癌等。
>
> A 型和 AB 型为良性肿瘤，B1 型为低度恶性，B2 型为中度恶性，B3 型与胸腺癌均为高度恶性，侵袭性强。

（三）选择治疗方案的依据

根据《临床诊疗指南·胸外科分册》（中华医学会编著，人民卫生出版社，2009）。

手术治疗：胸腔镜胸腺瘤切除术。适用于诊断明确的非侵袭性胸腺瘤。

> **释义**
>
> ■ 手术切除是治疗胸腺瘤最有效的方法。根据肿瘤的大小和外侵程度可以选择胸腔镜、全部或部分经胸骨正中切口、胸前外侧切口、胸骨扩大切口、联合胸前外侧切口或做 T 形切口。
>
> ■ 非侵袭性胸腺瘤呈膨胀性生长，包膜完整无外侵，与周围脏器脂肪间隙清晰，肿瘤完整切除后不易复发。因此适合于胸腔镜胸腺瘤切除术。比较而言胸腔镜手术损伤小、恢复快，是首选方法。如果在手术中发现肿瘤有明显外侵，胸腔镜无法根治性切除时，则需要果断开胸。

（四）标准住院日≤12 天

> **释义**
>
> ■ 如果患者条件允许，住院时间可以低于上述住院时间。
>
> ■ 可以通过门诊检查术前项目（见术前准备）缩短住院时间，但应结合具体情况。

（五）进入路径标准

1. 第一诊断必须符合 ICD-10：D15.001+M8580/0 非侵袭性胸腺瘤疾病编码。
2. 有适应证，无手术禁忌证。
3. 当患者同时具有其他疾病诊断，但在门诊治疗期间不需要特殊处理也不影响第一诊断的临床路径流程实施时，可以进入路径。

> **释义**
>
> ■ 如果患者影像学支持非侵袭性胸腺瘤诊断，无其他影响治疗和预后的疾病时直接进入临床路径。

（六）术前准备≤3 天

1. 必需的检查项目：
（1）血常规、尿常规、大便常规+隐血试验。
（2）肝功能测定、肾功能测定、电解质、凝血功能、输血前检查、血型。
（3）X 线胸片、胸部增强 CT、心电图、肺功能。
2. 根据患者病情选择：葡萄糖测定、超声心动图、计算机断层摄影肺血管造影（CTPA）、心肌核素扫描、Holter、24 小时动态血压监测、乙酰胆碱受体抗体、淋巴细胞亚群分析等细胞免疫功能检查、相关肿瘤标志物等。

> **释义**
>
> ■ 术前准备天数指工作日。
> ■ 部分检查（血常规、尿常规、大便常规+隐血、肝肾功能等以及心电图、X线片等）可以在门诊完成。
> ■ 如果进行了胸部增强 CT 检查可以不进行 X 线胸片检查。

（七）预防性抗菌药物选择与使用时机

1. 按照《抗菌药物临床应用指导原则》（卫医发〔2004〕285 号）执行，并根据患者的病情决定抗菌药物的选择与使用时间。

> **释义**
>
> ■ 非侵袭性胸腺瘤手术为无菌手术，Ⅰ类切口，不建议术前预防性使用抗菌药物。
> ■ 除非术中有肺损伤或术后并发肺部感染，否则不建议常规应用抗菌药物。
> ■ 如需确实需要抗菌药物，预防性用药时间为术前 30 分钟。

（八）手术日为入院日期≤4 天

1. 麻醉方式：气管插管全身麻醉。
2. 手术方式：胸腔镜胸腺瘤和（或）胸腺切除术。
3. 手术置入物：止血材料。
4. 术中用药：抗菌药物。
5. 输血：视手术出血情况决定。

> **释义**
>
> ■ 建议采用双腔气管插管。
> ■ 手术方式可选择经胸腔镜或开胸手术；根据肿瘤位置可从左、右胸腔或剑突下入路。
> ■ 对于手术时间较长的患者，术中需要使用抗菌药物；必要时可选用止血药，如注射用尖吻蝮蛇血凝酶。

（九）术后住院恢复≤8 天

1. 必须复查的项目：血常规、肝肾功能、电解质、胸部 X 线片等。

> **释义**
>
> ■ 手术后第 1 天应该常规检查血常规、肝肾功能、电解质、胸部 X 线片等。
> ■ 若患者出现水电解质紊乱，须考虑及时给予复方（糖）电解质注射液，例如葡萄糖氯化钠注射液、醋酸钠林格注射液等用于液体补充治疗。
> ■ 出院前可酌情检查血常规、胸部 X 线片。

2. 术后用药：抗菌药物使用按照《抗菌药物临床应用指导原则》（卫医发〔2004〕285 号）执行，并根据患者的病情决定抗菌药物的选择与使用时间。建议使用第一、二代头孢菌素。

> **释义**
>
> ■ 除非术中有肺损伤或术后并发肺部感染，否则术后不建议常规应用抗菌药物。

（十）出院标准

1. 患者病情稳定，体温正常，手术切口愈合良好；生命体征平稳。
2. 没有需要住院处理的并发症和（或）合并症。

> **释义**
>
> ■ 不必等伤口拆线再出院。
>
> ■ 拔出引流管后胸片证实肺复张良好、无发热等特殊情况可以出院。
>
> ■ 如有肺部感染、伤口感染、心脑血管疾病等并发症是否需要继续住院治疗或专科治疗，由主管医师决定。

（十一）变异及原因分析

1. 有影响手术的合并症，术前需要进行相关的诊断和治疗。
2. 术后出现肺部感染、呼吸衰竭、心力衰竭、肝肾衰竭等并发症，需要延长治疗时间。

> **释义**
>
> ■ 微小变异：因为医院检验项目的及时性未保证，不能按照要求完成检查；因为节假日不能按照要求完成检查；患者不愿配合完成相应检查，短期不愿按照要求出院随诊。
>
> ■ 重大变异：因基础疾病需要进一步诊断和治疗；因术中异常发现而改变手术方式或治疗策略；因术后出现并发症需要进一步治疗；因各种原因需要其他治疗措施；患者要求离院或转院；不愿按照要求出院随诊而导致入院时间明显延长。
>
> ■ 微小变异可不退出本路径。

四、非侵袭性胸腺瘤临床路径给药方案

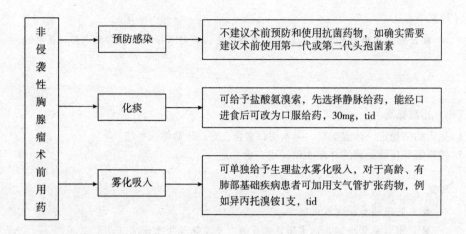

【用药选择】

1. 非侵袭性胸腺瘤手术为无菌手术，Ⅰ类切口，不建议术前预防和使用抗菌药物，如确实需要，建议使用第一代或第二代头孢菌素。

2. 围术期建议给予化痰药物，可以选择盐酸氨溴索等。

【药学提示】

应用头孢菌素类药物前应做皮试，对于有青霉素或头孢类过敏史的患者应慎用，警惕过敏。

> **释义**
>
> ■ 非侵袭性胸腺瘤手术为Ⅰ类切口手术，一般不建议术后应用抗菌药物。

五、推荐表单

（一）医师表单

非侵袭性胸腺瘤临床路径医师表单

适用对象：第一诊断为胸腺瘤（ICD-10：D15.0/D38.4）
行胸腔镜胸腺瘤和全胸腺切除术（ICD-9-CM-3：07.8301）

患者姓名：	性别：　年龄：　门诊号：	住院号：
住院日期：　　年　月　日	出院日期：　　年　月　日	标准住院日：≤12 天

时间	住院第 1 天	住院第 2~3 天（术前日）	住院第 2~4 天（手术日）
主要诊疗工作	□ 询问病史及体格检查 □ 完成病历书写 □ 开检查单 □ 上级医师查房，初步确定诊断 □ 对症支持治疗 □ 向患者家属告病重或病危通知，并签署病重或病危通知书（必要时）	□ 上级医师查房 □ 完成入院检查 □ 影像学检查 □ 继续对症支持治疗 □ 完成必要的相关科室会诊 □ 完成上级医师查房记录等病历书写 □ 向患者及家属交代病情及其注意事项	□ 术前留置尿管 □ 手术 □ 术者完成手术记录 □ 住院医师完成术后病程 □ 上级医师查房 □ 观察生命体征 □ 向患者及家属交代病情及术后注意事项
重点医嘱	**长期医嘱：** □ 胸外科疾病护理常规 □ 二级护理 □ 饮食 □ 视病情通知病重或病危 □ 其他医嘱 **临时医嘱：** □ 血常规、尿常规、大便常规+隐血 □ 肝肾功能、电解质、血糖、凝血功能、血型、输血前检查、心电图、肺功能 □ 乙酰胆碱受体抗体 □ 肌电图（酌情） □ 新斯的明试验（酌情） □ 胸部增强 CT □ 肝胆胰脾 B 超（酌情） □ 术前准备治疗 □ 其他医嘱 □ 相关对症支持治疗等	**长期医嘱：** □ 患者既往基础用药 □ 其他医嘱 **临时医嘱：** □ 备血 □ 其他医嘱 □ 相关特殊检查 □ 对症支持治疗 □ 请相关科室会诊治疗 □ 术前相关准备	**长期医嘱：** □ 胸外科术后护理常规 □ 特/一级护理 □ 清醒后 4 小时进流食 □ 吸氧 □ 体温、心电、血压、呼吸、脉搏、血氧饱和度监测 □ 胸管引流，记量 □ 持续导尿 □ 记 24 小时出入量 □ 雾化吸入 □ 镇痛药物 **临时医嘱：** □ 止血药物使用（必要时） □ 其他特殊医嘱
病情变异记录	□ 无　□ 有，原因： 1. 2.	□ 无　□ 有，原因： 1. 2.	□ 无　□ 有，原因： 1. 2.
护士签名			
医师签名			

时间	住院第 3~5 天（术后第 1 日）	住院第 4~11 天（术后第 2~7 日）	住院第 12 天（出院日）
主要诊疗工作	□ 上级医师查房 □ 复查相关检查 □ 保护重要脏器功能 □ 注意对症处理 □ 完成病程记录 □ 围术期管理 □ 术后合并症预防与治疗	□ 上级医师查房 □ 住院医师完成病程记录 □ 视病情复查血常规、血生化及X 线胸片 □ 视胸腔引流及肺复张情况拔除胸腔引流管并切口换药 □ 必要时纤支镜吸痰 □ 视情况停用或调整抗菌药物	□ 切口拆线 □ 上级医师查房，明确是否出院 □ 住院医师完成出院小结、病案首页等 □ 向患者及家属交代出院后注意事项 □ 根据术后病理确定术后治疗方案
重点医嘱	长期医嘱： □ 抗炎、化痰、止血、抑酸、改善肺功能等治疗（酌情） □ 营养对症，保护重要脏器：护肝、补充电解质等（酌情） □ 其他医嘱 □ 胸腔引流瓶或纵隔引流瓶护理 临时医嘱： □ 复查血常规 □ 复查血生化、电解质 □ 输血（有指征时） □ 对症支持 □ 其他医嘱 □ 伤口换药等 □ 复查影像学检查 □ 相关合并症治疗	长期医嘱： □ 胸外科二级护理 □ 停胸腔闭式引流计量 □ 停吸氧、停心电监护 □ 停雾化 临时医嘱： □ 拔胸腔闭式引流管 □ 切口换药 □ 复查 X 线胸片、血常规、肝肾功能、电解质 □ 其他特殊医嘱	临时医嘱： □ 切口换药 □ 通知出院 □ 出院带药 □ 定期复诊
病情变异记录	□ 无　□ 有，原因： 1. 2.	□ 无　□ 有，原因： 1. 2.	□ 无　□ 有，原因： 1. 2.
护士签名			
医师签名			

（二）护士表单

非侵袭性胸腺瘤临床路径护士表单

适用对象：第一诊断为胸腺瘤（ICD-10：D15.0/D38.4）

行胸腔镜胸腺瘤和全胸腺切除术（ICD-9-CM-3：07.8301）

患者姓名：	性别： 年龄： 门诊号：	住院号：
住院日期： 年 月 日	出院日期： 年 月 日	标准住院日：≤12 天

时间	住院第 1 日	住院第 2 日	住院第 3 日（手术日）
观察要点	□ 患者意识状态，生命体征 □ 胸闷、憋气情况 □ 眼部、呼吸肌及四肢活动情况 □ 是否吸烟，饮酒 □ 既往史、手术史 □ 心理状态	□ 患者意识状态，生命体征 □ 胸闷、憋气情况 □ 眼部、呼吸肌及四肢活动情况 □ 患者有无过敏史 □ 手术部位皮肤情况 □ 女患者是否处于月经期 □ 夜间睡眠情况 □ 心理状态	□ 患者术前生命体征 □ 患者禁食、禁水情况 □ 患者手术方式及术中情况 □ 术后生命体征及意识状态 □ 胸腔闭式引流情况及伤口敷料 □ 尿管情况 □ 镇痛效果 □ 心理状态
护理要点	□ 安置患者至床旁 □ 测量生命体征、体重 □ 书写入院评估 □ 二级护理 □ 术前常规抽血 □ 术前相关检查 □ 协助生活护理 □ 心理护理	□ 二级护理 □ 备皮 □ 药物过敏试验 □ 配血 □ 术前禁食、禁水 □ 指导患者练习有效咳嗽 □ 协助生活护理 □ 必要时遵医嘱给予镇静药物 □ 遵医嘱按时完成静脉输液治疗 □ 心理护理	□ 完成术前准备（引流瓶、病历、床单位、心电监护、氧气装置） □ 术前置尿管 □ 术后一级护理 □ 术后吸氧 □ 监测生命体征和血氧饱和度 □ 术后安置患者于适当的体位，及时给予雾化吸入 □ 术毕禁食、禁水 4 小时，清醒后半流食 □ 胸腔闭式引流护理 □ 给予生活护理 □ 安全措施到位 □ 遵医嘱按时完成静脉输液治疗
健康宣教	□ 入院宣教（环境、设施、制度、主管医师、护士） □ 氧气吸入注意事项 □ 指导患者戒烟、戒酒 □ 告知患者进食高营养、高蛋白饮食 □ 指导患者有效咳嗽	□ 告知患者术前 6 小时禁食、禁水 □ 告知患者禁食的目的及术前会留置尿管 □ 介绍手术方式 □ 告知患者术后呼吸功能锻炼及有效咳嗽的重要性 □ 告知患者手术当日禁化妆，禁带饰品。 □ 告知患者手术结束返回病房后，会带有胸腔闭式引流管、尿管，应用心电监护仪	□ 告知患者术后禁食、禁水 4 小时，清醒后半流食 □ 告知患者术后平卧位 4 小时及半卧位重要性。 □ 雾化吸入重要性及方法 □ 胸腔闭式引流的放置 □ 氧气吸入注意事项 □ 告知患者有效咳嗽及呼吸功能锻炼的重要性
病情变异记录	□ 无 □ 有，原因： 1. 2.	□ 无 □ 有，原因： 1. 2.	□ 无 □ 有，原因： 1. 2.
护士签名			

时间	住院第4日（术后1日）	住院第5日（术后2日）	住院第6日至出院日（术后第3~7日）
观察要点	□ 生命体征 □ 眼部、呼吸肌及四肢活动情况 □ 胸腔闭式引流情况 □ 咳痰情况 □ 肺复张情况 □ 伤口敷料情况 □ 各种检查指标情况 □ 心理状态	□ 生命体征 □ 眼部、呼吸肌及四肢活动情况 □ 根据胸腔闭式引流情况，结合X线胸片判断是否拔除引流管 □ 咳痰情况 □ 肺复张情况 □ 伤口敷料情况 □ 心理状态	□ 生命体征 □ 根据胸腔闭式引流情况，结合X线胸片判断是否拔除引流管 □ 伤口敷料 □ 患者是否已经掌握宣教内容 □ 患者是否记住复诊时间
护理要点	□ 一级护理 □ 给予雾化吸入 □ 协助拍背咳痰及有效咳嗽 □ 协助患者呼吸功能锻炼 □ 胸腔闭式引流护理 □ 协助下床活动 □ 患者半卧位 □ 遵医嘱按时完成静脉输液治疗 □ 帮助生活护理 □ 拔除尿管 □ 心理护理 □ 安全措施到位	□ 二级护理 □ 协助雾化吸入 □ 指导有效咳嗽 □ 指导患者呼吸功能锻炼 □ 胸腔闭式引流护理 □ 鼓励自行下床活动 □ 患者半卧位 □ 遵医嘱按时完成静脉输液治疗 □ 协助生活护理 □ 心理护理 □ 安全措施到位	□ 指导患者肢体功能锻炼 □ 指导生活护理 □ 完成出院指导 □ 伤口敷料保持干燥 □ 协助办理出院手续 □ 复诊时间 □ 出院后的注意事项
健康宣教	□ 告知患者术后仍戒烟、戒酒 □ 告知患者进食高营养、高蛋白饮食 □ 告知患者有效咳嗽及呼吸功能锻炼 □ 患者主动咳痰的重要性及方法 □ 深呼吸对引流的作用 □ 携胸腔闭式引流活动的注意事项 □ 告知早期下床活动重要性 □ 告知患者多饮水	□ 告知患者术后加强营养 □ 指导有效咳嗽及呼吸功能锻炼 □ 携胸腔闭式引流活动的注意事项 □ 早期下床活动的重要性	□ 告知患者复诊时间 □ 出院用药指导 □ 指导术后康复 □ 指导正确饮食
病情变异记录	□ 无 □ 有，原因： 1. 2.	□ 无 □ 有，原因： 1. 2.	□ 无 □ 有，原因： 1. 2.
护士签名			

（三）患者表单

非侵袭性胸腺瘤临床路径患者表单

适用对象：第一诊断为胸腺瘤（ICD-10：D15.0/D38.4）

行胸腔镜胸腺瘤和全胸腺切除术（ICD-9-CM-3：07.8301）

患者姓名：		性别：　年龄：　门诊号：	住院号：
住院日期：　年　月　日		出院日期：　年　月　日	标准住院日：≤12天

时间	住院第1日	住院第2日	住院第3日（手术日）
诊疗内容	□ 护士接诊 □ 入院宣教、环境介绍 □ 入院护理评估 □ 主管医师查房 □ 询问病史和体格检查 □ 护士介绍化验检查的目的及留取标本的方法 □ 胸外科常规护理 □ 生命体征测量 □ 吸氧（酌情） □ 初步确定治疗方式（保守或手术治疗）；是否需要急诊处理及确定手术方式和日期 □ 术前抽血 □ 术前常规检查（X线胸片、心电图、胸部CT、超声心电图、肺功能）	□ 吸氧 □ 决定手术方式并签署相关知情同意书 □ 备皮 □ 配血 □ 药物过敏试验 □ 术前宣教	□ 术前留置尿管 □ 手术 □ 吸氧 □ 心电监测生命体征 □ 术毕平卧4小时后，改为半卧位，并行雾化吸入 □ 术后禁食、禁水6小时，清醒后半流食 □ 保留胸腔闭式引流 □ 保留尿管 □ 静脉输液治疗 □ 镇痛药物使用
患者了解内容	□ 病区环境，设施 □ 病区相关制度，主管医师、护士 □ 氧气吸入的注意事项：禁止非告知医师、护士人员调节流量，禁止明火 □ 有效咳嗽的必要性 □ 戒烟戒酒 □ 离开病房做检查需有外送人员陪同	□ 术前12小时禁食、禁水 □ 了解禁食的目的，手术日早晨，会留置尿管 □ 了解手术方式 □ 了解术后呼吸功能锻炼及有效咳嗽的必要性 □ 手术当日禁化妆，禁带饰品 □ 了解手术结束返回病房后，会带有胸腔闭式引流管、尿管，应用心电监护仪	□ 术后需禁食、禁水6小时，清醒后半流食 □ 术后平卧位4小时后，改为半卧位 □ 了解雾化吸入方法：雾化时请您用双唇紧裹雾化吸嘴，吸气时用口深吸气，呼气时用鼻子呼吸；有痰随时咳出 □ 了解胸腔闭式引流的正确放置：注意不要拿起引流瓶，不要碰倒引流瓶，如有意外立即扶正引流瓶并通知护士 □ 了解氧气吸入注意事项：禁止非告知医师、护士人员调节流量，禁止明火 □ 了解有效咳嗽及呼吸功能锻炼的重要性 □ 患者所有管路均为治疗管路，不得随意拔出

时间	住院第 1 日	住院第 2 日	住院第 3 日（手术日）
患者 了解	□ 是 □ 否，原因： 1. 2.	□ 是　□ 否，原因： 1. 2.	□ 是　□ 否，原因： 1. 2.
患者 满意 度	□ 满意 □ 一般 □ 不满意	□ 满意 □ 一般 □ 不满意	□ 满意 □ 一般 □ 不满意

时间	住院第 4 日（术后第 1 日）	住院第 5 日（术后第 2 日）	住院第 6 日至出院 （术后 3 日至出院）
诊疗内容	□ 一级护理 □ 停心电监测 □ 拔除尿管 □ 协助雾化吸入治疗 □ 协助拍背咳痰及有效咳嗽 □ 协助患者呼吸功能锻炼 □ 胸腔闭式引流情况 □ 协助下床活动 □ 半卧位 □ 静脉输液治疗	□ 二级护理 □ 胸腔闭式引流情况 □ 指导有效咳嗽 □ 指导呼吸功能锻炼 □ X 线胸片 □ 结合 X 线胸片拔除引流管 □ 伤口换药 □ 静脉输液治疗 □ 半卧位 □ 鼓励下床活动	□ 二级护理 □ 结合 X 线胸片拔除引流管 □ 伤口换药 □ 复查 X 线胸片 □ 确定出院日期 □ 指导患者办理出院手续 □ 复诊时间 □ 指导患者出院后的营养及康复 □ 出院后的注意事项
患者了解内容	□ 术后仍戒烟、戒酒 □ 术后进食高营养、高蛋白饮食 □ 配合完成有效咳嗽及呼吸功能锻炼 □ 了解携胸腔闭式引流活动时的注意事项 □ 了解早期下床活动重要性 □ 配合下床活动 □ 多饮水 □ 疼痛患者，可以采取宽慰患者、分散患者的注意力	□ 术后加强营养 □ 完成有效咳嗽及呼吸功能锻炼 □ 携胸腔闭式引流下床活动 □ 配合拔除引流管 □ 了解术后康复训练	□ 术后 7~9 天拆线，引流口线于拔管后 2 周拆线 □ 术后 1 个月门诊复查 □ 术后 3 个月内禁止重体力活动，避免剧烈咳嗽，逐步增加活动量，开窗通风，注意室内空气调节，冬季注意保暖，预防上呼吸道感染 □ 了解术后康复训练 □ 保持精神愉快，情绪稳定 □ 加强营养，多进食高蛋白、高热量、高维生素、易消化饮食，禁烟酒 □ 保持湿化，避免呼吸道干燥引起排痰不畅 □ 手术后伤口疼痛多由胸膜反应及肋间神经挫伤造成，适当锻炼可以好转 □ 出院后请按医嘱服药，门诊随访
患者了解	□ 是　□ 否，原因： 1. 2.	□ 是　□ 否，原因： 1. 2.	□ 是　□ 否，原因： 1. 2.
患者满意度	□ 满意 □ 一般 □ 不满意	□ 满意 □ 一般 □ 不满意	□ 满意 □ 一般 □ 不满意

附：原表单（2009 年版）

非侵袭性胸腺瘤临床路径表单

适用对象：第一诊断为胸腺瘤（ICD-10：15.001）

行胸腔镜胸腺瘤切除术（ICD-9-CM-3：07.8301）

患者姓名：		性别： 年龄： 门诊号：		住院号：
住院日期： 年 月 日		出院日期： 年 月 日		标准住院日：≤12 天

时间	住院第 1 天	住院第 2~3 天（术前日）	住院第 2~4 天（手术日）
主要诊疗工作	□ 询问病史及体格检查 □ 完成病历书写 □ 开检查单 □ 上级医师查房，初步确定诊断 □ 对症支持治疗 □ 向患者家属告病重或病危通知，并签署病重或病危通知书（必要时）	□ 上级医师查房 □ 完成入院检查 □ 影像学检查 □ 继续对症支持治疗 □ 完成必要的相关科室会诊 □ 完成上级医师查房记录等病历书写 □ 向患者及家属交代病情及其注意事项	□ 术前留置尿管 □ 手术 □ 术者完成手术记录 □ 住院医师完成术后病程 □ 上级医师查房 □ 观察生命体征 □ 向患者及家属交代病情及术后注意事项
重点医嘱	**长期医嘱：** □ 胸外科疾病护理常规 □ 一级护理 □ 饮食 □ 视病情通知病重或病危 □ 其他医嘱 **临时医嘱：** □ 血常规、尿常规、大便常规+隐血 □ 肝肾功能、电解质、血糖、凝血功能、血型、输血前检查、X 线胸片、心电图、肺功能 □ 胸部增强 CT □ 肝胆胰脾 B 超（酌情） □ 术前准备治疗 □ 其他医嘱 □ 相关对症支持治疗等	**长期医嘱：** □ 患者既往基础用药 □ 其他医嘱 **临时医嘱：** □ 血常规 □ 其他医嘱 □ 相关特殊检查 □ 对症支持治疗 □ 请相关科室会诊治疗 □ 术前相关准备	**长期医嘱：** □ 胸外科术后护理常规 □ 特/一级护理 □ 清醒后 6 小时进流食 □ 吸氧 □ 体温、心电、血压、呼吸、脉搏、血氧饱和度监测 □ 胸管引流，记量 □ 持续导尿 □ 记 24 小时出入量 □ 雾化吸入 □ 预防性应用抗菌药物 □ 镇痛药物 **临时医嘱：** □ 止血药物使用（必要时） □ 其他特殊医嘱
主要护理工作	□ 介绍病房环境、设施和设备 □ 入院护理评估 □ 辅助戒烟	□ 宣教、备皮等术前准备 □ 提醒患者术前禁食、禁水 □ 呼吸功能锻炼	□ 观察病情变化 □ 术后心理和生活护理 □ 保持呼吸道通畅
病情变异记录	□ 无 □ 有，原因： 1. 2.	□ 无 □ 有，原因： 1. 2.	□ 无 □ 有，原因： 1. 2.
护士签名			
医师签名			

时间	住院第3~5天（术后第1日）	住院第4~11天（术后第2~7日）	住院第12天（出院日）
主要诊疗工作	□ 上级医师查房 □ 复查相关检查 □ 保护重要脏器功能 □ 注意对症处理 □ 完成病程记录 □ 围术期管理 □ 术后合并症预防与治疗	□ 上级医师查房 □ 住院医师完成病程记录 □ 视病情复查血常规、血生化及X线胸片 □ 视胸腔引流及肺复张情况拔除胸腔引流管并切口换药 □ 必要时纤支镜吸痰 □ 视情况停用或调整抗菌药物	□ 切口拆线 □ 上级医师查房，明确是否出院 □ 住院医师完成出院小结、病案首页等 □ 向患者及家属交代出院后注意事项 □ 根据术后病理确定术后治疗方案
重点医嘱	长期医嘱： □ 抗炎、化痰、止血、抑酸、改善肺功能、抗肿瘤等治疗（酌情） □ 营养对症，保护重要脏器：护肝、保护心肌、补充电解质等（酌情） □ 其他医嘱 □ 胸瓶或纵隔引流瓶护理 临时医嘱： □ 复查血常规 □ 复查血生化、电解质 □ 输血（有指征时） □ 对症支持 □ 其他医嘱 □ 伤口换药等 □ 复查影像学检查 □ 相关合并症治疗	长期医嘱： □ 胸外科二级护理 □ 停胸腔闭式引流记量 □ 停记尿量、停吸氧、停心电监护 □ 停雾化 □ 停抗菌药物 临时医嘱： □ 拔胸腔闭式引流管 □ 拔除尿管 □ 切口换药 □ 复查X线胸片、血常规、肝肾功能、电解质 □ 其他特殊医嘱	临时医嘱： □ 切口拆线 □ 切口换药 □ 通知出院 □ 出院带药 □ 定期复诊
主要护理工作	□ 观察患者病情 □ 心理与生活护理 □ 协助患者咳痰	□ 观察患者病情 □ 心理与生活护理 □ 协助患者咳痰	□ 观察病情变化 □ 心理和生活护理 □ 术后康复指导
病情变异记录	□ 无 □ 有，原因： 1. 2.	□ 无 □ 有，原因： 1. 2.	□ 无 □ 有，原因： 1. 2.
护士签名			
医师签名			

参考文献

［1］美国国家综合癌症网（NCCN）.2011 年乳腺癌临床实践指南（中国版）.

［2］国家卫生和计划生育委员会. 结直肠癌诊疗规范（2015 年）.

［3］抗菌药物临床应用指导原则（2015 年版）. 国卫办医发〔2015〕43 号.

［4］乳腺癌诊疗规范（2011 年版）. 卫办医改发〔2011〕78 号.

［5］K. S. 克利福德·查奥，编. 何侠，冯平柏，译. 实用肿瘤调强放射治疗. 天津：天津科技翻译出版有限公司，2015.

［6］卫生部医政司. 原发性肝癌诊疗规范（2011 年）.

［7］殷蔚柏，余子豪. 肿瘤放射治疗学. 4 版. 北京：中国协和医科大学出版社，2007.

［8］中华医学会核医学分会.^{131}I 治疗分化型甲状腺癌指南（2014 版）. 中华核医学与分子影像杂志，2014，34（4）：264-278.

［9］Haugen BR, Alexander EK, Bible KC, et al. 2015 American Thyroid Association Management Guidelines for Adult Patients with Thyroid Nodules and Differentiated Thyroid Cancer：The American Thyroid Association Guidelines Task Force on Thyroid Nodules and Differentiated Thyroid Cancer. Thyroid, 2016, 26（1）：1-133.

［10］André T, Boni C, Mounedji-Boudiaf L, et al. Oxaliplatin, fluorouracil, and leucovorin as adjuvant treatment for colon cancer. N Engl J Med, 2004, 350（23）：2343-2351.

［11］André T, Louvet C, Maindrault-Goebel F, et al. CPT-11（irinotecan）addition to bimonthly, high-dose leucovorin and bolus and continuous-infusion 5-fluorouracil（FOLFIRI）for pretreated metastatic colorectal cancer. GERCOR. Eur J Cancer, 1999, 35（9）：1343-1347.

［12］Cheeseman SL, Joel SP, Chester JD, et al. A ´modified de Gramont´ regimen of fluorouracil, alone and with oxaliplatin, for advanced colorectal cancer. Br J Cancer, 2002, 87（4）：393-399.

［13］中国临床肿瘤学会（CSCO）. 原发性胃癌诊治指南 2017 版 v1.

［14］Cunningham D, Pyrhönen S, James RD, et al. Randomised trial of irinotecan plus supportive care versus supportive care alone after fluorouracil failure for patients with metastatic colorectal cancer. Lancet, 1998, 352（9138）：1413-1418.

［15］Early Breast Cancer Trialists' Group. Tamoxifen for early breast cancer：an overview of the randomized trials. Lancet, 1998, 351（9114）：1451-1467.

［16］Golden EB, Chhabra A, Chachoua A, et al. Local radiotherapy and granulocyte-macrophage colony-stimulating factor to generate abscopal responses in patients with metastatic solid tumours：a proof-of-principle trial. Lancet Oncol, 2015, 16（7）：795-803.

［17］Escudier B, Pluzanska A, Koralewski P, et al. Bevacizumab plus interferon alfa-2a for treatment of metastatic renal cell carcinoma：a randomised, double-blind phase Ⅲ trial. Lancet, 2007, 370（9605）：2103-2111.

［18］Falcone A, Ricci S, Brunetti I, et al. Phase Ⅲ trial of infusional fluorouracil, leucovorin, oxaliplatin, and irinotecan（FOLFOXIRI）compared with infusional fluorouracil, leucovorin, and irinotecan（FOLFIRI）as first-line treatment for metastatic colorectal cancer：The Gruppo

Oncologico Nord Ovest. J Clin Oncol, 2007, 25 (13): 1670-1676.

[19] Fuchs CS, Marshall J, Mitchell E, et al. Randomized, controlled trial of irinotecan plus infusional, bolus, or oral fluoropyrimidines in first-line treatment of metastatic colorectal cancer: results from the BICC-C Study. J Clin Oncol, 2007, 25 (30): 4779-4786.

[20] Fuchs CS, Moore MR, Harker G, et al. Phase III comparison of two irinotecan dosing regimens in second-line therapy of metastatic colorectal cancer. J Clin Oncol, 2003, 21 (5): 807-814.

[21] Haller DG, Tabernero J, Maroun J, et al. Capecitabine plus oxaliplatin compared with fluorouracil and folinic acid as adjuvant therapy for stage III colon cancer. J Clin Oncol, 2011, 29 (11): 1465-1471.

[22] Maindrault-Goebel F, de Gramont A, Louvet C, et al. Evaluation of oxaliplatin dose intensity in bimonthly leucovorin and 48-hour 5-fluorouracil continuous infusion regimens (FOLFOX) in pretreated metastatic colorectal cancer. Ann Oncol, 2000, 11 (11): 1477-1483.

[23] Motzer RJ, Hutson TE, Tomczak P, et al. Sunitinib versus interferon alfa in metastatic renal-cell carcinoma. N Engl J Med, 2007, 356 (2): 115-124.

[24] NCCN. Thyroid Carcinoma 2007.

[25] 美国国家综合癌症网 (NCCN). 乳腺癌 2016 版.

[26] 美国国家综合癌症网 (NCCN). 胃癌. 2017.

[27] 美国国家综合癌症网 (NCCN). 胃癌 (中国版). 2015. v3.

[28] Noh SH, Park SR, Yang HK, et al. Adjuvant capecitabine plus oxaliplatin for gastric cancer after D2 gastrectomy (CLASSIC): 5-year follow-up of an open-label, randomised phase 3 trial. Lancet Oncol, 2014, 15 (12): 1389-1396.

[29] Reddy GK. Efficacy of adjuvant capecitabine compared with bolus 5-fluorouracil/leucovorin regimen in dukes C colon cancer: results from the X-ACT trial. Clin Colorectal Cancer, 2004, 4 (2): 87-88.

[30] Ribic CM, Sargent DJ, Moore MJ, et al. Tumor microsatellite-instability status as a predictor of benefit from fluorouracil-based adjuvant chemotherapy for colon cancer. N Engl J Med, 2003, 349 (3): 247-257.

[31] Saltz LB, Clarke S, Díaz-Rubio E, et al. Bevacizumab in combination with oxaliplatin-based chemotherapy as first-line therapy in metastatic colorectal cancer: a randomized phase III study. J Clin Oncol, 2008, 26 (12): 2013-2019.

[32] Sargent DJ, Marsoni S, Monges G, et al. Defective mismatch repair as a predictive marker for lack of efficacy of fluorouracil-based adjuvant therapy in colon cancer. J Clin Oncol, 2010, 28 (20): 3219-3226.

[33] Sasako M, Sakuramoto S, Katai H, et al. Five-year outcomes of a randomized phase III trial comparing adjuvant chemotherapy with S-1 versus surgery alone in stage II or III gastric cancer. J Clin Oncol, 2011, 29 (33): 4387-4393.

[34] Schmoll HJ, Cartwright T, Tabernero J, et al. Phase III trial of capecitabine plus oxaliplatin as adjuvant therapy for stage III colon cancer: a planned safety analysis in 1, 864 patients. J Clin Oncol, 2007, 25 (1): 102-109.

[35] Schmoll HJ, Tabernero J, Maroun J, et al. Capecitabine Plus Oxaliplatin Compared With Fluorouracil/Folinic Acid As Adjuvant Therapy for Stage III Colon Cancer: Final Results of the NO16968 Randomized Controlled Phase III Trial. J Clin Oncol, 2015, 33 (32): 3733-3740.

[36] Sternberg CN, Davis ID, Mardiak J, et al. Pazopanib in locally advanced or metastatic renal cell carcinoma: results of a randomized phase III trial. J Clin Oncol, 2010, 28 (6): 1061-1068.

[37] Twelves C, Wong A, Nowacki MP, et al. Capecitabine as adjuvant treatment for stage III colon

cancer. N Engl J Med, 2005, 352（26）：2696-2704.

［38］Yamakido M, Ishioka S, Onari K, et al. Changes in natural killer cell, antibody-dependent cell-mediated cytotoxicity and interferon activities with administration of Nocardia rubra cell wall skeleton to subjects with high risk of lung cancer. Gan, 1983, 74（6）：896-901.

［39］白雪，杜峻峰，苑树俊，等. 手术后应用尖吻蝮蛇血凝酶止血的安全性评价. 中国临床药理学杂志，2011，27（4）：255-258.

［40］曹轶俊，周梁，吴海涛，等. 下咽癌386例临床特征及疗效分析. 中华耳鼻咽喉头颈外科杂志，2016，51（6）：433-439.

［41］储大同. 当代肿瘤内科治疗方案评价. 3版. 北京：北京大学医学部，2010.

［42］段梅梅，张耀晴，付佳佳，等. 注射用磷酸肌酸钠联合注射用复合辅酶对蒽环类药物所致恶性肿瘤患儿心肌损伤的防治效果研究. 实用心脑肺血管病杂志，2016，24（9）：29-32.

［43］葛均波，徐永健. 内科学. 8版. 北京：人民卫生出版社，2013.

［44］郭军. 黑色素瘤. 北京：人民卫生出版社，2014

［45］黄伟炜，郑弘宇，陈强，等. 预防乳腺癌术后辅助化疗心脏毒性初探. 实用肿瘤杂志，2010，25（3）：342-345

［46］中华医学会内分泌学分会，中华医学会外科学分会内分泌学组，中国抗癌协会头颈肿瘤专业委员会，等. 甲状腺结节和分化型甲状腺癌诊治指南. 中华内分泌代谢杂志，2012，28（10）：779-797.

［47］中华医学会肠外肠内营养学分会加速康复外科协作组. 结直肠手术应用加速康复外科中国专家共识（2015年版）. 中国实用外科杂志，2015，35（8）：841-843.

［48］周际昌. 抗癌药物的临床应用. 北京：化学工业出版社，2003.

［49］兰迎春，刘明芝，王敏，等. 单病种限价评价及其发展趋势. 中国卫生质量管理，2011，2：95-98.

［50］李宝林，周彩云，孙红革，等. 重组人血管内皮抑素联合化疗治疗晚期胃癌的临床观察. 中国医药导报，2013，10（7）：40-41.

［51］郭晓冬，韩克起，方盛泉，等. 紫杉醇、顺铂和替吉奥联合化疗方案治疗晚期胃癌的疗效和安全性. 肿瘤，2012，32（6）：457-453.

［52］彭东旭，方晓娟，杜均详，等. 奥沙利铂联合替吉奥或紫杉醇脂质体化疗方案一线治疗晚期胃癌的疗效比较. 中国肿瘤临床与康复，2016，23（6）：686-688.

［53］何丽琳，沈永祥，许晓东. 紫杉醇联合奥沙利铂为主的化疗方案治疗晚期胃癌的临床观察. 中国医药导报，2014，11（6）：56-58，61.

［54］金涛，李铁晶，吴桐，等. 紫杉醇抗肿瘤机理与毒副作用. 东北农业大学学报，2005，36（6）：816-819

［55］李刚，夏玉军. 胸腺五肽对胃癌患者化疗前后淋巴细胞亚群的影响及其临床意义. 泰山医学院学报，2009，30（11）：838-840.

［56］李怡斯，敖舒婷，金言. 胸腺五肽辅助治疗肺癌对免疫功能影响及其疗效的系统评价. 集成技术，2015（4）：75-81.

［57］连宝涛，黄超原，庄振杰，等. 康莱特注射液联合放疗用于非小细胞肺癌的系统评价. 中国药房，2016，27（12）：1634-1637.

［58］石远凯，孙燕. 临床肿瘤内科手册. 6版. 北京：人民卫生出版社，2015.

［59］刘春香，王辉，翟静波，等. 紫龙金治疗非小细胞肺癌的系统评价. 辽宁中医杂志，2013，40（12）：2448-2453，2637.

［60］刘罡，向明飞，邹江，等. 临床路径在肿瘤专科医院应用情况分析. 四川医学，2015，36（8）：1095-1098.

［61］龙惠东，林云恩，王桦，等. 磷酸肌酸钠对含紫杉烷类药物化疗非小细胞肺癌患者心脏的

影响. 中华临床医师杂志：电子版, 2013, 7 (14)：6666-6668.

[62] 李大魁, 金有豫, 汤光, 等译. 马丁代尔药物大典 (原著第35版). 北京：化学工业出版社, 2008.

[63] 马云飞, 孙旭, 念家云, 等. 香菇多糖联合化疗治疗晚期胃癌的Meta分析. 辽宁中医杂志, 2016 (11)：2260-2265.

[64] 美国国家综合癌症网 (NCCN). 黑色素瘤临床实践指南. 2016. v2.

[65] 美国国家综合癌症网 (NCCN). 黑色素瘤临床实践指南. 2017. v1版

[66] 欧阳超珩, 马建辉, 何铁强, 等. 结肠癌临床路径导入精细化目标管理模式探讨. 中国肿瘤, 2015, 24 (3)：204-207.

[67] Dummer R, Hauschild A, Guggenheim M, et al. Cutaneous melanoma：ESMO Clinical Practice Guidelines for diagnosis, treatment and follow-up. Ann Oncol, 2012, 23 Suppl 7：vii86-91.

[68] 徐兵河. 乳腺癌. 北京：北京大学医学出版社, 2006.

[69] 盛蕾, 李岩, 陈健鹏. 斑蝥酸钠维生素B6注射液联合化疗治疗非小细胞肺癌的系统评价. 中国循证医学杂志, 2012, 12 (5)：589-595.

[70] 石远凯, 孙燕, 于金明, 等. 中国晚期原发性肺癌诊治专家共识 (2016年版). 中国肺癌杂志, 2016, 19 (1)：1-15.

[71] 石远凯, 顾晋. 临床路径释义·肿瘤疾病分册. 北京：中国协和医科大学出版社, 2015.

[72] 支修益, 石远凯, 于金明, 等. 中国原发性肺癌诊疗规范 (2015年版). 中华肿瘤杂志 2015, 37 (1)：67-78.

[73] 孙燕. 抗肿瘤药物手册. 北京：北京大学医学出版社, 2007.

[74] 王峰, 胡世莲, 赵卫刚. 斑蝥酸钠对晚期非小细胞肺癌治疗之Meta分析. 中国循证医学杂志, 2010, 9 (增刊)：130-131.

[75] 胃癌规范化诊疗指南 (试行). 2013.

[76] 徐晓卫, 林观样, 袁拯忠, 等. 康莱特联合化疗治疗非小细胞肺癌的系统评价. 中华中医药学刊, 2014, 32 (4)：733-739.

[77] 许夕霞, 檀碧波, 宿桂霞, 等. 磷酸肌酸钠对胃癌术后疲劳综合征患者免疫功能的影响. 中国中西医结合外科杂志, 2014, 20 (2)：120-123.

[78] 许钟, 曹辉, 白班俊. 斑蝥酸钠注射液联合肝动脉化疗栓塞术治疗原发性肝癌的Meta分析. 中国生化药物杂志, 2015, 35 (5)：66-71.

[79] 游如旭, 王凯平, 黄璞, 等. 香菇多糖注射液联合化疗治疗非小细胞肺癌的疗效与安全性的Meta分析. 中国药房, 2014, 11 (32)：3033-3037.

[80] 中国抗癌协会肝癌专业委员会, 中国抗癌协会临床肿瘤学协作委员会, 中华医学会肝病学分会肝癌学组. 原发性肝癌规范化诊治专家共识. 临床肿瘤学杂志, 2009, 14 (3)：259-269.

[81] 中华医学会放射学分会介入学组协作组. 原发性肝细胞癌经导管肝动脉化疗性栓塞治疗技术操作规范专家共识. 中华放射学杂志, 2011, 45 (10)：908-912.

[82] 郑舒文, 马建辉, 尹世全, 等. 肿瘤医院电子化临床路径管理系统实施效果评价. 中国肿瘤, 2016, 25 (5)：353-356.

[83] 中国鼻咽癌临床分期工作委员会. 2010鼻咽癌调强放疗靶区及剂量设计指引专家共识. 中华放射肿瘤学杂志, 2011, 20 (4)：267-269.

[84] 中国国家处方集编委会. 中国国家处方集·化学药品与生物制品卷. 北京：人民军医出版社, 2010.

[85] CSCO黑色素瘤专家委员会. 中国黑色素瘤诊治指南 (2013版). 北京：人民卫生出版社, 2013.

[86] CSCO黑色素瘤专家委员会. 中国黑色素瘤诊治指南 (2015版). 北京：人民卫生出版

社，2015.

[87] 中国抗癌协会癌症康复与姑息治疗专业委员会. 肿瘤姑息治疗中成药使用专家共识（2013 版）. 中国中西医结合杂志，2016，36（3）：269-279.

[88] 中国抗癌协会鼻咽癌专业委员会. 中国鼻咽癌诊疗指南. 南宁：第八届全国鼻咽癌学术会议，2007.

[89] 中国抗癌协会头颈肿瘤专业委员会，中国抗癌协会放射肿瘤专业委员会. 头颈部肿瘤综合治疗专家共识. 中华耳鼻咽喉头颈外科杂志，2010，45（7）：535-541.

[90] 中华耳鼻咽喉头颈外科杂志编辑委员会头颈外科组，中华医学会耳鼻咽喉头颈外科学分会头颈外科学组. 下咽癌外科手术及综合治疗专家共识. 中华耳鼻咽喉头颈外科杂志，2017，52（1）：16-24.

[91] 中华医学会. 临床治疗指南·耳鼻喉头颈外科分册. 北京：人民卫生出版社，2009.

[92] 抗菌药物临床应用指导原则. 卫医发〔2004〕285 号.

[93] 周际昌. 实用肿瘤内科治疗. 2 版. 北京：北京科学技术出版社，2016.

附录 1

非小细胞肺癌化疗临床路径病案质量监控表单

1. 进入临床路径标准

疾病诊断：无化疗禁忌的患者第一诊断为非小细胞肺癌（ICD-10：C34，病理除 M80410/3 外），需行新辅助、根治性化疗、姑息性化疗及同步放化疗。

2. 病案质量监控表

监控项目 / 住院时间	监控重点	评估要点		监控内容	分数	减分理由	备注
病案首页		主要诊断名称及编码		非小细胞肺癌（ICD-10：C34，病理除 M80410/3 外）	5□ 4□ 3□ 1□ 0□		
		其他诊断名称及编码		无遗漏，编码准确			
		其他项目		内容完整、准确、无遗漏	5□ 4□ 3□ 1□ 0□		
住院第1天	入院记录	现病史	主诉	简明扼要的提炼主要症状和体征及持续时间	5□ 4□ 3□ 1□ 0□		入院24小时内完成
			主要症状	是否描述： 1. 主要症状发热、咳嗽、咳痰或原有呼吸道疾病症状加重 2. 发病加重诱因、咳嗽特点、咳痰性状、发热特点等 3. 原有呼吸道疾病症状加重的具体情况	5□ 4□ 3□ 1□ 0□		
			病情演变过程	是否描述病情的演变过程，如： 1. 咳嗽、痰的性状、痰量、体温变化 2. 逐渐出现一些严重情况，如呼吸困难、胸痛，直至出现呼吸衰竭、循环衰竭	5□ 4□ 3□ 1□ 0□		

续　表

监控项目／监控重点／住院时间		评估要点	监控内容	分数	减分理由	备注
	其他伴随症状		是否记录伴随症状，如：呼吸困难、寒战、乏力、肌肉酸痛、食欲缺乏、恶心、呕吐、腹泻、精神、睡眠改变及意识状态体重、二便等	5□ 4□ 3□ 1□ 0□		
	院外诊疗过程		是否记录诊断、治疗情况，如： 1. 是否做过血常规检查、胸部 X 线检查等 2. 胸部 CT 等 3. 是否做过病理检查、何种病理检查 4. 是否做过手术、放疗、化疗、靶向治疗等	5□ 4□ 3□ 1□ 0□		
	既往史个人史家族史		是否按照病历书写规范记录，并重点记录： 1. 饮食习惯、环境因素、精神因素及烟酒嗜好 2. 慢性疾病史 3. 家族中有无肿瘤家族史	5□ 4□ 3□ 1□ 0□		
	体格检查		是否按照病历书写规范记录，并记录重要体征，无遗漏，如： 1. 身高、体重、体表面积 2. 肺部体征等	5□ 4□ 3□ 1□ 0□		
	辅助检查		是否记录辅助检查结果，如： 1. 血常规、血肝肾功能、C 反应蛋白等 2. 胸部 X 线检查 3. 胸部 CT 检查 4. 腹部 B 超检查 5. 血气检查 6. 其他实验室检查：心电图、病理等	5□ 4□ 3□ 1□ 0□		
首次病程记录	病例特点		是否简明扼要，重点突出，无遗漏： 1. 年龄、特殊的生活习惯及烟酒嗜好等 2. 病情特点 3. 突出的症状和体征 4. 辅助检查结果 5. 其他疾病史	5□ 4□ 3□ 1□ 0□		入院 8 小时内完成
	初步诊断		第一诊断为：非小细胞肺癌（ICD-10：C34，病理除 M80410/3 外）	5□ 4□ 3□ 1□ 0□		

续　表

监控项目 / 监控重点 / 住院时间	评估要点	监控内容	分数	减分理由	备注
	诊断依据	是否充分、分析合理： 1. 临床症状：咳嗽、咯血、呼吸困难、上腔静脉压迫综合征、远处转移引起的症状及肺外非特异性表现等 2. 体征：浅表淋巴结肿大、呼吸音改变及远处转移所致的体征 3. 辅助检查：胸部CT；纤维支气管镜、腹部CT或超声，头颅CT或MRI，骨扫描等 4. 病理学诊断明确：包括胸水脱落细胞学、痰脱落细胞学、纤支镜活检、经皮肺穿刺活检、淋巴结穿刺活检或术后病理	5□ 4□ 3□ 1□ 0□		
	鉴别诊断	是否根据病例特点与下列疾病鉴别： 1. 肺结核 2. 肺真菌病 3. 肺寄生虫病 4. 非感染性疾病：肺不张，肺水肿，肺栓塞，肺嗜酸性粒细胞浸润症，肺间质性疾病，肺血管炎等	5□ 4□ 3□ 1□ 0□		
	诊疗计划	是否全面并具有个性化： 1. 必需的检查项目 （1）血常规、尿常规、大便常规 （2）肝肾功、电解质、凝血功能、肿瘤标志物 （3）心电图 （4）胸部CT，腹部CT或B超，头颅CT或MRI；ECT全身骨扫描 2. 根据患者病情进行的检查项目 （1）PET/CT （2）提示肿瘤有转移时，相关部位CT、MRI （3）肺功能和心功能测定 （4）合并其他疾病需进行相关检查：如心肌酶谱、24小时动态心电图、心肺功能检查、BNP、痰培养等 （5）基因检测 3. 化疗前准备 （1）体格检查、体能状况评分 （2）排除化疗禁忌 （3）患者、监护人或被授权人签署相关同意书 4. 化疗方案	5□ 4□ 3□ 1□ 0□		

续　表

监控项目 / 监控重点 / 住院时间	评估要点	监控内容	分数	减分理由	备注
病程记录	上级医师查房记录	是否有重点内容并结合本病例： 1. 补充病史和查体 2. 诊断、鉴别诊断分析 3. 病情评估和预后评估 4. 治疗方案分析，提出诊疗意见，如化疗方案选择，提示需要观察和注意的内容、评价指标	5□ 4□ 3□ 1□ 0□		入院48小时内完成
	住院医师查房记录	是否记录、分析全面，如： 1. 病情：发热、咳嗽、咳痰、胸痛、呼吸困难等体征 2. 具体治疗措施 3. 分析：辅助检查结果、治疗方案、病情及评估、预后评估等 4. 记录：上级医师查房意见的执行情况；患者及家属意见以及医师的解释内容，是否签署了知情同意书；非患者本人签署知情同意书，是否有委托书	5□ 4□ 3□ 1□ 0□		
住院期间　病程记录	住院医师查房记录	是否记录、分析如下内容： 1. 病情变化、化疗药物的不良反应 2. 辅助检查结果，对诊断治疗的影响 3. 治疗效果、更改的治疗措施及原因 4. 上级医师查房意见的执行情况	5□ 4□ 3□ 1□ 0□		
	上级医师查房记录	是否记录： 对病情、已完成的诊疗进行总结分析，并提出下一步诊疗意见，补充、更改诊断分析和确定诊断分析	5□ 4□ 3□ 1□ 0□		
住院第2~3天　病程记录	住院医师查房记录	是否记录、分析如下内容： 1. 病情变化、化疗药物的不良反应 2. 辅助检查结果，对诊断治疗的影响 3. 治疗效果、更改的治疗措施及原因 4. 上级医师查房意见的执行情况			
	上级医师查房记录	是否记录： 对病情、已完成的诊疗进行总结分析，并提出下一步诊疗意见，补充、更改诊断分析和确定诊断分析			

续　表

监控项目 住院时间	监控重点	评估要点	监控内容	分数	减分理由	备注
住院第4~6天	病程记录	住院医师查房记录	是否记录、分析： 1. 疗效评估，预期目标完成情况 2. 化疗的不良反应及其处理 3. 症状、体征改善情况	5□ 4□ 3□ 1□ 0□		
		上级医师查房记录	是否记录、分析： 1. 化疗中病情的变化 2. 化疗的不良反应及其处理 3. 化疗后复查血常规、血生化的结果 4. 化疗中出现严重不良反应抢救情况	5□ 4□ 3□ 1□ 0□		
住院第7~10天（出院日）	病程记录	住院医师查房记录	是否记录： 1. 病情的变化 2. 化疗不良反应、处理及其结果 3. 复查辅助检查的结果 4. 下一步的治疗 5. 上级医师查房的情况，是否同意患者出院	5□ 4□ 3□ 1□ 0□		
	出院记录		记录是否齐全，重要内容无遗漏，如： 1. 入院情况 2. 诊疗经过 3. 出院情况：症状体征等 4. 出院医嘱：出院带药需写明药物名称、用量、服用方法，需要调整的药物要注明调整的方法；出院后患者需要注意的事项；门诊复查时间及项目等	5□ 4□ 3□ 1□ 0□		
	操作记录		内容包括：自然项目（另页书写时），操作名称、操作时间、操作步骤、结果及患者一般情况，记录过程是否顺利、有无不良反应，术后注意事项及是否向患者说明，操作医师签名	5□ 4□ 3□ 1□ 0□		
	特殊检查、特殊治疗同意书等医学文书		内容包括：自然项目（另页书写时），特殊检查、特殊治疗项目名称、目的，可能出现的并发症及风险或替代治疗方案，患者或家属签署是否同意检查或治疗，患者签名、医师签名等	5□ 4□ 3□ 1□ 0□		

续 表

监控项目 住院时间	监控重点	评估要点	监控内容	分数	减分 理由	备注
	病危（重） 通知书		自然项目（另页书写时）、目前诊断、病 情危重情况，患方签名、医师签名并填 写日期	5□ 4□ 3□ 1□ 0□		
医嘱	长期医嘱	住院第 1 天	1. 肿瘤科护理常规 2. 二级护理饮食 3. 根据患者一般情况给予相应治疗			
		住院第 2~3 天	1. 肿瘤科护理常规 2. 二级护理 3. 饮食 4. 根据患者一般情况给予相应治疗			
		住院第 4~6 天	1. 肿瘤科护理常规 2. 一级护理 3. 饮食 4. 根据患者一般情况给予相应治疗 5. 化疗药物 6. 止吐药物 7. 水化、利尿药物 8. 其他对症治疗药物	5□ 4□ 3□ 1□ 0□		
		住院第 7~10 天	1. 肿瘤科护理常规 2. 一级护理 3. 饮食 4. 根据患者一般情况给予相应治疗			
	临时医嘱	住院第 1 天	1. 血常规 2. 生化 3. 肿瘤标志物 4. 心电图 5. 尿液分析 6. 大便常规+隐血 7. 根据病情选择：颈部 CT 或 MRI/X 线 胸片或胸部 CT/腹部 CT 或彩超/骨扫 描/纤维支气管镜等 8. 其他			
		住院第 2~3 天	1. 紫杉醇预处理治疗 2. 其他			

续　表

监控项目 住院时间 监控重点		评估要点	监控内容	分数	减分 理由	备注
		住院第4~6天	1. 化疗药物 2. 紫杉醇预处理 3. 其他对症治疗药物			
		住院第7~10天	1. 血常规 2. 生化 3. 出院 4.（若不能出院）根据病情制定相应治疗方案			
一般书写规范		各项内容	完整、准确、清晰、签字	5□ 4□ 3□ 1□ 0□		
变异情况		变异条件及原因	1. 治疗前、中、后有骨髓抑制、感染、贫血、出血及其他合并症者，需进行相关的诊断和治疗，可能延长住院时间并导致费用增加 2. 化疗后出现骨髓抑制，需要对症处理，导致治疗时间延长、费用增加 3. 需要结合放疗 4. 80岁以上的肺癌患者根据个体化情况具体实施 5. 医师认可的变异原因分析 6. 因出现严重咯血或气道阻塞导致治疗时间延长、费用增加 7. 其他患者方面的原因等	5□ 4□ 3□ 1□ 0□		

附录 2

制定/修订《临床路径释义》的基本方法与程序

曾宪涛　蔡广研　陈香美　陈新石　葛立宏　高润霖　顾　晋　韩德民
贺大林　胡盛寿　黄晓军　霍　勇　李单青　林丽开　母义明　钱家鸣
任学群　申昆玲　石远凯　孙　琳　田　伟　王　杉　王行环　王宁利
王拥军　邢小平　徐英春　鱼　锋　张力伟　郑　捷　郎景和

中华人民共和国国家卫生和计划生育委员会采纳的临床路径（Clinical pathway）定义为针对某一疾病建立的一套标准化治疗模式与诊疗程序，以循证医学证据和指南为指导来促进治疗和疾病管理的方法，最终起到规范医疗行为，减少变异，降低成本，提高质量的作用。世界卫生组织（WHO）指出临床路径也应当是在循证医学方法指导下研发制定，其基本思路是结合诊疗实践的需求，提出关键问题，寻找每个关键问题的证据并给予评价，结合卫生经济学因素等，进行证据的整合，诊疗方案中的关键证据，通过专家委员会集体讨论，形成共识。可以看出，遵循循证医学是制定/修订临床路径的关键途径。

临床路径在我国已推行多年，但收效不甚理想。当前，在我国推广临床路径仍有一定难度，主要是因为缺少系统的方法论指导和医护人员循证医学理念薄弱[1]。此外，我国实施临床路径的医院数量少，地域分布不平衡，进入临床路径的病种数量相对较少，病种较单一；临床路径实施的持续时间较短[2]，各学科的临床路径实施情况也参差不齐。英国国家与卫生保健研究所（NICE）制定临床路径的循证方法学中明确指出要定期检索证据以确定是否有必要进行更新，要根据惯例流程和方法对临床路径进行更新。我国三级综合医院评审标准实施细则（2013年版）中亦指出"根据卫生部《临床技术操作规范》《临床诊疗指南》《临床

路径管理指导原则（试行）》和卫生部各病种临床路径，遵循循证医学原则，结合本院实际筛选病种，制定本院临床路径实施方案"。我国医疗资源、医疗领域人才分布不均衡[3]，并且临床路径存在修订不及时和篇幅限制的问题，因此依照国家卫生和计划生育委员会颁发的临床路径为蓝本，采用循证医学的思路与方法，进行临床路径的释义能够为有效推广普及临床路径、适时优化临床路径起到至关重要的作用。

基于上述实际情况，为规范《临床路径释义》制定/修订的基本方法与程序，本团队使用循证医学[4]的思路与方法，参考循证临床实践的制定/修订的方法[5]制定本共识。

一、总则

1. 使用对象：本《制定/修订<临床路径释义>的基本方法与程序》适用于临床路径释义制定/修订的领导者、临床路径的管理参加者、评审者、所有关注临床路径制定/修订者，以及实际制定临床路径实施方案的人员。

2. 临床路径释义的定义：临床路径释义应是以国家卫生和计划生育委员会颁发的临床路径为蓝本，克服其篇幅有限和不能及时更新的不足，结合最新的循证医学证据和更新的临床实践指南，对临床路径进行解读；同时在此基础上，制定出独立的医师表单、护士表单、患者表单、临床药师表单，从而达到推广和不断优化临床路径的目的。

3. 制定/修订必须采用的方法：制定/修订临床路径释义必须使用循证医学的原理及方法，更要结合我国的国情，注重应用我国本土的医学资料，整个过程避免偏倚，符合便于临床使用的需求。所有进入临床路径释义的内容均应基于对现有证据通过循证评价形成的证据以及对各种可选的干预方式进行利弊评价之后提出的最优指导意见。

4. 最终形成释义的要求：通过提供明晰的制定/修订程序，保证制定/修订临床路径释义的流程化、标准化，保证所有发布释义的规范性、时效性、可信性、可用性和可及性。

5. 临床路径释义的管理：所有临床路径的释义工作均由卫生和计划生育委员会相关部门统一管理，并委托相关学会、出版社进行制定/修订，涉及申报、备案、撰写、表决、发布、试用反馈、实施后评价等环节。

二、制定/修订的程序及方法

1. 启动与规划：临床路径释义制定/修订前应得到国家相关管理部门的授权。被授权单位应对已有资源进行评估，并明确制定/修订的目的、资金来源、使用者、受益者及时间安排等问题。应组建统一的指导委员会，并按照学科领域组建制定/修订指导专家委员会，确定首席专家及所属学科领域各病种的组长、编写秘书等。

2. 组建编写工作组：指导委员会应由国家相关管理部门的领导、临床路径所涉及的各个学科领域的专家、医学相关行业学会的领导、卫生经济学领域专家、循证医学领域专家、期刊编辑与传播领域专家、出版社领导、病案管理专家、信息部门专家、医院管理者等构成。按照学科组建编写工作小组，编写小组由首席专家、组长、编写秘书等人员组成，首席专家应由该学科领域具有权威性与号召力的专家担任，负责总体的设计和指导，并具体领导工作的开展。应为首席专家配备 1~2 名编写秘书，负责整个制定/修订过程的联络工作。按照领域疾病具体病种来遴选组长，再由组长遴选参与制定/修订的专家及秘书。例如，以消化系统疾病的临床路径释义为例，选定首席专家及编写秘书后，再分别确定肝硬化腹水临床路径释义、胆总管结石临床路径释义、胃十二指肠临床路径释义等的组长及组员。建议组员尽量是由具有丰富临床经验的年富力强的且具有较高编写水平及写作经验的一线临床专家组成。

3. 召开专题培训：制定/修订工作小组成立后，在开展释义制定/修订工作前，就流程及管理原则、意见征询反馈的流程、发布的注意事项、推广和实施后结局（效果）评价等方面，对工作小组全体成员进行专题培训。

4. 确定需要进行释义的位点：针对国家正式发布的临床路径，由各个专家组根据各级医疗机构的理解情况、需要进一步解释的知识点、当前相关临床研究及临床实践指南的进展进行讨论，确定需要进行释义的位点。

5. 证据的检索与重组：对于固定的知识点，如补充解释诊断的内容可以直接按照教科书、指南进行释义。诊断依据、治疗方案等内容，则需要检索行业指南、循证医学证据进行释义。与循证临床实践指南[5]类似，其证据检索是一个"从高到低"的逐级检索的过程。即从方法学质量高的证据向方法学质量低的证据的逐级检索。首先检索临床实践指南、系统评价/Meta 分析、卫生技术评估、卫生经济学研究。如果有指南、系统评价/Meta 分析则直接作为释义的证据。如果没有，则进一步检索是否有相关的随机对照试验（RCT），再通过 RCT 系统评价/Meta 分析的方法形成证据体作为证据。除临床大数据研究或因客观原因不能设计为 RCT 和诊断准确性试验外，不建议选择非随机对照试验作为释义的证据。

6. 证据的评价：若有质量较高、权威性较好的临床实践指南，则直接使用指南的内容；指南未涵盖的使用系统评价/Meta 分析、卫生技术评估及药物经济学研究证据作为补充。若无指南或指南未更新，则主要使用系统评价/Meta 分析、卫生技术评估及药物经济学研究作为证据。此处需注意系统评价/Meta 分析、卫生技术评估是否需要更新或重新制作，以及有无临床大数据研究的结果。需要采用 AGREE Ⅱ工具[5]对临床实践指南的方法学质量进行评估，使用 AMSTAR 工具或 ROBIS 工具评价系统评价/Meta 分析的方法学质量[6-7]，使用 Cochrane 风险偏倚评估工具评价 RCT 的方法学质量[7]，采用 QUADAS-2 工具评价诊断准确性试验的方法学质量[8]，采用 NICE 清单、SIGN 清单或 CASP 清单评价药物经济学研究的方法学质量[9]。

证据质量等级及推荐级别建议采用 GRADE 方法学体系或牛津大学循证医学中心（Oxford Centre for Evidence-Based Medicine, OCEBM）制定推出的证据评价和推荐强度体系[5]进行评价，亦可由临床路径释义编写工作组依据 OCEBM 标准结合实际情况进行修订并采用修订的标准。为确保整体工作的一致性和完整性，对于质量较高、权威性较好的临床实践指南，若其采用的证据质量等级及推荐级别与释义工作组相同，则直接使用；若不同，则重新进行评价。应优先选用基于我国人群的研究作为证据；若非基于我国人群的研究，在进行证据评价和推荐分级时，应由编写专家组制定适用性评价的标准，并依此进行证据的适用性评价。

7. 利益冲突说明：WHO 对利益冲突的定义为："任何可能或被认为会影响到专家提供给 WHO 建议的客观性和独立性的利益，会潜在地破坏或对 WHO 工作起负面作用的情况。"因此，其就是可能被认为会影响专家履行职责的任何利益。

因此，参考国际经验并结合国内情况，所有参与制定/修订的专家都必须声明与《临床路径释义》有关的利益关系。对利益冲突的声明，需要做到编写工作组全体成员被要求公开主要经济利益冲突（如收受资金以与相关产业协商）和主要学术利益冲突（如与推荐意见密切相关的原始资料的发表）。主要经济利益冲突的操作定义包括咨询服务、顾问委员会成员以及类似产业。主要学术利益冲突的操作定义包括与推荐意见直接相关的原始研究和同行评议基金的来源（政府、非营利组织）。工作小组的负责人应无重大的利益冲突。《临床路径释义》制定/修订过程中认为应对一些重大的冲突进行管理，相关措施包括对相关人员要求更为频繁的对公开信息进行更新，并且取消与冲突有关的各项活动。有重大利益冲突的相关人员，将不参与就推荐意见方向或强度进行制定的终审会议，亦不对存在利益冲突的推荐意见进行投票，但可参与讨论并就证据的解释提供他们的意见。

8. 研发相关表单：因临床路径表单主要针对医师，而整个临床路径的活动是由医师、护师、患者、药师和检验医师共同完成的。因此，需要由医师、护师和方法学家共同制定/修订医师表单、护士表单和患者表单，由医师、药师和方法学家共同制定/修订临床药师表单。

9. 形成初稿：在上述基础上，按照具体疾病的情况形成初稿，再汇总全部初稿形成总稿。初稿汇总后，进行相互审阅，并按照审阅意见进行修改。

10. 发布/出版：修改完成，形成最终的文稿，通过网站进行分享，或集结成专著出版发行。

11. 更新：修订《临床路径释义》可借鉴医院管理的 PDSA 循环原理［计划（plan），实施（do），学习（study）和处置（action）］对证据进行不断的评估和修订。因此，发布/出版后，各个编写小组应关注研究进展、读者反馈信息，适时的进行《临床路径释义》的更新。更新/修订包括对知识点的增删、框架的调改等。

三、编制说明

在制/修订临床路径释义的同时，应起草《编制说明》，其内容应包括工作简况和制定/修订原则两大部分。

1. 工作简况：包括任务来源、经费来源、协作单位、主要工作过程、主要起草人及其所做工作等。

2. 制定/修订原则：包括以下内容：（1）文献检索策略、信息资源、检索内容及检索结果；（2）文献纳入、排除标准，论文质量评价表；（3）专家共识会议法的实施过程；（4）初稿征求意见的处理过程和依据：通过信函形式、发布平台、专家会议进行意见征询；（5）制/修订小组应认真研究反馈意见，完成意见汇总，并对征询意见稿进行修改、完善，形成终稿；（6）上一版临床路径释义发布后试行的结果：对改变临床实践及临床路径执行的情况，患者层次、实施者层次和组织者层次的评价，以及药物经济学评价等。

参考文献

[1] 于秋红，白水平，栾玉杰，等. 我国临床路径相关研究的文献回顾 [J]. 护理学杂志，2010，25（12）：85-87. DOI：10. 3870/hlxzz. 2010. 12. 085.

[2] 陶红兵，刘鹏珍，梁婧，等. 实施临床路径的医院概况及其成因分析 [J]. 中国医院管理，2010，30（2）：28-30. DOI：10. 3969/j. issn. 1001-5329. 2010. 02. 013.

[3] 彭明强. 临床路径的国内外研究进展 [J]. 中国循证医学杂志，2012，12（6）：626-630. DOI：10. 3969/j. issn. 1672-2531. 2010. 06. 003.

[4] 曾宪涛. 再谈循证医学 [J]. 武警医学，2016，27（7）：649-654. DOI：10. 3969/j. issn. 1004-3594. 2016. 07. 001.

[5] 王行环. 循证临床实践指南的研发与评价 [M]. 北京：中国协和医科大学出版社，2016. 1-188.

[6] Whiting P, Savović J, Higgins JP, et al. ROBIS：A new tool to assess risk of bias in systematic reviews was developed [J]. JClinEpidemiol, 2016, 69：225-234. DOI：10. 1016/j. jclinepi. 2015. 06. 005.

[7] 曾宪涛，任学群. 应用 STATA 做 Meta 分析 [M]. 北京：中国协和医科大学出版社，2017：17-24.

[8] 邬兰，张永，曾宪涛. QUADAS-2 在诊断准确性研究的质量评价工具中的应用 [J]. 湖北医药学院学报，2013，32（3）：201-208. DOI：10. 10. 7543/J. ISSN. 1006-9674. 2013. 03. 004.

[9] 桂裕亮，韩晟，曾宪涛，等. 卫生经济学评价研究方法学治疗评价工具简介 [J]. 河南大学学报（医学版），2017，36（2）：129-132. DOI：10. 15991/j. cnki. 41-1361/r. 2017. 02. 010.

DOI：10. 3760/cma. j. issn. 0376-2491. 2017. 40. 004

基金项目：国家重点研发计划专项基金（2016YFC0106300）

作者单位：430071 武汉大学中南医院泌尿外科循证与转化医学中心（曾宪涛、王行环）；解放军总医院肾内科（蔡广研、陈香美），内分泌科（母义明）；《中华医学杂志》编辑部（陈新石）；北京大学口腔医学院（葛立宏）；中国医学科学院阜外医院（高润霖、胡盛寿）；北京大学首钢医院（顾晋）；首都医科大学附属北京同仁医院耳鼻咽喉头颈外科（韩德民），眼科中心（王宁利）；西安交通大学第一附属医院泌尿外科（贺大林）；北京大学人民医院血液科（黄晓军），胃肠外科（王彬）；北京大学第一医院心血管内科（霍勇）；中国医学科学院北京协和医院胸外科（李单青），消化内科（钱家鸣），内分泌科（邢小平），检验科（徐英春），妇产科（郎景和）；中国协和医科大学出版社临床规范诊疗编辑部（林丽开）；河南大学淮河医院普通外科（任学群）；首都医科大学附属北京儿童医院（申昆玲、孙琳）；中国医学科学院肿瘤医院（石远凯）；北京积水潭医院脊柱外科（田伟、鱼锋）；首都医科大学附北京天坛医院（王拥军、张力伟）；上海交通大学医学院附属瑞金医院皮肤科（郑捷）

通信作者：郎景和，Email：langjh@hotmil.com